高等学校"十四五"医学规划新形态教材

普通高等教育"十一五"国家级规划教材

基础医学实验教程

（细胞生物学、医学免疫学、医学微生物学、人体寄生虫学、医学遗传学）

（第3版）

U0338821

主　审　李　一
主　编　李　凡　季旻珺
副主编　（按姓氏汉语拼音排序）
　　　　费　瑞　冯宪敏　倪朝辉　温得中　吴　砂　杨　巍
编　者　（按姓氏汉语拼音排序）

邓　凡	南方医科大学	费　瑞	吉林大学
冯宪敏	吉林医药学院	付海英	吉林大学
何海涛	吉林大学	贺　丹	吉林大学
季旻珺	南京医科大学	姜晓明	吉林医药学院
李　凡	吉林大学	李　一	吉林大学
李正荣	南京医科大学	刘　迪	吉林医药学院
刘　利	吉林大学	刘　水	吉林医药学院
刘忠平	吉林医药学院	马长艳	南京医科大学
倪朝辉	吉林大学	祁柏宇	吉林大学
史红艳	吉林大学	温得中	吉林大学
吴辉文	南京医科大学	吴　砂	南方医科大学
熊　符	南方医科大学	杨剑丽	吉林大学
杨　巍	吉林大学	杨晓帆	南京医科大学
袁红艳	吉林大学	张春梅	吉林大学
张　戎	南京医科大学	郑贤红	吉林大学

中国教育出版传媒集团

高等教育出版社·北京

内容提要

　　本教程共分为5篇,包括细胞生物学实验、医学免疫学实验、医学微生物学实验、人体寄生虫学实验和医学遗传学实验。每篇均包括实验总论、实验技术和实验应用案例三章,分别介绍了各学科的实验原理、实验技术和相关技术在临床的实际应用。其中实验技术又包含常用实验技术、拓展实验技术和虚拟实验技术三个部分,其内容既保证了实验知识的完整性,同时满足实验技术的可操作性和实验技术在疾病诊疗中的应用。在每篇实验技术章节中,增加了数字资源,包括教学PPT、操作视频、自测题等,便于教与学。

　　本教程适合医药卫生类专业师生使用,还可供医学研究人员参考使用。

图书在版编目（ＣＩＰ）数据

　　基础医学实验教程／李凡，季旻珺主编 . --3 版 .
-- 北京：高等教育出版社，2022.1
　　ISBN 978-7-04-057070-0

　　Ⅰ.①基… Ⅱ.①李… ②季… Ⅲ.①基础医学－实验－高等学校－教材 Ⅳ.① R3-33

　　中国版本图书馆 CIP 数据核字（2021）第 192855 号

Jichu Yixue Shiyan Jiaocheng

策划编辑　瞿德竑	责任编辑　张映桥	封面设计　李卫青	责任印制　存　怡

出版发行	高等教育出版社	网　　址	http://www.hep.edu.cn
社　　址	北京市西城区德外大街4号		http://www.hep.com.cn
邮政编码	100120	网上订购	http://www.hepmall.com.cn
印　　刷	三河市潮河印业有限公司		http://www.hepmall.com
开　　本	787mm×1092mm　1/16		http://www.hepmall.cn
印　　张	24.5	版　　次	2002 年 9 月第 1 版
字　　数	596 千字		2022 年 1 月第 3 版
购书热线	010-58581118	印　　次	2022 年 1 月第 1 次印刷
咨询电话	400-810-0598	定　　价	49.80元

本书如有缺页、倒页、脱页等质量问题,请到所购图书销售部门联系调换
版权所有　侵权必究
物 料 号　57070-00

数字课程（基础版）

基础医学实验教程

（第3版）

主编 李 凡 季旻珺

登录方法：

1. 电脑访问 http://abook.hep.com.cn/57070，或手机扫描下方二维码、下载并安装 Abook 应用。
2. 注册并登录，进入"我的课程"。
3. 输入封底数字课程账号（20 位密码，刮开涂层可见），或通过 Abook 应用扫描封底数字课程账号二维码，完成课程绑定。
4. 点击"进入学习"，开始本数字课程的学习。

课程绑定后一年为数字课程使用有效期。如有使用问题，请点击页面右下角的"自动答疑"按钮。

基础医学实验教程（第3版）

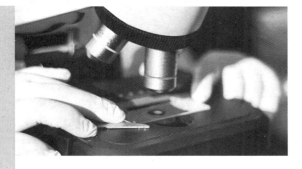

基础医学实验教程（第3版）数字课程与纸质教材一体化设计，紧密配合。数字课程涵盖教学视频、知识拓展、教学课件等资源，充分运用多种形式的媒体资源，与纸质教材相互配合，丰富了知识呈现形式。在提升课程教学效果的同时，为学习者提供更多思考与探索的空间。

用户名： 密码： 验证码： 5360 忘记密码？ 登录 注册

http://abook.hep.com.cn/57070

扫描二维码，下载 Abook 应用

序言

"问渠那得清如许，为有源头活水来"。2018 年，教育部、国家卫生健康委员会及国家中医药管理局联合发布《关于加强医教协同实施卓越医生教育培养计划 2.0 的意见》，《意见》指出，要"紧紧围绕健康中国战略实施，深化医教协同的教学改革，优化服务生命全周期、健康全过程的医学专业结构，促进信息技术与医学教育深度融合，建设中国特色、世界水平的一流医学专业，培养一流医学人才，服务健康中国建设"。"碧海无波，瑶台有路"，培养能适应时代变化及满足人民需求的医生，成为医学教育工作者的共同目标。

基础医学是临床医学的根源，也是临床医学的深入。"乞火莫若取燧，寄汲莫若凿井"，基础医学学科不仅为医学生提供学习平台，还为临床医生解决临床问题提供了科研平台。"基础不牢，地动山摇"。近年来，国家为了长远解决一系列卡脖子的关键科学问题，在基础学科教育平台建设上投入了极大精力，开展了国家基础学科拔尖人才培养基地建设、国家一流课程建设、国家级实验教学示范中心建设、国家级虚拟仿真实验教学中心建设、本科招生"强基计划"等一系列举措，旨在从师资、学生及软硬件平台方面开展整体构建，以提升基础学科教学水平。

"立德树人，培根铸魂"。基础医学教育人才培养的目标是培养出具有崇高家国情怀、深厚理论功底和扎实实践技能的医学生。新一版《基础医学实验教程》结合"新医科"教育教学改革需要，邀请了一批具有丰富教学经验及丰硕科研成果的青年骨干教师，以践行"理论结合实践，基础融合临床，虚拟配合实操"为撰写方针，从基础理论入手，深入浅出地对实验原理进行剖析，帮助学生对抽象理论进行形象化理解；从临床案例入手，帮助学生了解基础医学实验技术在疾病诊疗中的应用，为将来的临床和科研工作打下坚实基础；从虚拟仿真入手，紧跟"互联网 +"的医学教育数字化发展趋势，将普通实验室难以开展的创新性实验，通过数字课堂加以补充。

"滞者导之使达，蒙者开之使明"，我们希望，这套教材能为培养出高质量的医学人才，打造"健康中国"做出积极贡献。

中国工程院院士
南方医科大学教授
2021 年夏，于广州

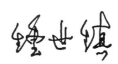

前言

近年来，高等医学教育大力推动"一流专业"和"一流课程"建设，不断深化实验教学改革，打破专业和实验室的界限，组建综合性基础医学教学实验中心，促进教学资源整合和学科交叉融合，提高实验教学水平与质量。为适应开展多学科整合实验课程体系设计与实施的需要，我们整合了基础医学相关专业的实践教学内容，在《基础医学实验教程》第2版的基础上，重新编写了《基础医学实验教程》第3版。编写队伍由来自吉林大学、南京医科大学、南方医科大学、吉林医药学院4所院校的教师联合组成。编者均为多年工作在教学和科研一线的学者。

本教程以培养医学生综合素质，提升学生创新意识和思维，使学生熟悉相关知识和技能在实际临床和科研中的应用为目的，将细胞生物学、医学免疫学、医学微生物学、人体寄生虫学及医学遗传学五个专业的实验内容融会贯通、有机整合。在各专业实验内容原有的基本理论、基本技术基础上，本教程在体系上进行了重新调整，调整后全书内容包括以下三方面。①实验总论：主要对五个专业的实验原理和应用进行阐述，以保证实验知识的系统性、逻辑性；②实验技术：包括常用实验技术、拓展实验技术和虚拟实验技术，以满足实践教学中实验技术的操作性和实用性；③实验应用案例：结合生动的临床案例，将所涉及的相关实验技术与临床应用相融合，使学生在临床模拟情景中了解基础医学实验技术在疾病诊疗中的应用，为将来的临床和科研工作打下坚实基础。

本教程有以下四点特色：①多专业相结合，这有利于各校教学中心综合性设计性实验的开展；②系统性和操作性相结合，这有利于学生在对知识进行系统了解的基础上，掌握实验课和科学研究中实验技术的操作；③知识技能和实际应用相结合，这有利于学生把课堂学习的知识应用到临床和科研的实际中；④线下和线上相结合，这有利于适应目前开展的"智慧课堂"在实验课中的普及和应用。

基础医学实验技术日新月异，基于现有水平，书中难免存在不当之处，欢迎广大师生和读者批评指正。

李　凡　季旻珺
2021年6月

目录

第1篇 细胞生物学实验

第 2 篇　医学免疫学实验

第 3 篇　医学微生物学实验

第 4 篇 人体寄生虫学实验

第5篇 医学遗传学实验

第 1 篇
细胞生物学实验

第一章　细胞生物学实验总论

　　细胞生物学是面向生命科学及基础医学各专业开设的一门重要的专业基础课程，是生命科学领域至关重要的基础学科之一。细胞生物学的实验技术方法随着理论知识的更新而迅猛发展，目前已渗透到遗传学、分子生物学和生物化学等生命科学各分支学科，成为生命科学研究的重要手段。细胞生物学实验是生物类和医学类专业学生的专业基础实验课程之一，该实验课程可配合细胞生物学理论课教学，强化学生对基础知识的理解，培养学生的实践动手能力和科研创新能力，对学生未来从事科研工作有着重要意义。

第一节　细胞结构观察与实验

一、显微镜的种类及工作原理

　　光学显微镜（light microscope）简称显微镜或光镜，是生命科学和医学实践活动中常用的精密仪器。光学显微镜主要由聚光镜、物镜和目镜三部分组成。衡量显微镜成像能力的主要指标是显微镜的分辨率（resolution，R）。它是指显微镜或人眼在 25 cm 和明视距离（能看清物像的最佳标准距离）处所能清楚分辨被检物体最小间隔的能力，主要是由物镜分辨率所决定，而与目镜无关。分辨率具体计算公式如下。

$$R = \frac{0.61\lambda}{NA} = \frac{0.61\lambda}{n \cdot \sin\alpha/2}$$

　　式中，λ 为照明光源的波长；n 为介质的折射率（空气 $n=1$；香柏油 $n=1.51$）；α 为镜口角（angular aperture）；NA 为数值孔径（numerical aperture）或镜口率（numeric aperture）。镜口角是指在工作距离处，位于物镜光轴上标本中的一个点所发出的光线到物镜前透镜有效直径两端所形成的夹角，是直接决定显微镜分辨率的一个重要参数。镜口率数字越大，表示分辨力越高。普通光学显微镜的放大系统（放大倍数）一般由物镜和目镜组成。一台显微镜的总放大倍数等于目镜放大倍数与物镜放大倍数的乘积。

　　目前，显微镜中使用最广的是普通光学显微镜。此外，常用的有相差显微镜、暗视野显微镜、荧光显微镜、倒置显微镜和激光扫描共聚焦显微镜等。

　　（1）普通光学显微镜（general microscope）：它的基本工作原理是利用物镜和目镜的多组凸透镜将物像逐级放大并反射到视网膜上，通常适用于一般固定染色的组织、细胞及细胞内某些细胞器的观察。

　　（2）相差显微镜（phase contrast microscope）：是能将物体本身的相位差（或光程差）转换为振幅（光强度）变化的显微镜。其结构与普通显微镜相比，主要差别就在于用环状光阑代替可变光阑，用带相板的物镜代替普通物镜。相差显微镜的基本原理是利用光的衍射和干涉效应把透过标本不同区域光波的光程差变成振幅差，使活细胞内各种结构之间呈现清晰可见的明暗对比。相差显微镜可用于清晰观察培养的贴壁细胞或悬浮细胞。

（3）暗视野显微镜（dark-field microscope）：是用特殊聚光器使光柱不能直接通过标本，而只能在黑暗背景下，从被照样品发出的散射光进入物镜被放大后呈现出明亮物像的显微镜。它可防止强度很大的光线直接进入物镜，可观察到 0.004～0.2 μm 的亚微颗粒。暗视野显微镜只能用于观察物体的轮廓，而无法分辨物体的内部细微结构。它适合于观察活细胞中微粒的运动，以及观察单细胞、硅藻、放线菌和细菌的线状结构，如纤维和鞭毛等。

（4）荧光显微镜（fluorescence microscope）：是以紫外线（λ = 365 nm）或短光波的蓝紫单色光（λ = 420 nm）作激发光源，使被照射的物体激发后产生人眼可见荧光的显微镜。它与普通光学显微镜在结构上的主要差别是具有两组滤光片，且用高强度的汞灯做激发光源。第一组滤光片在光源与标本之间，主要作用是把不需要的光滤去，只留下激发荧光基团的高强度光线；第二组滤光片在标本与物镜之间，仅用于通过激发出的荧光。荧光显微镜技术是生物学和医学的重要研究手段，常用于医药、食品、化工等方面的鉴定。另外，由于它染色简便，标本呈彩色图像，且可对多种细胞成分进行不同颜色荧光染料标记，因而也可以对活细胞内分子的动态变化进行实时观察。

（5）倒置显微镜（inverted microscope）：是将光源和聚光镜置于载物台的上方，物镜在载物台下方的显微镜。它是为适应生物学和医学组织细胞离体培养需要，而发展起来的一种光学显微装置。其特点是能直接对培养皿和培养瓶中的标本进行显微观察，主要用于清晰地监测贴壁或悬浮活细胞的状态及结构。

（6）激光扫描共聚焦显微镜（confocal laser scanning microscope）：是一种高精度的显微成像技术，是以不同波段的激光作激发光源，对组织或细胞进行不间断光学拍摄，从而实现单色和多色荧光通道实时成像的显微镜。由于它光毒性较低，因而可对活细胞或模式生物进行动态观察。激光扫描共聚焦显微镜主要用于荧光标记的活细胞、生物组织切片、活体、荧光材料等的实时动态观察、成像、三维立体重建，以及在亚细胞水平对生物物质、离子，进行定性、定量、定时和定位分布检测。

（邓　凡）

二、细胞的超微结构

细胞是生物体结构和功能的最基本单位，细胞的形态结构与功能相关，因此对细胞结构的观察十分必要。当前，观察细胞结构的常用仪器仍然是各种显微镜和电镜。其中，普通光学显微镜可观察光镜下的显微细胞结构、形态和数目，如线粒体、高尔基体、细胞核和核仁等。它常需要通过制作临时装片或染色处理后才能进行观察。电子显微镜是以高速电子束作照明源，利用电子具波动性和粒子性的特点，采用多级电子透镜来控制电子的运动轨迹，使其产生偏转、聚焦或散射，从而在荧光屏上将疏密不同的电子放大图像显示出来，并记录在照相装置上的高精密仪器，常可用于观察细胞的超微结构。一般来说，电镜的分辨力可达 10Å（1 nm），甚至 1～2Å（0.1～0.2 nm）。

电子显微镜按其发展及分辨力的强弱可分为普通透射电镜、超高压电镜、扫描电镜、电视电镜和透射扫描电镜这五种。其中，普通透射电镜和扫描电镜是最为常见的两种电子显微镜。

（1）普通透射电镜：由热阴极发射出的电子，在 20～100 kV 加速电压的作用下，经聚光镜聚焦成束并投射到很薄的标本上后，与标本中各种原子的核外电子发生碰撞造成电子散射，从而在荧光屏上形成与细胞结构相应的黑白图像的高精密仪器。其中，在细胞密度较大的部位，电子散射度强，成像暗；在细胞密度较小的部位，电子散射度弱，成像亮。透射电镜通常用于观察细胞内部的细微结构和形态，如细胞膜、细胞核，以及胞质内的各种细胞器。其标本制备过程主要包括取材、固定、脱水、渗透、包埋、聚合、切片、染色、观察等步骤。

（2）扫描电镜：由电子枪发射出的热电子，在加速电压的作用下形成高速电子流，经聚光镜和物镜的作用形成一束极细的电子束后扫描于标本表面，并与标本中的原子相互作用，产生数量和能量随标本表面形状及元素成分不同而不同的二次电子，再经过接收和放大显现出标本表面形态的高精密仪器。扫描电镜的最重要用途是用于观察细胞表面的形态和结构，如成熟红细胞的表面形态、精子细胞在卵细胞表面的附着等。

（邓　凡）

三、细胞中的微管和微丝研究

细胞骨架（cytoskeleton）是存在于真核细胞中的，由不同蛋白质亚基装配而成的动态纤维网络结构，主要包括微管、微丝和中间丝（中间纤维）。它不仅可维持细胞的形态，保持细胞内部结构的有序性，而且与细胞运动、物质运输、能量传递、信息传递及细胞分裂等生命活动密切相关。根据细胞不同的功能状态，细胞骨架可不断改变其排列和分布方式，并相互交叉贯穿在整个细胞中。一些药物、激素、毒物和离子等，均可通过膜受体或蛋白质，调节细胞骨架的组装、聚合和解聚过程，从而影响细胞的生物学特性（图 1.1.1）。

目前，影响微管组装与去组装的常用药物有秋水仙碱和紫杉醇。秋水仙碱是一种生物碱，可与微管的 α/β 二聚体结合形成复合物，加到微管的正负两端，以阻止微管的成核反应，以及其他微管蛋白二聚体的加入或丢失，从而改变微管组装和去组装之间的平衡，抑制微管的组装，影响纺锤体的形成，使细胞停止在分裂期。紫杉醇的作用与秋水仙碱相反，它可与 β 微管蛋白的特定位点结合，以保持微管的稳定，使细胞停滞在分裂中期。因此，秋水仙碱和紫杉醇常用于细胞周期的研究。

松胞菌素 B（cytochalasin B）和鬼笔环肽是研究微丝在细胞移动、吞噬作用、细胞质分裂等过程中的常用试剂，它们均可影响微丝的组装与去组装。其中，松胞菌素 B 能可逆地切断组成微丝的肌动蛋白丝，破坏微丝的组装及其网络结构；鬼笔环肽则可稳定已组装的肌动蛋白纤维。中间丝不仅是最稳定的细胞骨架成分，也是三类细胞骨架纤维中化学成分最为复杂的一种。由于中间丝结构稳定、坚韧，因此对秋水仙碱和松胞菌素 B 等均不敏感。当用

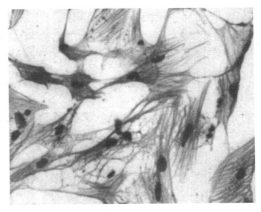

图 1.1.1　小鼠成纤维细胞的细胞骨架
（400×）

高盐溶液和非离子去垢剂处理时，细胞中绝大部分骨架纤维都被破坏，只有中间丝可保留下来。

　　基于细胞骨架的化学成分，为便于观察细胞骨架，常用去垢剂提前处理细胞，以减少脂类干扰。目前，常用的去垢剂包括离子型去垢剂十二烷基磺酸钠和非离子型去垢剂 TritonX-100。其中，十二烷基磺酸钠对蛋白质的作用较强烈，能使蛋白质解折叠引起变性，不利于对其进行功能研究；TritonX-100 的极性端不带电荷，对蛋白质的作用比较温和，故常用 TritonX-100 作为去垢剂，然后用考马斯亮蓝等蛋白质染色剂进行染色观察。

（费　瑞）

四、细胞内不同组分的分级分离

　　细胞是由细胞膜、细胞质和细胞核构成的生物体最基本单位。其中细胞质中存在许多亚细胞结构，它们相互协调共同完成细胞的生命活动。由于亚细胞结构的分离可提供单一的细胞器和化学组分，这为具体研究亚细胞结构的组成与功能，以及大分子的定位等创造了条件。亚细胞结构分离技术是细胞生物学学科发展的重要手段之一。目前该技术中最基本的还是细胞（组织）匀浆和离心。

　　（1）匀浆（homogenate）：是通过机械或化学方式破坏细胞膜及细胞内膜连接性的方法。常用的匀浆手段有匀浆器法、超声波法及化学试剂法。值得注意的是，为防止细胞中大分子的降解或细胞器结构的损伤，匀浆应保持在低温条件下进行，即先将匀浆液和细胞（组织）预冷（通常 4℃），并在匀浆过程中使用冰浴，后根据研究目的选择匀浆介质（如磷酸盐缓冲液或蔗糖溶液等）。

　　（2）离心（centrifugation）：主要包括差速离心和密度梯度离心。差速离心是在密度均一的介质中，在不同大小离心力场的作用下（即由低速到高速逐级离心），利用物质沉降速度的差异而进行的分离技术。理论上，质量大的物质沉降速度快，在同一离心力场条件下可首先到达管底，而质量小的物质沉降速度慢，其成分仍在悬液中。实际上，由于离心前，匀浆成分中的物质大小和密度是相互重叠均匀分布于介质中的，因此在离心后，某些慢沉降物质也常会被混入快沉降物质中，使离心分离得到的组分不均一，尤其是质膜常与各种细胞器混杂，所以需进一步重复进行差速离心 2～3 次以获得理想的纯化结果。密度梯度离心是用特定的介质在离心管中形成连续或不连续的密度梯度，并将匀浆物质置于介质的顶部，通过重力或离心力场的作用使物质分层或分离的技术。该技术又可分速度沉降和等密度沉降平衡两种。速度沉降主要用于分离密度相近而大小不等的物质，在十分平缓的密度介质中按各自的沉降系数以不同的速度沉降而达到分离。这种沉降方法所采用的介质密度较低，其最大密度应小于被分离物质的最小密度。等密度沉降平衡适用于分离密度不等的物质，即物质在连续梯度的介质中，经足够大离心力场和足够长时间，沉降或者漂浮停留在与自身密度相等的介质处，并达到平衡而被分离。这种沉降方法所采用的介质密度较高，其最大密度应大于被分离物质的最大密度，介质的梯度要有较高的区分，不能太平缓。

（费　瑞）

五、脂质体

脂质体（liposome）是膜脂分子在水中形成的脂双层人工膜。其中，膜脂分子一般都是双亲性的，是由极性的亲水头部和非极性的疏水尾部构成。在水环境中，由于疏水的作用，这些膜脂分子会自发地聚集起来，形成疏水尾部相互聚集在内部，而亲水头部互相靠近与水接触的脂质双层（图1.1.2）。

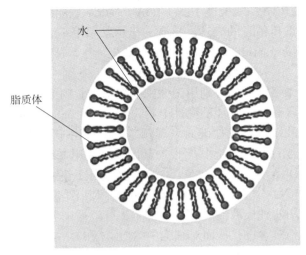

图1.1.2　脂质体双分子层平面结构示意图

脂质体的主要组成成分是磷脂（phospholipid），其中最具代表性的是卵磷脂，亦称磷脂酰胆碱。卵磷脂的来源包括天然和合成两种。天然卵磷脂主要来自蛋黄和大豆，是制备脂质体的主要原料，合成卵磷脂有二棕榈酰磷脂酰胆碱及二硬脂酰磷脂酰胆碱等。胆固醇（cholesterol）也是脂质体膜常见的组成成分，它对脂质体膜的稳定性有重要调节作用。另外，脂质体中还含有其他一些利于提高脂质体稳定性的附加成分，如磷脂酸和磷脂酰甘油可使脂质体带负电，十八胺可使脂质体带正电。

脂质体按大小和双分子层的数目可分为：大多层脂质体（multilamellar large vesicles，MLV）、大单层脂质体（large unilamellar vesicle，LUV）和小单层脂质体（small unilamellar vesicle，SUV）三种类型，其粒径分别为：$1 \sim 5~\mu m$、$0.2 \sim 1~\mu m$ 和小于 $0.2~\mu m$。由于脂质体的类型不同，其制备方法也不尽相同，主要有手摇法、超声法、冻干水合法、逆相蒸发法、表面活性剂去除法和高压均质法等。

脂质体是一个两性离子型表面活性剂，其内部的水相环境可载亲水性物质，而脂质双分子层又可载亲脂性物质，且脂质体具有无毒、无免疫原和兼具生物可降解性及缓释等特点。因此，脂质体以其广泛的适应性和具有携带多种物质的能力在各类药剂制备中得到了广泛应用。例如，通过不同给药途径，它可以使被包裹药物具有明确的靶向作用，从而降低药物毒性和增加药物疗效，同时能有效控制药物释放，提高生物利用度。此外，当脂质体表面经单克隆抗体修饰后，还能有效提高脂质体的特异靶向性。因此，脂质体可作为一种定向给药载体，并可成为靶向给药系统的一种新剂型。另外，当嵌入不同的膜蛋白后，脂质体还可用作膜研究的理想模型。

（李正荣）

第二节　细胞的重要成分分析

一、核酸及蛋白质成分的分析

细胞内主要的生物大分子有核酸、蛋白质、多糖和脂肪，它们在细胞内执行各自独特的生物功能。一般情况下，利用染色法即可观察这些生物大分子在细胞内的分布状况。

（1）核酸：是生物遗传的物质基础，可分为脱氧核糖核酸（DNA）和核糖核酸（RNA）两大类（图 1.1.3A）。DNA 是控制细胞生命活动的全部遗传信息载体，RNA 参与遗传信息的表达。核酸的显示常用甲基绿（methyl green）– 派洛宁（pyronin）染色、吖啶橙（acridine orange，AO）荧光染色等原位显示方法。

1899 年 Pappenheim 首创了甲基绿 – 派洛宁染色法。1940 年 Brachet 证明了甲基绿 – 派洛宁是一种利用碱性染料显示细胞内 DNA 与 RNA 的标准方法之一。甲基绿和派洛宁是含有多个苯环的碱性染料，二者分别属于三芳基甲烷和氧杂蒽衍生物，可通过与酸性的核酸结合形成盐键而呈现颜色反应。由于甲基绿含有两个带正电荷的 N 基团，而派洛宁只含有一个带正电荷的 N 基团，因此甲基绿更容易与聚合程度较高的 DNA 分子结合，而使 DNA 分子显示绿色。派洛宁则与聚合程度较低的单链 RNA 分子有较高的亲和力，从而使 RNA 分子染成红色。基于甲基绿和派洛宁对 DNA 和 RNA 有选择性的染色效果，因此当用两种染液混合进行染色时，可根据染色后的显色效果来判断细胞中两种核酸的分布以及相对含量，从而对细胞中的 DNA 和 RNA 分子进行定位、定性和定量分析。

吖啶橙是一种极为灵敏的荧光染料，具有膜通透性，能够透过细胞膜对 DNA 和 RNA 进行染色，并在荧光显微镜下被激发出不同颜色的荧光。其中，DNA 显示绿色荧光，而 RNA 显示红色荧光。

（2）蛋白质：是呈现 DNA 遗传信息的物质，它决定了细胞的形状和结构，以及担负的细胞功能。蛋白质的基本组成单位是氨基酸，主要由氨基、羧基和侧链基团构成（图 1.1.3B）。蛋白质分子除两端的氨基和羧基可解离外，其残基侧链中的某些基团在一定的 pH 条件下也可解离成带有不同电荷的基团，从而使得整个蛋白质分子带有不同种类及不同数量的静电荷。在生理条件下，若整个蛋白质分子带负电荷较多则为酸性蛋白质，带正电荷较多则为碱性蛋白质。因此，如果将细胞或组织标本用三氯乙酸处理提取出核酸后，用不同 pH 的固绿染液（一种本身带电荷的弱酸或弱碱性染料）予以染色，可分别显示细胞内的酸性和碱性蛋白质，即：用带正电荷的酸性固绿染色，可使在此 pH 环境中带负电荷的酸性蛋白显示出来；反之，若用带负电荷的碱性固绿染色，则可显示带正电荷的碱性蛋白。

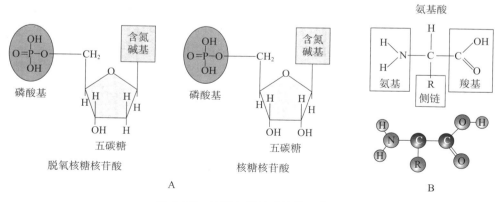

图 1.1.3　核酸与氨基酸结构示意图

A. 核酸结构模式；B. 氨基酸结构模式

（李正荣）

二、酸性磷酸酶和过氧化物酶的分析

细胞化学技术也称组织化学技术（histochemical technique），是指在细胞原位上显示并研究其化学性质和功能关系的技术，其特点是不依赖于经验染色技术，而是根据已知的化学反应，在细胞原位上显示细胞中的化学成分及性质变化。该技术不仅能直接观察到细胞的形态特征，而且还可观察到该细胞的化学成分和性质，甚至也可研究不同条件和状态下细胞的形态、化学变化及功能关系。细胞化学技术所研究和显示的对象有蛋白质、核酸、糖类、脂类、酶、生物胺、特异抗原、无机盐和微量元素，它被广泛用于疾病和损伤状态下的鉴别诊断，以及判断病因和预后等。

为了能在完整结构上显示细胞的化学物质，细胞化学技术所用的方法不仅应是已知的化学反应，而且还必须具有高度的特异性，其反应产物是能利用光镜定位或电镜观察的，能形成稳定沉淀的有色物质。另外，在实验之前还需要固定以保存细胞的正常结构及化学成分和酶活性。目前，用于固定的方法主要有空气干燥和冻结干燥的物理法，以及甲醇、乙醇、丙酮、甲醛、戊二醛和锇酸等化学法。用于显示的方法主要包括纯化学法、类化学法、物理法、免疫法、物理化学法和显微烧灰法等。其中，纯化学法又包括金属沉淀法、偶氮偶联法、Schiff 反应法、联苯胺反应法、普鲁士蓝反应法和甲䐶反应法等。

（1）溶酶体（lysosome）：是细胞内膜系统中的重要组分，是细胞为维护其更新及进行正常生理活动的主要细胞器，它是细胞对胞内外物质进行消化的主要场所。其中，酸性磷酸酶是溶酶体的标志酶，其活性在正常情况下相当稳定。当受到不良因素影响时，酸性磷酸酶的活性增强。由于细胞中存在着可分解磷酸酯的酶，因此当酸性磷酸酶与含有磷酸酯的底物相互作用时，可使磷酸酯水解并与底物形成沉淀，经显色后可确定细胞中酸性磷酸酶的存在与分布情况。

（2）过氧化物酶体（peroxysome）：是普遍存在于各类细胞中的一种固有小体。其中过氧化物酶是该小体中存在的主要酶类，常存在于肝细胞、肾细胞、中性粒细胞及小肠黏膜上皮细胞的过氧化物酶体中，且可通过氧化各类底物而参与细胞中的各种氧化反应。由于细胞中存在的过氧化物酶能把胺类最终氧化成棕色产物，因而可确定细胞中过氧化物酶的存在与分布情况。

（何海涛）

三、脂类成分的分析

脂类物质是一类脂溶性（疏水性）的自然分子，是细胞膜结构的重要组成成分，它在维持膜结构形态和膜物质运输方面扮演了重要角色。此外，脂类物质也是细胞内的重要信号分子，常参与细胞的增殖、迁移、凋亡及免疫反应等一系列生理病理过程。现已知，脂类物质包括脂肪酸及其衍生物——甘油一酯、甘油二酯、甘油三酯、磷脂及其他固醇类物质（如胆固醇），它们在机体中具有能量储存作用（图 1.1.4）。

由于某些染料在脂类物质中的溶解度大于其在其他溶剂中的溶解度，因此当染料与含有脂类的物质接触时，便有大量染料进入脂类物质的结构内，使这些结构呈色，从而可在分光光度计或酶标仪上（520 nm 波长）进行脂质的定量分析。目前，常用的能溶于脂类的染料主要有苏丹红、油红 O、尼罗蓝等。此外，由于四氧化锇可被脂肪酸或胆碱还原为

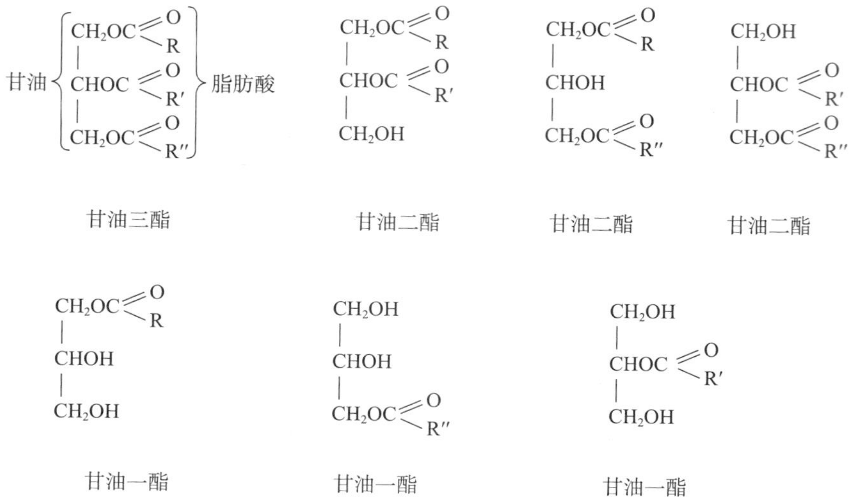

甘油三酯 　　　　甘油二酯 　　　　甘油二酯 　　　　甘油二酯

甘油一酯 　　　　甘油一酯 　　　　甘油一酯

图 1.1.4 脂肪酸及其衍生物

二氧化锇而呈黑色，因此它也被用于脂类物质的染色。

（邓　凡）

四、细胞中 Ca^{2+} 的检测

钙离子（calcium ion）是细胞内的重要离子之一，它在细胞内信号传导通路中发挥着第二信使作用。细胞中的游离钙离子浓度变化与细胞功能、信号传递，以及细胞的损伤和凋亡都有密切联系，常参与和调节细胞收缩、运动、分泌及分裂等重要活动。钙离子的信使作用是通过其浓度的升高或降低来实现的。例如，细胞内游离钙离子的浓度是 $10^{-8} \sim 10^{-7}$ mol/L，细胞外钙离子浓度是细胞内的 $10^4 \sim 10^5$ 倍。当细胞受到特异性信号刺激后，细胞内钙库（内质网或肌质网）或质膜上的钙通道开放，使细胞内钙离子浓度瞬间快速升高，由此产生的钙信号使细胞内某些酶的活性和蛋白质功能发生改变，最终产生细胞效应。

（邓　凡）

第三节　细胞生命活动的观察与测定

一、细胞的生理活动

（一）红细胞的渗透现象

细胞是生物体结构与功能的基本单位，在活生命体中，细胞不断进行着各种生命活动。这些活动所需的物质或营养都要从环境中摄取，而新陈代谢的产物也必须及时排出细胞。如此活跃的物质交换只有通过细胞膜才能完成。然而，细胞膜的主体是由膜脂双层分子构成，其中间的疏水性结构，只允许脂溶性分子和小的不带电荷的极性分子以简单扩散方式直接通过，如 O_2、CO_2、水、乙醇等。而对于较大的不带电荷的分子，如甘油（丙三

醇）、葡萄糖等则通过较慢或几乎不能通过。另外，所有带电荷的分子或离子，无论其相对分子质量大小，脂质双层分子对它们都是高度不透过的，因为这些物质所带电荷及高度的水合状态阻碍了它们进入脂质双层的疏水区，而只能由质膜上的载体蛋白来完成。因此，细胞膜是细胞内外环境之间的一种半透性屏障，其对物质通透性的高低是由膜的结构属性和被运转物质本身的理化特性共同决定的。细胞膜就是通过这种选择性和调节作用，维持着细胞膜内外离子的浓度差、膜电位和渗透压平衡，从而为细胞的各种生命活动提供物质和能量，以维持细胞内外相对稳定的环境。

一般情况下，红细胞在等渗溶液中会保持正常大小和双凹圆碟形。当溶液中的某种溶质分子穿过细胞膜进入细胞时，外部溶液中的该物质浓度大量降低，从而形成了低渗溶液。此时，由于水分子可自由穿越细胞膜，导致水分子大量渗入细胞内，使红细胞逐步胀大并双侧凸起。一般情况下，当体积增加 30% 时，红细胞呈球形；当体积增加 45%～60% 时，红细胞膜则损伤破裂，血红蛋白逸出细胞外，使原来不透明的红细胞悬液变成红色透明的血红蛋白溶液，即称为溶血现象。溶血现象是用来判定等渗盐溶液中，溶质能否透过红细胞膜的一种指标。另外，将红细胞置于乙二醇、甘油（丙三醇）及葡萄糖等高渗溶液中时，乙二醇等分子可通过红细胞膜，使细胞内的分子浓度大大增加，继而导致水分子摄入，细胞膨胀破裂，发生溶血。

可见，脂溶性高、相对分子质量小的物质更容易通过细胞膜进入细胞，从而使膜两侧的渗透压迅速发生变化，导致单位时间内溶血现象发生。该现象的发生及其快慢程度与物质的跨膜转运速度呈正相关。

（李正荣）

（二）巨噬细胞的特性

巨噬细胞（macrophage）是机体内的一种重要免疫细胞，它是由血液中的单核细胞进入组织后逐渐演变而来的。当病原微生物或其他异物侵入机体时，由于巨噬细胞具有趋化性，故可向异物聚集并伸出伪足包裹异物，从而将异物吞入胞质内形成吞噬泡，随后在胞内与溶酶体融合将异物消化分解。因此，巨噬细胞具有吞噬、清除及呈递抗原异物的生物学功能，是维持机体正常生理状态所必需。

可见，巨噬细胞在机体的非特异性免疫中具有重要作用，其吞噬能力可反映机体免疫水平的高低。在高等动物体内除巨噬细胞外，血液中的单核细胞和中性粒细胞也具有吞噬功能。

巨噬细胞的吞噬功能一般用吞噬百分率和吞噬指数来表示。两者的计算公式如下。

吞噬百分率 = 吞噬鸡红细胞的巨噬细胞数 / 巨噬细胞总数 × 100%

指数 = 吞噬的鸡红细胞总数 / 吞噬鸡红细胞的巨噬细胞数

台盼蓝是一种细胞活性染料。它可被巨噬细胞吞噬，因而可作为巨噬细胞的指示剂。

（郑贤红）

二、细胞活体染色

活体染色（vivistain）是一种不需要对组织或细胞进行固定、冷冻等加工处理，而实时进行染色观察的方法。它是利用某些无毒或毒性较小的染色剂，使细胞内某些结构或组分以天然状态显示出来，并进行分析研究的实验技术。根据所用染色剂的性质和染色方法，通常把活体染色分为体内活体染色和体外活体染色两种方法。体内活体染色是指染料溶液直接注入动植物体内后，通过染料固定或堆积在细胞内的某些特殊结构中，达到识别目的的技术；体外活体染色又称超活染色，它是指利用染料直接浸染从动植物体中分离的组织和细胞，并将胞内特定结构进行染色的技术。

现已知，活体染料是具有专一性的，它并不影响或较小影响细胞的正常形态结构和生命活动。活体染料具有能固定、堆积在细胞内某些特殊结构中的特点，这主要是依赖于染料的电化学特性。由于碱性染料表面常带有阳离子，酸性染料表面带有阴离子，因此活体染料常能与组织和细胞的阴离子或阳离子相互结合而产生沉淀。目前，常用的活体染料多为碱性染料，如中性红、詹纳斯绿 B、次甲基蓝、甲苯胺蓝、亮焦油紫等，它们解离后可通过带有的正电荷与胞内某些结构专一性结合，例如中性红专性活染液泡系，詹纳斯绿 B 专性染色线粒体。

（郑贤红）

三、细胞融合

细胞融合（cell fusion）是指两个或两个以上的细胞融合成一个双核或多核细胞的过程，常可在自然条件下发生。细胞融合主要包括质膜的连接与融合，胞质合并，细胞核与细胞器以及酶等互相混合的过程。其最初的融合，只有细胞质合在一起，而细胞核各自独立。在随后的有丝分裂中，不同细胞的染色体才混合在一起，形成杂种细胞（图 1.1.5）。

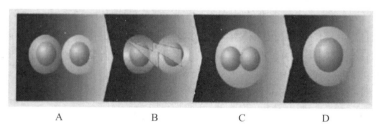

图 1.1.5　细胞融合过程
A. 聚集；B. 脉冲融合；C. 异核体；D. 完全融合

细胞融合可分为同种细胞融合和异种细胞融合。同种细胞融合是指在离体条件下，用人工的方法把相同种类的细胞通过无性方式融合成一个细胞的技术；异种细胞融合又称为细胞杂交或体细胞杂交，是指在离体条件下用人工的方法把不同种的细胞通过无性方式融合成一个杂合细胞的技术。作为细胞工程的核心技术之一，细胞融合技术已在医药、农业、环保等领域得到了广泛应用。它不仅为核质关系、基因调控、遗传互补、细胞免疫学、肿瘤的发生、基因定位、衰老控制等理论领域的研究提供了有力的手段，而且被广泛应用于免疫学、发育生物学研究中，特别是应用于单克隆抗体及动植物的远源杂交育种等方面。

细胞融合方法有生物法、化学法和物理法。生物法主要是以病毒为媒介，利用病毒酶的特性使细胞间发生凝集并产生融合。最常用的病毒为灭活的仙台病毒，但由于病毒培养比较繁琐，现已基本不用。化学法目前最常用的化学融合剂为聚乙二醇（PEG），常用的 PEG 相对分子质量多为 600 ~ 6 000，浓度为 40% ~ 60%。由于 PEG 活性稳定，且使用方便，容易制备和控制，因而是人工诱导融合的主要试剂。但由于 PEG 对细胞有一定的毒性，因此需要严格掌握时间和强度。物理法有显微操作法及电融合法等。其中，电融合法是利用专用设备通过特定波长及波型的电脉冲使细胞发生融合，它融合效率高，操作简便，且可控和无毒，常用于细胞转染实验。

融合细胞的筛选是细胞完成融合后所必须采用的过程。在植物细胞中常用的融合细胞筛选法有互补法、物理法及生物法。互补法，包括抗性互补、营养缺陷互补和叶绿素缺失互补等；物理法，是通过比较两个原生质体的颜色、大小、浮密度等不同物理特性进行的筛选；生物法，是以生长特异性差异进行的筛选。在动物细胞中常用融合细胞筛选法多是采用 HAT［次黄嘌呤（hypoxanthine），氨基蝶呤（aminopterin），胸苷（thymidine）］选择性培养基进行筛选。

（何海涛）

四、染色体的凝集

细胞经过生长与分裂完成一个循环过程即为一个细胞周期。在此周期中，细胞必须经过各种必要的物质准备，才能进行细胞分裂。我们把细胞生长或物质准备阶段称为细胞间期。因此，细胞周期包括间期（interphase，I 期）和分裂期（mitotic phase，M 期）。在细胞周期中，虽然细胞的核遗传物质在不同时期有着相同的化学组成（DNA、组蛋白、非组蛋白和少量 RNA），但却具有不同的表现形态。在间期，染色质以非螺旋化形式弥散在细胞核内，呈细丝和松散状，形态不规则；进入分裂期后，染色质高度螺旋化，并折叠、压缩呈棒状的染色体。

20 世纪 70 年代，Y. Masui 和 C.L. Markert 发现，M 期细胞内存在一种胞质因子，其能诱导染色质凝集成染色体，这种特殊因子被命名为成熟促进因子（maturation promoting factor，MPF）或有丝分裂促进因子（mitosis promoting factor，MPF）。MPF 的化学本质为蛋白激酶，是由细胞周期蛋白（cyclin）和细胞周期蛋白依赖性激酶（cyclin-dependent kinase，CDK）两部分组成。其中，CDK 是 MPF 的催化亚基，而 cyclin 是 MPF 的调节亚基。当应用细胞融合技术将 I 期细胞和 M 期细胞融合时，I 期细胞染色质在 MPF 的诱导下可提前凝聚为染色体，该染色体称为早熟凝集染色体（prematurely condensed chromosomes，PCC），也称提前凝聚染色体或者 PC 染色体。I 期细胞又可进一步划分为 G_1 期、S 期和 G_2 期三个不同时相，不同时相的 I 期细胞与 M 期细胞融合后，会依据不同时相的 DNA 复制状态产生形态特征各不相同的 PCC，即：G_1-PC 染色体、S-PC 染色体和 G_2-PC 染色体。另外，因为 MPF 无种属特异性，所以不仅同类的 M 期细胞可诱导产生 PCC，而不同类的 M 期细胞也可融合并诱导产生 PCC。

目前，应用 PCC 技术，我们可在光学显微镜下观察间期 PC 染色体的不同形态特征，这极大丰富了染色体的研究内容：①研究细胞周期各时相染色质的分子结构、损伤与修复；②通过分带染色，获得比 M 期染色体更详细的带型结构；③根据不同时相细胞的 PC 染色体形态特征，可在一定数量的 PCC 中，计算出各时相的细胞比例，以研究分析细胞周期；④可将细胞周期时相进一步细分，为研究药物作用靶点和作用时间提供便捷。

（李正荣）

五、细胞的有丝分裂

细胞周期是细胞生长与繁殖的周期。无论是单细胞生物还是多细胞生物，只有通过细胞分裂，才能达到生长与繁殖目的。通过分裂，细胞将遗传物质和其他成分分配给两个子代细胞，以确保细胞的增殖和生命的延续。目前，生物的细胞分裂主要有三种方式：无丝分裂（amitosis）、有丝分裂（mitosis）和减数分裂（meiosis）。其中，有丝分裂是多细胞生物细胞增殖的主要方式。

细胞有丝分裂，也称间接分裂，是由 Flemming 和 Strasburger 分别在动物细胞和植物细胞中发现的、真核生物普遍存在的一种分裂方式，包括细胞核分裂和胞质分裂。细胞核分裂根据分裂不同时期的核膜、纺锤体和染色体等形态结构变化，人为地划分为前期、中期、后期和末期，有的还将前期细分出一个前中期。细胞核分裂的特点是染色体复制一次、细胞分裂一次，结果产生子细胞的遗传物质和染色体数目与母细胞相同。胞质分裂相对比较独立，可从细胞有丝分裂后期启动延续至末期。这些过程依次进行，相互协调，其中也涉及如染色体和细胞骨架等独立的循环过程，以保证子代细胞获得相同的遗传物质。细胞有丝分裂各时期的主要特征如下。

（1）前期（prophase）：在间期中的细长和松散分布的线性染色质不断凝集包装成染色体，其每条染色体是由着丝粒相连的两条染色单体组成；而复制的两个中心体沿核膜的外围分开向细胞两极移动，形成细胞分裂极，并在细胞分裂极处形成星体，进而装配成纺锤体。另外，在间期中支撑内核膜的核纤层蛋白磷酸化，导致核膜降解，核仁消失。在前期末，与细胞分裂过程中染色体分离直接相关的纺锤体装配完成，主要包括星体微管、动粒微管、极微管和星体。

（2）中期（metaphase）：所有染色体的着丝粒均排列在纺锤体中央，即赤道板处，每条染色体都是由两条姐妹染色单体组成。由于来自两侧动粒微管的作用力相当，此时染色体结构较稳定，其全部染色体的表型即称之为核型。

（3）后期（anaphase）：在纺锤体微管的作用下，细胞两极距离拉大，姐妹染色单体分开并向两极移动。

（4）末期（telophase）：姐妹染色单体到达两极，核纤层蛋白去磷酸化，核膜和核仁重新装配及组装，染色体发生去凝集。

（5）胞质分裂（cytokinesis）：赤道处的细胞膜开始出现皱褶，形成分裂沟。大量的肌动蛋白和肌球蛋白在分裂沟下方形成环状的收缩环，收缩环不断缢缩最终形成两个子细胞。

（李正荣）

六、细胞的减数分裂

减数分裂是一种特殊的有丝分裂，主要发生在有性生殖个体的生殖细胞产生过程中。与有丝分裂不同，减数分裂细胞仅在间期进行一次 DNA 复制，然后经历两次分裂，即减数分裂 I 和减数分裂 II。其中在两次分裂期间有个短暂的间期，此间期不进行 DNA 复制。

通过减数分裂，可产生四个子代细胞，而每个子代细胞中的染色体数目比亲代细胞减少一半，成为仅有单倍体遗传物质的配子细胞。该细胞经过受精作用形成合子，使染色体数目重新恢复到体细胞的染色体数目，从而保证了在世代相传中，遗传物质数量和性状的相对恒定。同时，在减数分裂过程中，由于同源染色体间的配对、交换与重组，非同源染色体间的随机组合，极大地增加了遗传物质的多样性，使生物适应多样变化的环境。所以，减数分裂不仅是有性生殖细胞繁殖的基础，也是生物进化和多样性产生的重要保证。细胞减数分裂各时期的主要特征如下。

（1）第一次减数分裂：是从初级精（卵）母细胞到次级精（卵）母细胞的一次分裂。与体细胞有丝分裂时期相似，按照时间顺序，生殖细胞的第一减数分裂也可人为划分为前期Ⅰ、中期Ⅰ、后期Ⅰ、末期Ⅰ和胞质分裂Ⅰ。

1）前期Ⅰ：减数分裂的特殊过程主要发生在前期Ⅰ。该时期持续时间较长，可经过数周、数月或者数年，约占整个减数分裂过程的90%。通常将这漫长的特殊过程进一步划分为：细线期（leptotene）、偶线期（zygotene）、粗线期（pachytene）、双线期（diplotene）和终变期（diakinesis）5个阶段。其主要事件为染色质凝集成染色体，并通过联会复合体使同源染色体发生配对、交换与重组；少量与同源染色体配对和重组有关的DNA进行复制；而一定量的RNA和蛋白质也进行合成。

2）中期Ⅰ：核膜破裂标志着中期Ⅰ的开始。与有丝分裂不同的是每对同源染色体的四分体排列在赤道板中央，且从纺锤体一极发出的微管只与一条同源染色体的动粒相连，而另外一极的微管与另一条同源染色体的动粒相连。

3）后期Ⅰ：同源染色体的分离和非同源染色体间的自由组合导致到达两极的染色体有众多的组合方式。

4）末期Ⅰ：到达两极的染色体去凝集，核膜重组形成两个子细胞核。

5）胞质分裂Ⅰ：赤道处的细胞膜在微丝的作用下开始缢缩，形成分裂沟，同时细胞质相对均等分开，最终形成两个子细胞。

（2）第二次减数分裂：经过短暂的不进行DNA复制和没有 G_1、S 和 G_2 期之分的间期，细胞进入第二次减数分裂，即前期Ⅱ、中期Ⅱ、后期Ⅱ、末期Ⅱ和胞质分裂Ⅱ几个过程，每个过程中的形态变化特征与有丝分裂各过程相类似。

经过两次减数分裂，共形成了4个子代细胞。对雄性动物而言，4个子细胞大小相似，称为精子细胞，精子细胞进一步发育成4个精子。而雌性动物的两次分裂都为不均等分裂：在减数分裂Ⅰ后产生一个大的次级卵母细胞和一个极体（第一极体），大的次级卵母细胞继续分裂产生一个卵细胞和一个第二极体，极体一般没有功能，很快会解体。因此，雌性动物通过减数分裂仅形成一个有功能的卵细胞。

（李正荣）

七、细胞培养及细胞的冻存与复苏

细胞培养（cell culture）是指在体外适宜的培养基条件下，使活的有机体细胞继续不断地生长繁殖，以利于进行科学研究的技术。其培养条件需要无菌和无毒环境、营养物质（糖、氨基酸和维生素）、适宜的温度（35～37℃）、气体（O_2 和 CO_2）、适宜 pH（7.2～7.4）、渗透压（260～320 mOsm/kg）、培养底物或介质（玻璃、塑料、微载体、饲养层细胞）等。它广泛应用于细胞学、病理学、生理学、细胞化学、生物化学和遗传学等学科研究中。

（一）细胞培养

细胞培养主要分原代培养（primary culture）和传代培养（secondary culture）。

1. 原代培养

原代培养的方法很多，最基本的方法有组织块法和消化法。

（1）组织块法：是利用刚离体的、有旺盛生长活力的组织作为实验材料，将其剪成小块接种在培养瓶中的方法。它操作过程简便、易行，培养的细胞较易存活，接种后大约 24 h，细胞即可从贴壁的组织块四周游出并生长。

（2）消化法：是利用消化试剂（酶）将较小动物组织中的妨碍细胞生长的间质（基质、纤维等）加以分解和消化，使组织中结合紧密的细胞连接松散并分离，形成单细胞悬液的方法。它是结合化学与生化手段进行的原代培养方法。经此方法分离的细胞易于从外界吸收养分和排出代谢产物。当体外条件适宜时，可得到大量活细胞，且在短时间内细胞可生长成片。酶是常用的消化试剂，对于一些间质少的组织，如上皮、肝、肾、胚胎等可选择胰蛋白酶进行消化，而对于一些纤维性组织及癌组织等可采用对胶原有较强消化作用的胶原酶。

2. 传代培养

传代培养是组织培养常规保种方法之一，是指培养的细胞通过增殖达到一定数量后，为避免生存空间不足或密度过大，造成细胞营养发生障碍而影响生长，因此必须对细胞及时分瓶、稀释。将培养成单层汇合以后的细胞加以分离，经 1∶2 以上的比例稀释后再接种于另外容器中进行培养的过程叫传代培养。它是各种细胞培养的最常用和最基本的技术。细胞传代的方法依细胞类型的不同而有所差异。一些贴壁细胞，如成纤维细胞、上皮细胞、游走细胞、多形细胞的传代，主要采用消化法；而对于悬浮细胞，如淋巴细胞，其传代过程较为简单，直接吹散、清洗和离心后，即可传代。对单层培养的细胞而言，80%汇合的细胞是较理想的传代阶段。细胞的"一代"是指从细胞接种到分离培养的一段时间。通过"一代"培养，细胞的总数增加 3～6 倍，其中把细胞接种 2～3 日的时期称指数增生期或对数生长期（logarithmic growth phase）。由于此时期细胞分裂增殖旺盛，活力最好，因而适宜进行各种实验和研究。

（二）细胞的冻存与复苏

1. 细胞冻存

细胞冻存是保存细胞的主要方法之一，是指将细胞放在低温环境条件下（−196℃液氮），使细胞暂时脱离生长状态而将其长期保存起来的方法。它可防止在细胞培养过程中，因细胞被污染或其他意外事件而使细胞丢失，起到细胞保种作用。利用细胞冻存形式，人们可实现对某些细胞的购买、寄赠、交换和运送。细胞冻存时常要向培养基中加入适量的甘油或二甲基亚砜（DMSO），以降低溶液冰点，使细胞在缓慢冻结条件下，避免由于细胞内水分透出导致冰晶形成，损伤细胞。

细胞冻存的基本原则是慢冻，其标准是：冷冻速度开始为（−1℃～−2℃）/min，当温度低于 −25℃时可加速，而到 −80℃之后可直接投入液氮内（−196℃）。该方法能较好地保证细胞存活。

2. 细胞复苏

细胞复苏是指将冻存在液氮或 −70℃冰箱中的细胞解冻后重新培养，使细胞恢复生长的过程。与细胞冻存不同，细胞复苏过程是采用快速融化方法，以防止在解冻过程中形成的冰晶影响细胞存活。判断细胞复苏成功与否，需要看复苏后细胞贴壁率及细胞存活率，常用台盼蓝染色法及细胞计数板计数细胞法进行检测。如果复苏后95%以上的细胞贴壁，且细胞活性好，说明细胞复苏过程没有问题。

（费　瑞）

八、细胞的增殖、黏附和迁移

（一）细胞增殖

细胞增殖（cell proliferation）是生命活动的重要特征之一，它既是细胞经过DNA复制、RNA转录和蛋白质合成等反应所完成的生长和分裂过程，也是获得和母细胞相同遗传特性子细胞并使细胞数目增加的过程。无论是单细胞生物还是多细胞生物都需要通过细胞分裂进行增殖和繁衍后代。细胞增殖有严格的程序和精确的调控，如出现异常，机体就会出现病变，例如，当机体局部细胞增殖失控时，细胞会无限增殖形成肿瘤。因此，研究细胞增殖具有重大的理论和实践意义。

细胞增殖检测是指检测分裂中的细胞数量或细胞群体发生变化的一种方法。它广泛应用于分子生物学、肿瘤生物学、药理学和药代动力学等研究领域，是分析细胞状态、研究遗传性状的一种基本方法，可为探讨疾病的发病机制、诊断疾病及治疗疾病提供有价值的资料。目前，依据细胞类型和研究方案，可将检测细胞增殖的方法分为以下几种，主要有DNA合成检测、代谢活性检测、增殖标志检测和ATP浓度检测。

（1）DNA合成检测：是目前实验室中检测细胞增殖最准确可靠的方式。传统方法是将放射性标记的^{3}H–胸腺嘧啶与细胞一同孵育几小时或者孵育过夜，使新增细胞的DNA掺入放射性标记，经洗脱后可用闪烁计数器进行检测。

（2）代谢活性检测：是通过检测细胞群体的代谢活性来反映细胞增殖情况的方法。由于在细胞增殖过程中乳酸脱氢酶的活性会增加，因此四唑盐或者阿尔玛蓝（Alamar Blue）在代谢活跃的细胞环境中会逐渐减少，从而形成能够改变培养基颜色的甲臜染料。它可通过分光光度计或酶标仪来读取含染料培养基的吸光度，以衡量细胞的代谢活性，检测细胞增殖的情况。

（3）增殖标志检测：是利用有些抗原只存在于增殖细胞中的特点，通过特异性的单抗来对细胞增殖进行检测的方法。例如，在人体细胞中，Ki–67抗体可识别同名蛋白，其在细胞周期S期、G_2期和M期表达，而在G_0期和G_1期（非增殖期）不表达，因此用针对Ki–67蛋白的单抗就可以检测细胞的增殖情况。

（4）ATP浓度检测：是以荧光素酶（luciferase）及其底物荧光素（luciferin）与ATP作用后所产生的发光物质为基础，检测细胞内ATP含量及获得细胞增殖信息的方法。因为正常细胞内的ATP含量要受到严格调控，而死亡细胞或即将死亡的细胞几乎不含ATP，所以在细胞溶解物或提取物中测得的ATP浓度可与细胞数之间存在严格的线性关系，即：如果有ATP存在就会发荧光，且其光强度与ATP浓度成正比，因此可通过分光光度计和酶标仪进行检测。该方法非常适用于高通量的细胞增殖检测和筛选。

（费　瑞）

（二）细胞黏附

细胞黏附（cell adhesion）是指在有机体中，相同或不同类型细胞之间，以及细胞与细胞外基质之间所产生的黏着现象。它是大多数细胞所共有的生物学特性，是最基本的生命现象之一。它在正常组织构建、信号转导、细胞识别、炎症、免疫应答、肿瘤浸润及肿瘤转移等多种生理病理过程中具有重要作用。例如在多细胞动物体内，组织和器官的形成主要是靠这种黏附关系来完成。因此，细胞黏附不仅是维持组织结构形态特征的重要方式，也是多种结构基本功能状态的一种体现。

细胞黏附是通过细胞表面特定的细胞黏附分子（cell adhesion molecule，CAM）来介导的，这些黏附分子在不同类型的细胞表面分布不同。细胞可以选择性地识别某些细胞表面的黏附分子并与其相互作用，从而调节细胞的功能变化。例如在细胞因子、炎症因子以及其他因素的作用下，细胞黏附分子表达水平和构象均可发生变化，从而导致细胞黏附和迁移能力改变。另外，炎症过程的一个重要特征是白细胞黏附并穿越血管内皮细胞向炎症部位渗出，而白细胞与内皮细胞的最初黏附即是由黏附分子——选择素介导的。因此，调节它们在细胞表面的表达对控制白细胞渗出血管有重要意义。

肿瘤细胞的黏附能力与肿瘤转移密切相关，其中细胞黏附分子在肿瘤转移过程中也起了重要作用。例如在肿瘤脱落过程中，原发肿瘤处的细胞黏附分子表达异常或功能丧失，使肿瘤细胞间因黏附性下降而脱落；而在肿瘤侵袭过程中，通过表面整合素黏附到细胞外基质或基底膜上的肿瘤细胞，可经过胶原酶及其他蛋白水解酶的降解后向深处侵袭并进入循环系统。另外，在循环过程中，由于血流速度的影响，肿瘤细胞常以单个细胞或聚集的形式在循环系统中运动，它们中只有很少部分能到达某些靶器官的脉管系统，然后通过黏附分子的作用穿过基底膜进入周围组织，并黏附到新位点附近的结缔组织成分上，进行生长、增殖，形成克隆。

（张春梅）

（三）细胞迁移

细胞迁移（cell migration）也称细胞移动或细胞运动，它是细胞在胞外信号的激活和引导下，通过一系列黏附与去黏附过程，在支持物上产生整体位移的现象。这些支持物可以是细胞、胞外基质或培养皿。依支持物的几何特性不同，细胞可以表现出三种迁移方式，即：在线状支持物上的一维迁移，在培养皿上的二维迁移和在胞外基质中的三维迁移。

细胞迁移是活细胞普遍存在的一种运动形式，是细胞的基本功能之一。细胞迁移主要通过以下四个步骤来完成：①伪足向前伸展；②伸出的伪足黏附胞外基质；③细胞体前移；④细胞后缘回缩。细胞迁移的动力主要来源于微丝骨架的动态变化以及微丝与肌球蛋白的相互作用。另外，细胞的极性化（polarization）也对细胞迁移有重要作用。这是因为在生长因子、趋化因子和胞外基质密度等外界信号的刺激下，细胞内的信号分子和细胞骨架调节分子会产生不对称的分布或激活，从而导致细胞骨架的状态、分布和细胞器定位出现前后不对称性的极化现象。该极化现象可将细胞分出运动的前部和后部，其中前部前凸形成迁移所需的特殊结构伪足（pseudopodium）。

现已知，细胞迁移在胚胎发生、组织形成、创伤愈合、癌症转移及炎症等生理病理活动中发挥了重要作用。细胞迁移能力的测定可反映出细胞的某些生理或病理状态，以及药物和参与细胞迁移分子的重要作用。目前，检测细胞迁移能力的方法常用的有以下两种。

（1）Transwell 迁移法：该法是将 Transwell 小室放入培养板中，人为形成上、下两个空间，中间以聚碳酸酯膜相隔。其中，Transwell 小室内称上室，内含无血清培养基；而培养板内称下室，常为有血清培养基。实验时，将要检测的细胞按一定的密度接种在 Transwell 上室内，由于聚碳酸酯膜有通透性，下层培养液中的成分可对上室内的细胞有趋化迁移作用，因此在一定时间内，上室的细胞就会穿过聚碳酸酯膜孔，迁移至聚碳酸酯膜底部的另一面和下室培养液中。最后通过染色计数穿过膜底部和下室培养液中的细胞总数，并与接种细胞总数之比统计细胞迁移率。Transwell 操作相对简便，目前已被广泛用于检测包括肿瘤细胞在内的不同类型细胞的运动能力（图 1.1.6）。

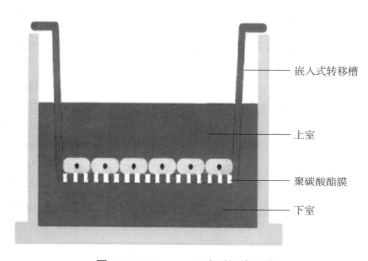

嵌入式转移槽

上室

聚碳酸酯膜

下室

图 1.1.6　Transwell 法测细胞迁移

（2）细胞划痕法：该法是在培养皿或培养板上生长的单层贴壁细胞的中央区域，利用无菌的微量枪头或其他硬物制备一定宽度的划痕，然后继续培养至特定时间，以观察计算划痕区域中细胞生长状况的方法。细胞划痕法是测定细胞迁移运动和修复能力最为简便的方法。实验常设对照组和实验组，其中实验组是添加某种处理因素或药物、外源性基因等的组别。通过不同分组之间，细胞对划痕区的修复能力不同，可判断各因素对细胞迁移与修复能力的影响。

（张春梅）

九、细胞凋亡与自噬

（一）细胞凋亡

细胞死亡（cell death）是细胞的重要生命现象之一。根据死亡的诱因、形态和死亡机制的不同，细胞死亡可被分为细胞坏死（necrosis）、细胞凋亡（apoptosis）、自噬性细胞死亡（autophagic cell death）和细胞焦亡（pyroptosis）等。其中，细胞坏死是指由外界因素，如局部缺血、高热，以及其他物理、化学和生物因素而导致的细胞急速死亡。它常导致细胞膜的通透性增高，细胞肿胀，溶酶体酶释放及细胞溶解等现象，常可引起炎症反应。细胞凋亡是指在一定的生理、病理和凋亡刺激信号作用下，细胞通过启动胞内的死亡机制，并经过一些决定细胞存活命运的分子调控，使细胞进入不可逆的程序化死亡过程。它在机体发育和维持机体正常生理过程中发挥了重要作用，是保持机体内环境平衡的一种自我调节机制。当这种动态平衡机制失调（即细胞凋亡异常）时，会导致许多疾病的发生，如阿尔茨海默病、帕金森病等神经退行性疾病。现已证实，细胞凋亡与生物的发育、遗传、进化、病理，以及肿瘤的发生均有密切关系。因此，通过诱导细胞凋亡可治疗肿瘤等疾病。

凋亡时，细胞具有独特的形态学和生物化学特征，其胞内亚细胞器的功能、蛋白质及酶也会发生显著变化。最显著的特点是染色质逐渐凝缩成新月状附于核膜周边，染色体 DNA 断裂，细胞膜包裹着核碎片或胞质形成凋亡小体（apoptotic body）。此外，凋亡细胞内的核酸内切酶激活也会导致染色体 DNA 断裂，成 180～200 bp 或其整倍长度的 DNA 片段，从而在 DNA 琼脂糖凝胶电泳上形成特征性的梯形电泳条带（DNA ladder）。最后，由于凋亡过程中溶酶体及细胞膜均保持完整，细胞内容物不能释放，因此不引起炎症反应（图 1.1.7）。

目前，根据细胞凋亡的形态学及分子生物学特征，常采用光学显微镜和电子显微镜的形态学观察、DNA 琼脂糖凝胶电泳、MTI 细胞活性检测、流式细胞仪分析、凋亡细胞的原位末端标记（TUNEL）、细胞膜磷脂酰丝氨酸 PS 荧光显示及凋亡相关蛋白的变化（酶活性、表达水平变化）等。其中，在光学显微镜下可观察到处于各阶段的凋亡细胞：①凋亡的起始：细胞表面特化结构，如微绒毛和细胞间接触消失；细胞核固缩，染色质形成新月形或块状凝集，内质网腔膨胀并与细胞膜融合。②凋亡小体的形成：染色质断裂为大小不等的片段，与一些细胞器一起被细胞膜包围并以出泡的方式形成凋亡小体。③凋亡小体被邻近的细胞吞噬清除。

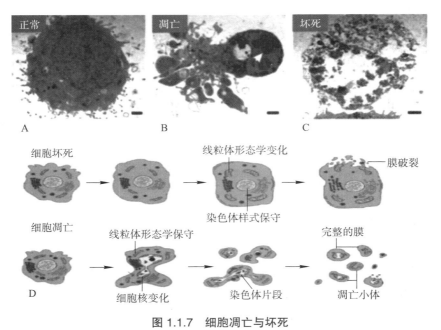

图 1.1.7　细胞凋亡与坏死

A. 正常细胞电镜图；B. 凋亡细胞电镜图；C. 坏死细胞电镜图；D. 凋亡与坏死变化

（费　瑞）

（二）细胞自噬

自噬（autophagy）由 Ashford 和 Porter 在 1962 年提出，是指从粗面内质网的无核糖体附着区脱落的，由双层膜包裹部分胞质，以及细胞内需降解的细胞器、蛋白质等成分形成自噬体（autophagosome）的过程。它是一种在进化过程中高度保守的过程，在许多生理或病理过程中被诱导发生，如营养耗竭、病原微生物的侵袭等。其调节异常与肿瘤的发生和发展密切相关。

细胞自噬又称"自我消化"，是泛素 – 蛋白酶体系统之外，胞质内清除衰老或受损细胞器的主要代谢通路。现已知自噬过程中有超过 20 个自噬相关基因（autophagy associated gene，ATG）家族蛋白参与。其中，在高等真核生物中，微管相关蛋白轻链 –3（LC3）是属于 ATG8 家族，它是大多数经典自噬检测分析中的关键分子，是自噬的标志蛋白。细胞自噬是个动态过程，可经自噬诱导或抑制后加以检测。常见的检测方法和技术有电镜观察、荧光显微镜示踪观察和 WB 检测。

（1）电镜观察：由于自噬体是细胞内源性物质被自身膜成分所包裹形成的小体，因此在透射电镜下，自噬体表现出双层或多层膜的液泡状结构，内含线粒体和内质网等细胞器。

（2）荧光显微镜示踪观察：GFP–LC3B 融合蛋白是微管相关蛋白 –1 的轻链 3B（LC3B）与绿色荧光蛋白（GFP）所形成的融合蛋白。它因在细胞质中的形态改变常被用来检测自噬现象。即：在无自噬发生时，GFP–LC3B 融合蛋白弥散在胞质中；而当自噬形成时，GFP–LC3B 融合蛋白转位至自噬体膜，从而在荧光显微镜下形成多个明亮的绿色荧光斑点。由于每一个斑点相当于一个自噬体，因此可通过计数来评价自噬活性的高低。

（3）WB 检测：在自噬形成过程中，胞质中的前体蛋白 pro–LC3 的 C 末端被 ATG4 水解后，形成具有 C 末端甘氨酸的胞质形式即 LC3– I。当自噬体形成后，LC3– I 会在 ATG7 和 ATG12–ATG5–ATG16L 作用下（与泛素修饰过程类似），与磷脂酰乙醇胺共价结合在自噬体膜上，形成 LC3–PE，即膜结合形式的 LC3– II。因此，通过 WB 电泳比较 LC3– II / I 的比值，可评估自噬水平的高低及自噬体的形成与活性。

（邓　凡）

第二章　细胞生物学实验技术

第一节　常用实验技术

一、普通光学显微镜的使用及细胞的基本形态观察

光学显微镜简称显微镜或光镜，是利用光线的照明使微小物体形成放大影像的仪器。目前使用最广泛的是普通光学显微镜，其基本原理是利用物镜和目镜的多组凸透镜将物像逐级放大并反射到视网膜上。

本实验旨在使学生了解普通光学显微镜的构造及成像原理，并通过制作的永久标本观察细胞的形态结构，熟练掌握低倍镜、高倍镜的正确操作方法，并学会利用生物学绘图要求，在高倍镜下绘制各种细胞及其内部结构的形态。

【实验用品】

（1）实验材料：兔脊神经节切片、马蛔虫子宫切片。

（2）试剂：香柏油、二甲苯。

（3）仪器与器材：普通光学显微镜、擦镜纸。

【方法】

（1）低倍镜（10×）的使用

1）准备：将显微镜放在离实验台边缘 10～15 cm 处（至少约一拳的距离）。

2）对光：打开显微镜的电源开关，然后使低倍镜对准镜台，开大光圈，上升聚光器并调节光亮调节旋钮至视野内光线明亮度适中。

3）置片：取一张待观察的载玻片永久标本（以下简称玻片标本），先用肉眼观察确定正反面（载有标本的为正面，一般都贴有标签）和标本的大致位置。再将玻片标本正面朝上放置在载物台并用弹簧夹夹好。用推进器将玻片标本组织切片位置移到载物台圆孔，聚光镜的正上方。

4）调焦：从显微镜侧面注视物镜镜头，同时转动粗调手轮，使得载物台上升到最高（此时物镜头与标本片的距离约 5 mm），然后双眼从目镜里观察，同时缓慢转动粗调手轮，使载物台下降至视野中出现清晰的物像。若物像不在视野中央，可用推进器调节。

（2）高倍镜（40×）的使用

1）目标选择：在低倍镜下把待观察部位移动到视野中心并将物像调节清晰。

2）转换高倍物镜：为防止镜头碰撞玻片，应从显微镜侧面，边注视边慢慢转动物镜转换器，使高倍镜头对准通光孔。

3）调焦：在用目镜观察标本的同时，缓慢调节细调焦螺旋，即可获得清晰物像。若视野亮度不够，可上升聚光器和开大光圈。

（3）油镜（100×）的使用

1）目标选择：在高倍镜下确定玻片标本的基础上，将要用油镜观察的部位移至视野正中央。

2）转换油镜：转动转换器，使高倍镜头离开通光孔，并在载物台圆孔上方的玻片标本处滴一滴香柏油，然后从侧面注视着镜头与玻片，缓慢转换油镜使镜头浸入油中。

3）调节光亮：将聚光器升到最高位置，光圈开到最大。

4）调焦：观察目镜同时调节细调焦螺旋使物像清晰。若目标不理想或不出现物像需在加油区之外重找。顺序应按低倍镜→高倍镜→油镜程序，如在加油区内重找，应按低倍镜→油镜程序，以免油沾污高倍镜头。

5）油镜头及标本处理：观察完毕，先用干擦镜纸吸掉粘在油镜头上的香柏油，再用擦镜纸沾少许二甲苯（或乙醚与乙醇混合液，比例为2∶3）擦拭镜头及周围。最后用干的擦镜纸擦干多余的二甲苯。玻片标本上的油处理方法同上，由于玻片上的油较多，要重复2~3次才能擦干净。

【结果判定】

（1）低倍镜观察：比较肉眼直接观察玻片与低倍镜下观察的物像有什么区别，左右前后移动玻片与低倍镜下观察到物像的区别。

（2）高倍镜练习：取兔脊神经节切片、马蛔虫子宫切片。先在低倍镜下找到脊神经节细胞和马蛔虫细胞，并将观察结构移到视野的中心，再换高倍镜观察细胞形态和相关细胞器。

（3）油镜练习：取兔脊神经节切片、马蛔虫子宫切片。先用低倍镜、高倍镜观察，再换油镜观察。比较三种放大倍数的物镜分辨力，并练习擦拭油镜头和玻片标本。

（4）细胞器的观察：分别取兔脊神经节切片和马蛔虫子宫切片。先用低倍镜找到并观察相应细胞中的高尔基复合体、中心体，再换高倍镜仔细观察。比较两种放大倍数的物镜分辨力，并根据生物作图要求绘制脊神经节中神经元细胞图。

【注意事项】

（1）显微镜的光学部分不能用手直接触摸，不可随意拆卸显微镜的零部件。

（2）需要更换玻片标本时，要将物镜头转离载物台方可取下或放置标本。

（3）转换物镜时应转动物镜上方的旋转器，切忌手持物镜转换。

（4）显微镜使用完毕后，必须复原。其具体步骤是先转动转换器，使物镜头离开通光孔，再取下玻片标本。然后下降载物台和聚光器，关闭光圈，将玻片标本移动器回位并调节显微镜电光源的亮度为最暗。关闭电源，盖上绸布和外罩，最后将显微镜放在桌子的中央。

（邓　凡）

二、普通光学显微镜临时标本的制作

显微镜是观察细小组织、细胞及某些微生物结构变化的常用设备。作为医学重要器材，显微镜在研究人体组织形态、结构特征、病理等方面起到了不容忽视的作用。由于大多数生物组织是由多层细胞构成，光线无法完全透过，不能直接进行观察，因此需要将生物组织分离成单个细胞或薄片，并固定于一定载体上，经染色等处理才能观察，这种处理过程称为生物制片。

　　生物制片的方法主要有切片法和非切片法。常用的切片法有石蜡切片和冷冻切片，是将组织经过固定、石蜡包埋或冷冻、切片和贴片后进行观察的方法。非切片法主要有涂片法、铺片法和磨片法等，是常用的临时玻片标本制作方法。例如：涂片法中的血液涂片法即是将血液直接涂在载玻片上，经自然干燥后进行固定、染色及观察；铺片法是对于疏松结缔组织、神经等柔软的组织或肠系膜等薄层组织常采用的方法，此法即是将材料直接在载玻片上铺展开制成标本，待干燥后进行固定染色和观察；磨片法是对于坚硬的组织，如骨和牙等。常采用的方法，即直接将其磨成薄片再进行观察，当然这些坚硬的组织也可用酸（如稀硝酸）脱钙后再按常规制成切片标本。

　　本实验以洋葱和人口腔黏膜上皮细胞作为原料进行涂片法和铺片法操作，以熟悉和掌握该实验技术及其应用。

　　【实验用品】

　　（1）实验材料：洋葱、人口腔黏膜上皮细胞。

　　（2）试剂：1%碘液。

　　（3）仪器与器材：普通光学显微镜、载玻片、盖玻片、牙签、吸水纸、眼科镊、眼科剪。

　　【方法】

　　（1）洋葱表皮细胞标本的制备与观察

　　1）取一小块洋葱鳞茎，用眼科镊撕下内表皮，用眼科剪剪成 2~3 mm 小块，置于载玻片上铺平。

　　2）加 1 滴 1%碘液，然后取一干净盖玻片，从一端缓慢盖下，以避免产生气泡影响观察，用吸水纸吸去多余液体。

　　3）放于显微镜下观察，先用低倍镜，然后选择较典型的细胞移至视野中央再转换高倍镜。

　　（2）人口腔黏膜上皮细胞标本的制备与观察

　　1）用无菌牙签伸入自己口腔内壁，轻轻刮取少量黏膜上皮细胞，然后将其涂于载玻片上。

　　2）加 1 滴 1% 碘液染色，1 min 后按前述方法加盖玻片并吸去多余水分。

　　3）放于显微镜下观察，先用低倍镜，然后选择分散较好且轮廓清晰的上皮细胞移至视野中央再转换高倍镜。

　　【结果判定】

　　（1）洋葱表皮细胞的观察：在低倍镜下可见许多呈长柱状且排列整齐和彼此相连的细胞，而在高倍镜下可观察到细胞壁、细胞核、核仁、细胞质及液泡。

　　（2）人口腔黏膜上皮细胞的观察：在低倍镜下可见成群或分散分布的呈黄色扁椭圆状的上皮细胞；在高倍镜下可见深黄色的扁圆形细胞核及浅黄色的细胞质和细胞膜，有时在核中可见核仁。

　　【注意事项】

　　（1）取放显微镜时要轻拿轻放，持镜时必须一手握镜臂，另一手托住镜座，不可单手提取，以免零件脱落或碰撞到其他地方。

　　（2）需要更换标本时，必须使镜台与物镜头远离，方可取下标本。

　　（3）标本上待观察部位要对准通光孔中央，且不能放反，否则高倍镜下和油镜下容易找不到物像。

（4）显微镜使用完毕后，必须复原。

（5）保持显微镜清洁，光学和照明部分只能用擦镜纸擦拭，切忌用手抹或用布擦。机械部分可用布擦拭。

附：试剂配制

1% 碘液的配制

碘片	1 g
碘化钾	2 g
80% 乙醇	100 mL
蒸馏水	100 mL

（郑贤红）

三、细胞内蛋白质及核酸成分的染色及观察

蛋白质和核酸是细胞内的重要化学成分，它们在细胞内参与和执行多种功能。一般情况下，可利用化学试剂能与细胞内的蛋白质和核酸产生有色沉淀反应，对其进行定性和定位研究。

细胞内不同蛋白质分子中所带的碱性基团和酸性基团数量不同，而在不同 pH 溶液中，整个蛋白质所带静电荷多少也不同。染色时，带正离子（H^+）的酸性染料与带负电荷的酸性蛋白反应，带负离子（OH^-）的碱性染料与带正电荷的碱性蛋白反应。据此，可将细胞经三氯乙酸处理抽提掉核酸后，用不同 pH 的固绿染液分别染色，使细胞内的酸性和碱性蛋白质分别显示出来。

DNA 和 RNA 是细胞中的重要大分子物质，其中 DNA 主要分布于细胞核，RNA 主要分布于细胞质和核仁。因此，细胞经甲基绿－派洛宁染液处理后，细胞会在不同部位呈现出不同的颜色，其中 DNA 被染成绿色，而 RNA 被染成紫红色。根据这种选择性着色特点可确定这两种核酸在细胞中的分布。

本实验以两栖类蛙的血液为材料，一是取材容易；二是两栖类血红细胞有细胞核，显微镜下核质边界状态清晰可见。

【实验用品】

（1）实验材料：牛蛙。

（2）试剂：乙醚、0.1% 肝素溶液（100～125 U/mg）、70% 乙醇溶液、5% 三氯乙酸溶液、0.1% 酸性固绿染液（pH2.0～2.5）、0.1% 碱性固绿染液（pH8.0～8.5）、蒸馏水、甲基绿－派洛宁染液、丙酮等。

（3）仪器与器材：普通光学显微镜、解剖刀、解剖剪、解剖盘、载玻片、吸水纸、小烧杯、保鲜膜等。

【方法】

（1）细胞内蛋白质成分的显示及观察

1）取材：用乙醚将牛蛙麻醉后，将其腹面朝上放置解剖盘，剪开胸腔，打开心包，在心脏处剪一小口，迅速将心脏血收集在小烧杯中（预先加入适量的肝素溶液），保鲜膜封好。

2）涂片：取一小滴心脏血滴于载玻片一端的中间位置，将另一载玻片一端边缘紧贴

在血液处。待血液沿边缘展开后，呈 30°～45° 均匀用力向载玻片的另一端推去，形成较薄的血膜。按此操作制备两张血涂片，室温晾干。

3）固定：将两张血涂片做好标记，浸入 70% 乙醇溶液中固定 5 min，室温晾干。

4）抽提核酸：固定后，将两张血涂片浸入 90℃ 的 5% 三氯乙酸溶液中处理 15 min，然后用清水冲洗。

5）染色和观察：一张涂片用 0.1% 酸性固绿染色 3～5 min，另一张涂片放入 60℃ 的 0.1% 碱性固绿中染色 30～60 min，染色结束后，分别用清水冲洗晾干，镜下观察。

（2）细胞内 DNA 和 RNA 的染色及观察

1）取材、涂片和固定按（1）方法操作。

2）染色：将甲基绿 – 派洛宁混合染液滴在水平放置的血涂片上，染色 20～30 min，然后用蒸馏水流水冲洗，并用吸水纸吸去多余水分，但正面血膜处不宜吸得过干。

3）分色：将染色后的血涂片放在丙酮中，浸泡 2～3 s 进行分色，晾干后，镜下观察。

【结果判定】

（1）光学显微镜下酸碱蛋白显示：经酸性固绿染液染色的标本，可见细胞质和核仁被染成绿色，此即为酸性蛋白质在细胞内的分布；经碱性固绿染液染色的标本，可见只有细胞核内染色质被染成绿色，而其他部位未着色，此即为碱性蛋白质在细胞中的分布。

（2）光学显微镜下 DNA 和 RNA 显示：血细胞的细胞质被染成浅红色，细胞核被染成蓝绿色，对于可见核仁的细胞，核仁被染成紫红色，说明 DNA 主要分布于细胞核中，RNA 主要分布于细胞质和核仁中。

【注意事项】

（1）滴在载玻片上的血滴不宜太多，否则涂片过厚影响观察。

（2）涂片时要用力均匀，要单次单向推片，避免来回推拉及刮片，确保细胞呈单层排列。

（3）清水冲洗水流不宜过大，且应让水流直接缓慢流过载玻片（流水冲洗），防止水流直接冲刷，导致细胞流失，影响观察。

（4）核酸染色时，血涂片要完全浸于染液内，故混合染液宜适当多加，防止因染液挥发导致血涂片表面暴露。

（5）血涂片在丙酮中分色时间以 2～3 s 为宜，最多不可超过 10 s，否则颜色会被褪去。

附：试剂配制

（1）0.1% 酸性固绿染液（pH 2.2）的配制

　　　甲液：0.2% 固绿水溶液

　　　　　　固绿　　　　　　　　　　　0.2 g

　　　　　　蒸馏水　　　　　　　　　　加至 100 mL

　　　乙液：13 mmol/L 盐酸溶液

　　　　　　盐酸（1.19 g/mL）　　　　0.109 mL

　　　　　　蒸馏水　　　　　　　　　　加至 100 mL

使用时将甲液和乙液两种溶液以等体积混合。

（2）0.1%碱性固绿染液（pH 8.0～8.5）的配制

甲液：0.2%固绿水溶液

固绿	0.2 g
蒸馏水	加至 100 mL

乙液：0.05%碳酸钠溶液

碳酸钠	50 mg
蒸馏水	加至 100 mL

使用时将甲液和乙液两种溶液以等体积混合。

（3）5% 三氯乙酸溶液的配制

三氯乙酸	5 g
蒸馏水	加至 100 mL

（4）甲基绿－派洛宁染液的配制

甲液

5%派洛宁水溶液	4 mL
2%甲基绿水溶液	14 mL
蒸馏水	16 mL

乙液：0.2 mol/L 乙酸缓冲液（pH 4.8）

① 0.2 mol/L 乙酸溶液（pH 4.8）

冰乙酸	1.2 mL
蒸馏水	加至 100 mL

② 0.2 mol/L 乙酸钠溶液

乙酸钠	2.72 g
蒸馏水	加至 100 mL

将①、②按 4 : 6 混合成乙液。

用时将甲、乙液按 5 : 2 混合，不宜久置。

（李正荣）

四、细胞内酸性磷酸酶和过氧化物酶的染色及观察

巨噬细胞内有大量的溶酶体，其酸性磷酸酶的高低，反映了巨噬细胞被激活的程度。由于酸性磷酸酶能分解磷酸酯释放出磷酸基，因此在 pH 5.0 的环境中，酸性磷酸酶可与底物甘油磷酸钠（含磷酸酯）反应，经水解磷酸酯后释放出磷酸铅沉淀物。无色的磷酸铅再与硫化铵作用，形成黄棕色或棕黑色的硫化铅沉淀，从而显示酸性磷酸酶在细胞内的存在与分布，以此观察巨噬细胞的活性。

细胞代谢过程中常产生对机体有害的过氧化氢（H_2O_2），它可被过氧化氢酶分解为水和氧气。另外，过氧化氢酶也可通过氧化各种底物而参与细胞的各种氧化反应。例如：它可将无色的联苯胺氧化成蓝色联苯胺蓝，进而变成棕色产物，从而使人们可通过颜色变化来对过氧化物酶体进行定性和定量分析。目前，过氧化物酶的活性检测在白血病的诊断、鉴别、分类和预后中已成为不可缺少的技术。因为白血病患者的白细胞中，活性氧基础水平明显高于正常细胞，这与促进细胞增殖、拮抗凋亡及白血病耐药相关。

本实验通过观察小鼠腹腔巨噬细胞和脊髓细胞中底物酶解后的显色反应，证实酸性磷酸酶和过氧化氢酶的存在及分布。

【实验用品】

（1）实验材料：小鼠。

（2）试剂：6% 淀粉肉汤、明胶甘油封固剂、10% 甲醛 – 钙固定液、2% 硫化铵溶液、0.5% 硫酸铜、联苯胺混合液、1% 番红溶液、蒸馏水、生理盐水。

（3）仪器与器材：普通光学显微镜、注射器、载玻片、牙签、盖玻片。

【方法】

（1）细胞中酸性磷酸酶的显示

1）取小鼠 1 只，每日往其腹腔注射 6% 淀粉肉汤 1 mL，连续 3 日。

2）在第 3 日注射后 3~4 h，向其腹腔内注射生理盐水 1 mL，3~5 min 后以颈椎离断法处死小鼠，打开腹腔，用不装针头的注射器直接吸取腹腔液。

3）将腹腔液 1 滴滴于预冷的载玻片上，立即用牙签涂开，放入 4℃ 冰箱，让细胞自行铺开。约 30 min 后取出，冷风吹干，如室温低于 20℃ 时可自然干燥。

4）将载玻片放入盛有酸性磷酸酶工作液的小染色缸中，37℃ 温育 30 min。然后取出载玻片，用蒸馏水漂洗后，立即用吸水纸吸去多余的水分。

5）把载玻片放入盛有 10% 甲醛 – 钙固定液的小染缸内固定 5 min，然后再放入蒸馏水中漂洗并吸去多余水分。

6）将上述载玻片放入盛有 2% 硫化铵溶液的小染色缸中处理 3~5 min，并按上述方法漂洗。

7）将制好的载玻片用明胶甘油封固盖片后放在光镜下观察。

（2）细胞中过氧化物酶的显示

1）取材：将小鼠用颈椎离断法处死，然后剪开大腿上的皮肤与肌肉，取出股骨，用剪刀剪断后，再用牙签挑取骨髓制备骨髓涂片，晾干。

2）固定：将涂片放入 0.5% 硫酸铜染色缸中固定 30 s。

3）氧化：取出涂片直接转入装有联苯胺混合液的染色缸中 3 min，然后用蒸馏水或自来水冲洗。

4）染色：滴 2~3 滴 1% 番红溶液于涂片上，染色 1 min，用蒸馏水或自来水冲洗，置空气中干燥。

5）按上述方法制片后于显微镜下观察。

【结果判定】

（1）酸性磷酸酶的结果显示：巨噬细胞呈阳性反应，细胞质中出现大量黄棕色或棕黑色的颗粒和斑块，是为酸性磷酸酶存在的溶酶体。部分细胞内酸性磷酸酶极为丰富，整个细胞质区域都有黑色沉淀。中性粒细胞呈阴性反应。

（2）过氧化物酶的结果显示：在光镜下可见骨髓细胞内被染成蓝色或棕色颗粒的部分，为过氧化氢酶存在的过氧化氢酶体。

【注意事项】

联苯胺混合液在空气中极易被氧化而呈现棕色，从而降低染色效果。因此，需现用现配，且在操作过程中应注意减少与空气接触。

附：试剂配制

（1）6%淀粉肉汤的配制

牛肉膏	0.3 g
蛋白胨	1 g
NaCl	0.5 g
蒸馏水	100 mL
可溶性淀粉	6 g

煮沸灭菌，置4℃冰箱保存，用时温水浴熔化。

（2）酸性磷酸酶工作液的配制

1）0.05 mol/L乙酸缓冲液的配制

甲液：冰乙酸		1.2 mL
蒸馏水		98.8 mL
乙液：乙酸钠		2.7 g
蒸馏水		100 mL

取甲液30 mL、乙液70 mL、蒸馏水300 mL，混匀作为丙液（0.05 mol/L乙酸缓冲液）备用。

2）3%甘油磷酸钠溶液的配制

甘油磷酸钠	3.0 g
蒸馏水	100 mL

将上述两种物质混溶后作为丁液（3%甘油磷酸钠溶液）于4℃冰箱保存。临用前，取硝酸铅25 mg溶于22.5 mL丙溶液中。全部溶解后，再缓慢滴入2.5 mL丁液，并同时快速搅动，以防止产生絮状物。

（3）10%甲醛－钙固定液的配制

10% $CaCl_2$	10 mL
甲醛	10 mL
蒸馏水	80 mL

（4）2%硫化铵的配制

硫化铵	2 mL
蒸馏水	98 mL

（5）明胶甘油封固剂的配制

明胶	7 mL
蒸馏水	42 mL

经水浴加温熔解后，再加入少许麝香草酚防腐，混匀后4℃冰箱贮存，使用时水浴加温熔化。

（6）联苯胺混合液的配制

联苯胺	0.2 g
蒸馏水	100 mL
3%过氧化氢液	2滴

（7）1%番红溶液的配制

番红O染料粉	1 g

蒸馏水	100 mL

（郑贤红）

五、细胞的活体染色观察

细胞活体染色是利用无毒或毒性较小的染色剂，真实地显示活细胞内的某些结构，而又很少影响细胞生命活动的一种染色方法。该方法介于活体观察和固定、切片染色观察之间，是研究活细胞形态和细胞生理的一种良好方法。活体染色可分体内活体染色和体外活体染色两种。

由于台盼蓝在动物体内可被巨噬细胞当作异物进行吞噬清除实现自我保护，因而当将淀粉肉汤悬液作为异物注射到小鼠腹腔后，可立即启动小鼠免疫系统，产生大量巨噬细胞，从而使我们可以清晰地观察到体内带有台盼蓝的巨噬细胞。

中性红（neutral red）是一种弱碱性染料，可专一在酸性细胞器中积累，在普通光学显微镜下该染料可被清晰观察到。液泡系（vacuolar system）是普遍存在于所有动物和植物细胞中的一类重要结构。它常呈圆泡状，数目不定，且呈极性分布于细胞核顶部上方。在动物细胞中，把除线粒体以外的全部由膜所包围的小泡称为液泡系；而在植物细胞中，液泡是最大的细胞器，常被脂双层分子包裹。由于液泡系在中性或微碱性环境中可吸收中性红并解离出阳离子而呈现红色，因此我们可在体外用中性红作为观察动物细胞液泡系的活体染色试剂。

詹纳斯绿 B（Janus green B）是线粒体的专一活体脂溶性染色剂，可穿过细胞膜而进入细胞，并通过其结构上所带的正电荷染色基团，与带负电荷的线粒体内膜结合。由于线粒体内含多种与能量代谢有关的酶类，其中内膜上的细胞色素氧化酶可使结合的詹纳斯绿 B 保持氧化状态而呈现蓝色，而周围的细胞质中的染料被还原成无色，因此可在体外明显观察到线粒体。

本实验通过观察小鼠体内的台盼蓝活体染色，观察动物软骨细胞和洋葱表皮细胞的液泡系染色，以及动物细胞线粒体染色，来熟悉和掌握细胞的活体染色方法。

【实验用品】

（1）实验材料：家兔、小鼠、牛蛙、洋葱内表皮。

（2）试剂：中性红染液、0.65% Ringer 液、0.9% Ringer 液、0.25% 伊红染液、包音氏固定液、0.5% 台盼蓝染液、0.02% 詹纳斯绿 B 染液。

（3）仪器与器材：普通光学显微镜、常规手术器械、3 cm 培养皿、吸管、5 mL 注射器、载玻片、盖玻片、吸水纸、解剖盘。

【方法】

（1）台盼蓝的体内活体染色

1）取小鼠 1 只，用注射器向其腹腔注入 0.5% 的台盼蓝染液 1 ~ 2 mL，每日一次，连续 3 日。注射时要从前向后斜向刺入小鼠的腹腔中，深约 1 cm。注入染液数分钟后，可在小鼠耳郭上见有蓝色，随之在尾部、四肢和嘴部等少毛处，陆续呈现蓝色。

2）在第 3 日注射后 2 ~ 5 h，用注射器从小鼠腹腔抽取少许腹腔液滴至载玻片上，涂片并晾干。

3）将包音固定液滴在涂片上，固定 10 min，然后用流水缓慢冲洗载玻片，避免材料丢失。

4）以覆盖法用 0.25% 伊红染色 10 min，流水缓慢冲洗至无浮色，晾干后于镜下观察。

（2）动物细胞液泡系的体外活体染色

1）取牛蛙 1 只，破坏脑和脊髓，按常规解剖取一小块胸骨剑突软骨最薄的透明部分，放于载玻片上。

2）滴少许 1/3 000 中性红染液，染色 10 min。

3）用吸水纸吸去染液，加 1 滴 0.65% Ringer 液，盖上盖片。

4）用吸水纸吸去多余液体后于低倍镜下观察。

（3）植物细胞液泡系的体外活体染色

1）取洋葱（或大葱）鳞茎，撕取一小片内表皮，凸面朝下，平展在载玻片上。

2）用吸管在鳞片表皮处，滴加中性红染液数滴，进行染色。

3）染色 30 min 左右，加盖玻片。

4）用吸水纸吸去多余染液后于显微镜下观察。

（4）细胞中线粒体的染色及观察

1）取家兔 1 只，以空气栓塞法处死，将其放在解剖盘中，迅速打开腹腔，取兔肝边缘较薄的肝组织 1 块（2～3 mm³）。

2）将组织块置于 3 cm 培养皿中，加入 0.9% Ringer 液清洗 3 次，去除血液。

3）吸去 Ringer 液。

4）加入 0.02% 詹纳斯绿 B 染液，染色 30 min。

5）将组织块移至载玻片上，用镊子拉碎，去除组织块，留下细胞。

6）滴 1 滴 Ringer 液，盖上盖玻片，用吸水纸从盖玻片侧面吸取多余液体。

7）显微镜下观察。

【结果判定】

（1）台盼蓝体内活染：在显微镜下，巨噬细胞核为椭圆形，鲜红色，而细胞质为淡红色。在细胞质中可见颗粒状或小块状的蓝色染料沉积。

（2）动物细胞液泡系的体外活体染色：在显微镜下，可见软骨细胞呈椭圆形，在其细胞核周围有许多染成玫瑰红色且大小不一的小泡，即为软骨细胞的液泡系（图 1.2.1A）。

（3）植物细胞液泡系的体外活体染色：由于中性红是活细胞中液泡的特异性染料，因此在进行体外活染时，洋葱表皮细胞的中央大液泡和许多小液泡能被中性红染成红色（图 1.2.1B）。

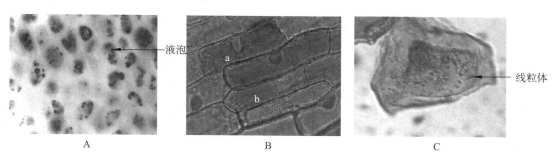

图 1.2.1　细胞中的液泡系和线粒体

A. 动物细胞液泡系；B. 植物细胞液泡系（a 细胞中可见一个大液泡，
b 细胞中可见两个大液泡）；C. 动物细胞线粒体

（4）詹纳斯绿 B 体外活体染色：肝细胞中线粒体被染成蓝绿色，呈颗粒状或线条状（图 1.2.1C）。

【注意事项】

（1）本实验是活体染色，在整个操作过程中，应注意保持标本的活体状态。

（2）在取材时要做到准确和快速。因为当细胞死亡或开始死亡时，随着酶的失活，细胞质和细胞核也会被染色。

（3）为便于观察，在取胸骨剑突时，应尽量取较薄部位。

（4）詹纳斯绿 B 有微弱毒性，染色时间过长，有可能导致线粒体形成空泡，应加以注意。

附：试剂配制

（1）0.02% 詹纳斯绿 B 染液的配制

詹纳斯绿 B	0.02 g
生理盐水	加至 100 mL

（2）中性红染液的配制

中性红	0.05 g
蒸馏水	加至 100 mL

（3）0.65% Ringer 液（冷血动物用）的配制

NaCl	0.65 g
KCl	0.042 g
$CaCl_2$	0.025 g
蒸馏水	加至 100 mL

（4）0.9% Ringer 液（高等动物用）的配制

NaCl	0.9 g
KCl	0.042 g
$CaCl_2$	0.025 g
蒸馏水	加至 100 mL

（5）0.25% 伊红染液的配制

伊红 Y	0.25 g
蒸馏水	加至 100 mL

（6）包音固定液的配制

饱和苦味酸液	75 mL
甲醛	25 mL
冰乙酸	5 mL

（7）0.5% 台盼蓝染液的配制

台盼蓝	0.5 g
生理盐水	加至 100 mL

溶解过滤后，在烧杯（瓶）内进行沸水浴 10 min，以灭菌消毒。冷却后，置于冰箱中贮存备用。

（郑贤红）

六、家兔红细胞的溶血现象观察

细胞膜对不同物质具有选择通透性。当红细胞置于某种溶液中时，若溶质能够透过细胞膜，则膜两侧的渗透压平衡发生变化，会导致溶血现象的发生。其中，溶血现象发生的快慢与透过细胞膜物质的相对分子质量和脂溶性相关。脂溶性低、相对分子质量大的物质，进入细胞膜相对较慢，发生溶血所需要的时间也就越长。因此，溶血现象可用做判断溶液中溶质能否透过红细胞膜以及透过速度快慢的指标。

本实验分别将不同溶质的等渗溶液加入家兔红细胞悬液中，以观察他们是否会导致溶血现象及发生溶血现象的快慢，从而判定红细胞膜对不同物质的选择通透特性。

【实验用品】

（1）实验材料：用生理盐水制备的家兔红细胞悬液。

（2）试剂：0.17 mol/L NaCl 溶液、0.17 mol/L 硝酸钠溶液、0.17 mol/L 氯化铵溶液、0.12 mol/L 硫酸钠溶液、0.12 mol/L 草酸铵溶液、0.17 mol/L 乙酸铵溶液、0.32 mol/L 葡萄糖溶液、0.32 mol/L 甘油溶液、0.32 mol/L 乙醇溶液、0.32 mol/L 丙醇溶液。

（3）仪器与器材：5 mL 离心管、1 mL 刻度吸管、洗耳球等。

【方法】

（1）轻轻摇动盛有制备好的家兔红细胞悬液小瓶，可见它是一种不透明的红色浑浊液体。

（2）取 1 支离心管，用刻度吸管加入 0.3 mL 红细胞悬液，再加入 3 mL 蒸馏水，使兔血红细胞处于低渗溶液（水）中，可见溶液由不透明的红色浑浊悬液变成红色澄清液，即已发生溶血。

（3）红细胞对不同溶质通透性的观察

1）取 2 支编好号的离心管，先分别加入 0.3 mL 红细胞悬液，再分别加入 3 mL 0.17 mol/L NaCl 溶液和 3 mL 0.17 mol/L 氯化铵溶液，轻轻振荡摇匀，观察它们是否有溶血现象发生，并对结果给予分析。

2）分别将 0.17 mol/L 硝酸钠溶液、0.12 mol/L 硫酸钠溶液、0.12 mol/L 草酸铵溶液、0.17 mol/L 乙酸铵溶液、0.32 mol/L 葡萄糖溶液、0.32 mol/L 甘油溶液、0.32 mol/L 乙醇溶液、0.32 mol/L 丙醇溶液按上述方法进行实验，观察、记录结果并给予分析。

【结果判定】

（1）依据加入不同溶液后，溶液是否由不透明的红色浑浊悬液变成红色澄清液来判断溶血现象的发生。其中，"不透明的红色浑浊悬液"与"红色澄清液"的界定标准是：隔着它是否看到纸上的字，或者从离心管没有刻度的一侧是否看见对面刻度。

（2）溶血时间是自加入不同溶液至溶液变成红色澄清液所经历的时间。

【注意事项】

（1）0.3 mL 红细胞悬液通过刻度吸管加入，洗耳球的吸力要适当，吸力过大会导致兔血溶液进入洗耳球内。

（2）观察溶血现象发生，观察时间最长延至 10 min。

附：试剂配制

（1）0.17 mol/L NaCl 溶液的配制

| NaCl | 9.934 g |
| 蒸馏水 | 加至 1 000 mL |

（2）0.17 mol/L 硝酸钠溶液的配制

| 硝酸钠 | 14.448 g |
| 蒸馏水 | 加至 1 000 mL |

（3）0.17 mol/L 氯化铵溶液的配制

| 氯化铵 | 9.148 g |
| 蒸馏水 | 加至 1 000 mL |

（4）0.12 mol/L 硫酸钠溶液的配制

| 十水硫酸钠 | 38.666 g |
| 蒸馏水 | 加至 1 000 mL |

（5）0.12 mol/L 草酸铵溶液的配制

| 一水草酸铵 | 17.054 g |
| 蒸馏水 | 加至 1 000 mL |

（6）0.17 mol/L 乙酸铵溶液的配制

| 乙酸铵 | 13.104 g |
| 蒸馏水 | 加至 1 000 mL |

（7）0.32 mol/L 葡萄糖溶液的配制

| 葡萄糖 | 57.66 g |
| 蒸馏水 | 加至 1 000 mL |

（8）0.32 mol/L 甘油溶液的配制

| 甘油（1.26 g/mL） | 23.4 mL |
| 蒸馏水 | 加至 1 000 mL |

（9）0.32 mol/L 乙醇溶液的配制

| 无水乙醇 | 18.66 mL |
| 蒸馏水 | 加至 1 000 mL |

（10）0.32 mol/L 丙醇溶液的配制

| 正丙醇（0.803 g/mL） | 23.952 mL |
| 蒸馏水 | 加至 1 000 mL |

（李正荣）

七、小鼠巨噬细胞的吞噬能力观察

正常小鼠腹腔是无菌状态，其巨噬细胞含量较少或无。当提前在小鼠腹腔注射含台盼蓝颗粒的淀粉肉汤后，可刺激小鼠腹腔巨噬细胞大量增殖并聚集。如果向腹腔注射少量鸡红细胞时，腹腔的巨噬细胞将被激活以吞噬外来异物—鸡红细胞。经处死小鼠取适量腹腔液并涂片后，即可在光学显微镜下，观察到正在吞噬或已经吞噬了鸡红细胞的小鼠腹腔巨噬细胞。

本实验旨在使学生掌握小鼠腹腔注射方法，并熟悉巨噬细胞吞噬活动的基本过程，了解诱导小鼠腹腔产生巨噬细胞的原理。

【实验用品】

（1）实验材料：小鼠、1%鸡红细胞悬液、6%淀粉肉汤（含0.3%台盼蓝溶液）。

（2）试剂：生理盐水。

（3）仪器与器材：1 mL注射器、载玻片、盖玻片、吸管、眼科剪、普通光学显微镜。

【方法】

（1）实验前2日，每日给小鼠腹腔注射6%淀粉肉汤（含0.3%台盼蓝溶液）1 mL，以刺激小鼠腹腔产生巨噬细胞。

（2）实验时，每组取经上述处理的小鼠1只，腹腔注射1%鸡红细胞悬液0.5 mL，然后立即轻揉片刻小鼠腹部，使鸡红细胞分散。

（3）30 min后，再向小鼠腹腔注射0.5 mL生理盐水，轻揉小鼠腹部使腹腔液稀释。

（4）3 min后，用颈椎离断法处死小鼠。

（5）沿小鼠腹部中央纵向剪开腹腔，把内脏推向一侧，用吸管或注射器（不带针头）吸取腹腔液并滴1滴到载玻片中央。

（6）盖上盖玻片，显微镜下观察。

【结果判定】

在低倍镜下找到巨噬细胞和鸡红细胞后，再转换高倍镜观察。在高倍镜下可见巨噬细胞体积较大，呈圆形或不规则形态。细胞表面可伸出伪足。细胞质中含有数量不等、大小不一的因吞入含台盼蓝淀粉肉汤后形成的蓝色颗粒（吞噬体）。有的巨噬细胞内的吞噬体已与溶酶体融合，正在被消化。

鸡红细胞呈椭圆形、淡黄色、有核。经仔细观察巨噬细胞吞噬鸡红细胞的过程发现，巨噬细胞接触鸡红细胞后可伸出伪足，包裹鸡红细胞并逐渐形成吞噬泡进入巨噬细胞胞质，有的鸡红细胞部分或全部被巨噬细胞吞入其细胞质中（图1.2.2）。

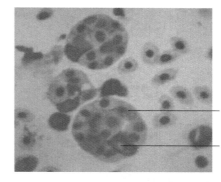

鸡红细胞的细胞核

巨噬细胞的细胞核

图1.2.2　巨噬细胞吞噬鸡红细胞

【注意事项】

（1）小鼠腹腔注射时不要刺伤内脏，确保鸡红细胞悬液进入腹腔内。当拔出针头时应立即轻揉针孔处腹部，使鸡红细胞分散。

（2）处死小鼠后应立即打开腹腔，同时注意勿让腹腔液流出。

（3）取腹腔液时，吸管口要伸到底部轻轻吸取液体，以防止吸力过大使小肠等堵住吸管口。

（4）滴片时，不能有气泡，否则会影响结果观察。

（5）要及时仔细观察，适当降低视野光线并缓慢调焦。另外，由于巨噬细胞的形状较多，吞噬的鸡红细胞可有多个，有时甚至可见因吞噬过多而胀破的巨噬细胞碎片堆，并呈蓝色。

（邓　凡）

八、小鼠肝细胞的细胞核及线粒体的分级分离和鉴定

细胞内不同细胞器的大小和密度不同，因此在同一离心场内，细胞器的沉降速度也不同。差速离心法采用从低到高不同的转速离心，从而使细胞器能按颗粒大小沉淀下来，其沉降顺序为细胞核、线粒体、溶酶体与过氧化物酶体、内质网和高尔基复合体，最后是核糖体。

甲基绿 – 派洛宁是带有正电荷的碱性染料，可与带负电荷的核酸分子结合。由于甲基绿带有两个正电荷，易与定位在细胞核中的双链 DNA 分子结合，显示蓝绿色；派洛宁带有一个正电荷，易与定位在细胞质中的单链 RNA 分子结合，显示红色。因此细胞经过甲基绿 – 派洛宁的选择性混合染色后，通过 DNA 和 RNA 出现的显色反应，区分细胞核与细胞质。

詹纳斯绿 B 是线粒体的专一活体染色剂，呈碱性，可利用其结构所带的电荷结合到线粒体内膜的细胞色素氧化酶上，从而使詹纳斯绿 B 保持氧化状态而呈现蓝色。

本实验利用对小鼠肝细胞进行匀浆，通过差速离心法分离细胞器，然后通过不同染色观察细胞核与线粒体，以掌握细胞不同组分的分级分离技术，了解差速离心法的使用。

【实验用品】

（1）实验材料：小鼠、冰块。

（2）试剂：（0.25 mol/L 蔗糖 +3 mmol/L CaCl$_2$）溶液、甲基绿 – 派洛宁染液、0.02%詹纳斯绿 B 染液、生理盐水、95% 乙醇溶液、（1 mol/L 蔗糖 +3 mmol/L CaCl$_2$）溶液、丙酮。

（3）仪器与器材：普通光学显微镜、匀浆器、离心机、Eppendorf 管（EP 管）、10 mL 离心管、纱布、眼科剪、载玻片、培养皿等。

【方法】

（1）细胞核的分离提取

1）用颈椎离断法处死禁食 24 h 的小鼠，然后迅速剖开腹腔，取出肝，置于生理盐水中，反复洗涤，以除去血污。

2）剪取 1 g 肝组织，放入培养皿内，用（0.25 mol/L 蔗糖 +3 mmol/L CaCl$_2$）溶液少许冲洗 3 次，然后于 8 mL 预冷的（0.25 mol/L 蔗糖 +3 mmol/L CaCl$_2$）溶液中尽量剪碎肝组织。

3）将上述肝组织倒入匀浆器，并迅速将其下端浸入冰块。然后左手持匀浆器；右手将捣杆垂直插入匀浆管中，上下转动研磨 5~8 次。最后用 6 层纱布将匀浆液滤于 10 mL 离心管中。取少许滤液涂片，空气干燥并做好标记 a。

4）从装有滤液的离心管中，取出约 1 mL 滤液放入 EP A 管，经配平后，放入台式离心机内，以 3 000 r/min 离心 10 min，缓缓抽取上清液至 EP B 管内，冰镇保存以备分离线粒体用，同时取少量上清液涂片，空气干燥并做好标记 b。

5）向 EP A 管中加入（1 mol/L 蔗糖 +3 mmol/L CaCl$_2$）溶液 1 mL，使沉淀物悬浮。充分混匀后，以 3 800 r/min 离心 10 min，弃上清液并滴加少量（0.25 mol/L 蔗糖 +3 mmol/L CaCl$_2$）溶液制成悬液。取该悬液少许涂片，空气干燥并做好标记 c。

6）将以上 a、b、c 各涂片分别浸入 95% 的乙醇溶液中，固定 5 min，流水冲洗晾干。

7）将所有载片浸入甲基绿 – 派洛宁染液中染色 20 min 后取出，流水冲洗，并用丙酮

分色 2~3 s，最后用蒸馏水漂洗 3 次，干燥后观察。

（2）线粒体的分离提取

1）将装有上清液的 EP B 管从冰块中取出，擦干，经配平后放入台式离心机，以 12 000 r/min 离心 20 min，弃上清，留取沉淀物。

2）向管内加入（0.25 mol/L 蔗糖 +3 mmol/L CaCl₂）溶液 1 mL，使沉淀物悬浮。经充分混匀后再以 12 000 r/min 离心 20 min，然后将上清液移入 EP C 管中。最后加（0.1 mL 0.25 mol/L 蔗糖 +3 mmol/L CaCl₂）溶液将沉淀制成悬液。

3）分别吸取上清液和悬液少许涂片，做好标记，然后用 0.02% 詹纳斯绿 B 染液染色 15 min，取出冲洗，干燥。

4）显微镜下观察。

【结果判定】

（1）细胞核的染色和观察：在显微镜下，涂片中可见染成绿色的圆形颗粒，即为被甲基绿染色的细胞核，而少量成团的红色部分为细胞质。

（2）线粒体的染色和观察：在显微镜下，涂片中可见形状不规则的线性颗粒，即为被詹纳斯绿 B 染色的线粒体。如果在制片时不充分打散，可见成团的绿色斑块，是为线粒体的聚集。

【注意事项】

（1）组织匀浆时要尽量使细胞完全破碎。

（2）尽量在低温下操作。

（3）在离心前要充分混匀，否则细胞质不能完全分散开影响细胞核和线粒体的分离。

附：试剂配制

（1）（0.25 mol/L 蔗糖 +3 mmol/L CaCl₂）混合液的配制

蔗糖	85.5 g
CaCl₂	0.33 g
蒸馏水	加至 1 000 mL

（2）（1 mol/L 蔗糖 +3 mmol/L CaCl₂）混合液的配制

蔗糖	34.2 g
CaCl₂	0.033 g
蒸馏水	加至 100 mL

（3）甲基绿 – 派洛宁染液的配制

配制方法见本章实验三附录部分

（郑贤红）

九、细胞中微管及微丝的染色和观察

细胞骨架是真核细胞中固有的非膜性细胞器，呈纤维网状分布于细胞中，其中微管（microtubule）是由微管蛋白等构成的直径为 25nm 的管状纤维结构，而微丝（microfilament）是由肌动蛋白构成的直径约 7nm 的微丝束聚合而成的实心结构。

　　对于微管的观察可采用电镜和免疫细胞化学技术。其中较常用的是间接免疫荧光法，即先用抗微管蛋白的兔抗微管蛋白抗体（一抗）与体外培养的细胞一起温育，使抗体特异性结合微管蛋白，然后用异硫氰酸荧光素（FITC）标记的羊抗兔抗体（二抗）与一抗温育，使微管蛋白间接标记上荧光素，最后在荧光显微镜下显示出胞质内伸展的微管纤维。对于微丝的观察可采用电镜和普通光学显微镜。即在培养的细胞中加入松胞菌素 B，利用它可与微丝中的肌动蛋白单体结合，破坏微丝的聚合使细胞形态发生改变的特点判断微丝的存在。当然，还可用适当浓度的 TritonX-100 溶液（非离子型去垢剂）分别处理细胞，利用其能溶解质膜及细胞内许多蛋白质，而微丝不容易被去除的特点，经固定和染色后，在光镜下观察微丝束。

　　本实验采用免疫细胞化学技术在荧光显微镜下观察动物细胞中的微管，而利用普通光学显微镜观察动物细胞中的应力纤维。因为应力纤维在体外培养的贴壁细胞中尤为发达，常与细胞的长轴平行并贯穿细胞全长。

【实验用品】

（1）实验材料：贴壁生长细胞、洋葱内表皮。

（2）试剂：0.01 mol/L 磷酸盐缓冲液（PBS，pH7.2）、6 mmol/L PBS 缓冲液、M 缓冲液、PEMP 缓冲液、甘油 -PBS 缓冲液（9∶1，pH8.5 ~ 9.0）、1%TritonX-100 液、0.5% TritonX-100/PEMP 溶液、1% TritonX-100/PBS 溶液、一抗、二抗、3.7% 甲醛 -PEMD 溶液、3% 戊二醛溶液、0.2% 考马斯亮蓝染液、10 μg/mL 松胞菌素 B、蒸馏水。

（3）仪器与器材：普通光学显微镜、荧光显微镜、37℃培养箱、培养皿、35 mm 染色缸、湿盒、载玻片、盖玻片、振荡器、吸水纸。

【方法】

（1）微管的间接免疫荧光显示与观察

1）将细胞培养在盖玻片上，长到 50% ~ 75% 时取出。用 PEMP 缓冲液小心洗涤后，放在预温到 37℃的 0.5% TritonX-100/PEMP 溶液中，处理 1.5 ~ 2 min。

2）细胞用 PEMP 洗涤 2 次，然后用 3.7% 甲醛 -PEMD 溶液室温固定 30 min。

3）用 pH7.2 的 PBS 缓冲液洗 2 次，每次 5 min。吸水纸吸干后，滴加适量一抗稀释液并反扣在清洁载玻片上，放入 37℃含 PBS 湿盒内密闭孵育 30 min。

4）取出样品，放入 35 mm 染色缸内，按照 PBS、1% TritonX-100/PBS 溶液、PBS 缓冲液的顺序搅拌或放在振荡器上轻轻振荡洗涤 3 次，每次 3 min，以减少背景非特异性荧光。

5）取出样品，吸水纸吸干后，滴加适量 FITC 标记荧光二抗，放入 37℃含 PBS 湿盒内密闭孵育 30 min。

6）按步骤"4）"洗涤。

7）取出样品，吸水纸吸干后，用甘油 -PBS（9∶1）封片及镜下观察。

（2）动物细胞中微丝的染色及观察

1）将细胞培养在盖玻片上，生长密度达 50% ~ 75% 时取出。用 6 mmol/L PBS 洗 3 次后，加入 1% TritonX-100 液处理 25 ~ 30 min，室温或 37℃培养箱均可。

2）用 M 缓冲液轻轻洗细胞 3 次，以稳定细胞骨架。

3）晾干后，用 3% 戊二醛溶液固定细胞 5 ~ 15 min。然后用 6 mmol/L PBS 洗细胞 3 次，吸水纸吸干。

4）用 0.2% 考马斯亮蓝 R250 染色 30 min，然后用蒸馏水小心漂洗，吸水纸吸干标本边缘水分。

5）空气干燥后，放于普通光学显微镜下直接观察或用树胶封片后观察。

（3）植物细胞中微丝的染色及观察

1）取两块约 4 mm² 的洋葱鳞叶内表皮，分别放入 A、B 两个培养皿中。

2）向 A 培养皿中加入少许 10 μg/mL 松胞菌素 B，然后放于 37℃培养箱中处理 20～30 min，取出，吸去液体，用 6 mmol/L PBS 漂洗 3 次。

3）向 A、B 两个培养皿中分别加入少许 6 mmol/L PBS，静止 5～10 min 后，吸去液体，再分别加入 1% TritonX-100 液，置于 37℃培养箱中继续处理 20～30 min。

4）取出培养皿，分别吸去 TritonX-100 液，并用 M 缓冲液反复漂洗 3 次，每次 3～5 min。

5）向上述 A、B 两培养皿中，分别加入 3% 戊二醛溶液少许，固定 10 min。

6）用 6 mmol/L PBS 反复冲洗 3 次，每次 10 min，然后再分别加入 0.2% 考马斯亮蓝染色 15 min。

7）用蒸馏水洗 2～3 次，然后将标本平放在载玻片上，滴 1 滴清水盖上盖玻片即可观察。

【结果判定】

（1）微管的观察：在蓝色激光的荧光显微镜下，先找到所观察的图像，然后滴加无荧光镜油后可见：微管呈细丝状，发黄绿色荧光；细胞核周围的荧光特别明亮，是微管组织中心（MTOC）所在部位，由此发出的微管呈网络状布满胞质（图 1.2.3A）。

（2）微丝的观察：光镜下可见动物的细胞轮廓清晰，但内部形态不清，只能见到应力纤维呈蓝色（图 1.2.3B）。洋葱表皮细胞轮廓清晰，微丝束呈深蓝色。在高倍镜下，可见细胞骨架的立体结构，其中在 A 培养皿中的洋葱内表皮细胞内无丝网状结构；而在 B 培养皿中的洋葱内表皮细胞内可见呈深蓝色的丝网状结构，即为微丝（图 1.2.3C）。

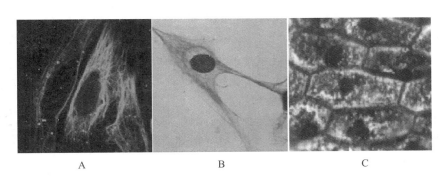

A   B   C

图 1.2.3 细胞中的微管及微丝

A. 动物细胞的微管；B. 动物细胞的微丝；C. 洋葱内表皮细胞骨架（400×）

【注意事项】

（1）微管观察的注意事项

1）洗涤要充分，并吸去水分（不干透为宜），以免影响下一步的抗体或试剂的使用，无法得到清晰的荧光图像。

2）抗体稀释度要适宜：一抗、二抗在使用前应摸索最佳稀释度，以特异性染色反应荧光最强，而非特异性染色阴性为佳。

3）孵育时间为 30～60 min，温度 37℃，该温度可增强抗原抗体反应。在湿盒内进行孵育是防止标本干燥导致实验失败。

4）标本染色后应立即观察，时间过长导致荧光减弱，影响结果。

（2）微丝观察的注意事项

1）冲洗恢复时间要足够长，否则细胞不能恢复到未处理前的情况。

2）洗片时要轻，不要反复冲洗，以免把细胞从载玻片上洗去。

3）细胞盖片时要注意正反面。

4）染色后冲洗背面。

5）1% TritonX-100 抽提杂蛋白要做预实验，抽提时间长将破坏细胞结构，短则背景干扰大。

6）应力纤维是动态结构，细胞充分贴壁铺展时纤维挺直、丰富；反之，细胞收缩变圆，应力纤维弯曲或部分解聚消失而稀少。

附：试剂配制

（1）0.01 mol/L 磷酸盐缓冲液（PBS，pH 7.2）的配制

0.2 mol/L Na_2HPO_4	38.5 mL
0.2 mol/L NaH_2PO_4	11.5 mL
NaCl	0.15 mol/L
重蒸馏水	加至 1 000 mL

（2）PEM 缓冲液的配制

pipes1	80 mmol/L
EGTA	1 mmol/L
$MgCl_2$	0.5 mmol/L

先用 8 mol/L NaOH 溶液（或固体 NaOH）调 pH，后用稀释的 NaOH 溶液调节 pH 至 6.9～7.0。

（3）PEMD 缓冲液的配制：PEM 缓冲液中加入 1% 二甲基亚砜。

（4）PEMP 缓冲液的配制：PEM 缓冲液加入 4% 聚乙二醇（相对分子质量 6 000）。

（5）6 mmol/L PBS 缓冲液的配制

甲液：$NaH_2PO_4 \cdot 2H_2O$	0.938 mg/mL
乙液：$Na_2HPO_4 \cdot 2H_2O$	2.15 mg/mL

（6）1% Triton X-100 液的配制

Triton X-100	1 mL
M 缓冲液	99 mL

（7）3% 戊二醛溶液的配制

30% 戊二醛溶液	10 mL
1/15 mol/L 磷酸盐缓冲液（pH 7.0）	加至 100 mL

（8）0.2% 考马斯亮蓝染液的配制

甲醇	46.5 mL
乙酸	7.0 mL

| 考马斯亮蓝 | 0.2 mL |
| 蒸馏水 | 加至 100 mL |

（9）10 μg/mL 松胞菌素 B 的配制

| 松胞菌素 B | 5 g |
| 蒸馏水 | 加至 50 mL |

（10）M 缓冲液（pH7.2）的配制

咪唑	3.40 g
KCl	3.7 g
$MgCl_2 \cdot H_2O$	101.65 mg
EGTA（乙二醇双醚四乙酸）	380.35 mg
EDTA（乙二胺四乙酸）	29.22 mg
巯基乙醇	0.07 mL
甘油	292 mL

加蒸馏水至 1 000 mL，用 1 mol/L HCl 调 pH 至 7.2。

（郑贤红）

十、细胞有丝分裂标本的制备技术与观察

细胞增殖是细胞基本生命活动之一，而细胞分裂则是细胞增殖的最直观表现。细胞有三种分裂方式，其中有丝分裂是高等真核生物体细胞增殖的最主要方式。其包括：染色体凝集、纺锤体和收缩环形成等连续发生和发展的动态变化过程。根据分裂细胞的形态和结构变化，有丝分裂可分为细胞核分裂和胞质分裂，其中细胞核分裂又分为前期、中期、后期和末期四个阶段，胞质分裂起始于后期，结束于末期。

本实验分别观察动植物细胞有丝分裂标本各时期的主要形态和结构特征，从而比较植物细胞有丝分裂与动物细胞有丝分裂的异同。

【实验用品】

（1）实验材料：马蛔虫子宫横切片标本、新鲜的洋葱根尖。

（2）试剂：Carnoy 固定液、1 mol/L HCl、0.5% 乙酸洋红染液、70% 乙醇溶液、85% 乙醇溶液、95% 乙醇溶液、蒸馏水。

（3）仪器与器材：普通光学显微镜、载玻片、盖玻片、解剖剪、恒温水浴箱、吸水纸、镊子等。

【方法】

（1）动物细胞有丝分裂的观察：取马蛔虫子宫横切片标本，先在低倍镜下观察，当寻找到处于间期和有丝分裂不同时期的受精卵细胞后，转高倍镜仔细观察。

（2）植物细胞有丝分裂的观察

1）发根：当洋葱根长到 1～2 cm 时，剪下根尖置于小试管中，加入 Carnoy 固定液固定 4 h 后，依次在 95%、85% 乙醇溶液中各浸泡 0.5 h，然后浸泡在 70% 乙醇溶液中，4℃保存。

2）解离：吸干乙醇溶液，用蒸馏水洗净，加入 1 mol/L HCl，60℃水浴解离 8～10 min，当根尖透明呈米黄色时取出。

3）染色：用蒸馏水漂洗酸解后的根尖，放在载玻片上，将根冠和伸长区以上的部位切去，保留分生组织，用镊子将其轻轻捣碎，滴 1 滴乙酸洋红染液，染色 10 ~ 15 min。

4）压片：染色后，盖上盖玻片，用吸水纸放在盖玻片上面，左手按住载玻片，用右手拇指在吸水纸上对准根尖部位施加压力，使材料压成均匀的薄层。

5）将上述制备的压片标本先置于低倍镜下寻找根尖端生长点部分，然后转换高倍镜仔细观察间期和分裂各期细胞的形态特征。

【结果判定】

（1）动物细胞有丝分裂的观察：马蛔虫子宫切片标本在低倍镜下，可见子宫腔内有许多椭圆形或近圆形处于不同时期的受精卵细胞。每个细胞外，围有一层较厚的受精卵膜，膜内是围卵腔，在围卵腔中悬浮着一个受精卵。有些受精卵膜内表面或受精卵细胞外表面可见有极体附着。移动标本，寻找处于间期和有丝分裂不同时期的受精卵细胞（$2n = 6$），并转用高倍镜仔细观察它们的形态变化（图 1.2.4）。

1）间期：细胞质内有两个近圆形的细胞核，一个为雌原核，一个为雄原核，两个原核形态相似，不易分辨。核内染色质分布较均匀，核膜完整，核仁清楚，细胞核附近有中心体存在。

2）前期：雌雄原核相互靠近趋于融合，染色质逐渐凝集成棒状的染色体，核膜、核仁消失，两个中心体分离逐步向两极移动，它们之间依靠纺锤丝相连，开始形成纺锤体。

3）中期：染色体的螺旋化程度达到最大，所有染色体着丝点排列在细胞中央，形成赤道板。由于细胞切面不同，有侧面和极面两个角度观察的不同图像。从侧面观，两极中心体所发出的纺锤丝与染色体的着丝点相连，呈现典型的纺锤样；而从极面观，六条染色体平铺在赤道面上，呈星状，着丝粒朝向中央。另外，此时期尽管染色体已纵裂为两条染色单体，但尚未分离。

4）后期：每条染色体的两条染色单体，彼此分开，并在纺锤丝的牵引下分别向细胞两极移动。细胞拉长，中央赤道部位的细胞膜开始凹陷。

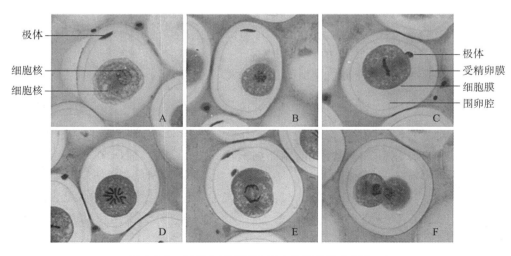

图 1.2.4　马蛔虫子宫切片标本有丝分裂（400×）

A. 间期；B. 前期；C. 中期（侧面观）；D. 中期（极面观）；E. 后期；F. 末期

5）末期：到达细胞两极的两组子染色体，逐渐解聚，恢复成染色质状态。核仁、核膜相继重新出现，细胞膜凹陷加深，最后横缢成两个子细胞。

（2）植物细胞有丝分裂的观察：在低倍镜下可见，细胞大多数处于分裂期，细胞略呈方形且分裂旺盛，细胞内染色质和染色体被染成紫红色，细胞质不着色。在高倍镜下可见间期和分裂各期细胞的形态特征，其中间期细胞核形态明显，染色质分布不均匀，细胞核内有 1～3 个核仁。分裂期细胞中核膜、核仁消失与重现，染色质的凝集与解聚，纺锤体的形成与消失以及两个新细胞核和子细胞形成。观察结束后与动物细胞有丝分裂进行比较，并找出两者之间的区别。

【注意事项】

（1）在观察马蛔虫子宫切片寻找受精卵细胞时，注意不要把在受精卵表面存在的一层较厚的、颜色稍暗的受精膜误认为细胞膜，也不要把受精膜内围卵腔中悬浮着的受精卵误认为是细胞核。

（2）洋葱根尖压片时，压力要适当，并注意不要移动盖玻片。另外，根据分生组织的大小，一般每个根尖可制片 3～4 片。

附：试剂配制

（1）Carnoy 固定液的配制

　　　甲醇　　　　　　　　　　　　　60 mL
　　　冰乙酸　　　　　　　　　　　　20 mL

（2）0.5% 乙酸洋红染液的配制

　　　洋红　　　　　　　　　　　　　1.0 g
　　　乙酸　　　　　　　　　　　　　90 mL
　　　蒸馏水　　　　　　　　　　　　110 mL

将 90 mL 乙酸加入 110 mL 蒸馏水中煮沸，然后将火焰移去，立即加入 1 g 洋红，使之迅速冷却过滤，加饱和氢氧化铁（媒染剂）水溶液数滴，直到呈葡萄酒色，室温保存。加铁的目的是使洋红沉淀于组织而使其着色。此染液室温存放时间越长，效果越好。

（李正荣）

十一、细胞减数分裂标本的制备技术与观察

减数分裂发生在有性生物体配子发生过程中，是一种特殊的有丝分裂方式。精母细胞（2N）或卵母细胞（2N）的染色体在第一次分裂间期复制一次（4N），然后通过两次连续分裂，形成精子或卵子细胞染色体数目较原来的精母细胞或卵母细胞减少一半（N）。而且，在减数分裂过程中也会发生同源染色体的配对、交换和重组，非同源染色体间自由组合，以及非姐妹染色体之间的随机组合，这为物种的变异奠定基础。因此，减数分裂过程体现了遗传学的三大定律，在稳定物种的遗传性状和繁殖中起重要作用。

本实验利用蝗虫精巢和小鼠睾丸进行制片观察，它们都是研究观察动物细胞减数分裂过程及染色体形态变化的理想材料。蝗虫体细胞染色体的核型为 22, XX/22, X。即：雌性有两条 X 染色体，而雄性只有一条 X 染色体，无 Y 染色体。因此当雄性的初级精母细胞经减数分裂形成精细胞时，其中的染色体数即为 11 + X 或 11。小鼠体细胞染色体的核

型为 40，XX/40，XY，因此雄性小鼠的初级精母细胞经减数分裂产生的配子染色体数为 20+X 或 20+Y。

【实验用品】

（1）实验材料：雄性蝗虫、性成熟的雄性昆明鼠。

（2）试剂：Carnoy 固定液、70%乙醇、45%乙酸、0.5%乙酸洋红染液、吉姆萨染液（Giemsa，pH6.8）、秋水仙碱、2.3%柠檬酸钠溶液。

（3）仪器与器材：普通光学显微镜、载玻片、盖玻片、染色盘架、解剖剪、吸管、培养皿、37℃培养箱、吸水纸、镊子、离心管、酒精灯、冰箱、大头针等。

【方法】

（1）蝗虫减数分裂标本的制备

1）取材：将采到的雄虫固定在木板上，沿腹部背中线剪开体壁，见消化管背侧的浅黄色结构即为精巢，用镊子将其分离取出。

2）固定：将精巢浸入 Carnoy 固定液中，并用大头针分离精细管，固定 1 h 后，将精细管移入 70%乙醇中，于 4℃冰箱保存备用。

3）染色：取上述精细管 2～3 条，置于载玻片中央，以 45%乙酸处理 5 min 后，用吸水纸吸干，加 1～2 滴乙酸洋红染液，染色 15 min。

4）制片：在染色材料上盖上盖玻片，放 1 块吸水纸，用拇指垂直在盖玻片上适力下压（压片时不要滑动盖片），使精细管破裂细胞展开，然后吸去溢出染液，即可观察。

（2）小鼠减数分裂标本的制备

1）秋水仙碱处理：取性成熟雄性小鼠，按 2 μg/g 体重于腹腔内注射秋水仙碱。

2）取材：4 h 后，以颈椎离断法处死小鼠，剖开腹腔，取出椭圆形睾丸放入培养皿中，加入 2.3%柠檬酸钠溶液浸泡。剔除脂肪后，剥去睾丸外层的被膜，找到线状的细精小管，用柠檬酸钠溶液洗涤细精小管两次，并继续浸泡在缓冲液里。

3）细胞悬液制备：捣碎细精小管，用吸管反复吹打，使细胞脱落至溶液中，静置 2 min 后，弃掉下沉的大块组织和膜状物，完成细胞悬液制备。

4）低渗：将细胞悬液移至带有刻度的离心管中，加入 2.3%柠檬酸钠溶液至 4 mL，再加 4 mL 蒸馏水，用吸管吹打均匀，于 37℃培养箱中静置 15～20 min。

5）固定：加入新鲜配制的固定液 0.5 mL，轻轻混匀预固定 1～2 min 后，800 r/min 离心 6 min。弃去上清液，再次加入 4～5 mL 固定液，用吸管轻轻吹打使细胞均匀悬浮，静置固定 20 min。900 r/min 离心 10 min 弃去上清液，再加入 0.5 mL 固定液，轻轻吹打制成细胞悬液。

6）制片：取 1 张冰水浸泡的载玻片，吸取细胞悬液，并在距玻片 20～30 cm 的高度滴 2～3 滴于载玻片上。轻轻吹散液滴后，立即在酒精灯上微烤，然后将切片倾斜放置晾干。

7）染色：将晾干的玻片标本平放于染色盘架上，以吉姆萨染液染色 12 min 后，用流水冲去多余染液，晾干待观察。

【结果判定】

（1）蝗虫减数分裂标本的观察：取上述制好的切片标本置于显微镜下观察，可见蝗虫精巢的精细管多呈圆柱形，每条精细管由于生殖细胞发育阶段的差别可分为若干区，即：从游离的顶端起始的精原细胞（spermatogonia）、精母细胞（spermatocyte）、精细胞

（spermatid）及精子（sperm）等区，仔细观察并注意各时期的染色体变化及特点。

1）精原细胞和初级精母细胞：位于精细管的游离端，细胞核呈圆形、较大，染色体较粗短，着色较浓，而细胞膜和细胞质着色浅的细胞，即为精原细胞。其经过几次有丝分裂后，胞体增大，称为初级精母细胞。

2）减数分裂Ⅰ：为初级精母细胞到次级精母细胞的一次分裂。其前期过程较长，变化复杂，可细分为下列各时期。

a. 细线期：染色体开始凝集，呈细而长的丝状，排列无规则，常弯曲绕成一团，核仁清楚。

b. 偶线期：染色体形态变化不大，但每一对同源染色体开始联会配对形成一个二价体。每个二价体含有 4 条染色单体，故也称为四分体，但此时四分体的结构并不清晰。

c. 粗线期：染色体缩短成较粗的线状，同源染色体联会完成，单体间开始发生交叉但不易分辨（图 1.2.5A）。

d. 双线期：染色体变得更粗短，同时同源染色体开始有彼此分开的趋势，但因其单体间已经发生交叉，所以染色体上有一点或多点交叉在一起，相互绞缠（图 1.2.5B）。

e. 终变期：染色体更为粗短，表面光滑，呈现"O、8、X、V"等形状，终变期末细胞核膜、核仁消失（图 1.2.5C）。

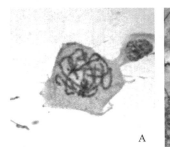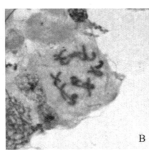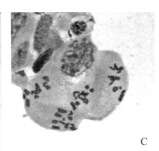

图 1.2.5　蝗虫精巢切片标本减数分裂前期Ⅰ部分时相镜下图
A. 粗线期；B. 双线期；C. 终变期

f. 中期至末期：纺锤体形成，所有同源染色体都排列于赤道面，呈线状分布。纺锤丝解聚缩短，同源染色体的两个二分体彼此分开向两极移动。移到两极的染色体聚集在一起，逐步解旋恢复染色质状态。细胞核膜形成，核仁出现。细胞质分裂为二，形成两个次级精母细胞。

3）减数分裂Ⅱ：是次级精母细胞到精细胞的一次分裂，其过程与一般有丝分裂象类似。但从细胞形态上看，可见胞体明显变小，染色体数目少。处于前期Ⅱ的细胞，每条染色体的两条染色单体显示分开趋势，染色体像花瓣状排列。其他各期特征参见有丝分裂，最后形成四个精细胞。

4）精子形成：精细胞经过一系列的分化形成成熟的精子。在显微镜下的精子头部呈细长的锥形，后接一条纤细呈鞭毛状的尾部。

（2）小鼠减数分裂标本的观察：将上述制备好的切片标本置于显微镜下，重点对处于减数分裂前期Ⅰ各分裂象的初级精母细胞进行观察。首先在低倍镜下寻找各分裂阶段的细胞；然后在高倍镜下观察减数分裂前期Ⅰ的细胞核膜破裂，核仁消失现象。另外，细线期染色质丝凝集成细长的染色体，此时两条姐妹染色单体的臂未分离，可观察到细长的单线状染色体结构。粗线期同源染色体通过联会复合体完全联会，染色体缩短变粗，其中 X 染色体和 Y 染色体的一端互相靠拢，于端部联会。终变期染色体高度凝集，呈现多种形式的短棒状结构。

【注意事项】

（1）在雄性蝗虫精子发生的峰季采集，采集的蝗虫要准确辨其雌雄。正常情况下，雌性个体较大，其腹部末端分叉；雄性个体较小，腹部末端为交配器。

（2）小鼠标本制作过程中，采取捣碎细精小管获取细胞悬液。捣碎力度不宜过大，否则细胞易破裂。

（3）低渗处理时，吹打要轻，防止细胞核膜提前破裂，导致染色体外溢。

附：试剂配制

（1）Carnoy 固定液和 0.5% 乙酸洋红染液的配制：方法参见本章第一节实验十附录部分。

（2）2.3% 柠檬酸钠溶液的配制

柠檬酸钠	11.5 g
蒸馏水	500 mL

（3）吉姆萨染液原液配制：吉姆萨染剂粉 1 g，甲醇 50 mL，纯甘油 50 mL。将吉姆萨染剂粉置于研钵中（最好用玛瑙研钵），加小量甘油充分研磨，加甘油再磨，直至 50 mL 甘油加完为止，倒入棕色瓶中。然后分几次用少量甲醇冲洗钵中的甘油染粉，倒入玻瓶直至 50 mL 甲醇用完为止，塞紧瓶塞，充分摇匀，置 65℃ 温箱内 24 h 或室温内 1 周后过滤，备用。

（李正荣）

十二、同种和异种细胞的融合技术

聚乙二醇（PEG）是最常用的体外诱导融合剂，其主要原理是当两个细胞膜之间发生紧密接触后，PEG 可通过热力学与渗透压及氢键和水分子结合的作用使细胞脱水，从而使相接触的两个细胞膜磷脂双分子疏散、重排。当膜脂双层相互间的亲合力及细胞膜表面的张力引起相邻质膜的重排修复合并时，可使细胞发生融合。

PEG 诱导的细胞融合受相对分子质量、浓度、细胞密度、细胞融合时间、温度和 pH 等多种因素影响。本实验选择 50% PEG（相对分子质量 4 000）作为诱导融合剂。

【实验用品】

（1）实验材料：成年鸡红细胞、腹水瘤细胞、小鼠、牛蛙红细胞。

（2）试剂：50% PEG（相对分子质量 4 000）、Hanks 液（pH 7.4）、生理盐水、肝素、Ringer 液（0.65% NaCl 溶液）、甲基绿。

（3）仪器与器材：普通光学显微镜、水浴箱、离心机、离心管、试管、解剖剪、2 mL 注射器、1 mL 移液器、细胞计数板、载玻片、盖玻片。

【方法】

（1）鸡红细胞融合

1）新鲜鸡血用生理盐水制成 10% 细胞悬液，细胞数为 1.5×10^7 个 /mL。

2）取 1 mL 上述悬液放入 10 mL 离心管，加 5 mL 预热 37℃的 Hanks 液，混匀后以 1 000 r/min 离心 5 min，弃上清液，用弹指法将细胞团块打散，制成悬液。

3）在 37℃水浴箱中，取出 50% PEG 溶液 1 mL，1 min 之内滴加到鸡红细胞悬液中，同时不断摇动。

4）静止 1～2 min 后，再缓慢滴加 9 mL 预热的 Hanks 液，以终止 PEG 的作用。

5）5 min 后，以 1 000 r/min 离心 5 min，弃上清液，重新制成细胞悬液。

6）取 1 滴该悬液制片，显微镜下观察计数。

7）在高倍镜下随机计数 200 个细胞，按下列公式计算融合率。

$$融合率 = \frac{融合细胞中的全部细胞核数}{总细胞核数} \times 100\%$$

（2）牛蛙红细胞融合

1）采用脊髓捣毁法处死牛蛙，腹面向上打开胸腔，剪开心包膜，暴露心脏。

2）用肝素预先湿润过的注射器逆血流方向刺入主动脉弓采血，注入试管，立即加入肝素 0.5 mL，混匀。

3）在试管内，将血 -Ringer 液（1∶4）按比例加入，混匀，1 000 r/min 离心 6 min。

4）弃上清，重复离心两次，时间依次为 6 min、8 min，每次离心前加 Ringer 液 4 mL。

5）于沉淀中加入 1.5 mL Ringer 液，制成细胞悬液，细胞浓度为 $3 \times 10^4 \sim 5 \times 10^4$ 个 /mL。

6）取稀释液 1.5 mL，逐滴加入 0.5 mL 的 50% PEG 液，迅速混匀后于 26℃静置 3～5 min。

7）取载玻片，滴片，加甲基绿常规染色，镜下观察。

8）按融合率计算公式计算出细胞的融合率。

（3）异种细胞融合

1）取腹水瘤细胞 0.5～1 mL，用注射器注入小鼠腹腔，培养 8～10 d 后消毒腹部，按常规抽取腹水 1 mL 注入 10 mL 离心管。

2）加 4 mL 37℃的 Hanks 液（pH 7.4），混匀后以 1 000 r/min 离心 5 min，弃上清液，再按上述过程重复离心 1 次后，弃上清。

3）加 0.5 mL 37℃的 Hanks 液并调整细胞浓度为 10^7 个 /mL，放入水浴箱。

4）取 0.5 mL 该细胞悬液于另一离心管，加入 10% 鸡红细胞悬液 0.5 mL，混匀后在 1 min 内滴加 37℃的 50% PEG 溶液 1 mL，同时不断摇动以促进细胞相互融合。

5）将此离心管放入 37℃水浴箱，水浴 20～30 min 后，缓慢加入 8 mL 预热的 Hanks 液，静止 5 min 以终止细胞融合。

6）以 1 000 r/min 离心 5 min，弃上清液，以弹指法制成细胞悬液。

7）取 1 滴该悬液制片，显微镜下观察计数。注意观察异种细胞融合与同种细胞融合的差别。

8）按融合率计算公式计算出异种细胞的融合率。

【结果判定】

显微镜下可见相邻细胞互相融合成双核或多核，其中某些重叠细胞可在稍暗视野下，通过微调显微镜细准螺旋加以区分。重叠细胞间会有重叠细胞膜印记出现或消失，而已融合细胞不因调节发生此现象（图 1.2.6）。

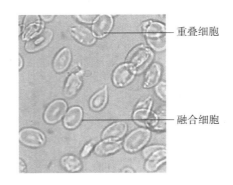

重叠细胞

融合细胞

图 1.2.6　细胞的融合

【注意事项】

（1）配制溶液时，应防止粉尘吸入。

（2）滴加 PEG 时，应缓慢、逐滴加入，且每加 1 滴应轻弹试管底部，滴加完毕后应用滴管充分混匀。

附：试剂配制

（1）50% PEG（相对分子质量 4 000，pH7.0～7.4）的配制

| PEG | 50 g |
| MEM 培养液 | 50 mL |

称取 50 g PEG，高压灭菌。当冷却至 50～60℃时加入预热的 MEM 培养液。如配制过程中 PEG 发生凝固，重新加热熔化。依据培养基所含酚红的颜色调整 pH 至 7.0～7.4。4℃保存备用，临用前置 37℃水浴箱中预温。

（2）Hanks 液（pH 7.4）的配制

1）甲液

NaCl	160 g
KCl	8.0 g
$MgSO_4 \cdot 7H_2O$	2.0 g
$MgCl_2 \cdot 6H_2O$	2.0 g
蒸馏水	800 mL

2）乙液

| $CaCl_2$（无水） | 2.8 g |
| 蒸馏水 | 100 mL |

将以上甲、乙两种液体混合后，加水至 1 000 mL，用滤纸滤过，再加 2 mL 氯仿防腐作为丙液，置 4℃冰箱备用。

3）丁液

$Na_2HPO_4 \cdot 12H_2O$	3.04 g
KH_2PO_4	1.2 g
葡萄糖	20.0 g

将上述化合物溶于 800 mL 蒸馏水中，滤纸过滤，然后加 0.4%酚红 100 mL，再加水至 1 000 mL，最后加入 2 mL 氯仿防腐，置 4℃冰箱备用。

使用前将丙、丁两液各取 1 份，双蒸水 18 份，混匀后分装并包扎好瓶口，经 9 磅 10 min 高压灭菌后置 4℃冰箱保存。使用时用 3.5% 的 $NaHCO_3$ 调 pH 到所需要求。

（郑贤红）

十三、动物细胞的原代培养和细胞计数

原代培养是指从供体内直接取出的组织或细胞在体外进行的首次培养，它是建立各种细胞系的第一步。由于原代培养细胞的生物学特性与在体细胞接近，因此在药物检测和疾病发病机制等研究中得以广泛应用。原代培养常用的方法主要有组织块法和消化法。组织块法对一些来源有限、数量较少的组织尤为合适，而消化法则需要依不同组织采用不同的消化酶。

细胞计数是细胞生物学实验的一项基本技术，它是了解培养细胞生长状态、测定培养基、血清、药物等生物学作用的重要手段。细胞计数主要利用血球计数板（hemocytometer）来完成。血球计数板的每一大方格体积为 0.1 mm^3（长 × 宽 × 高 =1 mm × 1 mm × 0.1 mm），可容纳 0.1 μL 液体，每毫升所含细胞数即是每一大方格中含有细胞数的 10^4 倍。

本实验采用胰蛋白酶与 0.02% EDTA 混合液消化乳鼠（乳兔）的肾组织进行细胞原代培养。

【实验用品】

（1）实验材料：乳鼠（乳兔）肾、培养的细胞。

（2）试剂：含有 10% 小牛血清的 DMEM 培养液、75% 乙醇、0.01 mol/L PBS 洗液、0.25% 胰蛋白酶与 0.02% EDTA 混合消化液、碘酒、双抗。

（3）仪器与器材

1）无菌情况下使用：超净工作台、手术器械、培养皿、培养瓶、过滤器、吸管、离心管。

2）非灭菌情况下使用：普通光学显微镜、倒置显微镜、CO_2 培养箱、离心机、盖玻片、吸水纸、移液器、细胞计数板。

【方法】

（1）细胞原代培养

1）将新生的大鼠（乳鼠）用 75% 乙醇棉球反复擦拭体表进行消毒。

2）将消毒后的乳鼠移入超净工作台，然后浸入 75% 乙醇中消毒 2~3 s，取出后用颈椎离断法处死。

3）用碘酒和乙醇再次消毒皮肤后，在培养皿中用眼科剪剪开乳鼠背部，取出肾组织，并去除组织块上的结缔组织，以避免污染肾细胞。

4）用眼科镊将肾组织置于另一洁净培养皿中，加无菌的 PBS 液反复冲洗肾组织，以去除血细胞。

5）用眼科剪挑破肾膜剥向肾门，除去肾膜和脂肪，然后切开肾脏，取出皮质部，用 PBS 清洗 1 次。

6）将肾组织移入新的培养皿，并加入 0.5 mL 的培养基，然后用眼科剪将其剪成 1 mm^3 左右的小块。按下述方法进行操作（以下两种方法中择一即可）。

a. 组织块法：用弯头吸管将肾组织小块均匀分布于培养瓶底部，控制每块间距

在 0.5 cm 左右。一般对于 25 mL 的培养瓶放置 15～20 块。吸取少量完全培养基，培养基 – 血清 – 双抗（100∶10∶1），沿培养瓶颈缓缓滴入，以完全培养基量恰好能浸润组织块底部且不会使组织块漂浮为佳。

b. 消化法：将 1～2 mm³ 左右的肾小块用吸管移入离心管，吸取 1 mL 的 PBS 液混匀后，离心，去上清。向离心管中加入 30～50 倍组织量的 37℃ 预热的消化液，并放入 37℃ 培养箱或水浴箱中消化 10～20 min，其中每隔 5 min 摇动 1 次。当在倒置显微镜下观察发现组织已分散成小的细胞团或单个细胞时，加入培养基终止消化。然后，将消化后的细胞悬液用过滤器滤过，并以 800～1 000 r/min 离心 3～5 min，以去除含消化液的上清。重复漂洗 1～2 次并离心去除上清后，加入含 10% 血清的培养基，吹打沉淀制备悬液。按 5×10^5～1×10^6 个 /mL 的密度接种到培养瓶。

7）将培养瓶放入 37℃ 含有 5% CO_2 的培养箱中培养，24 h 后取出观察，视需要补充培养基。

（2）细胞计数

1）用酒精清洁计数板和盖玻片，然后用吸水纸轻轻擦干。

2）用消化液消化贴壁培养细胞或收集悬浮细胞，制成单个细胞悬液。

3）将盖玻片盖在计数板两槽之间，并用移液器轻轻吹打细胞悬液后吸取 10 µL 加到计数板的盖玻片一侧边沿。加样量既不要溢出盖玻片，也不要过少或带气泡，否则要将计数板和盖玻片擦干净重新加样（图 1.2.7A）。

4）在低倍显微镜下观察计数板四周大方格（L）中的细胞数。当细胞压线时，只记左侧或上方的细胞，不计右侧和下方的。

5）将记录的计数板四个角大方格中的细胞数代入以下公式计算出细胞密度（图 1.2.7B）。

细胞个数 / 毫升原液 ＝（四大格细胞数之和 /4）$\times 10^4 \times$ 稀释倍数

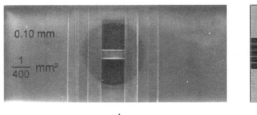 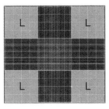

A　　　　　　　　　　　　　　　B

图 1.2.7　计数板与计数室

A. 计数板（上下两个透明部分为相同的计数区，可选其中一个进行计数）；

B. 显微镜下的计数区（L：计数板的计数区域，长 1 mm，宽 1 mm，高 0.1 mm）

【结果判定】

（1）组织块法培养细胞：在培养 24 h 后，倒置显微镜下可见少量细胞从组织块边沿游离出来。48 h 后，可见大量的细胞呈放射状排列于组织块周围。其中靠近组织块的细胞胞体较小、较圆，而离组织块较远的区域可见细胞体积较大，呈多角形，但有些细胞的形态也介于圆形与多角形之间。这些细胞胞核较大、胞质内含物少、透明度高，彼此间排列紧密。

（2）消化法培养细胞：在倒置显微镜下，可见刚接种于培养瓶中的细胞，体积均呈圆形，悬浮于培养液中；24 h 后，大多数细胞已贴附于培养瓶底部，胞体伸展，重新呈现出肾细胞的不规则形态；48 h 后，细胞开始增殖，细胞的数量明显增多。在接种的细胞或细胞团周围可见有新生细胞，其胞体轮廓较浅，因内容物少而较为透明。

（3）在计数板上可见圆形细胞分散在计数室内。

【注意事项】

（1）PBS 液对组织清洗要充分，尽量去除血细胞，避免其溶血后对细胞生长产生影响。

（2）严格进行无菌操作，避免细菌、真菌等的污染。

（3）细胞计数时，贴壁细胞的消化应尽量使细胞分散良好便于制备单个细胞悬液，否则会影响细胞计数结果。

（4）取样计数前应充分混匀细胞悬液，特别是在连续取样计数时。否则前后计数结果会有很大误差。

（5）镜下计数时，遇到两个以上细胞组成的细胞团，应按单个细胞计算。如细胞团占10%以上，说明消化不充分。

（6）用计数板计数前，先用倒置显微镜观察细胞密度，如细胞数较多，可适当稀释后，再用计数板计数。

（7）加样时，应避免气泡产生，否则不但会妨碍对计数细胞的观察，同时也会造成计数结果的误差。

附：试剂配制

（1）0.01 mol/L PBS 洗液的配制

1）甲液（0.2 mol/L 磷酸氢二钠液）

$Na_2HPO_4 \cdot 12H_2O$	35.814 g
双蒸水	加至 500 mL

2）乙液（0.2 mol/L 磷酸二氢钠液）

$NaH_2PO_4 \cdot 12H_2O$	15.601 g
双蒸水	加至 500 mL

取甲液 72 mL、乙液 28 mL 和 NaCl 8.29 g，加双蒸水至 1 000 mL，混匀溶解后，经高压灭菌，保存于 4℃冰箱备用。

（2）0.25% 胰蛋白酶与 0.02% EDTA 混合液的配制

胰蛋白酶粉（Trypsin）	0.25 g
EDTA 粉	20.0 mg
0.01 mol/L PBS	100 mL

先用少量的 PBS 溶解胰蛋白酶，然后将 EDTA 粉末和剩下的液体加入混合，置 37℃水浴箱中水浴 1 h 左右，待彻底溶解至液体呈透明时，用 $NaHCO_3$ 调 pH 至 7.2～7.6。最后用 G5 垂熔漏斗抽滤、分装并置 4℃冰箱中保存。

（郑贤红）

十四、细胞的传代培养、冻存与复苏技术

传代培养是指将培养的细胞从培养瓶中加以分离，经稀释后再接种于新培养瓶的过

程。细胞类型不同，传代的方法也有差异，其中大多数贴壁细胞主要采用消化法，即利用酶使贴壁细胞脱离培养器皿表面，然后进行稀释和培养。

对于体外培养的细胞，若不断地进行传代，不仅培养器皿和培养液等会被大量消耗，同时随着传代次数的增加和生长时间的增长，其各种生物特性也会逐渐发生变化，为此需要将培养的细胞及时冻存保管。在冻存细胞时，常向培养液中加入适量的 DMSO 或甘油。另外，通过缓慢冷冻的方法，也可使细胞内的水分逐步渗透到胞外，避免冰晶在细胞内大量形成，损伤细胞。目前常用液氮贮藏法保存细胞，故可以保证细胞长期保存。

将冻存的细胞从液氮中取出熔化，使其活力恢复的过程称为复苏。细胞的复苏是细胞冻存的逆过程，复苏成功的细胞可保持原有的活力和特性。

【实验用品】

（1）实验材料：培养的贴壁细胞、外周血淋巴细胞及冻存细胞。

（2）试剂：含有 10% 小牛血清的 DMEM 培养基、0.01 mol/L PBS 液、消化液（0.25% 胰蛋白酶与 0.02% EDTA 混合液）、液氮、冻存液。

（3）仪器与器材

1）无菌情况下使用：培养瓶、吸管、离心管、冻存管。

2）非灭菌情况下使用：普通光学显微镜、倒置显微镜、CO_2 培养箱、细胞计数板、离心机、冰箱、液氮罐、记号笔、水浴箱。

【方法】

（1）悬浮细胞的换液与传代

1）将培养瓶放在倒置显微镜下观察细胞状态。

2）用吸管吸取瓶中的细胞和培养基并移入离心管。

3）以 800～1 000 r/min 离心 5 min，弃上清。

4）加入新的完全培养基，轻轻吹打，制成悬液后移入新培养瓶中，置于 37℃ 含有 5% CO_2 的培养箱继续培养。

5）如传代则将悬液按 1∶2 或 1∶3 的比例分别接种于新培养瓶中，加适量的完全培养液后，置于 37℃ 含有 5% CO_2 的培养箱继续培养。

（2）贴壁细胞的换液与传代

1）在倒置显微镜下观察细胞状态。

2）将培养瓶中的旧培养基用吸管吸出。

3）加入适量 PBS 液，轻轻摇动以清洗残留在细胞表面的培养基。

4）在培养瓶中加入适量完全培养基，置于 37℃ 含有 5% CO_2 的培养箱继续培养。

5）如需传代则清洗后弃去 PBS 液，加入适量消化液，使其覆盖整个细胞培养面，轻轻摇动培养瓶，并置于倒置显微镜下观察。

6）当发现细胞回缩，细胞间隙增大时，加入培养基终止消化，并用吸管反复轻轻吹打瓶壁，制备细胞悬液。

7）将细胞悬液收集于 10 mL 离心管，以 800～1 000 r/min 离心 5 min，弃上清。

8）在离心管中加入适当完全培养基，轻轻混匀，以 1∶2 或 1∶3 的比例分别接种于新培养瓶中，置于 37℃ 含有 5% CO_2 的培养箱继续培养。

（3）细胞的冻存

1）将用消化液消化的处于对数生长期的细胞吹散和打匀，制备细胞悬液。

2）经离心清洗后，用完全培养基稀释细胞浓度至 $5 \times 10^6 \sim 1 \times 10^7$ 个 /mL。

3）用吸管吹悬细胞后，在每个冻存管内加入 0.1 mL 冻存液和上述细胞悬液 0.9 mL，经拧紧冻存管后，在冻存管上记录细胞名称、冻存时间、冻存人名等标记。

4）将冻存管按照下列顺序降温：4℃冰箱 1 h、–20℃冰箱 2 h、–80℃冰箱 1 ~ 2 h、最后放入液氮罐里长期保存。

（4）细胞的复苏

1）从液氮中取出冻存管，直接投入 37℃水浴中，并不断摇动使其尽快熔化。

2）取出冻存管中液体，放入离心管，以 1 000 r/min 离心 3 min，弃上清。

3）在离心管中加入少许完全培养液并轻轻吹打后，稀释细胞浓度至 5×10^5 个 /mL。

4）移入培养瓶，置于 37℃含有 5% CO_2 的培养箱中培养。24 h 后取出，观察细胞的生长状况。

【结果判定】

（1）刚传代和复苏的悬浮细胞悬浮于培养液中，成活的细胞 24 h 左右即可呈簇状生长、增殖；未成活的细胞将仍然悬浮于培养液中（图 1.2.8A）。

（2）刚传代和复苏的贴壁细胞悬浮于培养液中，成活的细胞 24 h 左右即可贴壁，48 h 即可开始生长、增殖；未成活的细胞将悬浮于培养液中，不能贴壁（图 1.2.8B）。

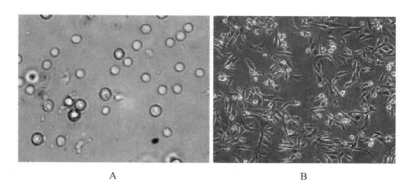

图 1.2.8　培养的悬浮细胞和贴壁细胞

A. 悬浮细胞；B. 贴壁生长的细胞

【注意事项】

（1）传代培养的注意事项

1）传代的过程通常较长，细胞被污染的可能增加，因此必须严格进行无菌操作。

2）用消化液进行消化前，需用 PBS 液清洗培养细胞表面残留的培养液，以消除所含的血清抑制消化液活性。

3）消化液作用的时间常随细胞的种类、消化液配制的时间及加入的多少而发生变化。并且在消化过程中应密切注意培养细胞的形态的变化，发现胞质回缩、细胞间的连接变松散时，应立刻终止消化。

4）首次传代的细胞因需适应新的环境，可适当增加其接种量，以促进其生存和增殖。

（2）细胞冻存的注意事项

1）细胞冻存时，应尽量选择处于对数期的细胞加以冻存。这类细胞增殖能力强，冻存后生存率比较高。

2）为保证冻存的质量及复苏后细胞的存活率，冻存液中细胞的浓度不能太低，最好控制在 $5 \times 10^6 \sim 1 \times 10^7$ 个 /mL。

3）冻存管的瓶盖应封盖严密，内置液体不能过多，以免复苏时细胞外溢。

（3）细胞复苏的注意事项

1）在从液氮中取出细胞进行细胞复苏时，水浴中熔化的过程要快，一次复苏的细胞不要太多，否则会引起水浴锅中传热不佳，延缓熔化时间。

2）在复苏过程中应戴上棉质手套，以防止液氮冻伤。

附：试剂配制

冻存液的配制

DMEM 培养液	50%
小牛血清	40%
无菌 DMSO（或甘油）	10%

将以上试剂混匀后放在 4℃冰箱中保存、备用。

（郑贤红）

第二节　拓展实验技术

一、细胞脂类成分的检测

细胞脂质比色法检测是一种旨在通过脂溶性偶氮染料油红 O，特异性地使细胞内中性甘油三酯、脂质以及脂蛋白显示红色或深红色，从而在分光光度仪上进行比色分析，获得细胞脂质定量信息的经典技术方法。该技术适用于各种呈单细胞层生长的新鲜人体和动物细胞，适用于成脂细胞定性和细胞病理学分析等研究。

【实验用品】

（1）实验材料：3T3–L1 脂肪细胞。

（2）试剂：油红 O 染液、10% 甲醛溶液、PBS（PH 7.0）、异丙醇。

（3）仪器与器材：盖玻片、载玻片、倒置显微镜、数码相机、分光光度计、1 mL 移液器。

【方法】

（1）将培养的 3T3–L1 细胞培养基去掉后，用 PBS 将细胞清洗两次。

（2）室温条件下用 10% 甲醛进行固定 30 min。

（3）用 PBS 洗两次，然后添加油红 O 染液染色 15 min。

（4）细胞用 PBS 清洗 3 次后，滴 1 滴脂肪细胞悬液，制片。

（5）用倒置显微镜观察切片，并用数码相机进行拍照。

（6）脂质含量测定用 500 μL 100% 异丙醇洗脱，在 490 nm 处用分光光度计测量其吸光度 OD 值，并计算脂质含量。

【结果判定】

（1）培养细胞含脂类的区域呈橘红色。

（2）细胞内脂质含量用 OD 值的相对值表示。

【注意事项】

（1）染色时，要保证染色时间，防止染色不彻底，颜色不明显。

（2）漂洗中冲洗细胞不要过猛，避免细胞冲洗掉。

附：试剂配制

油红 O 母液的配制

称取油红 O 干粉 0.5 g，用 100 mL 异丙醇溶解于烧杯中，加热搅拌，配成 0.5% 的油红 O 母液。用滤纸过滤后放入棕色密封瓶内，4℃冰箱内保存。

（邓　凡）

二、脂质体及其制备

脂质体是膜脂分子在水中形成稳定的脂双层人工膜。根据其大小和层数可分为大多层脂质体、大单层脂质体和小单层脂质体。不同类型的脂质体，形成的机制不同，其制备方法也不尽相同。

本实验主要通过手摇法制备大多层脂质体，进一步应用超声法制备小单层脂质体。本实验目的是使学生熟悉脂质体的主要成分、结构和类型，了解手摇和超声制备脂质体的方法，为今后学习药物输送载体的制备、表征乃至应用奠定基础。

【实验用品】

（1）实验材料：卵磷脂、胆固醇。

（2）试剂：氯仿、乙醇、磷酸盐缓冲液（PBS，pH 7.2）等。

（3）仪器与器材：磨口圆底烧瓶（25 mL 或 50 mL）、带有加压的氮气瓶、旋转蒸发仪、循环水式多用真空泵、超声波细胞破碎仪、漩涡振荡器、锥形离心管、离心机。

【方法】

（1）称取适量卵磷脂 – 胆固醇（3：2，M/M）置于圆底烧瓶内，加含 1% 乙醇的适量氯仿混合均匀。

（2）在压力 0.1 MPa 真空泵下抽真空。水温 30℃，120 r/min 旋转蒸发干燥。

（3）当瓶壁形成均匀透明脂膜后，继续上述干燥过程 15 min，然后充氮气吹干脂质，去除痕迹溶剂。

（4）加入适量的预热 30℃的 PBS，水合干燥的脂质膜。同时根据磷脂浓度，通过振摇、旋转或者涡旋等方式搅拌混悬液数十分钟至形成乳状混悬液—大多层脂质体。

（5）取适量体积的大多层脂质体，置于锥形离心管中 0℃水浴，并用超声波细胞破碎仪探头浸入样品中。

（6）通入氮气，接通超声波细胞破碎仪，输出功率为 100 W 左右，超声破碎 10~30 min。

（7）当分散混合液从乳白色转变为乳光状后，12 000 r/min 离心 10~15 min，弃去较大粒子。

【结果判定】

肉眼观察手摇法制备获得的大多层脂质体为乳状混悬液，其粒径极不均匀，一般为几微米；进一步应用超声法制备小单层脂质体呈乳光状（对着光能透过样品看清窗框），粒径分布在 100 ~ 400 nm。另外，我们也制备了装载紫草素的小单层脂质体，干燥形成的脂膜为一薄层（图 1.2.9A），制备获得的紫草素脂质体为红色乳光状（图 1.2.9B）。

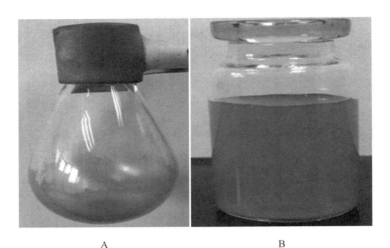

A　　　　　　　　　　　B

图 1.2.9　紫草素脂质体

A. 形成的脂膜；B. 制备获得的紫草素小单层脂质体

【注意事项】

（1）一般情况下，由于纯氯仿会导致磷脂过氧化，常常在氯仿中加入 1% 乙醇作为保护剂。

（2）对于含有电荷的磷脂，需加入 20% ~ 30% 甲醇促其溶解。然而，由于甲醇与极性头部基团易形成氢键，不易除去，所以若非必需，应避免加入甲醇。

（3）用超声波细胞破碎仪探头浸入样品中时不要触碰到容器底部，应稍高于底部 1 cm 左右。

附：试剂配制

pH 7.2 磷酸盐缓冲液（PBS）的配制：方法见本章第一节实验九附录部分。

（李正荣）

三、细胞中第二信使分子——Ca^{2+} 的检测

Ca^{2+} 对细胞的代谢与功能有重要的调节作用，它几乎涉及细胞的所有生理生化过程，如细胞胞吐、胞饮、神经递质释放、DNA 合成、细胞分裂，乃至细胞死亡等。

细胞内 Ca^{2+} 浓度变化的测定通常用可见光激发的 Ca^{2+} 荧光指示剂（如 Fluo-3/AM）结合激光共聚焦显微镜进行。

【实验用品】

（1）实验材料：NIH-3T3 细胞。

（2）试剂：Ca^{2+} 荧光染料 Fluo-3/AM、PBS 缓冲液。

（3）仪器与器材：培养皿、激光共聚焦显微镜。

【方法】

（1）以 2×10^5 个 /mL 接种 NIH–3T3 细胞于共聚焦专用培养皿中。

（2）用终浓度为 5 µmol/L Fluo–3/AM 的荧光探针标记细胞内 Ca^{2+}，37℃避光孵育 60 min。

（3）PBS 缓冲液洗涤 3 次。

（4）将负载好的细胞放在激光共聚焦显微镜载物台上，在激光共聚焦显微镜下进行观察，并测量平均荧光密度。

【结果判定】

设置扫描参数为：激发波长 488 nm；发射波长 530 nm；扫描方式 XYZ；扫描密度 1 024×1 024。每组选取 3 个视野拍照，每个视野圈定 10 个细胞，用激光共聚焦显微镜分析软件分析细胞内钙离子平均荧光密度的变化。

（邓　凡）

四、早熟凝集染色体的诱导与观察

细胞周期包括间期和分裂期，其中细胞间期又可进一步划分为 G_1 期、S 期和 G_2 期三个不同时相。然而，无论在间期哪个时相，核遗传物质都以细长、松散分布的线性染色质的形式存在，观察不到分裂期（M 期）螺旋化的棒状染色体结构。当细胞处于 M 期时，染色质在细胞内成熟促进因子（MPF）的作用下凝集为染色体。早熟凝集染色体（PCC）就是应用细胞融合技术将 M 细胞和间期细胞融合，在 MPF 的作用下，诱导间期细胞染色质提前凝集成染色体。因间期细胞三个不同时相的染色质差异，使不同时相的间期细胞与 M 期细胞融合后，可观察到 PCC 的形态特征各不相同。

【实验用品】

（1）实验材料：CHO 细胞（中国仓鼠卵巢细胞）或 HeLa 细胞（人宫颈癌上皮细胞）。

（2）试剂：5% PEG（相对分子质量为 4 000）溶液、Hanks 液（pH7.4）、RPMI1640 培养液、10 µg/mL 秋水仙碱、0.25% 胰蛋白酶溶液、0.075 mol/L KCl 低渗液、Carnoy 固定液、吉姆萨染液。

（3）仪器与器材：普通光学显微镜、载玻片、吸管、75 mL 培养瓶、恒温水浴锅、CO_2 培养箱、离心管、离心机、预冷的载玻片、酒精灯。

【方法】

（1）M 期细胞收集

1）细胞培养：CHO 细胞或 HeLa 细胞接种在 75 mL 培养瓶中，并置于 37℃，5% CO_2 培养箱中。培养至对数生长期，此时细胞趋于长满单层。

2）药物处理：向上述单层细胞培养液中加入终浓度为 0.05 µg/mL 的秋水仙碱后继续培养 3 h，使大量细胞被阻断于 M 期，此时细胞呈球形。

3）细胞收集：按照实验分组数，取适量经上述处理的细胞，弃去培养液，加入 5 mL Hanks 液反复冲刷细胞层，使细胞脱壁而悬浮。然后将细胞悬液移入 10 mL 离心管中，计数，备用。

（2）间期（I 期）细胞收集：另取适量处于对数生长期的 CHO 细胞或 HeLa 细胞，或可采用收集过 M 期细胞的贴壁细胞，加入适量 0.25% 的胰蛋白酶溶液消化 2 ~ 3 min。弃去消化液，加入 5 mL Hanks 液，按照上述方法收集，计数，备用。

（3）细胞融合

1）细胞混合：将收集的 M 期细胞和 I 期细胞按 1∶1（各约为 10^6 个）混合于离心管中，800 r/min 离心 8 min 后弃去上清液，再加入 Hanks 液，洗涤离心 1～2 次，弃尽上清液。

2）PEG 处理：手指轻弹离心管底壁使细胞团分散，然后将离心管置于 37℃水浴中，缓慢逐滴加入 0.5～0.7 mL 50%PEG 溶液，边加边轻轻摇动以促进细胞相互融合，整个过程须在 90 s 内完成。

3）终止 PEG 作用：迅速加入 10 倍体积（7～9 mL）的无血清 RPMI1640 培养液稀释，以终止 PEG 的作用。在 37℃水浴中静置 5～10 min 后，离心弃上清液，再次用无血清 RPMI1640 培养液洗涤离心 1 次，以除尽 PEG。

4）细胞温育：加入 2～3 mL 含血清的 RPMI1640 培养液，小心吹打使细胞均匀悬浮，置 37℃培养箱中培育 1 h 左右。

（4）制片

1）低渗处理：细胞温育后，800 r/min 离心 6 min，弃上清液。用手指轻弹离心管底壁分散细胞，然后加入 10 mL 0.075 mol/L KCl 低渗液，37℃温育 15 min 左右。

2）固定：低渗处理后，加入 0.5 mL Carnoy 固定液进行预固定。800 r/min 离心 6 min，弃上清液，指弹离心管底壁分散细胞，然后再加入 7 mL Carnoy 固定液固定 20 min。随后，800 r/min 离心 6 min，弃上清液，加入 0.3～0.5 mL 固定液，用吸管轻轻吹打制成细胞悬液。

3）染色体制片：取 1 张预冷的载玻片，吸干水后水平放置。吸取少量细胞悬液，在离载玻片 20～30 cm 的高度迅速滴 2～3 滴于预冷玻片上，用吸管将细胞悬液吹散，并在酒精灯上微烤，以使染色体铺展和分散。将载玻片倾斜放置、晾干。

4）染色：载玻片干燥后，用吉姆萨染液染色 12 min，然后用细水引流冲洗多余染液，干燥后镜检。

【结果判定】

低倍镜下可见制备样品中有未融合的单个 I 期细胞、已融合的双核或多核的 I 期细胞、未融合的具典型中期染色体特征的单个 M 期细胞，以及 M 期和 I 期随机融合而诱导产生不同形态的 PCC（图 1.2.10）。具体结果如下：

（1）G_1 期 PCC：此期 DNA 尚未复制，染色体由单股染色体组成。随着细胞 G_1 期进程，凝集程度发生变化，染色体愈加伸长和纤细，呈单线状。

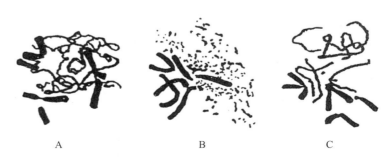

图 1.2.10　细胞融合诱导产生的染色体提前凝集

A. G_1 期 PCC；B. S 期 PCC；C. G_2 期 PCC

（2）S 期 PCC：此期为 DNA 复制期，染色体高度解螺旋，DNA 进行多位点复制，复制区为光镜下不可见部分；尚未解旋的凝聚染色体，其未复制的和已复制的部分以双线的染色体片段形式存在，染色较深能被观察到，呈粉末状、不规则颗粒状。

（3）G_2 期 PCC：此期 DNA 复制已完成，形成的每条染色体由两条染色单体组成，呈双线状。早期，双线染色体细长，但随螺旋化程度的提高，其逐渐变短、变粗，类似于 M 期染色体，但比 M 期更细长，着色更浅。

以上不同 I 期 PPC 染色体的形态学特征，反映了无论是 I 中的染色质还是 M 的染色体，在结构上是连续的，它们是同一物质在细胞周期不同阶段的两种不同表现形式。根据上述细胞间期不同的 PCC 特征，观察细胞融合诱导后产生的各期 PCC。

【注意事项】

（1）由于质膜流动性与温度成正比，所以细胞融合添加 PEG 溶液时，应在 37 ℃水浴中。

（2）PEG 溶液滴加时，要缓慢地逐滴加入，边加边轻轻振荡或用吸管小心混匀，有助于提高细胞的融合率。

（3）细胞孵育时，PCC 一般从细胞融合后 10 min 开始，40～60 min 到达高峰。之后由于大量的分裂期细胞进入 G_1 期，失去诱导能力而现象减弱。

（4）PEG 对细胞有一定的毒性，需要缓慢逐滴加入，并控制好时间，这样也有助于提高细胞融合率。

（5）细胞孵育时，PCC 一般从细胞融合后 10 min 开始，40～60 min 到达高峰。之后由于大量的分裂期细胞进入 G_1 期，失去诱导能力而现象减弱。

附：试剂配制

（1）50% PEG 溶液、Hanks 液的配制：方法参见本章第一节实验十二附录部分。

（2）0.075 mol/L KCl 低渗液的配制

氯化钾	0.559 g
蒸馏水	100 mL

（3）Carnoy 固定液的配制：方法参见本章第一节实验十附录部分。

（李正荣）

五、肿瘤细胞黏附能力的测定及分析

细胞黏附是指由细胞黏附分子介导的细胞与细胞、细胞与细胞外基质之间的相互作用。它是大多数细胞所共有的生物学特性和最基本的生命现象之一，其黏附能力是由细胞表面的黏附分子所决定的。已知，黏附分子主要包括四种类型：整合素家族、选择素家族、钙黏素家族和免疫球蛋白超家族。

纤连蛋白（fibronectin）和层粘连蛋白（laminin）是细胞外基质（extracellular matrix, ECM）中的黏合蛋白，能与细胞外基质中的其他组分及细胞黏附分子结合，这两种蛋白常用于细胞黏附能力的检测。具体检测原理是：当将一定量的细胞铺至以纤连蛋白或层粘连蛋白预先包被的培养板后，经培养细胞至实验设定时间，取出培养板，洗下未黏附至板底的细胞并计数。同时将板底剩余的细胞进行苏木素或结晶紫染色，并用酶标仪测定各孔

OD 值，依据 OD 值的高低与黏附细胞数成正比进而确定黏附能力。

本实验根据贴壁肿瘤细胞对培养皿的黏附情况，通过计算贴附细胞的数量和所需时间的多少检测出肿瘤细胞的黏附能力。

【实验用品】

（1）实验材料：HeLa 细胞悬液（或其他肿瘤细胞悬液）。

（2）试剂：PBS、DMEM 培养基、纤连蛋白或层粘连蛋白液、0.2% 牛血清白蛋白（BSA）。

（3）仪器与器材：CO_2 培养箱、酒精灯、1 mL 移液器、培养板、细胞计数板、离心管、离心机。

【方法】

（1）于培养板中，加入 10 μg/mL 的纤连蛋白或层粘连蛋白液，40℃ 孵育过夜。

（2）吸去纤连蛋白或层粘连蛋白液，PBS 洗 3 遍后，用 0.2% 的 BSA 室温封闭 2 h，再用 DMEM 洗 3 遍。

（3）取对数期生长的细胞，制备 1×10^5 个 /mL 细胞悬液，取 2 mL 细胞悬液加入培养板后，置 5% CO_2 培养箱内培养 1 h。

（4）取出培养板，轻轻振荡，吸出培养基至离心管中，并用 1 mL PBS 洗涤一次，将 PBS 与上述培养基合并，1 000 转离心 5 min，弃上清，加 1 mL 培养基重悬细胞并计数。

【结果判定】

用细胞计数板计数上清液中未黏附的细胞数并与加入的细胞总数相比较，计算细胞黏附率。具体公式如下。

细胞黏附率（%）＝［（加入细胞总数 − 未黏附细胞数）/ 加入细胞总数］× 100%

【注意事项】

细胞悬液置 5% CO_2 培养箱内培养 1 h，取出培养板后，振荡动作不要剧烈，以免黏在培养板上的细胞被振荡下来，影响最终实验结果。

（张春梅）

六、肿瘤细胞迁移能力的测定及显微测量

细胞迁移是研究肿瘤转移、胚胎发育、伤口愈合及炎症发生等生命现象的基础。它是恶性肿瘤最重要的特征之一，其迁移能力与肿瘤的转移密切相关。因为，当肿瘤细胞脱离原发部位侵入血管或淋巴管后，部分细胞被血液或淋巴液带到另一部位或器官进而形成新的肿瘤灶。在这一过程中，肿瘤细胞的迁移活动扮演了重要角色。目前，检测细胞迁移能力的方法主要有 Transwell 迁移法和细胞划痕法两种。

显微测微尺是用来测量显微镜下所见物体的长度和大小的标尺，包括物镜测微尺和目镜测微尺（图 1.2.11）。目镜测微尺是用来测量视野中物体长度的工具，它是一块圆形玻片，其中央刻有精确的刻度，通常划分为 50 格。刻度的大小可随目镜和物镜的放大倍数而改变，使用前必须用物镜测微尺来标定。物镜测微尺是标准长度，是用来标定目镜测微尺实际长度的工具。它为一块特制的载玻片，其中央小圆圈内刻有分度，通常将长 2 mm 的直线等分为 200 小格，每小格等于 10 μm。

本实验采用 Transwell 迁移法、细胞划痕法和显微测微尺测量细胞划痕宽度。

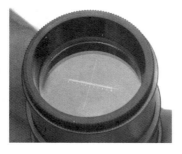
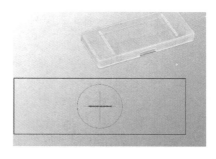

A   B

图 1.2.11 目镜测微尺和物镜测微尺

A. 目镜测微尺；B. 物镜测微尺

【实验用品】

（1）实验材料：肿瘤细胞。

（2）试剂：无血清培养基、3% 血清培养基、PBS（灭菌）、DMEM 培养基、0.25% 结晶紫、甲醇、10% FBS、4% 多聚甲醛等。

（3）仪器与器材

1）无菌情况下使用：Transwell 小室、超净工作台、24 孔板、3.5 cm 培养皿、离心管、1 mL 移液器、直尺、镊子、棉签。

2）非灭菌情况下使用：普通光学显微镜、CO_2 培养箱、离心机、封口膜、细胞计数板、记号笔、目镜测微尺、物镜测微尺。

【方法】

（1）Transwell 小室法检测肿瘤细胞的迁移能力

1）消化对数生长期的待测细胞，用 PBS 洗 2 次后，用细胞计数板对细胞进行计数，配成细胞密度为 1×10^5 个 /mL 的细胞悬液。

2）下室加 600 μL 含 10% FBS 的培养基，迁移实验时先加入下层液体放入小室，静置 30 min 让小室充分湿润。

3）用镊子将 Transwell 小室置于 24 孔板内，每孔加入 200 μL 细胞悬液，至 37℃培养箱中，培养 8 ~ 10 h。

4）取出小室，用 PBS 轻轻漂洗（勿放置时间久，以防底层细胞可能会脱落），取新的 24 孔板加入 4% 多聚甲醛 600 μL，将小室放入后固定 20 ~ 30 min。

5）弃固定液后，用 0.25% 结晶紫（甲醇配制）染色 20 min，PBS 洗 3 遍，除去未与细胞结合的结晶紫。

6）用棉签轻轻擦拭小室的上侧，将非特异性结合于小室上表面的染料擦掉，并适当风干。

（2）划痕法检测肿瘤细胞的迁移能力

1）细胞培养。

2）在铺满 80% 以上的贴壁肿瘤细胞，先用记号笔在细胞培养皿背后，均匀地画两条竖线，将画线区标记上 1、2、3。

3）用蓝色枪头比着直尺，尽量垂直于背后的横线在细胞单层上划痕 3 条，宽度约 0.5 cm，枪头要垂直，不要倾斜。

4）用 PBS 轻轻吹洗细胞 3 次，去除划下的细胞，加入无血清培养基或低浓度血清培养基。

5）缠好封口膜，放入 37℃、5% CO_2 培养箱，培养 24 h 或 48 h。

（3）显微测量

1）将物镜测微尺置于显微镜的载物台上，同观察标本一样，将有刻度的一面朝上，且将小圆圈调于视野中央。

2）先用低倍镜观察，对准焦距。待看清物镜测微尺的刻度后，转动目镜，使目镜测微尺的刻度与物镜测微尺的刻度相平行，并使两尺的左边第一条线相重合，再向右寻找两尺的另外一条重合线。

3）记录两条重合线间的目镜测微尺的格数和物镜测微尺的格数。

【结果判定】

（1）Transwell 小室法检测肿瘤细胞的迁移能力

1）在高倍显微镜下选取 5 个视野观察细胞并计数（图 1.2.12A）。

2）按下列公式计算细胞迁移率。

细胞迁移率 = 穿过膜细胞数 / 接种入小室细胞总数 ×100%

（2）划痕法检测肿瘤细胞的迁移能力

1）24 h 或 48 h 后，观察细胞生长状态，并选取 5~10 个位置，4× 物镜下测量划痕宽度，取平均值（图 1.2.12B、C）。

2）按下列公式计算细胞迁移率。

迁移率（%）=（原始划痕宽度—检测时划痕宽度）/ 原始划痕宽度 ×100%

（3）显微测量

1）按下列公式计算目镜测微尺每格长度。

每格长度 = 两个重叠刻度间物镜测微尺格数 ×10/ 两个重叠刻度间目镜测微尺格数（μm）

2）以同样方法，分别在不同倍率的物镜下测定测微尺上每格的实际长度（按需测定）。

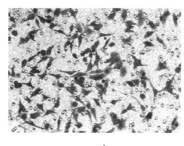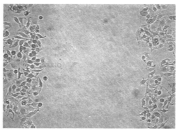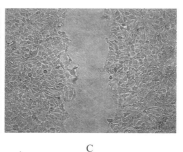

A　　　　　　　　　　　　B　　　　　　　　　　　　C

图 1.2.12　细胞迁移测定

A. Transwell 上的细胞；B. 原始划痕宽度；C. 检测时划痕宽度

【注意事项】

（1）做划痕实验需采用无血清或者低血清（<2%）培养基，以免细胞增殖影响结果。但由于细胞内信号传导系统整体性下调，细胞迁移速度也会慢很多。

（2）在用 PBS 冲洗细胞时要贴壁慢慢加入，以免冲散单层贴壁细胞，影响实验结果。

（3）在不同时间点检测时，需保证对比同一区域的划痕宽度，以解决前后观察时位置不固定的问题。

（4）检测划痕宽度时，细胞培养皿上盖无须打开，以保持无菌状态。

（5）划痕时不要过于用力，以免划伤培养板影响细胞对划痕的修复。

（张春梅）

七、肿瘤细胞凋亡的诱导与检测

形态学检测是鉴定细胞凋亡最直接的方法，它既可以通过光学显微镜直观检测细胞凋亡的形态学变化，也可用来观察生活状态下的细胞凋亡进程。

细胞凋亡的形态学检测常采用细胞化学法处理细胞，如 HE 染色、吉姆萨染色、甲基绿－派洛宁染色、锥虫蓝染色或荧光染料（吖啶橙或荧光探针 Ho.33342）染色。由于用吉姆萨染色检测细胞凋亡状态的操作简便、色彩鲜艳、对比度好、细胞核和凋亡细胞着色清晰，能够长期保存且不褪色，因而成为普遍应用的方法。吉姆萨染液是一种复合染料，基本成分是天青和伊红，适用于多种细胞染色，尤其是显示细胞核和染色体。由于细胞凋亡时细胞核染色质边集浓缩，染色体 DNA 断裂碎片进入凋亡小体，因此可被很好地显示。

目前，诱导细胞凋亡的方法主要有紫外照射和药物诱导等，其中药物诱导由于安全系数高，便于操作，因而是实验室中首选的方法。常见的药物诱导剂有很多，它们可通过不同的机制介导细胞凋亡。例如：大蒜素、姜黄素和白藜芦醇可通过降低线粒体膜电位，诱导细胞色素 C 释放和激活胱天蛋白酶（caspase）或下调 *Bcl*–2 等抗凋亡基因的表达促进细胞凋亡；而鬼臼毒素和顺铂等可通过诱导 DNA 损伤及 DNA 链断裂引发细胞凋亡。另外，紫杉醇和长春新碱也可通过促进细胞分裂期的微管异常，影响 *Bcl*–2 等表达而导致细胞凋亡。

本实验选取对数生长期的体外培养细胞，通过在培养液内加入细胞凋亡诱导剂后经吉姆萨染色，检测凋亡细胞形态。

【实验用品】

（1）实验材料：肿瘤细胞。

（2）试剂：PBS（pH7.0）、吉姆萨染液、甲醇、大蒜素、二甲苯、中性树胶。

（3）仪器与器材：普通光学显微镜、载玻片、圆玻片、CO_2 培养箱、24 孔板等。

【方法】

（1）体外培养肿瘤细胞，2～3 日传一代。在实验前一日将细胞以 2×10^4 个 /mL 接种于预先放入圆玻片的 24 孔板中。

（2）当细胞培养至密度在 50%～70% 时，加入工作浓度为 60 mg/L 的大蒜素，放入 CO_2 培养箱培养 2～4 h。

（3）取出圆玻片，用 PBS 溶液轻轻漂洗 2 次。充分干燥后，用甲醇固定 5～10 min，空气干燥。

（4）用吉姆萨染液染色 10～20 min 后，流水冲洗，充分干燥。

（5）加二甲苯透明 2 min，然后将圆玻片倒放在载玻片上并用中性树胶封片，镜下观察。

【结果判定】

在高倍镜下，正常肿瘤细胞核染成蓝紫色或紫红色，圆形或椭圆形。细胞质淡染，边

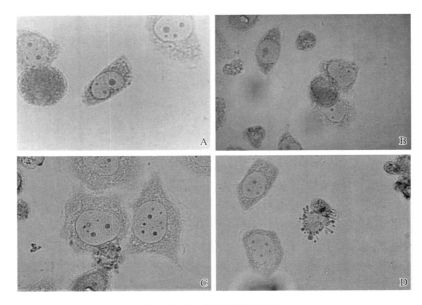

图 1.2.13　肿瘤细胞的凋亡

A. 可见弯曲变形的新月形（肾形）细胞核；B. 核边缘化，且可见染色质呈深色，聚集在细胞下部；

C. 可见多个未释放的凋亡小体，被染成蓝色；D. 可见发生凋亡的细胞正在释放凋亡小泡

界不明显。凋亡细胞核内发生染色质边集，呈深紫色。胞体周围凋亡小体着色深浅不一，深染者提示含有染色质断片，但晚期的凋亡小体淡染且碎片不规则（图 1.2.13）。

【注意事项】

实验中干燥的过程一定要放在空气中，以肉眼观察切片上的水分消失后再进行下一步操作。否则无法控制染色，影响实验结果观察。

（张春梅）

八、细胞自噬检测及观察

利用细胞自噬发生中微管相关蛋白 1 轻链 3B（LC3B）与绿色荧光蛋白（GFP）形成的融合蛋白在细胞质中的形态改变检测自噬。无自噬发生时，GFP-LC3B 融合蛋白弥散在胞质中；当细胞处于饥饿诱导下，GFP-LC3B 融合蛋白转位至自噬体膜，在荧光显微镜下形成多个明亮的绿色荧光斑点，一个斑点相当于一个自噬体，可以通过计数来评价自噬活性的高低。

【实验用品】

（1）实验材料：人肺腺癌 A549 细胞、pEGFP-C1/LC3B 质粒。

（2）试剂：脂质体转染试剂、RPMI-1640 培养基、Hanks 液。

（3）仪器与器材：6 孔板、荧光共聚焦显微镜。

【方法】

（1）将细胞培养至对数生长期，接种于 6 孔板。当细胞密度为 70% ~ 80% 时，用脂质体转染试剂进行 pEGFP-C1/LC3B 质粒转染。

（2）转染 24 h 后，用过滤除菌的 Hanks 液洗 3 遍并加入与原培养基相同体积的 Hanks

液诱导细胞饥饿 12 h，对照组正常培养 24 h。

（3）共聚焦显微镜下观察两组细胞，并随机选取多个视野观察绿色荧光蛋白的表达和细胞内点状聚集的自噬体的形成。

【结果判定】

人肺腺癌 A549 细胞经饥饿诱导后，在荧光显微镜下可见对照组与实验组细胞均显现绿色荧光，且实验组中多数细胞均出现点状聚集的自噬体，而对照组细胞中无自噬体的出现。

【注意事项】

（1）细胞生长密度对质粒转染效率影响较大，通常转染前细胞生长密度为 70% ~ 80% 为宜。

（2）脂质体与质粒的转染比例也是影响转染效率的重要原因。

（邓　凡）

九、肿瘤细胞增殖活力的检测及分析

细胞增殖是细胞在周期调控因子的作用下，通过 DNA 复制、RNA 转录和蛋白质合成等一系列反应而进行的分裂过程，是生物生长、发育、繁殖和遗传的基础。细胞增殖和活力检测广泛应用于分子生物学、肿瘤生物学和药理学等研究领域，是评价细胞代谢、生理和病理状况的重要方法。

细胞代谢法检测细胞增殖通常是将四唑盐加入细胞培养基内，然后用酶联免疫分析仪测定其光吸收值，从而间接反映活细胞数量的方法。该方法的基本原理是这些四唑盐可被活细胞转化为有颜色的甲臜（formazan），而甲臜的数量与活细胞数量成正比。因此可利用这一特性直接进行细胞增殖和毒性分析。

CCK-8（cell counting Kit-8）检测法是由日本同仁化学研究所开发的检测细胞增殖、细胞毒性的方法，为 MTT 法的替代方法。该方法是在试剂盒中采用自己开发的主要为水溶性四唑盐 WST-8 的成分来代替四唑盐。该成分可在电子载体的作用下被线粒体中的脱氢酶氧化，还原为高度水溶性的橙黄色甲臜产物，且颜色的深浅与细胞的增殖成正比，与细胞毒性成反比。使用酶标仪在 450 nm 波长处测定 OD 值，就可以通过对比来判断细胞的活力。

由于 CCK-8 溶液可直接使用，无需预配各种成分，且其产物更易溶解，因而该检测方法操作简便，省时省力，敏感度高，结果准确，重复性好，无放射性，常用于细胞增殖测定或毒性实验。更为特殊的是，CCK-8 对细胞的毒性非常低，细胞经 CCK-8 检测后还可重复用于后续实验检测。CCK-8 检测适合于高通量药物筛选、细胞增殖测定、细胞毒性测定及肿瘤药敏试验。

本实验采用 CCK-8 检测法检测不同浓度的大蒜素对 HeLa 细胞增殖活力的影响。

【实验用品】

（1）实验材料：肿瘤细胞。

（2）试剂：CCK-8 试剂盒、PBS、DMEM 培养基、大蒜素等。

（3）仪器与器材：CO_2 培养箱、酶标仪、96 孔板、细胞计数板等。

【方法】

（1）在 37℃，5% CO_2 条件下培养 HeLa 细胞。

（2）每孔按 $5 \times 10^3 \sim 5 \times 10^4$ 个 /100 μL 细胞接种于 96 孔板，每组设 6 个平行孔，然后放入 CO_2 培养箱中培养。

（3）待细胞贴壁后，弃掉培养基，用 PBS 洗一遍后，加入不同浓度的大蒜素（10 mg/L、30 mg/L、60 mg/L、90 mg/L）继续培养 24 h、48 h 或 72 h。

（4）将 96 孔板中的培养基吸出后，按每孔 100 μL 培养基加入 10 μL 的比例的 CCK-8 试剂，然后放入培养箱中孵育 1 ~ 3 h。

（5）取出 96 孔板，将其置于酶标仪上，振荡 15 s 后，在 450 nm 波长下测量吸光值（OD）。

【结果判定】

利用商品化的 CCK-8 试剂盒在酶标仪上检测不同处理的细胞吸光度，并按下式计算细胞增殖活力。

细胞增殖活力（%）=（处理组细胞 OD 值 – 对照组细胞 OD 值）/ 对照组细胞 OD 值 ×100%

【注意事项】

（1）如待测物质有氧化或还原性，可在加 CCK-8 之前洗涤并更换新鲜培养基以去掉药物影响，如药物影响比较小可不更换培养基。

（2）使用 96 孔板接种贴壁细胞时，建议最小接种量为 1×10^3 个 /100 μL 培养基，以避免灵敏度相对较低。

（3）在设定空白对照时，培养基中也需加入 CCK-8 并培养相应的时间。在做加药实验时，还应考虑药物的吸收，可在加入药物的培养基中加入 CCK-8 并培养一定的时间。

（4）测定 450 nm 的吸光度作为空白对照。

（5）加 CCK-8 过程中，注意不要在孔中生成气泡，它们会影响 OD 值的读数。

（张春梅）

十、细胞群体中各周期时相百分比的测定及分析

细胞增殖周期分为 G_1 期、S 期、G_2 期和 M 期。在增殖周期中，细胞的 DNA 含量随各时期发生着周期性变化。例如：当 G_1 期的 DNA 含量为 2C（content）时，由于 S 期细胞进行了 DNA 复制，其 DNA 含量由 2C 逐渐变为了 4C，而 G_2 期和 M 期 DNA 含量仍为 4C。对于处于暂不增殖状态的 G_0 期细胞，其 DNA 含量为 2C。在细胞周期内，如果 DNA 含量发生异常变化，则有可能导致恶性肿瘤的产生。所以，对细胞进行 DNA 含量测定，分析细胞周期各时相的百分比，既可应用于对细胞周期理论研究方面，又可为临床的恶性肿瘤诊断、治疗和预防提供信息。

流式细胞术（flow cytometry，FCM）是对细胞或细胞器快速测量的先进技术。其原理是悬浮在液体中的分散细胞一个一个地依次通过测量区。当每个细胞通过测量区时，带有荧光、光散射、光吸收或电阻抗的细胞会产生电信号，而这些电信号可被测量、存贮和显示，于是细胞的一系列重要物理和生化特征就被快速地反映出来。

碘化丙啶是能够嵌入双链 DNA 和 RNA 碱基对中，并与之结合的荧光探针。由于

在染色前，用 RnaseA 排除了细胞中的 RNA 干扰，因此每个细胞能结合染料的数量与 DNA 含量成正比，即：每个细胞被激发后所发射的特异性荧光强度与它的 DNA 含量成正比。

本实验即利用碘化丙啶对小鼠肝细胞的 DNA 含量进行测定，以分析小鼠肝细胞细胞群体中不同周期时相的百分数量。

【实验用品】

（1）实验材料：小鼠。

（2）试剂：PBS（pH7.4）、70% 乙醇、0.1% RNaseA、0.005% 碘化丙啶、TritonX–100。

（3）仪器与器材：培养皿、冰盘、毛玻璃片、200 目筛网、300 目筛网、10 mL 离心管、1.5 mL 离心管、离心机、恒温水浴箱、流式细胞仪、冰箱。

【方法】

（1）小鼠经颈椎离断法处死后，取 2 g 肝组织于培养皿中，用冷 PBS 漂洗两遍。

（2）在培养皿中加入 5 mL PBS，然后在冰盘上用两个毛玻璃片轻轻研磨组织，直至看不到明显组织团块。

（3）用 200 目筛网将细胞滤至 10 mL 离心管中，并向离心管中加 PBS 至 9 mL。

（4）1 200 r/min 离心 5 min，弃上清，用 PBS 将沉淀的细胞重新悬起并清洗 1 次后，用 70% 乙醇固定细胞 2 h 以上。

（5）调整细胞悬液至 10^6 个 /mL。取 1 mL 细胞悬液，以 500 r/min 离心 10 min 去除乙醇，然后用 PBS 以 1 200 r/min 离心 5 min 清洗细胞两次。

（6）离心后弃上清，加 400 μL PBS 重新制成细胞悬液并再次用 300 目筛网将细胞滤至 1.5 mL 离心管中。

（7）向离心管中加入 100 μL RNaseA，37 ℃ 水浴 30 min 后置冰浴中终止 RNaseA 作用。

（8）加 400 μL 含 1/1 000 TritonX–100 的碘化丙啶，混匀，放入 4 ℃ 冰箱避光染色 30 min。

（9）上流式细胞仪检测，分析细胞周期各时相的百分比。

【结果判定】

按标准程序进行流式细胞仪检测，检测数量不低于 5 000 个细胞，一般为（2～3）× 10^4 个细胞。结果用仪器自带软件呈现并通过软件 ModFit 分析。其中，纵坐标是记录有效的细胞数（cell number）；横坐标是表示 DNA 含量（content）。G$_1$ 期、G$_2$ 期和 S 期细胞所占的百分比，在图中分别标示为：Dip G$_1$、Dip G$_2$ 和 Dip S。

【注意事项】

（1）消化制备的细胞必须为单个细胞悬液，且样本不可过度吹打以免产生碎片，影响上机检测。

（2）玻璃器皿和试剂要干净灭菌，避免带有灰尘。

（3）避免 DNA 的降解。

（张春梅）

第三节　虚拟实验技术

虚拟实验是指借助多媒体技术、仿真技术和虚拟现实技术等技术手段，在计算机上营造的可辅助、部分替代甚至全部替代传统实验各操作环节的相关软硬件操作环境。实验者可以像在真实环境中一样完成各种实验项目，所取得的实验效果等价甚至优于在真实环境中所取得的效果。

由于虚拟实验是建立在一个虚拟的实验环境（仿真平台）之上，因而更注重实验操作的交互性和实验结果的仿真性。它的实现不仅有效缓解了高校在经费、场地、器材等方面所面临的困难和压力，而且还能够突破传统实验对时间、空间的限制，无论是学生还是教师，都可以自由、无顾虑地随时随地上网进入虚拟实验室，操作仪器，进行各种实验。这有助于提高学生的参与度和学习兴趣，提高实验教学质量。另外，对于某些操作过程复杂，需要多次培训才能达到效果的实验，以及由于安全等问题不适合学生实际动手操作，但还需要观摩和操作以加深认识和理解的实验，都可通过高清实验视频和真实再现实验过程等虚拟实验达到教学目的。

一、生殖细胞的分离提取与体外受精

（一）实验简介

显微注射技术（microinjection）是利用显微操作系统和微量注射针，将外源目的基因直接注入受精卵的原核，并整合到受体细胞基因组内后，再通过胚胎移植技术将该受精卵移植到受体动物子宫内发育，以获得转基因动物的一项技术。它又包括细胞核移植技术、显微注射技术、嵌合体技术、胚胎移植技术以及显微切割技术等。

显微注射技术可广泛应用于植物和动物的细胞发育领域，它为体内生理活动和体外生化过程研究架起了桥梁。其中，将特定的分子探针及衍生的细胞间质成分导入活体细胞，也为研究细胞功能的调控机制提供了新视野。由于显微注射技术可直接对基因进行操作，整合率较高，因而是目前建立转基因动物极为重要的方法。此外，通过显微胚胎注射技术实现体外受精也是目前临床上解决不孕不育问题的重要技术之一。

本实验通过开展生殖细胞的分离提取和体外受精（显微注射）的虚拟仿真实验练习，不仅可使学生了解显微注射技术的工作原理和使用方法，而且还能结合临床，使学生掌握一定的生殖医学知识，为今后解决相关临床问题打下基础。

（二）制作单位

深圳大学。

（三）实验平台

国家虚拟仿真实验教学课程共享平台。

（何海涛）

二、细胞精细结构与动态变化的超高分辨显微镜观察

（一）实验简介

荧光显微镜是利用一定波长的光激发标本，使之发出荧光，然后通过物镜和目镜系统

的放大以观察标本荧光图像的形状及所在位置的仪器。它是由光源、滤板系统和光学系统等主要部件组成。由于荧光显微镜检测率高，对细胞刺激小，还可多重染色，使它成为一种重要的可用于研究细胞内物质的吸收、运输、化学物质分布及定位等生理活动的实验设备。它是细胞生物学和免疫细胞化学的常用仪器，可对物质进行定性和定量研究。

超高分辨率荧光显微成像技术是一项对活细胞进行定位的新型显微技术。它突破了光学成像中的衍射极限，可把传统成像分辨率提高10~20倍，达几十纳米。其具有空间分辨率高、时间分辨率快和成像深度好等特点。该技术可在细胞膜蛋白分布、细胞骨架、线粒体、染色质、神经元突触以及原核生物的研究中广泛应用。

本实验通过使用超高分辨率荧光显微镜观察虚拟细胞样品的精细结构，使学生了解超高分辨率荧光显微镜的工作原理和使用方法，学习和观察超高分辨率荧光显微镜下细胞的精细结构与分布。

（二）制作单位

辽宁师范大学。

（三）实验平台

国家虚拟仿真实验教学课程共享平台。

（何海涛）

三、活体细胞中关键生物分子的荧光成像虚拟仿真实验

（一）实验简介

体内正常代谢可产生活性氧（reactive oxygen species，ROS），它与很多疾病的发生密切相关。例如在病理条件下，当活性氧的产生和清除失去平衡，会导致细胞的损伤，包括对核酸和蛋白质的氧化损伤和对生物膜的损伤等。但体内的活性氧也可对机体产生有利影响，例如当机体的吞噬细胞在细胞膜受到刺激时，可通过呼吸暴发机制产生大量活性氧，而活性氧又是吞噬细胞发挥吞噬和杀伤作用的主要介质。目前，活性氧家族主要包括超氧阴离子自由基（$\cdot O_2^-$）、过氧化氢（H_2O_2）、羟自由基（$\cdot OH$）和单线态氧，它们都是有氧代谢的副产物。大多数细胞中，超过90%的氧是在线粒体中消耗的，其中2%的氧是在线粒体内膜和基质中被转变成为氧自由基。可见，线粒体是活性氧的一个重要来源。

实验室常用的检测活性氧方法有化学发光法、紫外–可见分光光度法、荧光光度法等。它们都是利用活性氧可与不同的化合物发生化学反应，并产生各种不同反应物的特性，根据这些反应物或者其变化程度进行定量或者定性分析。

本实验利用过氧化氢与探针分子相互作用后荧光信号的变化，来实现实时检测活体细胞中的生物大分子。实验模拟了操作的全过程，包括探针分子溶液的配置、光谱性质考察、细胞培养、染色实验及共聚焦显微镜的使用。通过本实验，学生可掌握关键生物分子（钙离子、过氧化氢、氢离子等）的检测原理、检测方法和步骤。

（二）制作单位

华东师范大学。

（三）实验平台

国家虚拟仿真实验教学课程共享平台。

（何海涛）

四、动物细胞培养

（一）实验简介

细胞培养技术是在体外人工环境中培养细胞时使细胞正常生长存活的技术。它常用于观察活细胞的形态结构和生命活动，是细胞生物实验的基础操作，主要应用于细胞学、遗传学、免疫学、实验医学和肿瘤学等多学科研究。同时，由于其易提供大量生物性状相似的实验对象，且耗资少，因而也成为生物制品、单克隆抗体生产和基因工程等的材料来源。

细胞的原代培养是直接从生物体获取细胞进行的培养。由于细胞刚从活体组织分离出来，故更接近于生物体内的生活状态。这一方法可为研究生物体细胞的生长、代谢、繁殖提供有力的手段，同时也为以后传代培养创造条件。最常用的原代培养有组织块培养和分散细胞培养。培养的细胞可获得永生性（immortality）或称为恶性性（malignancy），即细胞获得持久性的增殖能力，这样的细胞群体也称为连续细胞系（continuous cell line）。该细胞核型大多为异倍体，其接触抑制也消失。

细胞在体外培养常受环境等因素的影响，如生存空间及营养有限则会导致细胞出现死亡。因此当细胞增殖到一定密度后，适当分离出一部分细胞和更新营养液，使细胞更好地生存显得十分必要，这一过程也称为传代。

本实验包括细胞培养、复苏、传代、冻存及动物细胞的原代培养等操作技术，通过教学视频和虚拟实验，可让学生尽快掌握操作注意事项，了解细胞培养技术的流程。

（二）制作单位

河南大学。

（三）实验平台

国家虚拟仿真实验教学课程共享平台。

（何海涛）

五、细胞凋亡的诱导和检测

（一）实验简介

细胞凋亡是在一定生理病理条件下，由基因严格调控而发生的一种细胞生理性自杀过程。由于这种死亡方式是由基因控制的生理性死亡过程，所以又称程序性细胞死亡（programmed cell death，PCD）。它是一个基因控制的、主动和高度有序的，有一系列酶参与的不同于细胞坏死的过程。

细胞死亡是每一个细胞的必经之道，而细胞凋亡则是最常见的细胞死亡形式。不仅在多细胞个体中不可或缺，甚至有一些单细胞个体也会出现或多或少的细胞凋亡特征。细胞凋亡在胚胎发育、造血、免疫乃至肿瘤形成中都有极为重要的作用，它能通过清除无用、多余、受损、突变或衰老及被病毒感染的细胞，以维持内环境稳定，发挥积极的防御功能，以确保细胞正常生长发育。

细胞凋亡既可以发生在细胞正常发育和病理等过程中，也可以通过人工诱导产生。目前，能引起细胞凋亡的因子可分为三大类：物理因子（紫外线、γ 射线、热激、冷激）、化学因子（超氧自由基、羟自由基、H_2O_2、重金属离子）和生物因子（肿瘤坏死因子、生物毒素、抗肿瘤药物、DNA 和蛋白质合成抑制剂）等。

本实验通过 DNA 片段化检测（DNA ladder）和 AO/EB 复染法的视频，使学生掌握离体诱导细胞凋亡及检测常规方法，掌握用荧光显微镜观察凋亡细胞的形态学变化，并从观察结果初步推断和识别凋亡细胞的具体阶段。了解细胞凋亡原理、一般凋亡过程和形态特征，以及诱导细胞凋亡因素。

（二）制作单位

华中师范大学。

（三）实验平台

医学魔课（MOEC）虚拟实验云平台。

（何海涛）

六、CCK-8 细胞增殖活力检测虚拟实验

（一）实验简介

MTT 法又称 MTT 比色法，是一种检测细胞存活和生长的常用方法。其检测原理为：活细胞线粒体中存在的琥珀酸脱氢酶，能使外源性 MTT 还原为水不溶性的蓝紫色结晶甲臜并沉积在细胞中，而 DMSO 能溶解细胞中的甲臜使其释放至胞外产生颜色。由于死细胞无此功能，因此用酶联免疫检测仪在特定波长（490 nm 或 560 nm）处测定其光吸收值，即可间接反映活细胞数量。因为在一定细胞数范围内，MTT 的结晶形成量与细胞数成正比。该方法已广泛用于生物活性因子的活性检测、大规模的抗肿瘤药物筛选、细胞毒性试验以及肿瘤放射敏感性测定等。MTT 法只能用来检测细胞相对数和相对活力，而不能测定细胞绝对数。另外，在用酶标仪检测结果时，为保证实验结果的线性，MTT 的吸光度值最好在 0～0.7 范围内。尽管 MTT 的特点是灵敏度高、成本低，但由于 MTT 试剂有毒性，现在大多为 CCK-8 代替。

CCK-8 是一种基于 WST-8 的，能广泛应用于细胞增殖和细胞毒性研究的快速高灵敏度检测试剂。WST-8 是一种类似于 MTT 的化合物，它可在电子载体（1-methoxy PMS）存在的情况下，被线粒体中的脱氢酶还原为具有高度水溶性的橙黄色甲臜产物。对于同样的细胞，其颜色的深浅与活细胞数量成正比，即细胞增殖数量越多，颜色越深；而细胞毒性越大，则颜色越浅。因此可利用这一特性直接进行细胞增殖和毒性分析。

本实验是通过教学视频和虚拟实验的学习，使学生掌握检测细胞增殖能力的方法、原理，使其熟悉实验操作的基本过程，能分析细胞增殖能力大小的数据。

（二）制作单位

上海交通大学医学院。

（三）实验平台

医学魔课（MOEC）虚拟实验云平台。

（何海涛）

七、PI 标记法检测细胞周期

（一）实验简介

碘化丙啶（propidium iodide，PI）是可与细胞内 DNA 和 RNA 结合的特定试剂，当用

RNA 酶将 RNA 消化后，可通过流式细胞仪检测到与 DNA 结合的 PI 荧光强度。它可直接反映细胞内的 DNA 含量。因为细胞周期各时相的 DNA 含量是不同的，通常正常细胞的 G_1/G_0 期具有二倍体的 DNA 含量（$2N$）；G_2/M 期具有四倍体的 DNA 含量（$4N$）；而 S 期的 DNA 含量介于二倍体和四倍体之间。因此，通过流式细胞仪的 PI 染色法对细胞内的 DNA 含量进行检测时，即可以将细胞周期各时相进行区分，然后再通过特殊软件计算各时相的百分率。

本实验是通过教学视频和虚拟实验的学习，使学生掌握 PI 检测细胞周期的原理，使其熟悉流式细胞仪的使用流程，能分析流式细胞仪的峰图和散点图。

（二）制作单位

上海交通大学医学院。

（三）实验平台

医学魔课（MOEC）虚拟实验云平台。

（何海涛）

🅔 **数字资源**

📝 自测题　　　🔲 自测题解答　　　🖥 教学 PPT

第三章　细胞生物学实验应用案例

第一节　溶酶体被后天破坏造成的疾病

【案例】

患者，男，35 岁。电焊工作人员。为多赚钱养家，患者曾长期每日工作时长超过 10 小时。患者自述每日下班时全身都是灰，像从煤堆里出来一样，洗脸水都呈咖啡色。从事电焊工作四年后，患者始觉胸闷、胸痛，并伴有干咳。后干咳逐渐加重，彻夜难眠。患者在年度体检中，经医疗机构诊断，确诊为尘肺病患者。

【分析】

尘肺病又称肺尘病、尘肺、硅肺，是一种肺部纤维化疾病。患者因长期处于充满尘埃或结晶硅粉尘的场所而吸入大量灰尘，灰尘积存于末梢支气管下的肺泡中。一段时间后，肺内发生变化，形成纤维化灶。尘肺病的主要症状为呼吸短促、发烧、疲倦、无食欲、胸痛、干咳和呼吸衰退等，可引发肺癌、肺结核、硬皮病及其他病变。

（1）发病机制：石英（二氧化硅）的溶解度很低，被人体吸入后，能在肺内长期存留，当它沉积在肺泡中时能很快被巨噬细胞吞噬。由于石英表面的羟基基团可与次级溶酶体膜上脂蛋白中的受氢体（氧、氮、硫等原子）形成氢键，从而改变了溶酶体膜的通透性，使溶酶体内的酶释放到胞质中，引起细胞自溶死亡。而当尘粒被释放后，再被其他巨噬细胞吞噬，使吞噬和死亡过程反复发生。

（2）发病条件：含尘粒的巨噬细胞死亡是硅肺发病的首要条件。这是因为巨噬细胞崩解后能释放出一种致纤维化因子（H 因子），它能刺激成纤维细胞使胶原纤维增生。另外，当含尘粒的巨噬细胞崩解后，还可释放出抗原物质，引起免疫反应，使抗原抗体的复合物沉积于胶原纤维上发生透明性变。

【方法】

（1）分组：实验组分正常对照组、乳胶微球对照组、二氧化硅实验组（或不同作用时间组，如 2 h、4 h、8 h）。

（2）培养巨噬细胞至对数生长期，然后正常对照组加入生理盐水，阳性对照组加入乳胶微球，其他加入二氧化硅粉尘。

（3）培养一定时间后，将细胞固定、制片。

（4）用酸性磷酸酶标记染色后，观察细胞形态改变。

（何海涛）

第二节　细胞外基质疾病

【案例】

弗罗拉·海曼，1955 年生，身高 1.96 米。其生前为美国女排运动员，是 20 世纪 80 年代世界女子排球领域著名的"三大主攻手"之一。海曼身材高大，四肢修长，弹跳能力强，击球点高，扣球凶狠有力，防守和拦网都十分出色。作为美国女排的灵魂人物，她曾带队在 1984 年洛杉矶奥运会上拿到亚军。1986 年 1 月，海曼在日本参加比赛时猝死。经解剖分析发现其患有马方综合征，其死因为主动脉撕裂。

【分析】

马方综合征又名蜘蛛指（趾）综合征，发病率为 0.04‰ ~ 0.1‰，属先天遗传性结缔组织病，为常染色体显性遗传，有家族史。患者往往体形高瘦，身高明显异于常人，且下半身比上半身长；四肢细长，双手下垂能超过膝盖，双臂张开平伸指距大于身长。病变以骨骼畸形最为常见（全身管状骨，手指和脚趾呈蜘蛛脚样）。同时患者多有高度近视，但以心脏大血管改变最为致命，95% 的患者死于心血管并发症（常见的是动脉瘤破裂和充血性心力衰竭）。如不经治疗，患者平均寿命不超过 32 岁。

（1）发病机制：胶原是胞外基质中最主要的水不溶性纤维蛋白，其含量最丰富的主要是 I、II、III 型胶原，它可形成类似的纤维结构。其中，I 型胶原约占人体胶原含量的 90%，常形成较粗的纤维束，主要存在于皮肤、肌腱、韧带及骨中，具有很强的抗张强度；II 型胶原主要存在于软骨中；III 型胶原广泛分布于具有伸展性的组织，如皮肤、血管及内脏等疏松结缔组织，它在皮肤损伤后的修复阶段含量显著增高，而在创伤修复或炎性反应初期，胶原分子间缺乏交联。

胶原在不同组织中行使不同的功能，例如：哺乳动物皮肤中的胶原常分布于皮下结缔组织中，且编织成柳条状，使其具有多方向的抗张作用；肌腱中的胶原沿肌腱的长轴平行排列，与承受拉力的方向一致，从而使肌腱具有很强的韧性。另外，细胞在不同的发育阶段可表达不同类型的胶原。例如：胎儿皮肤中含有的大量 III 型胶原能随发育的进程逐渐被 I 型胶原所取代；随着年龄增长，胶原分子交联增多，胶原纤维结构变得紧密，从而导致皮肤、血管及组织变僵硬呈现出衰老特征。此外，胶原还可通过细胞表面受体的介导与细胞内骨架相互作用，从而影响细胞的增殖、运动和分化。

（2）发病条件：患者由于有不同程度的胶原缺失，因此他们的关节较常人更加灵活，但由于其主动脉血管壁的胶原缺失，使血管壁在受到长期血流冲击的作用下会发生主动脉壁分层，因此在承受不住压力时即可发生主动脉撕裂。

【方法】

（1）分组：实验分正常对照组、胶原酶降解组。

（2）培养成纤维细胞，待细胞生长至 80% ~ 90% 后，胶原酶降解组加入胶原酶作用 2 min 后换液。

（3）将正常组和胶原酶降解组分别制片、免疫组化染色（标记 I 型胶原）后观察。

（何海涛）

【参考文献】

1. V. P. Torchilln，V. Weissig. 脂质体 . 邓意辉，徐晖，译 . 北京：化学工业出版社，2007.

2. 李凡，刘永茂，肖纯凌 . 基础医学实验教程 . 2 版 . 北京：高等教育出版社，2011.

3. 王金发，何炎明，刘兵 . 细胞生物学实验教程 . 2 版 . 北京：科学出版社，2011.

4. 罗深秋 . 医学细胞生物学实验指导及复习思考题 . 北京：科学出版社，2012.

5. 余光辉 . 图解细胞生物学实验教程 . 北京：化学工业出版社，2013.

6. 李虹，梁素华 . 医学生物学与医学细胞生物学实验教程 . 2 版 . 北京：科学出版社，2014.

7. 张雅青 . 医学细胞生物学实验教程 . 北京：科学出版社，2015.

8. 左伋，刘艳平 . 细胞生物学 . 3 版 . 北京：人民卫生出版；2015.

9. 陈誉华，陈志南 . 医学细胞生物学 . 6 版 . 北京：人民卫生出版社，2018.

10. 刘佳，周天华 . 医学细胞生物学 . 2 版 . 北京：高等教育出版社，2019.

11. 朱海英 . 医学细胞生物学实验教程 . 2 版 . 北京：高等教育出版社，2020.

第 2 篇

医学免疫学实验

第一章　医学免疫学实验总论

第一节　抗原纯化与鉴定

抗原是所有能激活和诱导免疫应答的物质。通常抗原是指能被 T、B 淋巴细胞表面特异性受体（TCR 或 BCR）识别及结合，激活 T、B 细胞增殖、分化，产生免疫应答效应产物（特异性淋巴靶细胞或抗体），并能与效应产物特异性结合，进而发挥适应性免疫应答效应的物质。

抗原种类繁多，最常见的是微生物抗原，如细菌、病毒、支原体、衣原体、真菌等。依据抗原化学性质的不同，可将其分为蛋白质抗原、多糖抗原、脂类抗原、核酸抗原等；依据其存在形式的不同，则可分为颗粒性抗原、可溶性抗原；依据二者免疫原性与抗原性的不同，又可分为完全抗原和半抗原。

理论上抗原可以是自然界所有的物质，但机体免疫细胞通常识别的抗原是蛋白质，当然也可识别多糖、脂类、核酸等。在免疫学实验中，制备纯化的抗原常用于免疫动物，以制备免疫血清（多克隆抗体）及抗原特异性的 B 细胞（用于单克隆抗体制备）。抗原的纯度是制备优质免疫血清的最基本条件，决定免疫血清特异性的强弱和效价的高低，任何不纯的抗原都会阻碍主要抗体的产生。因此，用于制备免疫血清的抗原，都应在条件许可的范围内最大程度地进行纯化。

蛋白质抗原、多糖抗原、脂类抗原、核酸抗原均为生物大分子。迄今已知的分离纯化生物大分子的方法主要利用它们之间特异性的差异，如在分子大小、形状、酸碱性、溶解度、极性、电荷和对其他分子亲和性等方面存在的差异。目前纯化蛋白质的 3 种关键方法是层析法、离心法和电泳法。

一、抗原纯化

（一）抗原粗分离

（1）细胞的处理：生物体的基本结构和功能单位是细胞。提取生物大分子抗原，首先要破碎细胞，使大分子释放出来，并保持其天然状态，不损失生物学活性。要选择适当的方法，将组织和细胞破碎，破碎程度越高，则目的抗原产量就越高。如果原材料是提取液、体液（如血浆）、代谢排泄液（如尿液），以及细胞外可溶性的多肽激素、蛋白质、酶等，则不需要破碎细胞。不同生物组织以及同一生物的不同组织，其细胞破碎难易程度不一，使用方法也不完全相同，如动物胰脏、肝脏、脑组织比较柔软，原料量少时可用匀浆器（homogenizer）破碎或用超声波处理法（ultrasonication）破碎，若处理材料量较大，则可用高速组织捣碎机。细菌的破碎比较困难，因整个细菌的骨架非常坚韧，故破碎细菌常用超声波振荡法、高压挤压法、交替冻融法及酶消化法等方法。

（2）细胞器的分离：生物大分子在细胞内分布情况不同。DNA 几乎全部集中在细胞核内；RNA 大部分分布于细胞质；各种酶在细胞内的分布也有一定的定位，如细胞色素氧化酶只存在于线粒体中。细胞器的分离，一般采用差速离心法（differential centrifugation）。细胞经过破碎后，在适当的介质中进行差速离心，细胞各组分因质量大小不同而沉降于离心管内不同区域。

（3）提取液的进一步分离：获得上述提取液后，进一步分离蛋白质类抗原可以采用透析法、盐析法、等电点沉淀法、超滤法等。核酸的粗分离采用稀碱法、浓盐法、苯酚法。以下仅就蛋白质类抗原的几种分离方法作简要介绍。

1）透析法：是将待提纯蛋白质溶液置于具有半透膜性质的透析袋中，然后将透析袋放于适当离子强度的溶液中。无机盐等小分子溶质可以自由地通过半透膜，而蛋白质等大分子物质则不能通过半透膜，留在袋内，从而达到去除盐分子等小分子物质和平衡样品的目的。透析技术主要用于样品的除盐、组分分离和浓缩。

2）盐析法：蛋白质在水溶液中的溶解度受蛋白质分子上离子基团周围的水分子数目影响，即取决于蛋白质的水合程度。故可通过向水溶液中加入中性无机盐的方法控制蛋白质在溶液中的溶解度。低浓度的中性盐可以增加电解质物质的溶解度，此为盐溶；高浓度中性盐的盐离子与蛋白质分子争夺水分子，使蛋白质分子表面水化膜破坏，溶解度降低，导致电解质物质从溶液中沉淀析出，即盐析。常用于盐析法的中性盐为饱和硫酸铵。

3）等电点沉淀法：在电解质溶液中，蛋白质所带的电荷性质和数量，与溶液的 pH 及蛋白质的等电点密切相关。当溶液的 pH 高于蛋白质的等电点时，蛋白质带负电，相反则带正电。蛋白质等电点与溶液 pH 相差越大，其携带电荷量就越多，溶解度也越高。对于大多数蛋白质来说，其在溶液中的溶解度在其等电点附近的 pH 条件下达到最小值。因此，可根据样品中各种蛋白质等电点的差异，选择适当 pH 的溶液对蛋白质进行分级分离。

4）超滤法：是用特制的不同孔径的薄膜对溶液中各种溶质分子进行选择性过滤的方法。当溶液在一定压力下通过膜时，中小分子透过，大分子被截留。超滤技术的优点是操作简单、对溶质活性影响小、速度快、回收率高，一次操作可同时完成分离、除盐、浓缩、除菌过滤等几个目的。通过超滤法蛋白质回收率可达 90%，蛋白质稀溶液可浓缩至 10% ~ 50%。

（二）抗原精制

多数实验要求抗原纯度在 90% 以上，因此还需对抗原进一步精制。抗原精制多采用层析法、离心法、电泳法等方法。层析法包括凝胶过滤层析、离子交换层析、吸附层析、亲和层析等；离心法有差速离心法和密度梯度离心法；电泳法包括聚丙烯酰胺凝胶电泳、等电聚焦电泳等。

1. 层析法

（1）凝胶过滤层析：又叫凝胶过滤、分子筛层析等，是根据溶质分子大小不同而进行分离的一种层析方法。凝胶是由胶体溶液凝结而成的固体物质。无论天然凝胶还是人工合成的凝胶，它们的内部都具有很细微的多孔网状结构。凝胶层析的机制是分子筛效应，如同过筛那样。相对分子质量大的溶质分子不能进入凝胶的微孔内，只能从凝胶颗粒的间隙随流动相流动，因此流动路径较短，向下流动的速度快；相对分子质量小的物质能进入凝胶的微孔中，使其流动的路径变长，向下流动的速度较慢。不同大小的溶质分子由此得到分离。

根据凝胶结构和性能的不同，可将凝胶过滤层析所用凝胶分为以下几类。

1）葡聚糖凝胶（sephadex）：是一种具有三维网状结构的高分子化合物，其是由左旋糖酐 –70 和交联剂环氧氯丙烷，通过醚键相互交联聚合而成的球形多孔凝胶颗粒。葡聚糖凝胶中的交联剂和葡聚糖两者的浓度越高交联度越大，网孔结构越紧密，空隙越小，吸水后体积膨胀就越小，凝胶刚性强、流速快；反之，交联剂浓度低，交联度小，网孔结构疏松，吸水后体积膨胀大，凝胶容易被压缩变形，因此流速会发生变化。

葡聚糖凝胶对碱比较稳定，在酸性环境中其糖苷键易水解，因此其再生常用碱溶液处理。葡聚糖凝胶的型号是以吸水量的多少来表示，如 "G-100" 中的数字 100 即由每克干胶吸水量 10 mL 再乘以 10 得来。

2）聚丙烯酰胺凝胶：是丙烯酰胺与甲叉双丙烯酰胺交联成的球形聚丙烯酰胺的亲水性凝胶。强酸强碱会使酰胺基水解，水解时引起羧基脱落。该凝胶在 pH5.5 ~ 6.5 时可以用高压消毒。凝胶孔径的大小取决于聚合时交联剂的多少。该凝胶在 pH2 ~ 10 范围内稳定。大多数缓冲液及 SDS（十二烷基硫酸钠）、盐酸胍、尿素、20% 乙醇溶液可安全使用。

3）琼脂糖凝胶：是由琼脂中分离出来的天然凝胶，它的商品名因生产厂家不同而异。琼脂糖凝胶是一种大孔凝胶，其工作范围远大于前面所述两种凝胶。该凝胶工作下限几乎相当于葡聚糖凝胶和聚丙烯酰胺凝胶的上限，它主要用于分离相对分子质量为 400 000 以上的物质，如核酸和病毒等。

琼脂糖凝胶是大分子多聚糖，它由 D- 半乳糖和 3，6- 脱水 -L- 半乳糖交替结合而成，主要依靠糖链之间的次级键（如氢键）来稳定网状结构。网状结构的疏密依靠改变糖浓度的方法来控制。该凝胶不带电荷、吸附能力非常小，在琼脂糖上也不被吸附，在缓冲液离子强度大于 0.05 mol/L 时，对蛋白质几乎没有非专一性吸附，是凝胶层析的一种良好的惰性支持物。

4）聚丙烯酰胺葡聚糖凝胶（Sephacryl）S 型：是由丙烯葡聚糖与甲叉双丙烯酰胺交联的球形凝胶。该凝胶的特点是机械性能好、分离速度快、分辨率高、化学稳定性强，可用 0.5 mol/L NaOH 清洗，在 SDS、6 mol/L 盐酸胍及 8 mol/L 尿素溶液中均较稳定。中性时可以高压消毒，在 pH3 ~ 11 范围内使用，但低 pH 条件下可使右旋糖酐链水解。Sephacryl S 型凝胶适用于分离生物大分子，如蛋白质、核酸、多糖等。

凝胶过滤层析时选择哪一种凝胶介质，需根据实验目的而定。比如，分离相对分子质量较接近的溶质时，应尽量选用分离范围较窄的凝胶型号；分离脂溶性样品应选用耐有机溶剂的凝胶，如 Sepharose CL 类凝胶。对于同种型号的凝胶，组别分离常选用粗或中粗的凝胶，它的流速快；分级分离则选用细或超细的凝胶，使样品区带扩散小，分辨率高。

（2）离子交换层析（ion exchange chromatography，IEC）：是一种分离纯化混合物的液 - 固相层析方法。该法依据的原理为分离物质的阳离子或阴离子能与相对应离子交换剂间的静电结合，即利用物质在酸碱性、极性等方面的差异，通过离子间的吸附和脱吸附而将电解质溶液各组分分开，它是从复杂的混合物体系中，分离性质相似生物大分子的有效手段之一。离子交换层析包括离子交换剂平衡，样品加入和结合，改变条件以产生选择性吸附、取代、洗脱和离子交换剂再生等步骤。样品加入后用起始缓冲液将未被结合的物质从交换剂上洗掉。由于电荷不同，物质对离子交换剂的亲和力大小也不同，通过改变洗脱液离子强度和 pH，可使这些物质按亲和力大小顺序依次从层析柱中洗脱出来。

离子交换层析由 5 个步骤组成：① 离子扩散到树脂的表面。② 离子通过树脂扩散到交换位置。此过程由树脂的交联度和溶液的浓度所决定，被认为是控制整个离子交换反应的关键过程。③ 在交换位置上进行离子交换。离子交换是瞬间发生的，是一个平衡过程。被交换的分子所带的电荷越多，它与树脂的结合也就越紧密，被其他离子取代也就越困难。④ 被交换下来的离子通过树脂扩散到表面。⑤ 用洗脱液洗脱，被交换下来的离子扩散到外部溶液中。

离子交换树脂的交换过程是可逆的。遵循化学平衡的规律，吸附过程是由于一定量的混合物通过交换柱时，混合物的离子不断被交换，其浓度逐渐减少，因而全部或大部分被交换而吸附在树脂上。洗脱过程则是由于连续添加新的交换溶液，交换平衡不断地朝正反应方向移动，直至完全交换。

离子交换树脂可分为阳离子交换树脂和阴离子交换树脂。如分子表面带负电荷的抗原，可与阴离子交换纤维素表面正电荷发生可逆结合。通过改变流动相的离子强度或 pH，使结合的蛋白质按结合力（电荷量）的不同，由弱到强先后被洗脱，从而达到分离的目的。

（3）吸附层析：该层析方法以吸附剂为固定相，流动相中的不同溶质在通过固定相时，由于它们的吸附和解吸能力不同，使它们在柱中的移动速度不同，从而达到分离的目的。

按照溶质保留机制的不同，吸附剂可分为极性和非极性两类。常用的吸附剂有氧化铝、硅胶、磷酸钙等，其中磷酸钙凝胶分离蛋白的效果较好。活性化磷酸钙凝胶 – 羟基磷灰石（HA）在 Ig 纯化中被广泛应用，对核酸、蛋白质则有很高的吸附性能，并能区分其天然和变性的状态。

（4）亲和层析：是利用生物大分子之间所形成的特异性亲和力而创建的层析技术。常用的具有特异性亲和力的分子对有：特异性抗原与抗体；激素与其受体；酶和底物；酶和酶的竞争性抑制剂；酶和辅酶；核糖核酸与其互补的核苷酸链等。其中与固相结合的称为配基，另一方则称作配体。亲和层析具有简便、快速、纯化效率高、回收率高，不改变蛋白质生物学活性等优点。

亲和层析的第一步是将配基固相化，即将配基结合到固相层析介质表面，然后再将固相化的配基填充到层析柱内制备成亲和层析柱。因此，亲和层析过程包括载体选择、配基选择、配基固相化、样品吸附、样品洗脱等步骤。

2. 离心法

离心法是指使溶液中悬浮的粒子在离心力的作用下，向离心管底部沉降，最终与溶液上清液分离的方法。该法广泛地用于蛋白质的分离、浓缩。用于抗原制备的离心法主要有差速离心法和密度梯度离心法。

（1）差速离心法：该法是利用离心时溶液中各种粒子因密度不同而产生的沉降速度差异，达到分离的目的。该法可以对一种样品在不同的离心转速下进行多次离心，使样品得到纯化。差速离心法的优点是技术简单、分离速度快，可以在较短的时间内将非均一的颗粒悬浮液分离成几种不同的组分，分离样品容量大。但这种方法只能粗提或浓缩某些组分。

（2）密度梯度离心法：该法是在密度梯度介质溶液的顶部铺上一薄层样品进行离心。样品中的各组分在离心力的作用下，按照各自不同的沉降系数在与其密度相同的位置形成一系列的区带。

3. 电泳法

带电颗粒在电场作用下向与其电性相反的电极移动，称为电泳（electrophoresis）。蛋白质分子是由氨基酸组成的，而氨基酸带有可解离的氨基（—NH_3^+）和羧基（—COO^-），是典型的两性电解质，在一定的 pH 条件下就会因解离而带电。蛋白质带电荷的性质和多少取决于蛋白质分子的性质、溶液的 pH 和离子强度。在某一 pH 条件下，当蛋白质分子所带的正电荷数恰好等于负电荷数，即净电荷等于零，此时蛋白质在电场中不移动，溶液的这一 pH，称为该蛋白质的等电点（isoelectric point，pI）。如果溶液的 pH 大于 pI，则蛋白质分子会解离出 H^+ 而本身带负电，蛋白质分子在电场中向正极移动；如果溶液的 pH 小于 pI，则蛋白质分子结合一部分 H^+ 而带正电，蛋白质分子在电场中向负极移动。

（1）聚丙烯酰胺凝胶电泳：聚丙烯酰胺凝胶是由单体丙烯酰胺（acrylamide，Acr）和交联剂甲叉双丙烯酰胺（methylene-biacrylamide，Bis），在加速剂和催化剂的作用下聚合交联成三维网状结构的凝胶，以此凝胶为支持物的电泳称为聚丙烯酰胺凝胶电泳（polyacrylamide gel electrophoresis，PAGE）。其优点如下：①凝胶透明，有弹性，机械性能好；②化学性能稳定，与被分离物不产生化学反应；③在 pH 和温度变化时凝胶性质稳定；④几乎无电渗作用，样品分离重复性好；⑤样品不易扩散，且用量少，灵敏度可达 10^{-6} g；⑥通过改变单体及交联剂的浓度可调节凝胶孔径，可根据被分离物的相对分子质量选择合适的浓度；⑦分辨率高。

PAGE 可用于蛋白质、酶、核酸等生物分子的分离、定性、定量及制备检测，还可用于测定蛋白质的相对分子质量、等电点等。

（2）等电聚焦电泳（isoelectric focusing，IEF）：该法利用一种特殊的缓冲液（两性电解质）在凝胶（常用聚丙烯酰胺凝胶）内制造一个 pH 梯度。电泳时，每种蛋白质在迁移到凝胶中其等电点（pI）的 pH 处时，因为失去电荷（净电荷为零）而停止泳动，将形成一个很窄的区带，以此实现蛋白质的精制。

（付海英）

二、抗原鉴定

蛋白质抗原经一系列分离纯化后，需进行抗原纯度和活性鉴定。通常对同一个样品必须采用多种方法进行鉴定，只有当样品通过了所有的鉴定实验，才能确定该样品的纯度。

（1）层析分析：将样品用层析方法进行分析，根据洗脱图谱测定各洗脱部分的比活力。如果所有部分的比活力都相同，则认为该样品在层析性质上是均一的，称为层析纯。常用的层析方法如前文介绍的凝胶过滤层析、离子交换层析等。目前高效液相层析因更为灵敏、快速、分辨率高而得到广泛应用，通常情况下蛋白质抗原纯度以高效液相法为标准。蛋白质高效液相纯度若达 95%，基本可以满足绝大多数实验要求。

（2）电泳分析：电泳法既能分析蛋白抗原纯度，又能确定其相对分子质量大小，因此电泳法是最常用、简便的抗原鉴定技术。根据电泳过程中蛋白质是否变性，电泳法又分为非变性电泳和变性电泳。非变性电泳（聚丙烯酰胺凝胶电泳）是利用蛋白质抗原天然特性（相对分子质量和电荷的差异）进行电泳，鉴定抗原纯度更为有利。变性电泳常使用二硫基乙醇或二硫苏糖醇等使蛋白分子间二硫键破坏，并利用 SDS 使蛋白分子均匀带上大量负电荷，可以更确切地测定蛋白亚基相对分子质量。SDS–聚丙烯酰胺凝胶电泳是最常用的一种准确、快速、灵敏的变性电泳方法。分析型等电聚焦法可用来判断蛋白质等电点的均一性。如果蛋白质抗原样品电泳后显示单一条带，说明蛋白质达到电泳纯。

（3）氨基酸组成分析法：通过对蛋白质各种氨基酸组成的分析可以准确鉴定出蛋白质的纯度。

（4）免疫化学法：该法将免疫学技术与层析技术、电泳技术相结合，提高了鉴定的准确性。常用技术如免疫电泳技术、免疫扩散技术、免疫印迹技术等，可以检测蛋白质纯度与抗原特异性。

（5）生物活性鉴定法：各种生物活性因子纯化后，纯化产物是否保留了天然生物学活性，均需根据各因子的特性分别进行相应的检测才能确定。

（付海英）

第二节　抗体制备及纯化技术

抗体是由 B 淋巴细胞在抗原刺激后增殖分化为浆细胞所产生的免疫球蛋白，抗体可在体内、体外与刺激其产生的抗原发生特异性的结合。

由于抗体具有与相应抗原发生特异性结合的特性，抗体在体内外发挥了重要的作用。在体内，抗体是发挥体液免疫应答的重要效应分子，也是进行免疫治疗的重要手段；在体外，抗体在抗原的鉴定、纯化及临床疾病的诊断等方面均发挥了重要作用。

目前，人工制备的抗体主要包括多克隆抗体（polyclonal antibody，PcAb）、单克隆抗体及基因工程抗体。以下简要介绍几种抗体的制备及纯化方法。

一、抗体的制备

（一）多克隆抗体的制备

抗原起特异性反应的结构只占其分子很小一部分，抗原分子中决定抗原特异性的特殊化学基团，称为抗原决定簇（antigenic determinant），又称为表位（epitope）。抗原决定簇是抗原结构和功能的最小单位，可与特异性抗体 Fab 段或致敏淋巴细胞膜表面的特异性抗原识别受体（BCR/TCR）结合，是适应性免疫应答特异性的基础。免疫应答的特异性是免疫学中重要标志，也是抗原的特殊功能。人们正是利用这一特性，才能够对某些疾病进行特异性的诊断、治疗和预防。

抗原通常具有多种不同的抗原决定簇，当用抗原去免疫动物后，每一种抗原决定簇都会刺激表达特异性识别该抗原决定簇的 BCR 的 B 细胞克隆发生免疫应答，产生针对该抗原决定簇的特异性抗体。这些由不同 B 细胞克隆产生的抗体混合物称为多克隆抗体。因此，免疫血清就是针对抗原物质中多种抗原决定簇产生的多种抗体的混合物。

多克隆抗体的优势：①制备周期短、成本低；②针对多种抗原决定簇，受抗原构象变化影响小，可以提高检测的灵敏度。多克隆抗体的缺点：①含有免疫球蛋白的不同类、亚类、型和独特型，即具有异质性，特异性差，且难以标准化；②抗体本身作为大分子蛋白，含有多种抗原决定簇，血清中 Ig 的不同类和亚类、型和独特型，可以刺激机体产生多种抗抗体，这些抗抗体如果再与抗毒素结合，会发生超敏反应，严重时可危及生命。

制备多克隆抗体的常用方法就是用纯化抗原免疫动物，获取免疫动物血清。其具体制备过程包括选择动物、制备免疫原、制备佐剂、制定免疫途径及剂量、免疫血清效价的测定、采血及分离血清、免疫血清的保存。

1. 选择动物

实验室中作为免疫用的动物主要有哺乳类和禽类。选择动物时要注意以下几个方面。

（1）抗原与动物的种系关系：抗原来源与宿主之间种系关系越远，其免疫原性越强；反之，种系关系越近，则免疫原性越弱。如用鸡的卵清蛋白免疫兔等哺乳动物是强的抗原，而用于免疫亲缘关系较近的鸭或鹅，则抗原性较弱。

（2）免疫血清的需要量：如需大量的免疫血清，应选用体型较大的动物（如绵羊）；如所需的免疫血清量少，可选择体型较小的动物（如豚鼠、家兔）。

（3）动物的生理状态：由于个体差异的存在，同一种系不同个体对同一抗原刺激产生的抗体效价有很大差异。用于制备免疫血清的动物应为适龄、健壮、无感染的动物。

2. 制备免疫原

免疫原是指用于免疫动物的抗原。免疫原的质量是制备优质免疫血清的最基本条件，它决定免疫血清特异性的强弱和效价的高低。

抗原的纯度是制备特异、高效免疫血清的关键因素之一。任何不纯的抗原都会阻碍主要抗体的产生。故无论何种抗原，都应在条件许可的范围内最大限度地进行纯化。

免疫所需抗原的剂量应根据抗原免疫原性强弱、免疫次数、免疫途径及所用动物的种类而定。剂量过低不能产生足够的免疫刺激，剂量过高则易诱发免疫耐受。在一定范围内，抗原剂量与免疫反应强度成正相关。一般而言，蛋白质抗原免疫家兔的剂量为 $0.2 \sim 1.0$ mg/ 次，免疫大鼠的剂量为 $0.1 \sim 1.0$ mg/ 次，免疫小鼠的剂量为 $50 \sim 100$ μg/ 次，加强免疫的剂量为首次剂量的 $1/5 \sim 2/5$。

性状不同的抗原，免疫方式不同。颗粒性抗原可直接注入动物体内，刺激产生相应的抗体；而对于可溶性抗原，要制备出效价高的免疫血清，必须使用一定的佐剂，以提高免疫反应性，增加抗体的产生。

3. 制备佐剂

佐剂是预先（或与抗原同时）注入机体，可增强机体对抗原的免疫应答或改变免疫应答类型的物质。目前常用于实验动物的佐剂是弗氏完全佐剂（Freund complete adjuvant，FCA）和弗氏不完全佐剂（Freund incomplete adjuvant，FIA）。常用于人类疫苗的佐剂是氢氧化铝凝胶佐剂，还有一些新型的佐剂。

（1）佐剂的作用：可通过以下几种机制促进抗体的产生。

1）改变抗原的物理性状以延缓抗原释放，如脂质体。

2）非特异性增强免疫功能。

3）改变免疫应答类型，如弗氏不完全佐剂增强体液应答。

4）刺激淋巴细胞的增殖分化，如弗氏佐剂、细胞因子、脂多糖等。

（2）佐剂的种类

1）弗氏不完全佐剂（FIA）：又称水油乳剂，一般由液状石蜡和羊毛脂组成。

2）弗氏完全佐剂（FCA）：在弗氏不完全佐剂中加入卡介苗（ $2 \sim 20$ mg/mL）即成为弗氏完全佐剂。

3）氢氧化铝凝胶佐剂：可由硫酸铝钾和氢氧化钠配制而成。

4）其他佐剂：细菌内毒素、矿物油、甲基纤维素、水杨酸、明矾、琼脂、明胶等均可刺激机体增强免疫力。

　　4. 制定免疫途径及剂量

　　免疫途径无严格规定，通常依抗原的性质和注射量的大小而定。较常用的注射途径为皮内、皮下、肌内、淋巴结、腹腔和静脉等。

　　（1）颗粒抗原免疫法：红细胞、细菌等颗粒性抗原通常不用加佐剂，可经如下途径进行免疫。

　　1）皮下注射：正常家兔皮下注射剂量是 0.4 mL 左右。一般采用多点注射法，最多可注射 10 个位点。小鼠的注射通常在颈背部或两侧腹股沟，注射剂量一般为 50 ~ 100 μL。

　　2）肌内注射：可使抗原缓慢释放，多用于免疫家兔。家兔的肌内注射量通常为 0.2 ~ 0.4 mL，多采用后腿股部肌内注射。

　　3）皮内注射：免疫大动物十分常用。与肌内注射一样，皮内注射也可使抗原缓慢释放。家兔的皮内注射剂量一般不超过 0.1 mL。一只家兔一般可以注射 40 个位点。接种物应在皮肤上形成一个皮丘。

　　4）腹腔注射：常用于小的啮齿动物。小鼠的腹腔注射量一般为 0.2 ~ 0.5 mL。

　　5）静脉注射：多用于强化免疫，很少用于首次免疫。直接静脉注射易在致敏动物发生肺栓塞和过敏性休克，应谨慎选择。

　　通常间隔 3 ~ 5 日加强免疫，于最后一次免疫后 7 日采集血清，测抗体效价。

　　（2）可溶性抗原免疫法：可溶性抗原通常需与佐剂混合后再免疫动物。通常采用皮下注射、肌内注射、腹腔注射及皮内注射。但必须注意：①弗氏佐剂抗原不适合静脉注射；②弗氏佐剂抗原皮内注射时，注射位点会产生小的溃疡；③弗氏完全佐剂不能第二次使用。

　　第一次免疫间隔 2 ~ 3 周后，加强免疫一次，以后每 7 ~ 10 日加强一次。加强免疫的次数与抗原的免疫原性强弱和动物对抗原的敏感性有关。如果抗原的免疫原性弱，需多次加强才能获得高效价的抗血清。通常是直接检测血清效价，观察免疫效果。

　　5. 免疫血清效价的测定

　　测定免疫血清效价是掌握采血时机的重要步骤，又称试血。

　　（1）颗粒性抗原相应抗体测定：细菌性抗原可用凝集反应，细胞性抗原可用补体依赖的细胞毒等方法测定相应的抗体。

　　（2）可溶性抗原相应抗体测定：可溶性抗原可采用沉淀反应（如环状沉淀、琼脂扩散等）测定。目前比较常用的是酶联免疫吸附试验（enzyme linked immunosorbent assay，ELISA），该法较为简便、快速、敏感，而较此法更为敏感的则是放射免疫测定法。可根据具体情况决定采用哪种检测方法。

　　6. 采血及分离血清

　　无论是免疫大动物还是小动物，采血方法均可分为一次放血法和多次少量放血法两种。

　　（1）一次放血法：家兔等大动物可采用颈动脉放血法，豚鼠等小动物可通过心脏直接采血。

　　（2）多次少量放血法

　　1）耳缘静脉法：家兔等大动物可通过耳缘静脉多次采血，一次从家兔采血最大量是 10 mL。注意一次采血不要过多，以免引起动物贫血。

　　2）尾静脉法：小鼠、大鼠等动物可通过剪掉尾尖的方法多次收集血液。大鼠一次最多可收集 1 mL 的血液。

3）心脏采血法：豚鼠通常采用心脏采血法，每次取血 3 ~ 5 mL。

（3）血清分离：采血后，血液应在 37℃放置 30 ~ 60 min 使之凝固。将血凝块与采集器表面分开，置 4℃冰箱过夜，使血凝块收缩。离心，移出血清，置 56℃水浴中 30 min 灭活补体。

7. 免疫血清的保存

免疫血清的保存通常采用如下三种方法。

（1）冷冻保存：冷冻之前先用干冰急速冷冻，然后放 –20℃冷冻。该法保存期长，在保存期间应尽量避免反复冻融，否则可使抗体变性，效价降低甚至完全失效。

（2）冷冻干燥保存：为较好的保存方法。将免疫血清分装于安瓿中，急速低温冰冻，在低温干燥管内干燥，火焰封口。

（3）加防腐剂保存：常用的防腐剂有叠氮化钠（0.01%）、硫柳汞（0.1%）、苯酚（0.5%）。免疫血清中加入防腐剂后可放 4℃冰箱保存 1 ~ 2 年，但标记荧光的抗体不能加叠氮化钠，因叠氮化钠对荧光素有淬灭作用。

（二）单克隆抗体的制备

一个淋巴细胞只能识别一种抗原决定簇。因此，一个 B 淋巴细胞或其克隆所分泌的抗体是仅针对一种抗原决定簇的性质单一的抗体，称为单克隆抗体（monoclonal antibody，McAb）。与多克隆抗体相比，单克隆抗体特异性强、性质均一，容易标准化。

B 淋巴细胞虽能产生特异抗体，但不能在体外长期培养传代，所以不能采用培养单个 B 细胞的方法制备单克隆抗体。直到 1975 年，Köhler 和 Milstein 应用细胞融合技术并采用选择性培养基——HAT 培养基，建立了单克隆抗体的制备方法——杂交瘤技术，解决了这个难题。

1. 单克隆抗体制备原理

（1）细胞融合技术：细胞融合是指在一定的条件下将两个或多个动物细胞融合为一个细胞的过程。融合后形成的细胞称为杂交细胞（hybrid cell）。杂交细胞具有亲代两个或多个细胞的遗传信息。依据此原理，只要将能够产生特定抗体的 B 淋巴细胞与骨髓瘤细胞融合就能形成杂交瘤细胞（hybridoma），这种杂交瘤细胞具有亲代细胞的特性（B 淋巴细胞能产生特异性抗体，骨髓瘤细胞能够长期在体外培养）。因此，一旦获得杂交瘤细胞株，就可以随时通过体外培养获得大量的单克隆抗体。

（2）HAT 培养基：细胞融合是随机的两个或者多个细胞的融合。杂交瘤技术一般是应用抗原免疫后的小鼠脾脏细胞（内含分泌特异性抗体的 B 淋巴细胞），与小鼠骨髓瘤细胞进行融合。经过融合处理的细胞包括以下几种类型：①分泌特异性抗体的 B 淋巴细胞与骨髓瘤细胞形成的杂交瘤细胞；②分泌非特异性抗体的 B 淋巴细胞与骨髓瘤细胞形成的杂交瘤细胞；③脾脏中其他细胞与骨髓瘤细胞形成的杂交瘤细胞；④互相融合的脾脏细胞；⑤互相融合的骨髓瘤细胞以及未融合脾脏细胞；⑥未融合的骨髓瘤细胞。

在体外培养过程中，未融合脾细胞及互相融合的脾细胞因为不能长期传代培养而逐渐被清除。但是各种杂交瘤细胞、互相融合的骨髓瘤细胞及未融合的骨髓瘤细胞，都可以长期传代培养。为了进一步将杂交瘤细胞分离出来，Köhler 和 Milstein 采用了 HAT 培养基。此操作的前提是制备杂交瘤的骨髓瘤是次黄嘌呤 – 鸟嘌呤磷酸核糖转移酶（hypoxanthine-guanine phosphoribosyl transferase，HGPRT）缺陷株。

HAT 选择性培养的原理如下：细胞内 DNA 合成有从头合成和补救合成两条途径。骨髓瘤细胞合成 DNA 主要是通过利用谷氨酰胺（G）、尿核苷单磷酸（U）合成 DNA，这是从头合成途径。此途径可被氨基蝶呤（aminopterin，A）所阻断。此外，还有补救合成途径（也称外源性途径或旁路途径），即通过细胞内的 HGPRT 利用次黄嘌呤（hypoxanthine，H）和通过胸腺嘧啶核苷激酶（thymidine kinase，TK）利用胸腺嘧啶核苷（thymidine，T）合成 DNA。由于氨基蝶呤阻断了从头合成途径，因此在 HAT 培养基中，只有能够利用补救合成途径的细胞才能进行 DNA 合成进而分裂增殖。用于细胞融合的骨髓瘤细胞株均为 HGPRT 缺陷株，因此未融合的骨髓瘤细胞、相互融合的骨髓瘤细胞均因不能合成 DNA、无法增殖而逐渐被清除。只有骨髓瘤细胞和免疫脾细胞融合所得到的杂交瘤细胞，从脾细胞获得了 HGPRT，又从骨髓瘤细胞得到无限生长的特性。因此，在 HAT 培养基中，只有杂交瘤细胞可利用补救合成途径合成 DNA，进而分裂繁殖。

2. 单克隆抗体制备流程

单克隆抗体的制备过程如下。

抗原免疫动物，分离获得脾细胞（含有分泌特异性抗体的 B 淋巴细胞）

↓

脾细胞与 HGPRT 骨髓瘤缺陷株融合，HAT 选择性培养获得杂交瘤细胞株

↓

筛选分泌待制备单克隆抗体的阳性孔

↓

克隆化培养获得单一的分泌待制备单克隆抗体的杂交瘤细胞株

↓

单克隆抗体的鉴定（类型、亚类、特异性、亲和常数、识别抗原决定簇等）

↓

单克隆抗体的大量制备（体外培养法或体内诱生法）

以上制备过程中几个概念简述如下。

（1）阳性孔筛选：筛选出含有分泌待制备抗体的杂交瘤细胞培养孔，是制备单克隆抗体的关键步骤。要求检测抗体的方法灵敏度高、特异性强、简便快速，且便于大量样本的同时检测。具体方法依抗原性质及抗体类型而定，常用方法有 ELISA 和免疫荧光技术。

（2）克隆化培养：阳性孔中可能有针对抗原不同决定簇的杂交瘤细胞，还有无关的杂交瘤细胞。对阳性孔进一步克隆化，获得单个杂交瘤细胞的克隆，可以确保单克隆抗体的单一性。最常用的克隆方法是有限稀释法，即将阳性孔细胞进行稀释，至平均每个培养孔含 1 个细胞，待细胞形成克隆再进行阳性孔筛选。

（3）单克隆抗体的鉴定：鉴定内容包括免疫球蛋白的类型、亚类、特异性、亲和常数、识别抗原决定簇等。

1）单克隆抗体类型、亚类的测定：通常采用双向琼脂扩散的方法，用兔抗小鼠 Ig 类型和亚类的标准抗血清测定单克隆抗体所属类型和亚类。

2）单克隆抗体特异性鉴定：主要检测抗体是否和目的抗原之外的其他抗原发生交叉反应。可采用的方法包括 ELISA、免疫荧光、放射免疫分析（radioimmunoassay，RIA 法）及蛋白印迹（Western blot）等。

3）单克隆抗体亲和常数测定：亲和常数反映的是抗体与抗原结合的能力。通常采用

RIA 法，通过 Scatchard 作图法确定亲和常数，该法较为精确。此外，还可用稀释抗体法（或饱和抗原法）粗略估计亲和常数。

4）单克隆抗体识别抗原决定簇的鉴定：一个抗原分子表面常有多个抗原决定簇，识别抗原决定簇的鉴定有相当的难度。对于一些结构清楚的抗原，可通过特定的化学反应来鉴定。但对于大部分抗原，只能判断各个单抗是否抗不同决定簇以及所识别决定簇的空间位置上的远近。

（三）基因工程抗体的制备

单克隆抗体与多克隆抗体比较，有许多优点，如特异性强、易于生产、类型均一等。但在实际应用中却存在如下问题：①鼠源性单克隆抗体对人有较强的免疫原性，可产生人抗鼠抗体（human anti-mouse antibody，HAMA），限制了单克隆抗体的临床应用；②完整的抗体分子较大，较难到达靶器官或者组织；③鼠源性抗体不能有效激活人体效应系统，如抗体介导的调理吞噬、抗体依赖细胞介导的细胞毒作用（ADCC）、补体依赖的细胞毒性（CDC）等效应；④制备过程繁琐、周期长、成本高。

随着分子生物学技术的不断发展，基因工程抗体越来越受到人们的关注。基因工程抗体制备简便，可以最大程度地去除鼠源性抗体的免疫原性，降低抗体分子的大小，还可以将药物、毒素等与抗体结合进行靶向治疗，并通过抗体 C 区的人源化介导调理吞噬、ADCC、CDC 等效应，极大地充实和发展了单克隆抗体的内涵。目前所发展的基因工程抗体主要包括以下几种类型。

1. 人 – 鼠嵌合抗体

人 – 鼠嵌合抗体（chimeric antibody）是最早制备成功的基因工程抗体。其方法是从杂交瘤细胞中克隆出小鼠源性抗体的可变区基因，将其与人抗体的恒定区基因连接，转染骨髓瘤细胞并使其表达抗体分子。嵌合抗体可部分去除鼠源抗体的免疫原性（鼠源性约30%），减少了人抗鼠抗体的产生；在人体应用时的半衰期也比鼠源性抗体延长数倍。此外，在构建时可有目的地选择抗体的 Ig 类别，更有效地发挥抗体效应。

2. 改形抗体

改形抗体（reshaping antibody）是用鼠源性单克隆抗体的互补决定区（complementary determining region，CDR）取代人抗体的相应部分，又称人源化抗体（humanized antibody）。构建改形抗体的技术难点是防止抗体亲和力下降。改形抗体中鼠源性部分所占比例很小（低于 10%），几乎完全避免了鼠源抗体的免疫原性。

3. 完全人源抗体

应用基因敲除技术敲除小鼠 Ig 基因，用人的 Ig 基因取代，再用目的抗原免疫小鼠获得淋巴细胞，采用杂交瘤技术产生人源化抗体。

4. 单链抗体

将重链和轻链可变区用 15～20 个氨基酸的连接肽（linker）连接后形成的单链分子，即单链抗体（single chain antibody）。此抗体大小约为完整抗体的 1/6，免疫原性低，穿透力强，在人体内半衰期短易清除，可与毒素或药物结合用于肿瘤的诊断和治疗。缺点是稳定性差，亲和力低，无 Fc 段，无法发挥调理吞噬、ADCC、CDC 等效应。

5. 单区抗体

单区抗体（single domain antibody）只包含一个重链或轻链可变区的多肽片段。目前所报道的单区抗体的抗原结合活性都不高。

6. 双特异性抗体

双特异性抗体（bispecific monoclonal antibody，BsAb）拥有两个不同的抗原结合位点，即抗体的两个 Fab 片段可以分别结合两个不同的抗原决定簇，也可以分别结合抗原决定簇和效应细胞，增强效应细胞的细胞毒性。

（付海英）

二、抗体的纯化

纯化抗体的方法很多，应根据抗体的用途、来源选择合适的纯化方法。常用的抗体纯化方法包括盐析法、凝胶过滤法、离子交换层析法、亲和层析法、高效液相色谱法等。

IgG 是血清中免疫球蛋白（immunoglobulin，Ig）的主要成分，约占血清总 Ig 的 75%，杂交瘤技术制备的单克隆抗体大多数也属于 IgG。IgG 的电泳迁移度很广，跨越 α、β、γ区。因此，要提纯 IgG 必须先用化学方法除去血清中的白蛋白，沉淀出 β 球蛋白，再用透析和过滤的方法去掉 γ 球蛋白中的盐类物质。脱盐后的 γ 球蛋白中含有各种免疫球蛋白，可根据这些蛋白质的相对分子质量和其他物理、化学性质上的差异，采用盐析法、离子交换层析法等获得较纯的 IgG。在此介绍比较常用的硫酸铵盐析法和 DEAE- 纤维素层析法。

（一）硫酸铵盐析法

硫酸铵盐析法是常用的分离蛋白质的方法之一。当高浓度的盐加入蛋白溶液中时，铵根离子或硫酸根离子同蛋白质竞争与水结合的机会，从而使蛋白质的溶解性降低逐渐从水溶液中沉淀析出。该方法操作简单，不引起蛋白质变性失活，但不足之处是所得抗体纯度不高，易受其他蛋白质的污染。因此，要得到较纯的抗体，必须与其他方法相结合使用。

（二）DEAE- 纤维素层析法

用硫酸铵盐析法提取纯化的 IgG 中还含有其他蛋白成分，为进一步得到纯的 IgG，还必须通过离子交换层析法。该法是一种利用一些带离子基团的纤维素或凝胶作为离子交换剂进行层析的方法。常用的离子交换剂有离子交换纤维素和具有离子基团的交联葡聚糖。常用的离子交换纤维素为二乙氨基乙基纤维素（Diethylaminoethyl cellulose，DEAE cellulose），即 DEAE- 纤维素，该物质具有碱性基团（NH_3），在溶液中与氢离子结合成带正电荷的阳离子（NH_4^+），可结合溶液中带负电荷的蛋白质。因此，DEAE- 纤维素又称阴离子交换剂。由于各种蛋白质的等电点、电荷、分子大小及与交换剂结合强度不同，因此可利用不同的置换条件将它们分开。

（付海英）

第三节　抗原抗体检测技术

抗原与相应的抗体在体外相遇时可发生特异性的结合，呈现某种反应现象，这是特异性免疫学检测的基础。

（1）抗原抗体反应主要特点：有四个特点，即特异性、比例性、可逆性、阶段性。

1）特异性：是抗原抗体反应最主要的特征，这是由抗原决定簇和抗体分子的超变区之间空间结构的互补性决定的。抗原抗体反应的特异性是各种免疫学检测技术的基本原理，已经在传染病的诊断与防治方面得到广泛的应用，并应用于肿瘤的诊断和特异性治疗等。

2）比例性：是指抗原与抗体发生可见反应需遵循一定的比例关系，只有当二者比例适当时才出现可见反应（如沉淀、凝集）。在抗原抗体比例相当或抗原稍过剩的情况下，反应最彻底，形成的免疫复合物沉淀最多、最大，此范围被称为等价带。而当抗原抗体比例超过此范围（抗体过剩带、抗原过剩带）时，反应速度和沉淀物的量都会迅速降低，甚至不出现抗原抗体反应。

3）可逆性：是指抗原抗体结合形成复合物后，在一定条件下还可解离为抗原与抗体的特性。抗原抗体反应是分子表面的非共价键结合，所形成的复合物并不牢固，可以随时解离，解离后的抗原、抗体仍保持原来的理化特征和生物学活性。

4）阶段性：是指抗原抗体反应可分为两个阶段，第一阶段是抗原抗体的特异结合阶段，此阶段仅需几秒到几分钟，尚无可见反应；第二阶段为可见反应阶段，需要数分钟、数小时乃至数日，反应时间受各种因素影响。

（2）影响抗原抗体反应的主要因素：包括电解质、温度和酸碱度。

1）电解质：在中性及碱性条件下，抗原抗体均带负电荷，适当浓度的电解质会使抗原、抗体失去一部分负电荷而互相结合，出现明显的凝集或沉淀现象。若无电解质存在，则不发生可见反应，通常应用生理盐水或者 PBS 作为稀释液，以提供适当浓度的电解质。

2）温度：适当提高反应的温度，可以增加抗原抗体分子碰撞的机会，加速复合物体积增大，提高反应速度。但温度过高（超过 $56\,^{\circ}\mathrm{C}$）将会使抗体、抗原变性或破坏。一般常用反应温度为 $37\,^{\circ}\mathrm{C}$。

3）酸碱度：抗原 – 抗体反应适宜的 pH 为 7 左右（6~8），pH 过高或过低均会影响抗原抗体的理化性质，引起非特异性酸凝集，影响反应的可靠性。

根据抗原的物理性状及参与反应的物质不同，抗原抗体反应可以分为凝集反应、沉淀反应、免疫标记技术、补体结合反应和中和反应等。本节仅对前三者作简要介绍。

一、凝集反应

颗粒性抗原或吸附于颗粒上的可溶性抗原（或抗体）与相应的抗体（或抗原），在电解质存在的条件下出现凝集物的现象，称为凝集反应。包括直接凝集反应、间接凝集反应、间接凝集抑制试验、协同凝集反应和抗球蛋白试验。

（一）直接凝集反应（direct agglutination）

在玻片或其他支持物上，颗粒性抗原（细胞、细菌等）或者结合于载体颗粒上的可溶性抗原与相应抗体在有适量电解质存在时，直接结合形成肉眼可见的凝集块。该方法简便、快速，为定性试验或半定量试验，常用于鉴定抗原、测定抗体的效价等。直接凝集反应又包括玻片凝集和试管凝集。

（1）玻片凝集：为定性试验，方法简便、检测速度快，常用于菌种鉴定及人的 ABO 血型鉴定。

（2）试管凝集：为半定量试验，在细菌和细胞鉴定中广泛应用。例如，用已知的病原菌为抗原，与患者血清作定量细菌凝集试验，如辅助诊断伤寒、副伤寒病的肥达试验（widal test），诊断斑疹伤寒的外斐反应（Weil–Felix reaction）。

（二）间接凝集反应（indirect agglutination）

将小分子可溶性抗原如激素、细菌及寄生虫提取物等（或者抗体）吸附到一种与免疫无关的颗粒性载体（红细胞、聚苯乙烯乳胶、活性炭等）表面，再与相应抗体（或者抗原）结合，能出现肉眼可见的凝集物。根据载体的不同，间接凝集反应又可分为间接血凝、间接乳凝和间接炭凝等。

间接凝集反应具有快速、简便、微量等特点，敏感性比沉淀反应高（亦比直接凝集高 2 ~ 8 倍），可用于检测微量抗原或抗体，如用于梅毒螺旋体、类风湿因子、乙肝表面抗原（HBsAg）、抗链球菌溶血素 O（ASO）、甲胎蛋白（AFP）等的检测。

（三）间接凝集抑制试验（indirect agglutination inhibition）

可溶性抗原与相应抗体充分作用后，再加入抗原致敏的载体颗粒，此时因抗体已与可溶性抗原结合，无法再与抗原致敏的载体颗粒结合，不再出现凝集现象。

过去临床常用的免疫妊娠试验即属于间接凝集抑制试验，现多用试纸条快速检测待检者尿中绒毛膜促性腺激素（HCG），其原理是斑点免疫层析法（douimmunochromatographic assay，DICA）。

（四）协同凝集反应（coagglutination）

金黄色葡萄球菌 A 蛋白（SPA）能与抗体 IgG 的 Fc 段结合，使之成为致敏的抗体，再与待检的抗原（细菌、病毒、毒素等）反应，如果抗体的 Fab 段能够与抗原发生特异性的结合，则金黄色葡萄球菌被动地发生凝集；反之，金黄色葡萄球菌不发生凝集。本试验中，金黄色葡萄球菌是 IgG 抗体的载体。

协同凝集反应操作简便、快速，具有特异性，灵敏性高。常用于病原微生物的快速鉴定，亦可用于淋巴细胞亚群、免疫复合物中特异性抗原的鉴定。

（五）抗球蛋白试验（antiglobulin test，coombs test）

人 ABO 血型系统的天然抗体为 IgM 类，可以发生凝集反应。但是某些血球凝集反应，如 Rh$^+$ 红细胞与抗 Rh 抗体的反应，因抗 Rh 抗体为 IgG 类，结合价为二价，与 IgM 类抗体相比，IgG 抗体分子较小，故而抗体与红细胞间的结合力不能克服细胞间的排斥力，不出现红细胞凝集现象。如果加入抗 IgG 的抗体（抗球蛋白抗体），则可以在包被了 Rh 抗体的红细胞之间建立数量较多、距离较远、排斥力较小的连接，进而出现凝集现象。根据检测对象不同，该试验有以下两种方法。

（1）直接抗球蛋白试验（direct coombs test）：是直接把抗人球蛋白抗体加入患者红细胞悬液中，如果患者红细胞已结合有抗 Rh 抗体，则出现凝集现象。

（2）间接抗球蛋白试验（indirect coombs test）：是用患者血清与已知 O 型的 Rh$^+$ 红细胞反应后加入抗人球蛋白抗体，如果患者血清中有抗 Rh 抗体，则出现凝集现象。

（付海英）

二、沉淀反应

可溶性抗原与相应抗体在电解质参与下（在溶液中或凝胶中彼此接触）相互作用，当两者比例适当时，出现肉眼可见的沉淀物，称为沉淀反应。沉淀反应又包括环状法、絮状法及琼脂沉淀反应，目前常用的是琼脂沉淀反应。该反应以琼脂凝胶为反应介质。当琼脂凝胶含水量大于 97% 时，形成网状结构，其孔隙可容许大分子物质自由扩散，阻力很小。

不同的物质由于它们的化学结构、相对分子质量、扩散系数的不同，在琼脂凝胶中的扩散速度亦有所差别。

琼脂沉淀反应分为单向免疫扩散、双向免疫扩散、对流免疫电泳、火箭电泳、免疫电泳和免疫比浊法。

（一）单向免疫扩散

单向免疫扩散（single immunodiffusion）是将抗体预先混入琼脂中，铺板，然后在板上打孔，孔中加入抗原。因为抗原能在琼脂中扩散，所以在抗原抗体比例适宜处形成白色沉淀环，环的直径与抗原量成正相关。可根据标准品浓度及沉淀环直径绘制标准曲线，从标准曲线上查出待测抗原的含量（图 2.1.1）。

单向免疫扩散主要用于临床免疫学，特别是各类免疫球蛋白、补体 C3、甲胎蛋白等的定量检测。本法的缺点是耗时，需要 1～2 日才能观察到结果。

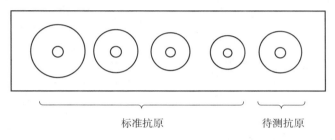

标准抗原　　待测抗原

图 2.1.1　单向免疫扩散结果示意图

（二）双向免疫扩散

双向免疫扩散（double immunodiffusion）是将抗原和抗体分别加入含有适量电解质的琼脂凝胶的相邻孔中，抗原与抗体均向孔的四周扩散，若两者相互对应，且分子比例适合，则扩散一定时间后在两孔之间相遇并生成白色沉淀线。如有多对不同抗原抗体系统同时存在时，便可依各自的扩散速度，在适当部位形成各自独立的沉淀线。

双向免疫扩散可推测抗原成分，判断两种抗原相关性（图 2.1.2），检测体液中各种蛋白成分（如 AFP、HBsAg 等）。此法耗时，需要 1～2 日才可以观察结果；灵敏度低。

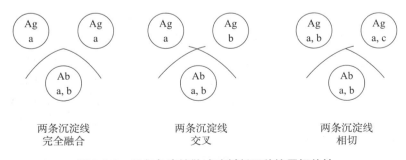

图 2.1.2　双向免疫扩散试验判断两种抗原相关性

（三）对流免疫电泳

对流免疫电泳（counter immuno electrophoresis）是将双向免疫扩散和电泳结合在一起，在电泳中进行双向扩散。试验中，将抗原加入近阴极孔，抗体加入近阳极孔。通电后，抗原在 pH 8.6 的缓冲液中带有负电荷，向阳极移动；抗体或免疫球蛋白的等电点为 6 ~ 7，在 pH 8.6 的缓冲液中带负电荷少，加之分子较大，移动缓慢，在电渗作用下，向阴极移动。抗原抗体相向移动，在二者比例合适处形成白色沉淀线。

对流免疫电泳也可对抗原（细菌、病毒）进行定性、定量分析，但是与双向免疫扩散试验比，抗原抗体在电场中只能做定向移动，自由扩散受到限制，因此不仅生成沉淀线的时间大为缩短（一般只需 30 min ~ 2 h），灵敏度比双向扩散法提高 10 ~ 15 倍（10 μg/mL）。

注：电渗是指在电场中，液体对于固体支持物的相对移动。这种移动是由缓冲液中的水分子和支持介质（如琼脂）表面之间产生的相关电荷所引起的。琼脂中的杂质电离时，对缓冲液中的离子表面有吸附作用，通常使水分子形成水合氢离子（H_3O^+），带正电荷的水分子在电场中向阴极移动，带动溶液中的分子也向阴极移动。此时颗粒在电场中泳动速度是颗粒受电荷作用的泳动速度与受电渗作用的泳动速度的矢量和。

（四）火箭电泳

火箭电泳（rocket electrophoresis）是将单向扩散和电泳结合在一起。在电场作用下，抗原在含定量抗体的琼脂中泳动，当两者比例合适时，生成的锥形沉淀线类似火箭（图 2.1.3）。在一定浓度范围内，此锥形沉淀线的高度与抗原量成正相关。以沉淀峰高度为纵坐标，抗原浓度为横坐标，绘制标准曲线，再根据待测抗原的沉淀峰高度在标准曲线上查找其浓度。

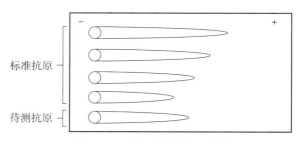

图 2.1.3　火箭电泳结果示意图

此法用于快速测定标本中的抗原含量，检测灵敏度与单向免疫扩散相仿，但由于电场的作用而耗时少。

（五）免疫电泳

免疫电泳（immuno electrophoresis）是将琼脂平板电泳和双向免疫扩散相结合的一种检测方法。制备琼脂平板时，在中间沿电泳方向放置一根玻璃棒。琼脂平板制备好后，将抗原样品在琼脂平板上进行电泳，使其中各种成分因电泳迁移率不同而分离成区带。然后将特异性抗体加入取出玻璃棒后形成的抗体槽内作双向免疫扩散。各区带中抗原分别在不同位置与抗体相遇，在适宜比例处形成沉淀弧。根据沉淀弧的数量、位置和形状，与已知标准抗原相对比，即可分析样品中的成分及其性质。

抗原含量多时，其沉淀弧紧靠小槽，反之则与小槽略有距离。白蛋白泳动最快，量又多，因此由它所形成的沉淀弧在最前面，又粗又大且紧靠小槽。丙种球蛋白区带含多种成分，它们的分子大而带电荷少，泳动慢，受电渗影响后退到加样点之后。由它所形成的沉淀弧细而拖长，从加样点前至加样点后。白蛋白沉淀弧与丙种球蛋白沉淀弧之间还有 2 ~ 3 条小沉淀弧，它们是 α 和 β 球蛋白（图 2.1.4）。血清中还有许多其他蛋白质抗原，因为量少，性质不稳定或者抗原性较弱等多种原因，在免疫电泳中不易生成可见的沉淀弧。

免疫电泳主要用于血清蛋白的组分分析，如对多发性骨髓瘤、重链病、系统性红斑狼疮、巨球蛋白血症、先天性无丙种球蛋白血症等患者血清蛋白的组分分析。亦常用于抗原抗体提纯物的纯度鉴定。

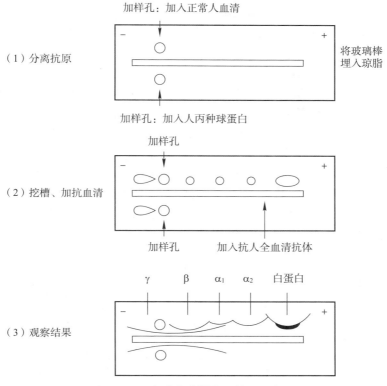

图 2.1.4　免疫电泳操作及结果示意图

（六）免疫比浊法

免疫比浊法（immunonephelometry）是抗原抗体结合动态测定方法。当抗原与抗体在特殊稀释系统中反应且比例合适（一般是抗体过量）时，形成的可溶性免疫复合物在稀释系统中的促聚剂（聚乙二醇等）作用下，自液相析出形成微粒，使反应体系出现浊度。当抗体浓度固定时，形成的免疫复合物的量随着待检样中抗原量的增加而增加，反应体系的浊度也随之增加。通过设置一系列标准品对照，测定对照与待检样品反应体系的浊度，即可计算出待检样品中抗原的含量。

（付海英）

三、免疫标记技术

用荧光素、酶或放射性同位素等示踪物质标记的抗体（或抗原）进行抗原抗体反应，标记物与抗体（或抗原）的化学联结不改变抗体（或抗原）的免疫学特性，同时标记物的性质依然存在，使检测灵敏度大大提高，可以对微量物质进行定性、定量或定位检测。

根据示踪物质不同，免疫标记技术主要有五种基本类型：免疫荧光技术、免疫酶技术、放射免疫分析、发光免疫分析和免疫胶体金技术。

（一）免疫荧光技术

荧光素是一种能够吸收激发光光能产生荧光，并能作为染料使用的有机化合物，亦称荧光色素或荧光染料。免疫荧光技术（immunoflurescence technique）是用荧光素标记抗体

（一抗或二抗）或者抗原，检测相应抗原或抗体的方法。

免疫荧光技术常用于检测组织或细胞的抗原或抗体，也可用于液相抗原或者抗体的检测，如免疫荧光抗体技术、流式细胞术等。

应用免疫荧光技术检测的组织切片常为冰冻切片，可防止固定液对抗原的损伤。目前用于标记抗体的荧光素主要有异硫氰酸荧光素（FITC）、藻红蛋白（phycoerythrin，PE）等。这些物质在激发光的作用下，可直接发出荧光，前者发黄绿色荧光，后者发红色荧光。根据目的和操作步骤的不同，免疫荧光技术可分为直接法、间接法、补体法及双重免疫荧光染色等。

（1）直接法：基本原理是将荧光素标记的已知抗体直接进行细胞染色或组织染色测定未知抗原，用荧光显微镜、流式细胞仪、激光扫描共聚焦显微镜进行观察及测定。直接法具有操作简便、省时、特异性强的特点，但敏感性不如间接法，且检测不同的抗原，需要不同的特异性标记抗体，成本较高（图 2.1.5）。

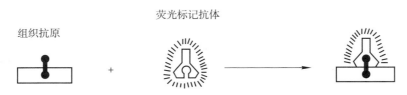

图 2.1.5　荧光标记直接法原理示意图

（2）间接法：用一抗与样本中的抗原结合，再用荧光素标记的二抗进行染色。一抗对标本中的抗原来说起抗体作用，但对标记有荧光素的二抗来说又起着抗原作用。间接法既可检测抗原又可检测抗体，具有制备一种标记抗体可以检查多种抗原，敏感性高等特点。缺点是参加反应的因子较多，产生非特异性染色的机会也增多，且染色时间也较长（图 2.1.6）。

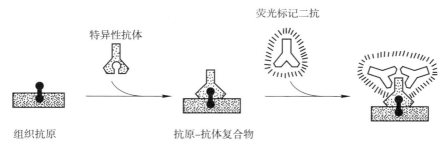

图 2.1.6　间接法原理示意图

（3）补体法：是间接法的改良，采用特异性抗体同新鲜补体混合后再与标本上的抗原反应，补体就结合在抗原抗体复合物上，再用抗补体的荧光抗体与补体结合，形成抗原–抗体–补体–抗补体荧光抗体复合物。补体增强法不仅具有间接法的敏感性，而且荧光抗体不受免疫血清的动物种属限制，一种荧光抗体就能检测所有的抗原抗体系统。缺点是较间接法更容易出现非特异性染色；且补体不稳定，每次均要采取新鲜血清，操作上比较麻烦（图 2.1.7）。

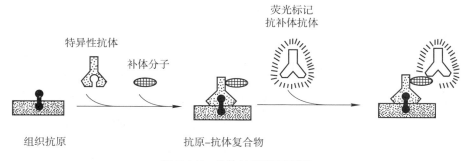

图 2.1.7　补体法原理示意图

（4）双重免疫荧光染色：该法可在同一标本上定位、定性检测两种抗原。如 A 抗原的抗体用藻红蛋白标记，呈红色；而 B 抗原的抗体用 FITC 标记，呈黄绿色。故称双重免疫荧光染色（图 2.1.8）。

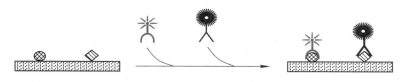

图 2.1.8　双重免疫荧光染色原理示意图

该技术的主要优点是特异性强、敏感性高、检测速度快。主要缺点是非特异性染色的结果判定客观性不足，技术程序也比较复杂。

（二）免疫酶技术

免疫酶技术就是将抗原和抗体的免疫反应和酶的催化反应相结合而建立的一种检测技术。酶与抗体或抗原结合后，既不改变抗体与抗原免疫学反应的特异性，也不影响酶本身的酶学活性，即在相应而合适的作用底物参与下，使基质水解而呈色，或使供氢体由无色的还原型变为有色的氧化型产物，可用肉眼、光学显微镜、电子显微镜观察，也可以用分光光度计加以测定。呈色反应显示酶的存在，从而证明发生了相应的抗原和抗体反应。所以，这是一种特异而敏感的技术，可以在细胞或亚细胞水平上示踪抗原或抗体的所在部位，或在微克，甚至纳克水平上对其进行定量。

免疫酶技术按照抗原抗体系统是定位于组织细胞上还是存在于液体样品中，分为酶免疫组化技术和酶免疫测定技术（EIA）。酶免疫测定技术又可分为均相酶免疫测定技术和异相酶免疫测定技术（图 2.1.9）。

均相酶免疫测定是利用酶标记物结合成抗原抗体复合物后，标记酶的活性就受到抑制，因而反应后不需分离结合的和游离的酶标记物，直接测定系统中的总标记酶活性的变化，即可确定结合的酶标记物的数量，从而得到待测物的含量的一种技术。常用于半抗原或小分子抗原（如药物、激素、毒品、兴奋剂等）的测定。常用的技术类型有酶免疫增强测定技术（EMIT）和克隆酶供体免疫分析（CEDIA）。

异相酶免疫测定是抗原抗体反应平衡后，结合的酶标记物的形成与含量代表待测物的存在与含量。因此，可将游离的和结合的酶标记物分离，测定结合状态的酶标物的活性推算待测物的含量。因分离游离和结合的标记物的方法不同，异相酶免疫测定又分成液相酶

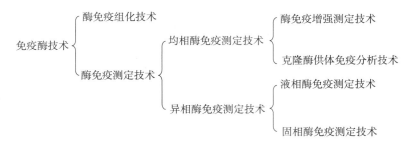

图 2.1.9　免疫酶技术的分类

免疫测定和固相酶免疫测定两类方法。液相酶免疫测定，由于游离的和结合的标记物都存在于液相中，故需用分离剂将二者分开后，才能测定结合状态的酶标记物的活性；而固相酶免疫测定，是通过载体将结合状态的酶标记物吸附在固相支持物上，只需洗涤就可将游离的酶标记物去除。

以下简要介绍免疫酶技术中的两种常用技术。

（1）酶联免疫吸附试验（ELISA）：是检测液体中微量物质的固相免疫测定方法。其基本原理是将抗体或抗原包被到某种固相载体表面，并保持其免疫活性。测定时，先将待检样本和特异性抗原或抗体按不同步骤与固相载体表面吸附的抗体或抗原发生反应，然后加入酶标抗体与免疫复合物结合，用洗涤的方法分离抗原抗体复合物和游离的未结合成分，最后加入酶反应底物，根据底物被酶催化产生的颜色及其吸光度的大小，进行定性或定量分析。

根据检测目的和操作步骤不同，酶联免疫吸附试验可分为直接法、间接法、双抗体夹心法、竞争法、捕获法、BAS–酶联免疫吸附试验等。

1）直接法：用于测定抗体的效价。它的原理是将已知抗原连接在固相载体上，待测抗体与酶结合，形成抗原–待测抗体–酶复合物，复合物的形成量与待测抗体的效价成正比。

2）间接法：用于测定抗体。它的原理是将已知抗原连接在固相载体上，待测抗体与抗原结合后再与酶标二抗结合，形成抗原–待测抗体–酶标二抗复合物，复合物的形成量与待测抗体量成正比（图 2.1.10）。

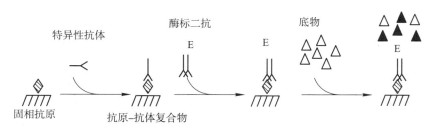

图 2.1.10　间接法测定抗原示意图

3）双抗体夹心法：用于检测抗原。它是利用待测抗原上的两个抗原决定簇 A 和 B 分别与固相载体上的抗体 A 和酶标抗体 B 结合，形成抗体 A–待测抗原–酶标抗体 B 复合物，复合物的形成量与待测抗原含量成正比（图 2.1.11）。

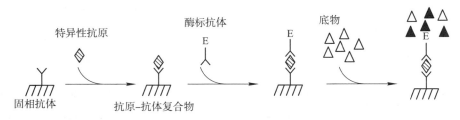

图 2.1.11 双抗体夹心法测定抗原示意图

4）竞争法：既可用于检测抗原又可用于检测抗体。它是用酶标抗原（抗体）与待测的非标记抗原（抗体）竞争性地与固相载体上的限量抗体（抗原）结合，待测抗原（抗体）多，则形成非标记复合物多；酶标抗原（抗体）与抗体（抗原）结合就少，也就是酶标记复合物少。因此，显色程度与待测物含量成反比（图 2.1.12）。

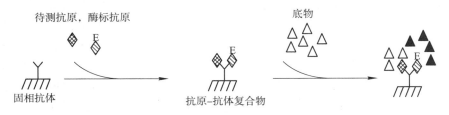

图 2.1.12 竞争法测定抗原示意图

5）捕获法：用于测定 IgM 类抗体。固相载体上连接的是抗 IgM 的抗体，先将标本中的 IgM 类抗体捕获，防止 IgG 类抗体对 IgM 测定的干扰，此步骤也是其称为捕获法的原因所在。然后再加入特异抗原和酶标抗体，形成抗 IgM 抗体 –IgM– 特异抗原 – 酶标抗体复合物，复合物含量与待测 IgM 成正比。（图 2.1.13）

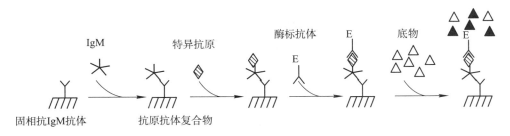

图 2.1.13 捕获法测定抗原示意图

6）BAS– 酶联免疫吸附试验：将生物素 – 亲和素系统（biotin avidin system，BAS）引入 ELISA，大大提高了 ELISA 检测的灵敏度。亲和素是由四个相同的亚基组成的碱性糖蛋白，每个亚基都可以结合一个生物素分子。生物素又称维生素 H 或者辅酶 R，能与亲和素结合，还能偶联抗体等反应物质和酶等标记材料，制成生物素化抗体和生物素化酶等。因为一分子亲和素可以结合四分子生物素，一个抗体分子能结合多个生物素分子，可以利用亲和素为中介，一端通过生物素化抗体联接检测抗原的免疫反应系统，另一端通过生物素化酶等连接标记显示系统，可产生多级放大作用，进而明显提高检测的敏感性。

BAS–ELISA 可分为以下两类：① ABC 法，即预先使亲和素与生物素化酶形成复合物（avidin-biotin-peroxidase complex，ABC），每个亲和素分子与三个生物素化酶结合，再使其与生物素化抗体反应。ABC 法既减少了反应步骤，又放大了酶促反应，从而提高检测灵敏度。② BA 法，即直接以酶标亲和素联接生物素化抗体，检测抗原。

（2）酶标记的免疫细胞（组织）化学技术：是根据抗原抗体反应的原理，采用酶标记的已知抗体（或抗原）作为探针，检测待测组织、细胞标本中的靶抗原（或抗体），形成的抗原抗体复合物上带有标记物，通过检测标记物的存在，可以分辨出抗原（抗体）的所在位置及其性质，并可利用定量技术计算抗原的含量，以达到对抗原物质定位、定性和定量测定的目的。具体方法包括直接法、间接法和补体法等，其检测原理类似于免疫荧光技术。

（三）放射免疫分析

放射免疫分析（RIA）是利用放射同位素作为示踪物标记抗原、抗体或配体等，用来检测相应的抗体、抗原等微量物质的一种分析技术。其主要包括放射免疫分析、免疫放射测定及放射配体分析。该技术因具有高灵敏度、特异性强等优点而广泛用于微量物质如激素等的定量检测、细胞表面受体分析等方面，其灵敏度通常可达 pg/mL 水平。缺点是同位素有放射性污染、对实验室有特定要求。以下主要介绍放射免疫分析技术。

放射免疫分析是经典的放射免疫标记技术。1959 年首先由 Yalow 和 Berson 建立了血浆胰岛素的放射免疫分析法。1960 年 Ekins 又报道了甲状腺激素的竞争性蛋白结合分析法。此类技术因其灵敏度高、特异性强，以及样品用量小、操作简便等，被广泛用于微量物质（如激素、神经肽等）测量方面。RIA 的基本原理，是利用标记抗原（*Ag）和非标记抗原（Ag）对特异性抗体（Ab）发生竞争性结合。竞争结合反应可用下式（图 2.1.14）表示：

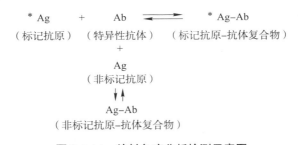

图 2.1.14　放射免疫分析检测示意图

在上述反应系统中，同时加入 Ag 和 *Ag，因 Ag 与 *Ag 免疫活性完全相同，故与 Ab 具有相同的亲合力。当 *Ag 为一定量、Ab 为有限量、Ag 与 *Ag 的量之和超过 Ab 上的有效结合位点时，*Ag-Ab 复合物的生成量与 Ag 的量之间呈一定的函数关系，即当 Ag 量少时，Ag-Ab 生成量少，而 *Ag-Ab 生成量增多，游离的 *Ag 减少；反之，当 Ag 量多时，Ag-Ab 生成量多，而 *Ag-Ab 生成量减少，游离的 *Ag 增多。因此，在放射免疫分析中，用已知不同浓度的标准品和一定量的 *Ag 及限量的 Ab 反应，采取一定方法（硫酸铵沉淀、抗球蛋白抗体结合或用聚苯乙烯等固相材料吸附）将结合的 *Ag（B）与游离的 *Ag（F）分开并分别测定其放射性，即可绘制标准曲线：以加入的标准抗原的浓度为横坐标，以 B/T 或者 B/B_0 为纵坐标。将未知浓度的样品按同样条件操作，所得结果与标准曲线相比，即可查出样品中待测抗原的浓度。

注：B 为含标准抗原管的 *Ag-Ab 放射性计数，T 为每管加入的 *Ag 总放射性计数，B_0 为标准抗原为 0 时的最大 *Ag-Ab 放射性计数。

（四）发光免疫分析

用发光物质标记抗体或抗原进行反应，以发光现象作为抗原—抗体反应的指示系统，可定量检测抗原或抗体。其基本原理与免疫荧光技术、免疫酶技术和同位素标记技术相似，只是示踪物质不同。

物质吸收外界能量而进入激发状态，在恢复到低能量的基态时，以电磁辐射发射光子的形式释放能量，即发光（luminescence）。根据激发的能量来源不同，发光可分为化学发光（chemiluminescence），由化学反应引起；光照发光（photoluminescence），由紫外线、可见光、远红外线激发；电化学发光，由电化学反应引起；生物发光（bioluminescence），生物体内发光，如萤火虫发光。其中以化学发光最为常用。

化学发光的原理是：发光物质在反应剂（如过氧化阴离子）激发下生成激发态分子，当这些分子回到基态时，伴随光子的释放，发生化学发光现象。常用发光剂有鲁米诺（luminol）、吖啶酯等，常用于吞噬细胞、NK 细胞功能的检测，需要专门的测定仪器。

（五）免疫胶体金技术

免疫胶体金技术（immunocolloidal gold technique）是用胶体金颗粒作为示踪物质检测抗原或抗体的技术。

胶体金是用还原法将四氯金酸（$HAuCL_4$）制成的直径为 1~100 nm 的金颗粒，该颗粒由于静电作用相互排斥而悬浮在溶液中，呈稳定的胶体状态，故称为胶体金。胶体金颗粒在碱性环境中带负电荷，可以和带正电荷基团的蛋白质偶联形成稳定的胶体金标记蛋白，如胶体金颗粒标记的抗体，可用于免疫组织化学定位，用来测定细胞表面标志和细胞内成分，目前多用于标记探针。胶体金探针既能应用于电镜，也能应用于光镜，甚至可以用肉眼直接观察，操作简便、省时、价廉且灵敏度高。如妊娠检测试纸（人绒毛膜促性腺激素检测）就是应用了免疫胶体金技术的原理。

另外，还可以通过银增强放大技术来增加免疫胶体金技术检测的灵敏度。其基本原理是金颗粒能催化银显影剂中的银离子还原成银原子，银原子本身也具有催化作用，进一步生成更多的银原子并吸附在金颗粒周围，呈现黑褐色的银壳，使待测抗原位置的示踪效果得到放大。此方法又称免疫金银染色法（immunogold-silver staining，IGSS）。

（付海英）

第四节　补体检测技术

补体（complement，C）系统包括 30 余种组分，广泛存在于血清、组织液和细胞膜表面，血浆中多数补体成分仅在被激活后才具有生物学功能。多种微生物成分、抗原—抗体复合物，以及其他外源性或内源性物质可循三条既独立又交叉的途径，通过启动一系列丝氨酸蛋白酶的级联酶解反应而激活补体，所形成的活化产物具有溶解细胞、调理吞噬、介导炎症、清除免疫复合物和调节免疫应答等生物学功能。

补体经典激活途径就是由 IgM/IgG 类抗体与相应抗原形成复合物激活补体固有成分 C1，进而级联激活其他成分最终形成攻膜复合物（membrane attack complex，MAC），导致靶细胞裂解死亡。根据此原理可测定补体含量或者进行补体依赖的细胞毒试验。

一、补体含量测定

绵羊红细胞（sheep red blood cells，SRBC）与相应的抗体（溶血素）结合后的复合物，可以激活新鲜血清中的补体，SRBC 可被溶解，产生溶血现象。溶血的程度与血清中补体的含量正相关。在趋近 50% 溶血（CH_{50}）时，溶血程度与补体含量成正比，故以 50% 溶血作为终点观察的指标，该实验即血清总补体含量的测定（CH_{50}）。

本实验有助于了解机体的免疫水平，阐明某些疾病的发病机制，并作为疾病诊断和病情观察的指标。

（付海英）

二、补体依赖的细胞毒试验

细胞性抗原与相应抗体作用后可激活补体，引起细胞膜受损、通透性发生改变而吸收染料，细胞着色涨大，失去正常的折光性。反之，如果细胞性抗原与抗体不相适应，则细胞正常，不着色。细胞死亡的数量与抗原抗体结合量正相关。

本实验可应用于细胞性抗原的测定，单克隆抗体的筛选和鉴定，以及组织相容性抗原的检查与分型。

（付海英）

第五节　细胞因子检测技术

在机体的免疫应答过程中，有多种体液性免疫分子（如免疫球蛋白、补体和细胞因子等）参与。其中细胞因子作为免疫活性细胞间相互作用的介质，对于免疫反应的发生、调节及效应等均起重要作用。细胞因子是当代免疫学研究的核心问题之一。随着技术的进步及研究的深入，越来越多的新型细胞因子被发现。目前已正式命名的与免疫学相关的细胞因子已有数十种，包括白细胞介素（interleukine，IL）、肿瘤坏死因子（tumor necrosis factor，TNF）、干扰素（interferon，IFN）、集落刺激因子（colony stimulating factor，CSF）、趋化因子（chemokines）、生长因子（growth factor，GF）等。尽管细胞因子种类繁多，功能各异，但其测定方法却有很多相似之处，概括起来可分为生物测定法（biological assay，bioassay）、免疫测定法（immunoassay）和分子生物学检测法。

一、生物测定法

生物测定法是根据细胞因子特定的生物活性而设计的检测方法。生物活性测定的关键是靶细胞的选择。用于细胞因子生物活性测定的细胞包括原代细胞、短期培养的细胞（如胸腺细胞、骨髓细胞、丝裂原刺激的淋巴母细胞等），以及细胞株或细胞系（如细胞因子依赖性细胞株、细胞因子反应性细胞系、受体转染的细胞系等）。细胞系可避免其他细胞的污染并减少实验的批间变异，同一种细胞系在世界范围内使用，便于不同实验室结果的相互比较，因此受到普遍的欢迎。概括起来，生物测定法可分为以下几类。

（一）依赖细胞株增殖法

许多细胞因子具有促进细胞生长的活性，如 IL-2 可刺激 T 细胞生长，IL-6 刺激浆细胞生长等。根据这一特性，人们选出一些对特定细胞因子起反应的细胞，并建立了只依赖于某种细胞因子的细胞系，即依赖细胞株（简称依赖株）。这些依赖株在通常情况下不能存活，只有在加入特定细胞因子后才能增殖。例如 IL-2 依赖株 CTLL2 只有在加入 IL-2 后才可在体外长期存活。在一定浓度范围内，细胞增殖程度与 IL-2 活性成正比，因此就可通过测定增殖情况（使用 ^{3}H-TdR 掺入法、MTT 掺入法等），测定出 IL-2 的活性。该方法敏感性高，但是并非每种细胞因子均能找到其依赖株。因此其应用受到限制。

（二）靶细胞杀伤法

根据某些细胞因子（如 TNF）可在体外杀伤靶细胞而设计的检测方法。通常靶细胞多选择体外长期传代的肿瘤细胞系，如小鼠成纤维细胞株 L929。可利用同位素掺入法或染料染色等方法判定细胞因子对靶细胞的杀伤率，杀伤率越高，代表细胞因子的活性越强。

（三）细胞病变抑制法

干扰素可抑制病毒所致的靶细胞病变或者死亡。根据干扰素的这一生物学活性，可通过测定其抑制病毒致细胞病变的程度，计算出待测标本中干扰素的活性。该法中常用病毒为水疱性口炎病毒（vesicular stomatitis virus，VSV），指示细胞一般为羊膜上皮细胞（Wish 细胞）。

（四）细胞因子诱导产物分析法

某些细胞因子可刺激特定细胞产生生物活性物质，如 IL-1 刺激 T 细胞产生 IL-2，IL-3 诱导骨髓细胞合成组胺，IL-6 诱导肝细胞合成 α_1- 抗糜蛋白酶等。通过测定所诱生的相应产物，可间接反映细胞因子的活性。

（五）趋化活性检测法

依据各种趋化因子对单核细胞、粒细胞的趋化现象，可用软琼脂趋化法或 Boyden 小室法，以细胞的趋化程度来判断趋化因子的活性。如白细胞介素 -8（IL-8）对中性粒细胞、淋巴细胞就有趋化现象，可用本法检测。

（付海英）

二、免疫测定法

细胞因子具有较强的抗原性。可利用抗原抗体反应的特异性，用免疫学技术定量检测细胞因子。常用的方法包括酶联免疫吸附分析法（ELISA）、放射免疫分析法（RIA）、免疫放射分析法（IRMA）、酶联免疫斑点试验（Elispot）、免疫印迹法（Western blot）及流式细胞术。

RIA 法和 ELISA 法依赖于试剂盒，为细胞因子检测提供了方便。免疫学检测法可直接测定样品中待定细胞因子（抗原）的含量（用 ng/mL 表示），对于重组细胞因子制备过程中跟踪检测，以及在细胞因子基因克隆时对阳性质粒进行初步筛选，都可得到较满意的结果，同时也为大规模检测临床患者血清中细胞因子的含量提供了方便。但为了确定细胞因子的生物学效应时，必须结合生物学测定法。以下主要介绍 Elispot 分析。

Elispot 是根据 ELISA 原理而建立的免疫学检测方法，用于特异性抗体分泌细胞或细胞因子分泌细胞的体外检测，其主要特点是能从单细胞水平观察细胞因子的表达进而研究细胞功能。ELISA 法检测的是可溶性细胞因子的蛋白总量，而 Elispot 检测的是在单细胞水平上分泌细胞因子的细胞频率，比 ELISA 更灵敏，能从 20 万 ~ 30 万细胞中检出 1 个分泌特异性抗体或细胞因子的细胞。

Elispot 的原理是以定量夹心 ELISA 法为基础，将 96 微孔培养板的孔底部覆上聚偏氟乙烯（poly vinylidene fluoride，PVDF）薄膜，利用其吸附细胞因子的特异性单克隆抗体。将待检测的细胞样品加入微孔中进行适当的处理，置于 37℃、5% CO_2 培养箱中恒温培养数小时后即开始分泌细胞因子。分泌在细胞周围的细胞因子可被 PVDF 固相薄膜上吸附的细胞因子特异性抗体捕获并发生特异性结合。微孔中的细胞通过清洗移除后，再采用酶标记的直接法或者间接法检测细胞因子即可。具有分泌作用的细胞会在 PVDF 薄膜上细胞因子出现的位置呈现约 50 ~ 150 μm 大小的斑点，每个斑点代表一个分泌待测细胞因子的细胞，通过 Elispot 酶联斑点分析系统对斑点分析后得出结果。在双色标记系统中，可同时检测两种细胞因子的分泌细胞频率。

另外，可用 Elispot 检测抗体产生细胞。先将相应抗原包被于 PVDF 膜上，后加入待检细胞，经过处理细胞分泌抗体后与包被的抗原结合，再加入酶标记的二抗进行检测即可。

（付海英）

三、分子生物学检测法

分子生物学方法研究细胞因子的技术主要包括斑点杂交、原位杂交和多聚酶链式反应等。分子生物学检测法特异性高，可以避免其他细胞因子的干扰。其最大的优势是灵敏度高，尤其适用于极微量的标本或者低表达细胞因子基因的待检样品，可进行半定量和定量检测。

生物测定法、免疫测定法和分子生物学检测法，分别从细胞因子的活性、蛋白表达水平及转录水平进行检测。需要注意的是，三类检测方法进行细胞因子检测时，所得结果并不一定完全平行。需要根据具体的研究目的来选用合适的方法，或将几种方法联合应用，以保证检测结果的准确性和可靠性。

（付海英）

第六节　免疫细胞的分离与功能检测

免疫细胞是直接参与免疫应答及与免疫应答相关的所有细胞的总称。直接参与免疫应答的细胞主要指 T 淋巴细胞、B 淋巴细胞、单核 / 巨噬细胞（monocyte/macrophage）、树突状细胞（dendritic cell，DC）、中性粒细胞等。这些细胞是免疫应答中重要的物质基础。

一、免疫细胞的分离

各类免疫细胞及其亚群的分离，一般可依据它们的大小、相对密度、细胞黏附于各种物质表面的特性，以及细胞表面标志的不同进行分离。通过上述方法可以从细胞群体中去除一种或多种细胞亚群，以获得所需的单一的、高产量的细胞亚群，并且要求这些细胞很少或不被其他类型细胞所污染，分离方法重复性好、细胞活性不受影响。近年来由于杂交瘤技术的发展，极大促进了对细胞表面标志的研究，故通过针对细胞表面标志的单克隆抗体，可鉴定分离出各种类和亚类的淋巴细胞及其他细胞。例如流式细胞术（FCM）就使细胞分离技术达到了新的高度。流式细胞仪利用荧光素为标记示踪物质，将光学、流体力学、电子学及计算机等多种现代化技术综合为一体，对单一细胞群体进行快速、敏感、多参数定量测定，并可以进行细胞的分选，且所获细胞的活性不受影响，可达到无菌收获（参见本章第八节"流式细胞术"）。以下仅介绍几种简便且常用的分离免疫细胞的方法。

（一）单个核细胞的分离

外周血单个核细胞（peripheral blood mononuclear cell，PBMC）主要指淋巴细胞和单核细胞，是免疫学实验中最常用的细胞，分离时通常采用密度梯度离心法，常用的分离液有聚蔗糖 – 泛影葡胺（ficoll-hypaque，F–H）和 Percoll 分层液等。依据的原理是各种细胞组分的相对密度不同，在分层液的作用下，离心后按照相对密度由低到高在试管中自上至下分层排列。

人的红细胞和多形核白细胞相对密度约为 1.092，单个核细胞相对密度为 1.070 左右，因此将等倍稀释的抗凝血置于相对密度 1.077 左右的 Ficoll 分层液上。经过一定速度的离心沉淀，最上层是血浆、稀释液，第二层是单个核细胞层，包括淋巴细胞和单核细胞，其中淋巴细胞占 90% 以上，第三层是分层液，最下层是红细胞和粒细胞。（图 2.1.15）

Percoll 是经过聚乙烯吡咯烷酮（polyvinyl pyrolidone，PVP）处理的硅胶颗粒混悬液，对细胞无毒性无刺激性。与 Ficoll 分层液不同的是，将 Percoll 分层液配成不同的浓度，依次叠加，可形成一个连续密度梯度，可以将单核细胞和淋巴细胞进一步分开。

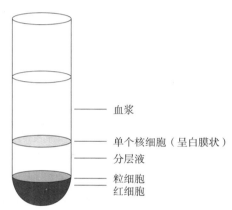

图 2.1.15　淋巴细胞分层示意图

PBMC 的分离为进一步分离纯化各种淋巴细胞和单核细胞并对其功能进行检测提供了重要基础。

（二）淋巴细胞及其亚群的分离

密度梯度离心可以获得单个核细胞，含有单核细胞、NK 细胞、T 淋巴细胞及 B 淋巴细胞。淋巴细胞主要分为 T 淋巴细胞和 B 淋巴细胞两大亚群，它们具有不同的特性和功能，在进行某些免疫学实验时，往往需进一步分离出纯的 T 淋巴细胞和 B 淋巴细胞。常见的分离方法包括尼龙毛柱法、E 花环形成试验、免疫磁珠法及 FCM（FCM 详见本章第八节流式细胞术部分）等。

（1）尼龙毛柱法：利用 B 细胞和单核细胞易于黏附在尼龙纤维表面的特性，将 T 和 B 细胞分开。该法步骤为：取松散而经过处理的尼龙毛（聚酰胺纤维），均匀填充在内径 5~6 mm 的聚乙烯塑料管（5 mL 注射器）内，经 Hanks 液浸透保温，将单个核细胞悬液加入柱内，放 37℃ 培养箱静置 1~2 h。后用预温的含 10%~20% 小牛血清培养液灌洗，洗脱液内含有非黏附的 T 细胞，重复灌洗几次以除去管内残留的 T 细胞（90%）。再用冷或温培养液边冲洗边挤压塑料管，此时洗脱液内富含 B 细胞（80%）。

（2）E 花环形成试验：人成熟 T 细胞表面表达 CD2 分子。CD2 是能与绵羊红细胞（SRBC）表面糖肽结合的受体，故称为 E 受体。该法步骤为：将分离获得的单个核细胞与 SRBC 混合后，SRBC 便通过 E 受体黏附于 T 细胞表面，一个 T 细胞可以黏附多个 SRBC，呈现花环状。通过离心，相对密度较大的 E 花环沉于管底，上层液体中则含有 B 淋巴细胞。如果要分离 T 淋巴细胞，可以利用红细胞脆性的特点，用低渗液处理裂解红细胞，进而获得 T 淋巴细胞。

（3）免疫磁珠法：是一种高效简便的免疫细胞分离和纯化方法，已广泛应用于各种细胞分选。该法是将特异性抗体与磁珠交联形成免疫磁珠，通过免疫细胞表面的抗原与免疫磁珠上的特异性抗体相结合，在外加磁场中，与免疫磁珠相结合的免疫细胞被吸附于磁场中，使这些细胞与其他不能结合磁珠的细胞分离开来。

免疫磁珠法分为正选法和负选法。如果免疫磁珠结合的细胞是所要分离获得的目的细胞，即为正选法；如果磁珠结合的是不需要的细胞，即为负选法。正选法需要目的细胞具有特异性的表面标志分子，如细胞无特异性表面标志分子，可以用负选法去除无关细胞。免疫磁珠分选免疫细胞的纯度和获得率，与磁珠所连接单抗的特异性和磁珠的特性有密切关系，体积小的磁珠一般来说对分离细胞的后续培养影响小。随着相关技术以及仪器设备的发展，通过磁珠分选细胞越来越简便，且纯度和获得率越来越高，对细胞的影响也越来越小。

（三）单核 / 巨噬细胞的分离

单核 / 巨噬细胞是调控免疫应答的主要细胞，具有吞噬杀伤、抗原提呈、分泌细胞因子和炎症介质等功能。单核细胞存在于外周血液中，巨噬细胞广泛分布于各种组织，且在不同器官、组织中有不同类型和命名，如在肝中称为库普弗细胞（Kupffer cell），在脑称为小胶质细胞，在骨称为破骨细胞。单核 / 巨噬细胞主要通过吞噬作用在固有免疫中发挥防御功能，同时也是参与适应性免疫的专职抗原提呈细胞。

巨噬细胞在免疫调节中的重要意义日益受到重视。单核 / 巨噬细胞对玻璃及塑料表面有很强的黏附能力，可利用巨噬细胞的黏附特性而分离获取。单核细胞还可以用 Percoll 分层液分离获得。

（四）树突状细胞的分离

树突状细胞（DC）是由美国学者 Steinman 及 Cohn 于 1973 年发现的，是目前所知的功能最强、唯一能够激活初始型 T 细胞（naive T cell）的专职抗原提呈细胞，被认为是机体免疫反应的始动者，在免疫应答中处于中心地位。DC 是一群异质性的细胞，在定居部位、细胞表型和生物学功能方面各有不同。一般从外周血、脾脏、淋巴结中分离 DC。其分离方法如下。

（1）贴壁法：DC 在体外可黏附于玻璃或塑料表面，但培养 18～24 h 后，其黏附能力就逐渐丧失，而单核 / 巨噬细胞仍牢固黏附，借此可与巨噬细胞分离。该方法无须特殊试剂，不需要进行密度梯度离心，操作简便、省时。但是获取的 DC 数量少、纯度低，而且分离所得的 DC 处于不同的分化阶段，无法满足精确实验的需要。

（2）磁珠分选法：根据小鼠 DC 表面表达 $CD11_C$ 分子，可以利用交联了 $CD11_C$ 抗体的磁珠与细胞悬液孵育，通过正选法获得 DC 细胞。

（3）流式细胞术：也可通过流式细胞术分选 DC 细胞。

（4）Percoll 密度梯度离心法：配制合适相对密度的 Percoll 分层液，也可分选 DC 细胞。

（付海英）

二、免疫细胞功能检测技术

免疫细胞功能检测技术是检测参与免疫应答的各种免疫细胞的数量和功能的方法。由于免疫系统疾病、免疫接种、临床治疗措施及外界环境因素的影响，免疫细胞量及功能均可发生变化。在医疗实践与医学科研中，通过对免疫细胞各种免疫学指标的检测，可以了解机体的免疫应答状态，为临床疾病的疗效观察、预后判定及发病机制研究等提供参考，同时为科研工作提供重要的实验依据。故对 T 淋巴细胞、B 淋巴细胞、NK 细胞、单核巨噬细胞、中性粒细胞数量及功能的测定，是免疫细胞检测技术的重要方面。

（一）T 淋巴细胞数量及功能检测

T 淋巴细胞是由来自骨髓的淋巴干细胞进入胸腺发育成熟，最终到达外周免疫器官发挥细胞免疫和免疫调节作用的一类淋巴细胞，按照其功能不同可分为辅助性 T 细胞（helper T cell，Th）、细胞毒性 T 细胞（cytotoxic T lymphocyte，CTL）及调节性 T 细胞（regulatory T cell，Treg）等几种亚群。通过对各种亚群细胞数量及功能的测定，可为判断机体细胞免疫功能或研究药物对免疫系统的作用提供依据。

（1）T 淋巴细胞数量检测——E 玫瑰花环试验：人成熟 T 细胞表面表达 CD2 分子。CD2 是能与绵羊红细胞（SRBC）表面糖肽结合的受体，故称为 E 受体。将分离获得的单个核细胞与 SRBC 混合后，SRBC 便通过 E 受体黏附于 T 细胞表面，一个 T 细胞可以黏附多个 SRBC，呈现花环状。此法可用来分离 T 淋巴细胞与 B 淋巴细胞，也可用于计数 T 细胞，了解机体细胞免疫状态，为临床某些疾病诊断和防治提供免疫学方面的重要参考。

（2）T 淋巴细胞亚群检测——微量细胞毒法：是针对淋巴细胞表面分子的单克隆抗体与具有相应抗原的淋巴细胞结合后，在补体存在的情况下，通过激活补体经典途径，在淋巴细胞膜上形成攻膜复合物（MAC）而使淋巴细胞被裂解杀伤。细胞膜失去屏障作用，可使染料伊红或台盼蓝等进入细胞内，使细胞呈红色或蓝色，而未有相应抗原的淋巴细胞则不着色，计数细胞死亡数，即可判断待检细胞是否含有相应抗原，从而可确定 T 细胞某亚群的数量，该方法简便易行，不需特殊仪器，准确性较好。

（3）淋巴细胞转化试验：免疫细胞增殖活性可反映机体免疫细胞功能状态。免疫细胞增殖活性可表现在两个方面：一是免疫细胞在自然状态下的增殖反应，即自发增殖反应，可以测定人体或动物体的骨髓细胞、胸腺细胞及脾细胞的自发增殖反应；另一方面，可采用有丝分裂原或抗原刺激免疫细胞，主要是 T、B 淋巴细胞，观察其对抗原或有丝分裂原的反应性，以此判断机体的免疫功能状态。

淋巴细胞在有丝分裂原或特异性抗原的作用下，细胞内核酸和蛋白质合成增加，同时细胞形态转化为原始母细胞，是淋巴细胞的一种"返幼"现象。用此试验可测定淋巴细胞的应答功能，称淋巴细胞转化试验（lymphocyte transformation test），简称淋转试验。各淋巴细胞亚群对各种刺激物（或有丝分裂原）的敏感性不同。T 淋巴细胞对植物血凝素（phytohemagglutinin，PHA）、刀豆蛋白 A（canavaline A，ConA）等比较敏感。B 细胞对大肠杆菌脂多糖（LPS）和葡萄球菌体（SAC）比较敏感。而美洲商陆（PWM）对 T、B 细胞均有刺激增殖作用。不同种系的 T 淋巴细胞对丝裂原敏感性亦不相同，人 T 淋巴细对 PHA 较敏感，鼠的 T 淋巴细胞对 ConA 较敏感。因此，根据实验对象不同，需要选用合适的有丝分裂原。

淋巴细胞转化测定法较多，包括形态学检查法、^{3}H–TdR 掺入法、CFSE 法、MTT 比色法、WST–1 法、CCK–8 法等。

1）形态学检查法：该法通过镜下计数转化细胞与未转化细胞，计算转化百分率。转化淋巴细胞的形态特征如下：体积增大，约大于成熟淋巴细胞的 2~3 倍；细胞核膜清晰，核内染色质疏松呈网状结构，可见 1~3 个核仁，有的核呈分裂象；胞质丰富，有嗜碱性染色，核周围的胞质有一些淡染的透明带，细胞呈伪足状突起。形态学检查法操作简便，但是主观性较强，已经较少采用。

2）^{3}H–TdR 掺入法：T 淋巴细胞被丝裂原 ConA 或 PHA 激活后，进入细胞周期进行有丝分裂。当细胞进入 S 期，细胞合成 DNA 明显增加，在培养液中加入 ^{3}H 标记的 DNA 合成原料脱氧胸腺嘧啶核苷（deoxyribonucleotid thymine，TdR），则 ^{3}HTdR 作为合成 DNA 的原料被摄入细胞，掺入新合成的 DNA 中，根据同位素掺入细胞的量则可推测淋巴细胞对刺激物的应答水平。掺入的同位素，经液体闪烁测定法测出。此法较之形态学方法更客观、更灵敏、重复性好，但存在放射性污染，并需要专门的放射性实验设备。

3）CFSE 法：羟基荧光素二乙酸盐琥珀酰亚胺酯荧光染料（carboxyfluorescein diacetate succinimide ester，CFSE），是一种可对活细胞进行荧光标记的新型染料。CFSE 能够轻易穿透细胞膜，在活细胞内与胞内蛋白共价结合而不能再穿透细胞膜，水解后释放出绿色荧光。在细胞分裂增殖过程中，它的荧光强度会随着细胞的分裂而逐级递减，标记荧光可平均分配至两个子代细胞中，因此其荧光强度是亲代细胞的一半。根据这一特性，它可被用于检测细胞增殖、估算细胞周期，以及细胞分裂等方面。

4）MTT 比色法：MTT 为四甲基偶氮唑盐，是一种黄色的染料。MTT 比色法是一种检测细胞存活和生长的方法。其检测原理为：活细胞线粒体中的琥珀酸脱氢酶能使外源性 MTT 还原为水不溶性的蓝紫色甲瓒，甲瓒沉积在细胞中，而死细胞无此功能。在一定细胞数范围内，甲瓒形成的量与细胞数成正比。二甲基亚砜能溶解细胞中的甲瓒，用酶标仪在 570nm 波长处测定其光吸收值，可间接反映活细胞数量。该方法已广泛用于一些生物活性因子的活性检测、大规模的抗肿瘤药物筛选、细胞毒性试验以及肿瘤放射敏感性测定等。它的优点是灵敏度高、经济；缺点是由于 MTT 经还原所产生的甲瓒产物不溶于水，需被溶解后才能检测，这不仅使工作量增加，也会对实验结果的准确性产生影响，而且溶解甲瓒的有机溶剂对实验者也有损害。

5）WST–1 法：WST–1 是一种类似于 MTT 的水溶性四唑盐，在电子耦合试剂存在的情况下，可以被线粒体内的一些脱氢酶还原生成橙黄色的甲瓒。细胞增殖越多越快，则颜色越深。与 MTT 比色法相比，WST–1 法的优点如下：MTT 被线粒体内的一些脱氢酶还原生成的甲瓒不是水溶性的，需要用特定的溶解液来溶解，而 WST–1 产生的甲瓒都是水溶性的，可以省去后续的溶解步骤，准确性更高；WST–1 对细胞无明显毒性，加入 WST–1 显色后，可以在不同时间反复用酶标仪读板，使检测时间更加灵活，便于找到最佳测定时间；和 MTT 相比，线性范围更宽，灵敏度更高。

WST–1 有商品化试剂盒，操作简便，既可以用于检测细胞增殖，也可用于检测细胞毒性。

6）CCK–8 法：CCK–8 试剂中含有 WST–8，是比 WST–1 更新一代的水溶性四唑盐。

WST-8 比 WST-1 更加稳定，灵敏度更高，溶解性更强，更易于保存。应用同 WST-1。

（4）细胞毒性 T 细胞（CTL）活性测定：是检测机体细胞免疫功能的重要指标之一。活化的细胞毒性 T 细胞能特异杀伤某些肿瘤细胞或病毒感染的细胞，通过细胞间接触直接杀伤靶细胞。测定肿瘤患者 CTL 对瘤细胞的杀伤作用对判断患者免疫功能、肿瘤治疗预后及观察疗效均有重要意义。CTL 活性测定方法有多种，较敏感的测定方式是：利用放射性同位素标记靶细胞，经 CTL 杀伤后靶细胞释放出同位素，通过测定其放射活性即可评估 CTL 的功能。

（二）B 淋巴细胞功能检测

B 淋巴细胞是另一类重要的淋巴细胞，在接受抗原刺激后可发生增殖、转化并分泌产生抗体，参与体液免疫应答，因此对 B 淋巴细胞数量及功能的测定对于判断机体的体液免疫功能具有重要意义。

（1）B 淋巴细胞膜免疫球蛋白检测：B 淋巴细胞表面带有 mIg，如 mIgM、mIgD 等，是 B 淋巴细胞特异性识别结合抗原的受体（B cell receptor，BCR），能与相应的抗 Ig 抗体结合。用荧光素标记的抗 Ig 抗体去染活的淋巴细胞，则标记的荧光抗体与淋巴细胞表面相应的 mIg 结合，在荧光显微镜下观察，呈现细胞膜荧光的细胞即为 mIg 阳性细胞（B 淋巴细胞）。

葡萄球菌 A 蛋白（SPA）能与许多哺乳动物 IgG 的 Fc 段发生非特异性结合，且这种反应也发生于膜表面的 IgG，故此可用荧光标记的 SPA 菌体（FITC-SPA）替代荧光标记的抗 IgG 以检测 mIgG 阳性的 B 淋巴细胞，凡与 FITC-SPA 结合的细胞，在荧光镜下可见到细胞表面或周围布满许多呈黄绿色荧光的菌体。SPA 菌体法以淋巴表面黏附 5 个以上菌体的判定为 mIg 阳性细胞，一般先用暗视野计数荧光阳性细胞数，继之用明视野（钨丝灯光源）计数同一视野中淋巴细胞总数。每份标本至少计数 200～400 个淋巴细胞，并求出荧光阳性细胞的百分率，同时按标本中淋巴细胞的总数计算 B 细胞的绝对值。

（2）脾细胞介导的 SRBC 溶血分光光度计定量测定法（QHS）：研究 B 淋巴细胞功能的常用方法是溶血空斑试验，但此法需要肉眼观察，客观性差。QHS 是根据溶血后产生的血红蛋白量的多少来判定抗体产生细胞分泌抗体的量。该法操作简便、重复性好、定量客观，但不能反映抗体单个分泌细胞的数量。结合空斑形成试验（PFC）技术或者 Elispot，则可同时反映抗体分泌细胞的数量及抗体分泌细胞产生的抗体总量。

（3）B 淋巴细胞转化试验：B 淋巴细胞的活化、增殖可通过抗原刺激 B 淋巴细胞，或有丝分裂原及抗 IgM 抗体等对 B 淋巴细胞的刺激而发生。其检测方法同 T 淋巴细胞转化实验。

（三）NK 细胞功能检测

NK 细胞是一类无需抗原预先致敏就能杀伤靶细胞的大颗粒淋巴细胞（large granular lymphocyte，LGL）。NK 细胞在体内的多种生理和病理过程中发挥重要作用。NK 细胞对肿瘤细胞和某些病毒感染细胞有明显的杀伤功能，且与一些疾病的发生、发展和转归密切相关，如肿瘤、白血病、免疫缺陷病、某些自身免疫病及感染性疾病等，均可导致 NK 细胞活性下降。亦有一些疾病可见 NK 细胞活性增高，如多发性骨髓瘤、骨髓移植、感染性疾病（如 EB 病毒感染早期及部分结核患者）、习惯性流产等。因此，检测 NK 细胞活性是评价机体细胞免疫功能的重要指标之一。此外，通过对 NK 细胞活性的检测还可用来筛选抗肿瘤药物等。

NK 细胞可通过两种方式杀伤靶细胞，一种为通过抗体依赖细胞介导的细胞毒（ADCC）作用杀伤靶细胞，另一种可直接接触启动杀伤。以下主要介绍这两种杀伤方式的检测。

（1）ADCC 反应：是由多种不同效应细胞群介导的杀伤性效应机制之一。淋巴细胞的若干亚群〔如 K 细胞（killer cells）、NK（natural killer cells）细胞、单核巨噬细胞系及多核白细胞等〕都具有这种杀伤功能。体外 ADCC 反应中所用的靶细胞也是多种多样的。常用的是同种或异种红细胞，或传代的肿瘤细胞系。可用于检测 NK 细胞 ADCC 功能的方法包括同位素释放法、乳酸脱氢酶释放法、流式细胞术等。

（2）NK 细胞活性测定：NK 细胞一旦与靶细胞结合，即可被活化，发生细胞内颗粒重排，继而释放穿孔素、颗粒酶等物质破坏靶细胞，一般历时 4～6 h，可完成细胞毒作用。

NK 细胞活性测定系统包括效应细胞及靶细胞。NK 细胞作为效应细胞，可取自于外周血（人或动物）或动物脾。靶细胞一般采用体外传代的肿瘤细胞。如测定人的 NK 细胞活性，常选用人肿瘤传代细胞株 K562（人红白血病细胞）；测定小鼠 NK 细胞活性，常用的靶细胞为 YAC-1 细胞（小鼠 T 淋巴瘤细胞）。

检测 NK 细胞活性的方法有多种。如活细胞染色法、同位素释放法、荧光检测法、化学发光法、MTT 掺入法、流式细胞仪分析法、酶释放检测法、WST-1 法、CCK-8 法等。

（四）单核 / 巨噬细胞功能检测

吞噬作用是单核 / 巨噬细胞的重要功能，如消灭胞内寄生菌、病毒、真菌等，都有巨噬细胞的吞噬作用参与。在免疫应答中巨噬细胞通过吞噬作用处理抗原后，才能提呈抗原，因此，吞噬是巨噬细胞的基本功能。

小鼠腹腔巨噬细胞常用于巨噬细胞功能检测。根据吞噬异物的不同，该检测试验可分为鸡红细胞试验、中性红试验、墨汁试验及荧光微球试验等。根据吞噬试验进行的部位不同，又可分为体内法和体外法。

（1）鸡红细胞试验：吞噬细胞具有对异物（如细菌、鸡红细胞等）吞噬和消化的功能，在机体固有免疫中发挥重要作用。该试验的步骤为：提前给小鼠腹腔注射某种刺激物，可使巨噬细胞渗出增加，易于分离更多的巨噬细胞。然后向小鼠腹腔内注入鸡红细胞悬液，解剖收集腹腔液贴壁分离吞噬细胞，染色、镜检可观察对鸡红细胞的吞噬现象。通过计算吞噬百分率及吞噬指数可测定吞噬细胞的吞噬功能（体内法）。也可收集腹腔液在培养板贴壁培养后，体外检测吞噬功能（体外法）。

该试验中，计算吞噬百分率及吞噬指数的方法为：显微镜下计数 200 个巨噬细胞（可观察 100～1 000 个，数越多，计算时准确性越高）。鸡红细胞为有核红细胞，吉姆萨－瑞特染色后，胞质呈粉红色，核呈蓝紫色。计数的巨噬细胞，有的吞噬了鸡红细胞，有的未吞噬鸡红细胞，应注意区别鸡红细胞是真正被吞入，还是仅黏附于巨噬细胞表面。要同时计数有吞噬作用的巨噬细胞数及它们总共吞入的鸡红细胞数、无吞噬作用的巨噬细胞数。被吞噬的鸡红细胞尚未消化者，胞质和核都很清晰；再进一步消化时，可能只看到浅紫色的核轮廓。这些都应列入被吞噬的鸡红细胞数。按下列公式计算出吞噬百分率和吞噬指数。

$$吞噬百分率 = \frac{有吞噬作用的巨噬细胞数}{计数的巨噬细胞总数} \times 100\%$$

$$吞噬指数 = \frac{有吞噬作用的巨噬细胞所吞入的红细胞总数}{计数的巨噬细胞总数}$$

注：吞噬百分率和吞噬指数都可用来表示吞噬细胞功能，吞噬百分率代表巨噬细胞总体吞噬能力，吞噬指数代表平均每个巨噬细胞的吞噬能力。

（2）中性红试验：小鼠腹腔巨噬细胞贴壁分离同上，将待测巨噬细胞与中性红混合孵育一定时间后，加入细胞溶解剂，中性红被释放出来，通过测定吸光度值判断巨噬细胞吞噬功能。

（3）墨汁试验：原理类似于小鼠腹腔巨噬细胞吞噬中性红试验，检测方法是镜下计数有吞噬及无吞噬作用的细胞数，计算吞噬百分率。

（4）荧光微球试验：荧光微球分析技术是近年来化学材料科学活跃发展的产物，各种大小（0.2 ~ 10 μm）可产生荧光和色彩的人工微球应运而生，聚苯乙烯荧光微球无毒、稳定、粒径统一，常常作为吞噬试验的首选。用流式细胞仪进行测定，可分析小鼠腹膜巨噬细胞、人中性粒细胞的吞噬功能或不同调理素调理作用对吞噬功能的影响等。

（五）中性粒细胞功能检测

中性粒细胞占血液白细胞总数的50% ~ 70%，其产生速率快（每分钟约10^7个），但半衰期仅为 2 ~ 3 日，是急性炎症的主要反应细胞。中性粒细胞具有吞噬消化细菌及自身坏死细胞、衰老红细胞的作用。

中性粒细胞和巨噬细胞都属于吞噬细胞，从形态上分，巨噬细胞属于大吞噬细胞，中性粒细胞属于小吞噬细胞。因此，中性粒细胞的功能检测也可通过吞噬试验进行检测。用于中性粒细胞吞噬功能检测的试验，包括白色葡萄球菌吞噬试验和硝基蓝四氮唑还原试验。

（1）白色葡萄球菌吞噬试验：中性粒细胞具有吞噬细菌和异物的能力，在体外将中性粒细胞与白色葡萄球菌共同孵育后，显微镜观察可见中性粒细胞内有被吞噬进去的细菌。计数 100 个细胞，计算吞噬百分率（吞噬了细菌的中性粒细胞数占中性粒细胞总数的百分率）和吞噬指数（每个中性粒细胞平均吞噬的细菌数），可反映中性粒细胞的吞噬功能。

（2）硝基蓝四氮唑还原试验（NBT 试验）：硝基蓝四氮唑（NBT）为黄色粉末，易溶于水和乙醇，是脱氢酶和其他过氧化酶的底物。中性粒细胞在杀菌过程中能量消耗剧增，耗氧量亦随之增加，磷酸己糖旁路代谢增强，葡萄糖 –6– 磷酸氧化脱氢，此时加入 NBT 可与脱下的氢离子反应，使原来呈淡黄色的 NBT 还原成点状或块状的蓝紫色甲䐶颗粒并沉积在胞质内，可在显微镜下观察计数细胞，计算阳性率。10% 以上的中性粒细胞能还原 NBT，即为阳性反应。

（付海英）

第七节　免疫学常用的分子生物学技术

一、免疫印迹法

免疫印迹（Western blot）又称蛋白质印迹，是根据抗原抗体的特异性结合检测复杂样品中的某种蛋白的方法。该法是在凝胶电泳和固相免疫测定技术基础上发展起来的一种新的免疫生化技术。由于免疫印迹具有 SDS-PAGE 的高分辨力和固相免疫测定的高特异性和敏感性，现已成为蛋白分析的一种常规技术。免疫印迹常用于鉴定某种蛋白，并能对蛋白进行定性和半定量分析。结合化学发光检测，可以同时比较多个样品同种蛋白的表达量差异。

免疫印迹是 SDS-PAGE 电泳与免疫检测相结合的一种蛋白质检测方法。强阴离子去污剂 SDS 与还原剂并用，通过加热使蛋白质解离，大量的 SDS 结合蛋白质，使其带相同密度的负电荷，在聚丙烯酰胺凝胶电泳（PAGE）时，不同蛋白质的迁移率仅取决于相对分子质量。然后将蛋白质转移到膜上，继而用抗体进行检测。经过 PAGE 分离的蛋白质样品，转移到固相载体，如硝酸纤维素薄膜（NC）上，固相载体以非共价键形式吸附蛋白质，且能保持电泳分离的多肽类型及其生物学活性不变。以固相载体上的蛋白质或多肽作为抗原，与对应的抗体发生免疫反应，再与酶或同位素标记的第二抗体发生反应，经过底物显色或放射自显影以检测电泳分离的特异性目的基因表达的蛋白成分。

免疫印迹法在蛋白质的检测方面有着重要作用，尤其在医疗方面的应用有着巨大的影响和发展空间，近年来在这方面有许多研究。其发展潜力是较大的，但目前该法偏向于应用，未来可能会在蛋白质研究和人类疾病方面有深入发展。

（姜晓明）

二、免疫沉淀法

免疫沉淀法（immuno-precipitation，IP）是一种研究蛋白质间交互作用的生物技术，这种技术是将蛋白质视为抗原，并利用抗体与之进行特异性结合的特性，来进行研究。这项技术可用来将含有上千种不同蛋白质的样品中，分离和浓缩出特定蛋白质。

免疫沉淀法是利用抗原与抗体特异结合的特性，应用特异识别靶蛋白的抗体来分离、检测细胞或组织中的靶蛋白的方法。该实验技术除了能够分离样品中的靶蛋白，还能够分离蛋白复合物。因此，免疫沉淀技术可以用来进行靶蛋白的分析，靶蛋白与其他蛋白间的相互作用研究，检测靶蛋白在组织、细胞中的表达水平，以及用来研究 DNA 上特定蛋白等。可溶性抗原和抗体在体外形成可见的免疫复合物沉淀，受抗原和抗体比例、电解质及 pH 等条件的严格限制，如果把抗体结合到载体颗粒上就很容易形成复合物沉淀。该方法所用的固相载体通常是结合了 Protein A 或 Protein G 的琼脂糖珠或树脂（Protein A/G-Resin/Sepharose）。Protein A 是从金黄色葡萄球菌中提取的 A 蛋白，A 蛋白具有与 Ig 的 Fc 段结合能力，抗原与抗体结合后再通过抗体与 Protein A-Sepharose 结合，形成复合物沉淀。因此免疫沉淀法一般由 6 个基本步骤组成：①裂解细胞；②抗原抗体免疫复合物形成；③抗原抗体复合物沉淀；④免疫复合物洗涤；⑤ SDS-PAGE 分离抗原抗体复合物；⑥免疫杂交检测。根据沉淀物形成方式，免疫沉淀可分为抗体先与固相颗粒结合复合物沉淀法，以及先形成抗原抗体复合物再结合固相颗粒沉淀法。

最简单的 IP 可用于分离单个蛋白（抗体的靶抗原），以研究其特性、结果、表达或活化或修饰状态，也用于研究初级抗体蛋白与其他蛋白或核酸的相互作用。这些方法的目的是研究与初级抗原结合的相互作用物或相关细胞组分，从而衍生出免疫共沉淀（Co-IP）、染色质免疫共沉淀（CHIP）及 RNA 免疫沉淀（RIP）等方法。

（姜晓明）

三、免疫共沉淀技术

免疫共沉淀技术是以抗体和抗原之间的专一性作用为基础的用于研究蛋白质相互作用的经典方法，用来确定两种蛋白质在完整细胞内的生理性相互作用。随着后基因组时代的来临，科学家们逐渐认识到蛋白质才是细胞活性及功能的最终执行者，而蛋白质之间的相互作用是蛋白质发挥功能的重要途径，因此对生物功能的研究已从单一的蛋白质过渡到对蛋白之间相互作用的研究。目前，免疫共沉淀技术因能揭示在生理条件下的蛋白相互作用而得到广泛应用。

免疫共沉淀技术主要用于蛋白复合物的研究，如验证蛋白复合物的存在。蛋白质在生物体内发挥作用是通过和其他蛋白质相互作用来实现的，因此蛋白复合物的研究成为近年来研究的热点。

免疫共沉淀技术在中医药研究中具有广阔的应用前景。当前，中医药疗效越来越得到国际社会的肯定，然而由于中医理论深奥难懂，中药成分复杂多变，复方发挥作用基础难以摸清，这严重制约了中医药的现代化、国际化发展。因此，借助先进的技术手段来揭示中医的科学内涵是中医药走向世界的必然选择。

目前，利用蛋白质组学技术在中医药领域进行的研究，大部分停留在疾病证候分析和中药药理等表象方面，对中医基础理论及复方作用的整体性研究相对较少，这种研究具有一定的片面性，不足以反映中医学"整体观念"和中药"整体调节"作用的特点。免疫共沉淀技术检测的是体内实际存在的复合物，能揭示生理条件下蛋白之间的相互作用，发现蛋白之间的未知作用，能够从整体上来研究中医理论和中药"整体调节"作用，以及"多层次、多靶点"的蛋白作用基础。因此该技术越来越受到中医药科研工作者的重视，事实也证明了其优越性。

随着基因组学、蛋白组学等先进技术手段的使用，中医药机制的研究取得了喜人的成绩，关于方证、组方、中药成分的研究越来越多，而中医学整体观念、辨证论治及中药多成分、多途径、多靶点的特点决定中医药科研的整体化思维。因此对单一基因或蛋白的研究已不足以用来揭示生命科学及中医药的机制，对复合物的研究或许会成为未来研究的热点。在中医药研究中，免疫共沉淀技术正是以适应中医药整体性研究而崭露头角。若能结合共聚焦显微镜、质谱分析等先进技术手段，相信在未来中医药科研中，该技术将有助于科研人员取得更大的成绩，给中医药的机制研究带来突破性的进展，为中医药走向世界带来希望。

（姜晓明）

四、免疫 PCR 技术

免疫 PCR 技术主要由两部分组成。一部分是类似于普通酶联免疫吸附试验（ELISA）的抗原抗体反应，另一部分即常规的 PCR 扩增和电泳检测。免疫 PCR 与 ELISA 的区别就在于 ELISA 是以碱性磷酸酶或辣根过氧化物酶来标记抗体，用颜色反应来表明阳性或阴性结果，而免疫 PCR 则是以一段特定的双链或单链 DNA 来标记抗体，用 PCR 扩增抗体所连接的 DNA，并进行电泳检测，因此可由 PCR 产物的量来反映抗原分子的量。由于 PCR 的高扩增能力，只要存在着极微量的抗原抗体反应，PCR 都能大量扩增抗体所连接的 DNA 分子，再用电泳来表明实验结果。免疫 PCR 的关键之处就在于用一个连接分子将一段特定的 DNA 连接到抗体上，在抗原和 DNA 之间建立相对应关系，从而将对蛋白质的检测转变为对核酸的检测。

免疫 PCR 技术的应用前景广阔。免疫 PCR 因其具有高度敏感性，理论上可以检测到一个抗原抗体分子的存在，特别适合极微量抗原的检测，如在细胞因子、肿瘤相关抗原、微生物感染等方面检测上有着不可比拟的优越性。

免疫 PCR 技术特异性强、灵敏性高，特别适于极微量抗原、抗体的检测，但也存在操作步骤比 ELISA 和 PCR 技术繁琐的缺陷。免疫 PCR 技术的不完善表现在固相载体的选择，桥联系统的确定以及检测系统的选用等方面，使得免疫 PCR 技术在现阶段存在重复性差，不易标准化等缺陷。和临床检测成熟的 ELISA 技术比较，免疫 PCR 技术在实际应用方面可能会有所限制。可以采用一些改进方法，例如：选择具有较好的抗原包被效果，同时易于扩增以及方便后续检测的固相载体；采用直接标记的方法进行抗原、抗体的大量标记；将不同抗原、抗体检测体系共用相同的指示系统和检测系统，利于标准化；在检测体系中，应用荧光定量 PCR 进行实时监测分析报告等。

随着技术的不断进步与革新，免疫 PCR 技术会逐渐成熟，特别是在致病微生物的检测方面，尤其是在隐性病毒感染（由于病毒载量太低而造成的检测阴性），致病菌属的快速检测以及寄生虫感染早期诊断方面，免疫 PCR 技术会有广阔的应用前景。在对疫苗免疫后的效果评价（特别是免疫较长时间后的评价），极微量可溶性细胞受体，激素和细胞因子的检测方面，免疫 PCR 技术也会大有发展。

（姜晓明）

五、染色质免疫共沉淀（CHIP）

染色质免疫共沉淀技术是用于研究体内 DNA 与蛋白质相互作用的方法。该技术步骤为：先在活细胞状态下固定蛋白质－DNA 复合物，通过超声或酶处理将其随机切断为一定长度范围内的染色质小片段，然后再通过免疫学方法通过所要研究的目的蛋白质特异性抗体沉淀此复合体，特异性地富集目的蛋白结合的 DNA 片段，并进行纯化、鉴定及后续分析，从而获得蛋白质与 DNA 相互作用的信息。

在保持组蛋白和 DNA 联合的同时，染色质被切成很小的片段，通过运用对应于一个特定组蛋白标记的生物抗体，将目标片段（组蛋白发生特异标记的片段）沉淀下来。CHIP 是利用抗原和抗体的特异性结合，以及细菌蛋白质的 "protein A" 特异性地结合到免疫球蛋白的 Fc 片段的现象合用开发出来的方法，即免疫磁珠结合 proteinA，proteinA 结合抗体 Fc 段，抗体结合抗原即发生特异标记的组蛋白，这里要注意组蛋白是和 DNA 结合的，这样就把目标组蛋白和 DNA 的复合体沉淀下来了。再将组蛋白与 DNA 分离，用获得的 DNA 去做 PCR 分析和序列测定等检测技术，从而进一步检测哪些基因的组蛋白发生了修饰。

CHIP 不仅可以检测体内反式因子与 DNA 的动态作用，还可以用来研究组蛋白的各种共价修饰与基因表达的关系。CHIP 与其他方法的结合，扩大了其应用范围。CHIP 与基因芯片相结合建立的 CHIP-on-chip 方法已广泛用于特定反式因子靶基因的高通量筛选；CHIP 与体内足迹法相结合，用于寻找反式因子的体内结合位点；RNA-CHIP 用于研究

RNA 在基因表达调控中的作用。

这项技术通过蛋白质与 DNA 互相作用来分析目标基因活性及已知蛋白质的靶基因，被广泛应用于体内转录调控因子与靶基。因启动子上特异核苷酸序列结合方面的研究，该技术常与 DNA 芯片和分子克隆技术相结合，还应用于组蛋白的修饰研究、染色质表观遗传修饰研究、转录调控分析、药物开发研究、有丝分裂研究、DNA 损伤与凋亡分析等。

（姜晓明）

第八节　流式细胞术

现代免疫学的研究离不开流式细胞术。流式细胞术作为一种依赖于流式细胞仪的技术，随着流式细胞仪的更新而更新。流式细胞仪包括流式细胞分析仪及流式细胞分选仪，是一种集光学、流体力学、电力学以及计算机技术于一体的高精密仪器，可对处在流动状态中的细胞或颗粒各项特性进行检测和综合分析，并可根据实验需求对目标细胞进行分选。

流式细胞仪主要由四部分组成（图 2.1.16），包括：流动室和液流系统、激光源和光学系统、光电管和检测分选系统、计算机和分析系统。各部分组为如下：①流动室和液流系统：流动室由样品管、鞘液管和喷嘴等组成，常用光学玻璃、石英等透明、稳定的材料制作。②激光源和光学系统：经特异荧光染色的细胞需要合适的光源照射激发才能发出荧光供收集检测。③光电管和检测分选系统：经荧光染色的细胞受合适的光激发后所产生的荧光是通过光电转换器转变成电信号而进行测量的。光电倍增管（PMT）最为常用。分

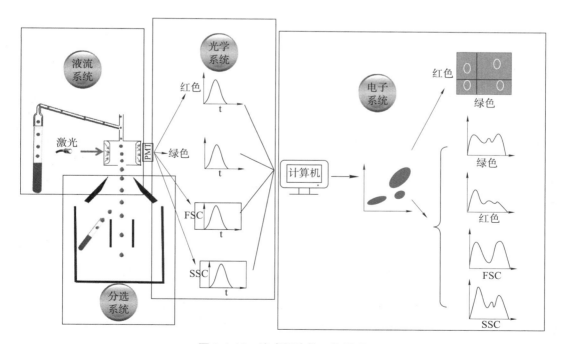

图 2.1.16　流式细胞仪工作原理

FSC：前向散射角；SSC：侧向散射角

选主要部件有电极偏转板和细胞收集器。④计算机和分析系统：经放大后的电信号被送往计算机分析器。多道的道数是和电信号的脉冲高度相对应的，也是和光信号的强弱相关的。

流式分析分选的基本流程见图 2.1.16，液流系统给样品施加负压，使细胞进入管道，在通过喷嘴后，细胞会一个一个通过流动池，经激光照射，会发出不同波长的激光信号，信号会被 PMT 进行放大，计算机对信号进行收集并转换成电信号，实验者可以利用软件对这些数据进行采集分析，而当需要分选目标细胞时，偏转板会给目标细胞液滴充电，带电液滴携带细胞通过静电场而发生偏转，落入收集器中。其他液体被当作废液抽吸掉。

流式细胞仪检测速度快，每秒可检测大于 10 000 个细胞，而且具有特异性强、灵敏度高、多参数分析、活细胞分选等优点。可检测的样本种类多样，包括外周血、骨髓、细胞穿刺液、洗脱液、实体组织、培养细胞、藻类等。而这些样品我们可归类成三大类：细胞膜分子、细胞内分子及可溶性分子。下面简要介绍针对这三类样品的检测方法。

一、细胞膜分子的检测

细胞膜分子也称膜表面分子，包括膜蛋白、脂类或多糖，还包括外部配体。免疫细胞由于其组成复杂，不同类型细胞部分形态相似，因此很难直接区分，所以常通过检测细胞表面不同 CD 分子的表达，进行免疫细胞表型的分析。临床上，常用于检测和分类白血病，以便对未来治疗做出明智的决定。此外，免疫细胞数量与比例也与机体免疫功能状态相关，通过检测分析可用于辅助临床疾病的诊断，例如，通过流式细胞术检测 T 细胞亚群数量，可用于艾滋病患者重要的预后指标，当患者 $CD4^+T$ 细胞数量降至一定水平以下，提示患者很有可能发生机会性感染。

（吴　砂）

二、细胞内分子的检测

采用流式细胞术进行细胞内分子（如转录因子、细胞因子等）染色之前需先对细胞进行固定及通透处理。固定处理能够确保可溶性抗原以及半衰期较短的抗原的稳定性。通透处理利于让抗体进入细胞内与抗原结合。流式细胞术检测细胞因子有两种常用方法，一种是检测细胞内的细胞因子，所以在染抗体之前必须阻断细胞因子的分泌，使其锁定在细胞质；另一种则是检测分泌到血清或培养基中的细胞因子的方法，指细胞因子微球检测技术（cytometric bead array，CBA）。

（吴　砂）

三、可溶性分子的检测

流式细胞术检测中，可溶性分子通常指细胞因子，其可通过自分泌或者旁分泌的方式作用于自身或邻近细胞上相应受体，也可诱导或者抑制其他细胞因子受体的表达。液相中（如细胞培养上清液）可溶性细胞因子常采用 CBA 法进行检测。

CBA 法是一种基于流式细胞检测系统的多重蛋白定量检测方法，它能够同时对单个样品中的多个指标进行检测。该法通过利用一系列带有荧光标记的微小且分散的微球，连接特定的捕获抗体以捕捉溶液系统中的待测物，并通过对应各种不同检测物的特异微球上所带有荧光强度不同，从而同时测定分析样本中多种可溶性成分的数量（图 2.1.17）。CBA 法能够同时对单个样本进行多种分子检测，比传统检测节省样本量，而且灵敏度高、重复性好。所有分析只需一组标准曲线，避免酶联反应所致人工假象。

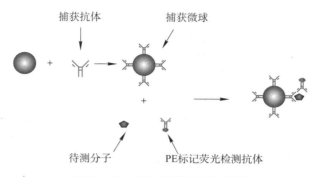

图 2.1.17　CBA 法的原理示意图

（吴　砂）

第二章　医学免疫学实验技术

第一节　常用实验技术

一、抗原粗分离

来源于组织、细胞或微生物的蛋白质混合物，除含有所需的蛋白质外，还混有其他蛋白质、多糖、脂类及核酸等杂质。对目的抗原进行粗分离，可根据所含物质理化性质的差异将大部分杂质去除。常用的方法有蛋白沉淀剂法、加热沉淀法、选择性变性分离法、透析法及超滤法等。

根据各蛋白质理化特性的差异，采用各种沉淀剂或改变某些条件促使蛋白质抗原成分沉淀，从而达到纯化的目的。最常用的方法是盐析沉淀法。

硫酸铵沉淀法是粗分离蛋白时常用的纯化和浓缩蛋白的技术。蛋白质的溶解度和盐浓度密切相关。在低浓度的条件下，随着盐浓度的增加，蛋白质的溶解度亦随之增加；在高浓度的盐溶液里，盐离子竞争性地结合蛋白表面的水分子，破坏蛋白表面的水化膜，使蛋白质溶解度降低，在疏水作用下蛋白质聚集形成沉淀。由于每种蛋白质的溶解度不同，因此可以用不同浓度的盐溶液来沉淀不同的蛋白质。

硫酸铵溶解度大，解离形成大量的 NH_4^+、SO_4^{2-} 离子，会结合大量的水分子，使蛋白质的溶解度下降。另外，其温度系数小，不易使蛋白质变性，因此，蛋白质粗分离时，硫酸铵沉淀法是很重要的一种技术，后续可采用层析技术进一步纯化蛋白，效率更高。下面主要介绍硫酸铵盐析沉淀法进行抗原粗分离的实验过程。

【实验用品】

（1）实验材料：待分类蛋白样本。

（2）试剂：饱和硫酸铵溶液、28% 氨水、H_2SO_4 稀释液（1∶2）、PBS（pH7.2）、生理盐水、叠氮化钠、0.5% $BaCl_2$、奈氏试剂。

（3）仪器与器材：透析袋、烧杯、玻璃棒、离心机。

【方法】

（1）沉淀蛋白

1）将样品离心，去除沉淀，保留上清液，并测量其体积 X mL。

2）将上清液移至烧杯中，并加入等体积生理盐水，混匀。

3）向稀释的样品上清液中加入 2X mL 饱和硫酸铵，逐滴加入并不断搅拌。

4）将溶液放在磁力搅拌器上搅拌 6 h，或者 4℃搅拌过夜，使蛋白质充分沉淀。

（2）透析法除去硫酸铵

1）将蛋白质溶液离心沉淀，弃上清，保留沉淀。

2）加入 10～20 mL PBS- 叠氮化钠溶液溶解蛋白质，叠氮化钠不与蛋白质反应，但能防止蛋白质变性。

3）蛋白沉淀溶解之后，放入透析袋中透析 24～48 h，每隔 5 h 更换透析液除去硫酸铵。直至透析外液中检不出 SO_4^{2-} 和 NH_4^+。通常用 0.5% $BaCl_2$ 检测 SO_4^{2-}，用奈氏试剂检测 NH_4^+。

4）收集透析液，离心，测定上清中蛋白质的含量。

【注意事项】

（1）把溶液中硫酸铵固体沉淀与蛋白质沉淀区别开来。

（2）蛋白质含量不宜过高，以 2.5%～3% 为宜，否则会出现欲分离的目的蛋白质与其他蛋白质共沉淀现象。

附：试剂配制

饱和硫酸铵溶液的配制：称取硫酸铵 760 g 加到 1 000 mL 蒸馏水中，70～80℃水浴搅拌至溶解。用 28% 氨水调 pH8～9，出现褐色含铁成分沉淀，趁热用滤纸过滤，得到透明液体。室温冷却，用 1∶2 H_2SO_4 调整至 pH7.0～7.2，多余的硫酸析出，达到过饱和状态，再次核对 pH，因酸性易使蛋白变性，影响蛋白质的收集。

（袁红艳）

二、多克隆抗体制备

天然抗原分子中常含有多个不同的抗原决定簇，以该抗原刺激机体免疫系统，多个针对不同抗原决定簇的 B 细胞克隆被激活，形成的浆细胞会产生针对不同抗原决定簇的特异性抗体，这些抗体的总和就组成了针对该抗原的多克隆抗体。获得多克隆抗体的途径主要有动物免疫血清、恢复期患者血清或免疫接种人群。多克隆抗体的优点是作用全面，具有中和抗原、免疫调理、介导补体依赖细胞毒作用（CDC）、抗体依赖细胞介导的细胞毒作用（ADCC）等作用，来源广泛、制备较容易。但其也存在特异性不高，易发生交叉反应，批间差异大，不易标准化等缺点。下面仅以卵清蛋白（OVA）免疫家兔为例介绍多克隆抗体的制备。

【实验用品】

（1）实验材料：健康家兔 3 只，每只 2～2.5 kg。

（2）试剂：商品化的卵清蛋白（OVA，用生理盐水稀释为 1 mg/mL）、弗氏不完全佐剂 5 mL、卡介苗（75 mg/mL）、生理盐水。

（3）仪器与器材：路尔氏固定器、注射器等。

【方法】

（1）佐剂抗原的制备：将 3 mL OVA（终浓度为 300 μg/mL）与 2 mL 卡介苗（终浓度为 15 mg/mL）吸入一支 10 mL 注射器中，5 mL 弗氏不完全佐剂放入另一支 10 mL 注射器中，两支注射器用路尔氏固定器连接，相互推压混匀，直至推压不动，滴入水面不散为止，使抗原充分乳化。

（2）免疫动物：第 1 次采用背部皮下多点注射法，每点注射 0.05～0.1 mL，每只家兔共注入佐剂抗原 2 mL（含 OVA 600 μg）。3 周后在两肩、两腿部肌内注射同一佐剂抗原，每只家兔 1 mL。再间隔 2 周后，可自静脉注射 OVA 抗原，每只 1 mL（含 OVA 300 μg），此次为强化免疫。

（3）试血：强化免疫后 7 ~ 14 日可静脉取血，分离血清，测其效价。可采用双向琼脂扩散方法：将 OVA 稀释为几个不同的浓度，与上述采集的血清作双向琼脂扩散，抗原效价超过 1：100 即可采血；也可将血清稀释为几个不同的浓度，与抗原作双向琼脂扩散，抗体效价超过 1：16，即可采血。此外，间接 ELISA 方法也常用于免疫血清效价的测定，通常抗体效价超过 1：3 000 可采血。

（4）采血：选用一次放血法。自颈动脉无菌放血，装入无菌烧杯中，室温凝固后放入 4℃冰箱中过夜。吸取血清，离心沉淀，弃掉红细胞。将血清中加入适量防腐剂，分装于无菌的小瓶中，低温冰箱中保存。

【注意事项】

（1）免疫用抗原最好进行纯化，若抗原纯度不够，免疫后会产生大量针对杂蛋白的抗体，影响免疫血清的纯度。

（2）抗原与弗氏完全佐剂混合要充分乳化，以获得良好的免疫效果。

（3）免疫注射时尽量避免与前次相同或相近的位点，防止因注射弗氏完全佐剂引起的难愈合的溃疡发生。

（袁红艳）

三、直接凝集反应

在适当的电解质环境中，颗粒性抗原（如细菌、细胞等）与相应抗体发生特异性结合，出现肉眼可见的凝集现象，即凝集反应。依据反应原理的不同，可将凝集反应分为直接凝集反应、间接凝集反应、间接凝集抑制试验、协同凝集试验等；依据反应条件的不同，又可将其分为玻片凝集反应和试管凝集反应。凝集反应的检测方法比较简单，但敏感性较差，一般只用在颗粒性抗原面以后抗体效价的检测、血型配型检测和细菌检测方面。

细菌、螺旋体或红细胞等颗粒性抗原在适当电解质存在的条件下，直接与相应的特异性抗体结合，当二者比例合适时，出现肉眼可见的凝集块，称为直接凝集反应。本反应常用的试验方法有玻片法和试管法。

（一）玻片法

本法为定性试验，一般用已知的抗体作为诊断试剂，来检测待检样本中是否含有相应的颗粒性抗原。以下以红细胞血型抗原检测为例介绍玻片法。

【实验用品】

（1）试剂：标准血清（抗 A 或抗 B）、待检红细胞悬液、生理盐水。

（2）仪器与器材：载玻片等。

【方法】

（1）将 1 滴标准血清（约 25 μL）加在洁净载玻片一端，1 滴生理盐水（约 25 μL）加在另一端做对照。

（2）各滴加 1 滴红细胞悬液到载玻片上的标准血清和生理盐水上，分别混匀。

（3）室温静置 3 min，观察结果。

【结果判定】

（1）如果抗原、抗体发生特异性结合，则标准血清出现红细胞凝集，周围液体澄清，即为阳性反应。

（2）如果抗原、抗体没有发生特异性结合，则生理盐水或标准血清中的红细胞不发生凝集，为均匀混浊的液体，即为阴性反应。

【注意事项】

每一样本均须用生理盐水作为阴性对照，如生理盐水对照出现凝集则表示颗粒性抗原发生自凝，试验无效。另外，判定结果时，必须防止干燥。

（二）试管法

本法为半定量试验，通常用已知抗原作为诊断试剂，与一系列稀释的待检血清在小试管中混合，以出现明显絮片状或颗粒状凝集现象的最高血清稀释度作为血清抗体的效价。

【实验用品】

（1）试剂：2% 人 A 型或 B 型红细胞悬液、单克隆血型试剂、抗 A 抗体（或抗 B 抗体）、生理盐水。

（2）仪器与器材：试管等。

【方法】

（1）按表 2.2.1 在各试管内加入生理盐水 0.5 mL。

（2）在第 1 管中加入抗 A 或抗 B 抗体 0.5 mL，混匀后吸出 0.5 mL 注入第 2 管，同样混匀后吸 0.5 mL 于第 3 管中，以此类推，直至第 9 管，第 9 管混匀后弃去 0.5 mL，第 10 管加 0.5 mL 生理盐水（作为不含抗体的阴性对照）。

（3）各管中加入 2%A 型或 B 型红细胞悬液各 0.5 mL。

（4）混匀后室温放置 60 min，判定结果。

表 2.2.1　试管凝集试验操作程序

试管号	1	2	3	4	5	6	7	8	9	10	
生理盐水（mL）	0.5	0.5	0.5	0.5	0.5	0.5	0.5	0.5	0.5	0.5	弃去
抗体（mL）	0.5	0.5	0.5	0.5	0.5	0.5	0.5	0.5	0.5	0.5	0.5
红细胞（mL）	0.5	0.5	0.5	0.5	0.5	0.5	0.5	0.5	0.5	0.5	
血清稀释度	2	4	8	16	32	64	128	256	512	0	

【结果判定】

以出现明显凝集的阳性管中最高稀释倍数对应的稀释度为抗体的效价。

【注意事项】

（1）红细胞悬液要尽量新鲜采集，无溶血。在 4℃ 阿氏液中保存不能超过 1 周。

（2）要充分混合，可振荡 1 min 左右。当反应结果不明显时，可将试管放置于 37℃ 水浴中反应。

（3）当结果判定困难时，可将试管以 1 000 r/min 离心 1 min。离心后，发生特异性凝集的试管中可见红细胞呈片状平铺在管底，而自发沉淀或聚集的试管中可见红细胞集中在试管底部中央呈团块状。

（袁红艳）

四、间接凝集反应

将可溶性抗原（或抗体）吸附或偶联于一种与免疫无关、一定大小的惰性载体颗粒表面，使其成为致敏载体，然后与相应抗体（或抗原）结合，在电解质存在的条件下，发生特异性的凝集，载体颗粒被动地发生凝集，称为间接凝集反应。根据致敏载体方式的不同，间接凝集反应可分为正向间接凝集试验、反向间接凝集试验、间接凝集抑制试验和协同凝集试验等。正向间接凝集试验是用可溶性抗原致敏载体以检测样本中的相应抗体，反向间接凝集试验是用特异性抗体致敏载体以检测样本中的相应抗原，间接凝集抑制试验是将可溶性抗原与抗体混合后，再与相应的颗粒性抗原反应，如果可溶性抗原与颗粒性抗原一致，则因可溶性抗原消耗了抗体，再加入相应颗粒性抗原不出现凝集，为阳性。协同凝集试验是利用金黄色葡萄球菌表面 A 蛋白可以与人及多种哺乳动物 IgG 的 Fc 段结合，而出现的抗原抗体复合物凝集现象。下面以间接凝集试验检测抗 "O" 血清抗体实验为例进行介绍。

【实验用品】

（1）试剂：抗原为伤寒沙门菌 "O" 多糖抗原、待测血清为伤寒沙门菌 "O901" 免疫兔血清、2% 绵羊红细胞悬液（SRBC）、PBS、生理盐水。

（2）仪器与器材：刻度吸管、水浴箱、试管架等。

【方法】

（1）伤寒杆菌 "O" 多糖抗原制备：将伤寒沙门菌 "O901" 接种于琼脂斜面，37℃孵育箱中培养 18～24 h 后，用无菌生理盐水洗下菌苔，配成 1 000/mL 的细菌悬液，置 100℃水浴 2 h，离心 3 500 r/min 30 min，吸取上清液，分装在无菌三角烧瓶中，置 4℃冰箱备用。

（2）颗粒性抗原制备：取伤寒杆菌 "O" 多糖抗原与 2%SRBC 等体积混合，放 37℃水浴 2 h。每隔 15 min 振荡 1 次，取出后离心 2 000 r/min，10 min，共洗 3 次，用 PBS 缓冲液调成 1% 致敏 SRBC 悬液。

（3）将待检血清用 PBS 缓冲液或生理盐水作倍比稀释，然后加入 1% 致敏 SRBC（表 2.2.2），混匀后置 37℃水浴 2 h，观察结果。

（4）混匀后，置 37℃水浴 2 h。

表 2.2.2　间接凝集试验程序

管号	1	2	3	4	5	6	7	8	
PBS（mL）	0.9	0.5	0.5	0.5	0.5	0.5	0.5	0.5	弃去
待检血清（mL）	0.1	0.5	0.5	0.5	0.5	0.5	0.5	0.5	0.5
1% 致敏 SRBC（mL）	0.5	0.5	0.5	0.5	0.5	0.5	0.5	0.5	
血清稀释度	1：20	1：40	1：80	1：160	1：320	1：640	1：1 280	0	

【结果判定】

若红细胞沉积于试管底部，集中呈一圆点，为不凝集，是阴性 "–"；如红细胞发生凝集，则平铺于试管底部，呈一薄层。根据红细胞的凝集程度，可判断为 "+～++++"，以出现明显凝集（"++"）试管的待检血清的最高稀释度作为抗体的效价。

【注意事项】

振荡混合时间不得少于 1 min，以免因红细胞混合不均匀而导致凝集现象出现不清晰，难以判定终点。其他同直接凝集试验。

（袁红艳）

五、双向免疫扩散试验

琼脂凝胶含水量大于 97% 时，形成网状结构，其孔隙可容许大分子物质自由扩散，阻力很小。不同的物质由于它们的化学结构、相对分子质量、扩散系数的不同，所以它们在琼脂凝胶中的扩散速度亦有所差别。当抗原抗体加入含有适量电解质的琼脂凝胶的相邻的孔中，它们向四周扩散，若两者相互对应，分子比例适合，则扩散一定时间后在两孔之间相遇并生成白色沉淀线。如有多对不同抗原抗体同时存在时，便可依各自的扩散速度，在适当部位形成各自独立的沉淀线。

此法可用于疾病的诊断，如检测 AFP，HBsAg 等。亦可用于抗原抗体成分的定性，定量及不同种抗原间的相关性分析。

将已知抗原及待检抗体加入含有适量电解质的琼脂凝胶的相邻孔中，它们向四周扩散，如果一定时间后在两孔之间生成白色沉淀线，则说明待检抗体与抗原是一对特异的分子，且两者比例适合。下面以检测抗卵清蛋白（OVA）抗体为例介绍双向免疫扩散试验。

【实验用品】

（1）试剂：卵清蛋白、抗卵清蛋白抗体（用卵清蛋白作为抗原免疫小鼠而得的抗体）、牛血清白蛋白（BSA）、1.5% 琼脂（用生理盐水配制 1.5% 琼脂，微波炉加热使琼脂充分熔化，置 70～80℃水浴中保温）。

（2）仪器与器材：载玻片、刻度吸管、移液器、打孔器、打孔图形、湿盒（底部铺有浸透 0.5% 苯酚的纱布）等。

【方法】

（1）取洁净载玻片，如图 2.2.1 所示，在其左侧 1/3 处用记号笔划一直线，做标记。

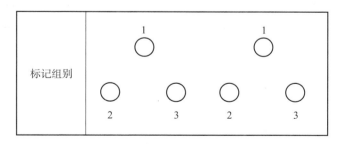

图 2.2.1　双向免疫扩散操作示意图

（2）用吸管吸取熔化的琼脂约 4.5 mL，迅速铺在载玻片上，使之自然流开，形成厚约 2 mm 的琼脂凝胶层。

（3）待琼脂冷凝后，用打孔器按图形打孔，孔径 3～4 mm，孔间距 3～5 mm，除去孔中琼脂。

（4）用移液器吸取卵清蛋白（抗原）约 10 μL 放入 1 号孔中，换吸头后吸取待检血清放入 3 号孔中，再换吸头吸取对照抗原（BSA）放入 2 号孔中。

（5）将载玻片放入湿盒中，置 37℃ 孵箱中，24～48 h 后观察结果。

【结果判定】

观察抗原与待检抗体间是否生成白色沉淀线及沉淀线的数目。如抗原（1 号孔）与待检抗体（3 号孔）间生成一条白色沉淀线，说明待检抗体能与该抗原特异性结合，而且两者分子比例较适宜。而由于对照抗原（2 号孔）与抗体（3 号孔）不是特异性对应的分子，两者之间则没有沉淀线生成。

【注意事项】

（1）铺板时，速度要快，要均匀，厚薄一致。

（2）加样时，由于孔小，只能放入很少量液体，所以应将移液器吸头插入孔底，缓慢加入液体，直至孔满。

（3）一般 72 h 不出现沉淀线为阴性。

（袁红艳）

六、免疫比浊试验

免疫比浊试验属于液相沉淀试验的一种。与经典的免疫沉淀试验在抗原和抗体反应终点判定结果不同，在免疫浊度测定试验中，在一定电解质条件下，抗原抗体结合形成免疫复合物时可出现浊度，可利用多种自动化分析仪器对浊度进行快速检测。根据检测方法的不同，可分为免疫透射浊度测定法、免疫散射浊度测定法和免疫胶乳浊度测定法三种。免疫比浊试验与现代光学仪器和自动分析技术相结合，适应了现代检测技术快速、准确、微量和自动化的要求，在临床检验中已逐渐取代其他沉淀反应方法。下面以人血清 IgG 测定为例介绍免疫比浊试验。

在一定量的检测试剂（羊抗人 IgG）与不同浓度的标准人 IgG 和待测人血清（IgG）混合，经一定时间后形成可溶性免疫复合物，此复合物在 PEG 作用下可自液相析出，形成微粒，使待检样品浊度发生变化。用分光光度计测量反应液体的浊度，复合物形成越多则浊度越高，以标准品浓度对应 OD 值绘制标准曲线，根据待测物 OD 值推算其浓度。该法快速简便，应用范围广泛，可检测血清 Ig 和补体因子等的含量，且适用于大批量标本的测定。

【实验用品】

（1）实验材料：待检人血清。

（2）试剂：羊抗人 IgG 抗血清（效价 1∶80）；标准人 IgG（10 mg）；PEG-NaF 稀释液（PEG2000 40 g、NaF 20 g、NaCl 9 g、水 1 000 mL，过滤）。

（3）仪器与器材：刻度吸管、移液器、试管、水浴箱、分光光度计（或生化分析仪）等。

【方法】

（1）PEG-NaF 稀释液配制，过滤。

（2）血清 1∶100 稀释。

（3）将标准 IgG，加去离子水，配成 1 g/L 浓度，再稀释成 500 mg/L、250 mg/L、

125 mg/L、62.5 mg/L 共 5 个不同浓度。

（4）取羊抗人 IgG，溶于 1.5 mL 去离子水中稀释，取稀释抗血清 50 μL，加至 3 mL 的 PEG–NaF 稀释液中，充分混匀。

（5）分别取待检稀释血清和 5 个不同浓度标准 IgG 各 200 μL，加入上述混合液中（表 2.2.3）。

（6）加样完毕后，充分混匀，置 37℃水浴 30 min。以抗血清稀释液作为空白，用波长为 340 nm 的分光光度计测定吸光度 A 值。

表 2.2.3　免疫比浊试验加样程序

试管号	1	2	3	4	5	6	7
PEG–NaF（mL）	3	3	3	3	3	3	3
羊抗人 IgG（μL）	50	50	50	50	50	50	50
待测血清（μL）	—	200	—	—	—	—	—
标准 IgG（μL）	—	—	200	200	200	200	200
生理盐水（μL）	200	—	—	—	—	—	—

【结果判定】

（1）标准曲线的绘制：以测得的 5 个不同浓度标准 IgG 的 A 值作为纵坐标，以对应浓度作为横坐标，作图并绘制出标准曲线。

（2）待检血清浓度测定：测定待检血清 A 值，在曲线上找到对应的浓度值，并乘上稀释倍数，即为最终浓度。

【注意事项】

（1）各管反应条件应一致，因此操作中应注意。

（2）标准品加样时注意使用不同加样器头，应从低浓度向高浓度依次加样。

（3）试验中应注意充分混合。

（4）在测定管中待检血清的最后稀释倍数为 1∶1 000 比较合适。

（姜晓明）

七、补体依赖的细胞毒试验

带有特异抗原的淋巴细胞（靶细胞）在体外与相应抗体结合后，在补体参与下引起靶细胞死亡。靶细胞杀伤与否可借助染料（台盼蓝或伊红 Y）排斥现象判定。靶细胞被杀伤后，细胞膜通透性增加、细胞肿大，可被台盼蓝着色。反之，活细胞无色，有光泽且形态正常。

本试验应用于细胞性抗原的测定，单克隆抗体的筛选和鉴定，以及组织相容性抗原的检查与分型。还可以用于检测细胞膜抗原，也可用于测定细胞毒抗体的效价和活性。本试验可用于基础研究，也可在临床上用于器官移植的组织配型鉴定。在具体实施中，本试验可分为试管法和微量法。

【实验用品】

（1）实验材料：常规方法分离淋巴细胞，并用 Hanks 液配成 10^5 个 /mL 的淋巴细胞悬液。

（2）试剂：抗 HLA 血清、补体、对照血清、PBS、0.5% 台盼蓝等渗盐溶液、含 10% 胎牛血清的培养液。

（3）仪器与器材：试管、眼科剪、眼科镊、细胞计数板、普通光学显微镜、倒置显微镜、水浴箱。

【方法】

（1）将 HLA 血清 0.1 mL 加入试管中，阴性对照管内加阴性血清 0.1 mL，阳性对照管加入阳性血清 0.1 mL。

（2）各管中均加入淋巴细胞悬液 0.1 mL，混匀，37℃水浴 30 min。

（3）各管中均加入补体 0.5 mL，混匀，37℃水浴 30 min。

【结果判定】

各管内加入 2% 台盼蓝溶液 0.3 mL，混匀，5 min 后取样，滴片镜检，光镜下观察细胞形态。先用低倍镜观察各孔中出现的蓝色杀伤细胞的百分率，"++"判定为效价（表 2.2.4）。

表 2.2.4　蓝色杀伤细胞的百分率及其对应的效价

蓝色杀伤细胞的百分率	效价
≤10%	-
10%～20%	±
20%～40%	+
40%～70%	++
>70%	+++

结果观察，高倍镜下计数 200 个细胞中死细胞的百分率，按下列公式求出细胞毒百分率。

$$细胞毒百分率（\%）= \frac{试验管死细胞平均百分率 - 对照管死细胞平均百分率}{100\% - 对照管死细胞平均百分率}$$

【注意事项】

（1）实验时需做 3 个复管（孔）。

（2）两种方法结果无显著差异。试管法操作简单，需试剂量大；微量法需试剂少，操作要求高。

（3）靶细胞稀释度要适中，过高或过低均会影响实验结果。

（4）实验中需要制备对照，阴性对照死亡细胞数应小于 10%，阳性对照应大于 80%，否则需寻找原因。

（5）应用台盼蓝时，时间不要过长，因台盼蓝本身具有一定的毒性作用，时间长也会导致细胞死亡。

附：试剂配制

（1）抗 HLA 血清的制备：采用经产妇血清、多次受血者血清、肾移植排斥者血清或单克隆抗体。

（2）补体的制备：自心脏采集正常豚鼠血（3 只以上），置冰箱 4～8 h，分离血清，混合分装，每瓶 0.5 mL，置 −20℃贮存备用。

（3）对照血清的制备：阴性对照最好选用健康男性，无输血史的 AB 型血清，56℃ 30 min 灭活。阳性对照选用马抗人淋巴细胞。

（姜晓明）

八、酶联免疫吸附试验

酶联免疫吸附法试验（ELISA）是将抗原或抗体结合到固相载体上，并用酶标记一抗或二抗检测特异性抗原或特异性抗体的方法，该技术将抗原抗体反应的特异性与酶对底物的高效催化性结合起来，根据酶作用底物后显色，以颜色的变化来判断实验结果，或经酶标测定仪做定量分析检测，以反映抗原或抗体的含量。

抗原和抗体等蛋白质容易吸附于聚苯乙烯塑料，且吸附后其免疫活性不受影响。利用这一特点，可将已知特异性抗体吸附到聚苯乙烯塑料表面，形成固相抗体，然后加入受检标本。若标本中含有相应的抗原，则形成抗原－抗体复合物；此时，再加入酶标记的抗体，后者可与免疫复合物中的抗原结合，从而形成固相的抗体－抗原－酶标抗体夹心

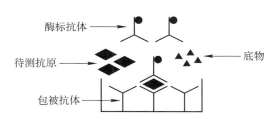

图 2.2.2　夹心法 ELISA 试验原理示意图

复合物（图 2.2.2）。固相载体上带有酶的量与标本中受检物质的量成正相关，用量色法测出结合于固相载体上酶标抗体的酶活力，即可反映出受检标本中抗原的含量。

（一）乙型肝炎病毒表面抗原测定

将抗 HBsAg 的特异性抗体（抗 –HBsAb）吸附到聚苯乙烯塑料反应板表面，形成固相抗体。加入待测血清，若含有 HBsAg 则可与固相抗体结合形成抗 –HBsAb 和 HBsAg 复合物，使待测血清中 HBsAg 也被固定于反应板上。再加入酶标记的抗 –HBsAb，后者可与已经形成的复合物中的 HBsAg 结合，形成固相的抗体－抗原－酶标抗体复合物，使酶标记的抗 –HBsAb 固定于反应板上。反应板上固定的酶量与待测 HBsAg 的量成正相关，加入酶催化的底物后，底物可发生颜色变化，底物颜色变化程度与血清中待测 HBsAg 的量呈正相关。

【实验用品】

（1）试剂：待测血清、抗 –HBsAb（已固定于反应板上）、酶标记的抗 –HBsAb、显色剂、洗液、终止液、阴性对照试剂、阳性对照试剂。

（2）仪器与器材：移液器、恒温培养箱等。

【方法】

（1）设孔：设定空白孔、阴性对照孔、阳性对照孔和待测血清孔。

（2）加样：每孔加对应试剂各 1 滴（空白孔不加）。

127

（3）加酶结合物：每孔加入酶结合物各 1 滴（空白孔不加）。

（4）反应：轻微振荡反应板，充分混合，置 37℃孵育 30 min。

（5）洗板：弃去孔内液体，将配制好的洗涤液注满各孔（空白孔除外），静置 5 s，弃去洗涤液，拍干孔内残余液体，重复洗板 5 次，最后拍干。

（6）显色：各孔分别加显色剂 A 和 B 各 1 滴，充分混合，置 37℃孵育 15 min。

（7）观察：可见各孔不同的颜色变化，根据阳性和阴性对照判定检测结果。

（8）测定：各孔分别加终止液各 1 滴，混匀终止反应，用酶标仪取波长 450 nm，测定各孔吸光度，判定反应程度。

【结果判定】

（1）肉眼观察：若测定孔的颜色与阴性对照孔相当或较浅，则为阴性；若测定孔颜色与阳性对照相近，甚至比阳性对照孔更深，则结果为阳性。

（2）酶标仪测定 OD 值后，按下式计算。

样品 OD 值 / 阴性对照 OD 值（≥2.1 判断为阳性，否则为阴性）。

注意：阴性对照 OD 值低于 0.05 作 0.05 计算，高于 0.05 按实际 OD 值计算。

【注意事项】

（1）在实验过程注意操作，防止因交叉污染而影响试验结果。

（2）洗涤要充分，否则可能出现假阳性结果。

（3）注意空白孔的加液情况。

（二）甲胎蛋白定量检测

甲胎蛋白（AFP）是胚胎血清中的一种蛋白，主要由胎肝合成，出生后急剧下降，出生后几个月至一年内降至正常水平（≤20 ng/mL）。当人体在妊娠期或患有原发性肝癌、畸胎瘤等疾病时，血清中 AFP 含量异常升高。因此，采用 ELISA 试剂盒通过双抗夹心法检测血清中 AFP 含量，可用于上述疾病的早期辅助诊断。

【实验用品】

（1）实验材料：待检样本。

（2）试剂：甲胎蛋白定量检测试剂盒。

（3）仪器与器材：酶标仪、移液器等。

【方法】

（1）设 12 个孔，空白、阴性对照各 1 孔，参考标准品设 5 孔，质控设 2 孔，待测 3 孔。

（2）各孔加入相应样品或标本 50 μL（空白孔除外），振荡混匀，封板，37℃孵育 20 min。

（3）洗板：弃去液体，各孔（空白孔除外）加满洗涤液（稀释 25 倍），静置 5 s，弃去洗液，拍干后，重复洗涤 5 次，最后拍干。

（4）加酶结合物 50 μL/ 孔（空白孔除外），封板，37℃孵育 20 min。

（5）洗板：同步骤 "（3）"。

（6）各孔加显色液 A 和 B 各 50 μL，混匀，封板，37℃孵育 10 min。

（7）各孔加终止液 50 μL，混匀。

（8）酶标仪读数（450 nm），用空白孔调零，记录各孔 OD 值。

（9）作图：以参考标准品抗原含量对数值作为横坐标，以测得对应 OD 值作为纵坐标，画出曲线。

【结果判定】

测得待测样品 OD 值，于曲线上找到对应的浓度对数值，并换算成浓度值。

参考值：①正常：AFP 浓度 ≤20 ng/mL；②肝炎患者：AFP 浓度 20～400 ng/mL；③妊娠期：AFP 浓度 20～400 ng/mL，随妊娠时间延长而逐步升高；④原发性肝癌：AFP 浓度 ≥400 ng/mL。

【注意事项】

（1）试剂在使用前应摇晃均匀。

（2）封片不能反复使用。

（3）反应和显色时间严格控制，结果判定应在反应终止后 10 min 内完成。

（姜晓明）

九、免疫细胞化学技术

免疫细胞化学技术又称免疫组织化学技术，是利用已知的抗体与细胞抗原特异性相结合的特性，通过化学反应使标记在抗体上的显示剂显示一定的颜色，并借助显微镜、荧光显微镜或电镜进行观察，以达到对组织、细胞结构中化学成分进行定量、定位分析的目的。

【实验用品】

（1）试剂：PBS、4% 多聚甲醛、3%H_2O_2、0.1%TritonX-100、BSA 封闭液、一抗、生物素化二抗、HRP 标记链霉卵白素、DAB、苏木素、无水乙醇、二甲苯、中性树胶。

（2）仪器与器材：载玻片、普通光学显微镜、恒温培养箱、湿盒、染色缸、24 孔板、移液器、滤纸、盖玻片。

【方法】

（1）细胞爬片的制备

1）将灭菌的载玻片放入培养板内。

2）将培养好的贴壁细胞消化后离心，计数，按照一定的细胞密度加入孔板中，根据实验目的选择培养基或加入药物。

3）将孔板放入 37℃ CO_2 孵箱中孵育数小时或过夜，待细胞的贴壁密度符合实验要求时，吸去孔板内的培养基或药物，用 37℃预温的 0.1 mol/L PBS 漂洗 1 次。

4）吸去孔板内的 PBS 液，加入 4% 多聚甲醛室温固定 15～30 min。

5）吸去 4% 多聚甲醛，用 PBS 漂洗 3 次，每次间隔 3 min。

6）取出细胞爬片，晾干后存放于 -20℃或直接进行染色。

（2）细胞中 β-actin 抗原蛋白的检测

1）滴加 3%H_2O_2（去除内源性过氧化氢酶），室温静止 5 min，PBS 浸泡 3 min，弃去，重复 2 次。

2）滴加 0.1%TritonX-100（打孔剂）20 min，PBS 浸泡 3 min，弃去，重复 2 次（Triton X-100 可以溶解细胞膜、细胞核膜、细胞器膜上的脂质而使抗体及大分子结构的物质进入胞质和胞核内，故在细胞免疫组化时尤为推荐使用，这样抗体就能顺利进入胞内与相应抗原结合）。

3）擦干组织周围的 PBS 液，滴加 20 μL BSA 封闭液，室温 20 min，弃去，勿洗。

4）用滤纸或纱布擦干组织周围的血清，滴加 20 μL 一抗（适当比例 1∶50 稀释），37℃，1.5 h。

5）PBS 冲洗 2 次，每次 5 min，擦干组织周围的 PBS 后加入相应的生物素化的 20 μL 二抗，室温，20 min，PBS 冲洗 3 次，每次 5 min，甩掉多余液体。

6）滴加 20 μL HRP 标记链霉卵白素，室温 20 min，PBS 冲洗 4 次，每次 5 min。

7）加 20 μL DAB 显色剂（已经稀释的 A、B、C 液各 1 滴加入 1 mL PBS 缓冲液当中）5～10 min，镜下观察显色情况，将显色后的片子用自来水冲洗。

8）复染：苏木素染液轻度复染细胞核 3～5 min，镜下控制着色程度，效果好时自来水冲洗返蓝。

9）常规脱水、透明，80% 乙醇 5 min；85% 乙醇 5 min；95% 乙醇 5 min；无水乙醇 5 min，再重复一次无水乙醇 5 min；二甲苯 5 min，再重复一次二甲苯 5 min。

10）封片：中性树胶滴在组织边缘，再用盖玻片盖上，要先放平一侧，再放下另一侧，以免产生气泡。

【结果判定】

显微镜下观察染色情况，抗原抗体结合部位呈棕色，可判定为阳性。

【注意事项】

（1）如细胞贴壁性较差，可将载玻片事先用 0.5% 多聚赖氨酸浸泡处理，自然晾干或 37℃烘干后使用，可增加细胞贴壁性。

（2）细胞数要适量，避免过多不利于分辨。

（3）DAB 粉末溶解时，常出现不溶性颗粒，需过滤去除，防止沉积于玻片上导致非特异着色。

（姜晓明）

十、小鼠免疫器官的分离

免疫器官、组织及细胞是机体免疫系统的重要组成部分。中枢免疫器官包括胸腺和骨髓，是 T 淋巴细胞及其他各类免疫细胞发生、发育和分化的场所；外周免疫器官包括脾脏、淋巴结和黏膜；相关淋巴组织是免疫应答的场所。各类免疫细胞直接参与免疫系统对抗原类物质的免疫应答。完善的免疫器官组织结构和正常的免疫细胞种类和数量是机体免疫功能发挥正常的基本条件。

小鼠脾脏中含有大量的淋巴细胞，由于小鼠血液量少，故经常从脾脏中获取大量的淋巴细胞，主要是 T 细胞、B 细胞，用于体外免疫实验。胸腺是 T 细胞发育成熟的主要场所，是周围淋巴器官发育和机体免疫所必需。淋巴结是外周免疫器官，位于淋巴管汇集部位，是淋巴细胞定居和特异性免疫应答发生的场所。淋巴结遍布全身，其中以颈部、腋下、腹股沟，肠系膜淋巴结最容易分离，是获取淋巴细胞的主要组织之一。

本实验目的是了解小鼠免疫器官的分布特征（图 2.2.3），掌握免疫器官的分离方法。

【实验用品】

（1）实验材料：小鼠。

（2）试剂：生理盐水、75% 乙醇。

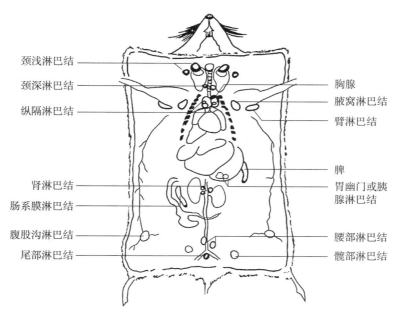

图 2.2.3 小鼠免疫器官及组织分布图

（3）仪器与器材：解剖台、大头针、眼科镊、眼科剪、100 mm 培养皿、1 mL 移液器、注射器、离心管、100 目筛网等。

【方法】

（1）培养皿加入适量生理盐水。

（2）颈椎离断处死小鼠，在 75% 乙醇中浸泡 30 s 消毒小鼠，用大头针将小鼠固定在解剖台上。

（3）无菌条件下将腹部剪开，钝性剥离皮肤。

（4）分离脾脏：选取小鼠左侧卧位，剪开腹膜，深红色细长组织即脾脏，用镊子从下方夹取脾脏，剔除外包膜结缔组织和脂肪后，将组织置于培养皿。

（5）分离胸腺：剪开胸部皮肤和筋膜，从其左侧第二肋间（心脏上方）剪开肌肉打开胸腔，用两把弯头小镊子夹出两片白色胸腺，将组织置于培养皿。

（6）分离淋巴结：仔细寻找小鼠的颈部，腋窝下和腹股沟等部位淋巴结，并用镊子把淋巴结取下，置于培养皿。

（7）免疫器官分离后，用生理盐水洗干净，备用。

【注意事项】

（1）正确抓住小鼠并处死，避免被小鼠咬伤。

（2）淋巴器官都质软，取的时候需避免用力过度，破坏淋巴器官。

（3）注意区分各淋巴器官，淋巴结较小，需至少取 3 个以上。

（4）淋巴结与脂肪的区别：PBS 中脂肪会浮于表面，淋巴结会沉下。

（姜晓明）

十一、人外周血单个核细胞分离

人外周血液中的单个核细胞包括淋巴细胞和单核细胞，用 Ficoll 密度梯度离心法可将其与其他细胞区分开。Ficoll 密度梯度离心法的基本原理是利用血液中各种细胞成分的相对密度不同将其分离，红细胞和多形核白细胞相对密度约为 1.092，单个核细胞相对密度为 1.070 左右，因此将抗凝血置于相对密度 1.077 左右的分层液上，经过一定速度的离心，即可在分层液与血浆之间获得比较纯的单个核细胞，其中淋巴细胞占 90% 以上。

【实验用品】

（1）试剂：Ficoll 淋巴细胞分层液、Hanks 液、1% 台盼蓝染液、肝素钠。

（2）仪器与器材：水平离心机、天平、细胞计数板、刻度吸管、毛细吸管、试管。

【方法】

（1）取静脉血，加肝素钠（12 U/mL）抗凝，用 pH7.2 的 Hanks 液将抗凝血稀释（1:1）。

（2）将淋巴细胞分层液先加入试管中，用毛细管吸取血液缓慢沿管壁徐徐加入，使之重叠于分层液之上，分层液与血液之比为（1~1.5）:2，注意不要打破界面。

（3）采用水平离心机，以 1 500 r/min 离心 15~20 min。离心后红细胞及多形核细胞沉到管底部，其上为分层液，分层液之上为 Hanks 液稀释的血浆，在血浆与分层液之间，用毛细吸管直接伸到淋巴细胞与单核细胞层，小心将细胞吸出，将其放入 10 mL 离心管中，尽量吸净，以获得较多细胞，但应避免吸入分层液。

（4）加入一定量的 pH7.2 Hanks 液，以 1 500 r/min 离心 5 min，弃去上清，反复洗涤 3 次，最后用 IMDM 培养液将细胞悬浮。

（5）计数：用白细胞计数液（含 2% 冰乙酸 PBS）以一定倍数稀释细胞，充入细胞计数板，计数四大格中淋巴细胞（图 2.2.4）。计算出细胞浓度，调细胞浓度为 1×10^6/mL 备用。

【结果判定】

取计数后的细胞悬液 4 滴，加 1% 台盼蓝染液 2 滴，37℃孵育 5~10 min 后，轻轻吸

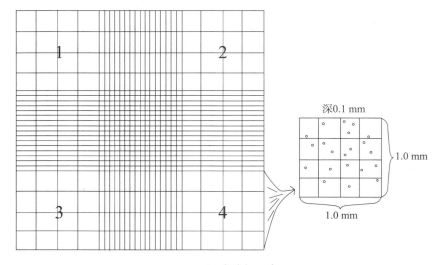

图 2.2.4　细胞计数示意图

去上清，取沉淀细胞滴于玻片上，显微镜下观察，计数 200 个细胞，活细胞不着色，死细胞或损伤细胞呈灰蓝色。计数细胞活力，一般细胞活力大于 95%，实验可获较满意结果，死亡细胞过多，将影响实验结果。

$$细胞活力（\%）= \frac{计数细胞数 - 损伤细胞数}{计数细胞数} \times 100\%$$

【注意事项】

（1）将血液进行二倍稀释可降低血液黏稠度和红细胞的聚集，提高单个核细胞收获量。

（2）血液加于淋巴细胞分层液面时，不要打破外周血与分层液的界面，界面一旦打破会严重影响各类细胞的分离效果。

（3）注意离心温度，最适温度为 18~20℃。温度过低，淋巴细胞丢失增多；温度过高，会影响淋巴细胞活性。

（4）离心速度为 1 500~2 000 r/min，离心时间 15~20 min，如果分层不全，可延长离心 5 min。

（5）分洗涤分离后的单个核细胞，可去除大部分混杂的血小板。

（6）离心后获得的单个核细胞可暂时保存在 4℃冰箱，降低细胞代谢活动，并在 24 h 之内尽量使用。为了避免造成"温度"休克，从 4℃冰箱取出时注意不要迅速升温。

（7）血浆或血液加入分层液中时要小心，缓慢不要打乱液层、不要摇动。也可以将分层液加入血浆的上层。

（8）保持淋巴细胞的活性是非常重要的，所以一般情况下应现采血，马上进行分离。

（9）经过分层液分离的淋巴细胞层，实际上是单个核细胞层，包括单核细胞，不包括粒细胞。

附：试剂配制

Ficoll 淋巴细胞分层液的配制：6% 聚蔗糖 2 份，34% 泛影葡胺 1 份。比重计测相对密度为 1.077±0.001，高于 1.078 时，加适量 6% 聚蔗糖校正；低于 1.076 时，加适量 34% 泛影葡胺校正。分层液经除菌器除菌，或 10 磅高压灭菌 15 min，放 4℃冰箱可保存 3 个月。

（袁红艳）

十二、T、B 淋巴细胞的分离——尼龙毛柱法

经密度梯度离心法分离的单个核细胞，包含 T、B 淋巴细胞及单核细胞等多种成分。为进一步分离不同类型细胞，可根据尼龙纤维表面具有黏附 B 淋巴细胞和单核细胞的特性，将制备松散的尼龙毛均匀充填在聚乙烯塑料管中，经 Hanks 液浸透保温后，加入单个核细胞悬液，37℃温育 1~2 h。然后加入含血清培养液灌洗，T 淋巴细胞由于不具有黏附性而被洗脱。反复多次灌洗，收集获得纯度约 90% 的 T 淋巴细胞，再用冷培养液或温培养液边洗边挤压塑料管，收集洗脱液中 B 淋巴细胞（纯度约 80%）。

【实验用品】

（1）试剂：IMDM 培养液（含 100 U/mL 庆大霉素、10% 胎牛血清），0.2 mol/L HCl 溶液。

（2）仪器与器材：尼龙毛（长度 97.8 mm、细度 3D 的尼龙 –6 短纤维），超净工作台，CO_2 培养箱，水浴箱，离心机，5 mL 注射器。

【方法】

（1）尼龙毛柱制备

1）将尼龙毛浸入 0.2 mol/L HCl 溶液中浸泡过夜，次日用双蒸水充分漂洗，用纱布将尼龙毛挤干，37℃干燥。

2）称取尼龙毛 0.6 g，仔细将尼龙毛撕开，梳整去掉乱结，使其疏松连结折叠以适应注射器容积，填入 5 mL 注射器内。

3）分别包装，15 磅高压灭菌 15 min。

（2）细胞分离

1）于超净工作台中，将经高压灭菌装填有尼龙毛的注射器固定于环形支架上，以培养液 20 mL 清洗尼龙毛，同时以细玻璃棒搅动去除柱内气泡，最后将尼龙压实至 4 ~ 6 cm，封闭上下口，置 37℃孵育 1 h。

2）取出经孵育的尼龙毛柱，再用 5 mL 37℃预温培养液淋洗尼龙毛 1 次，加入单个核细胞悬液 2 mL，直至细胞悬液完全浸入柱内，封闭上下端，置 CO_2 孵育箱内孵育 45 ~ 60 min。

3）用 37℃预温培养液 10 mL，冲洗尼龙毛柱同时收集流出物，离心。用适量培养液悬浮，此即富含 T 细胞的细胞悬液。

4）尼龙柱黏附细胞获取　重复以 10 mL 预温培养液冲洗该柱，流出物弃去，然后以 4℃培养液 10 mL 冲洗，并以注射器芯挤压尼龙毛，收集流出物，此即为尼龙毛黏附细胞。

5）B 细胞获取　取经尼龙柱黏附细胞（一般含 B 细胞纯度不超过 60%）用补体依赖细胞毒的方法消除 T 细胞，即用抗 Thy–1 血清和补体，可完全消除 T 淋巴细胞。

（3）细胞鉴定：用非特异酯酶染色（ANAE）和台盼蓝染色检测细胞活力，或分别用 T 或 B 细胞丝裂原（ConA，LPS）诱导淋巴细胞转化试验，检测 T、B 细胞。

【注意事项】

（1）此种分离法，T 淋巴细胞也常有一部分被吸附，吸附的多少与尼龙毛的质量有关，与装柱的松紧程度也有关系。

（2）此法的 T 淋巴细胞的回收率为 20% ~ 30%。

（3）用过的尼龙毛可回收，以盐水洗涤，然后浸入 0.1 mol/L 的 HCl 中过夜，然后再同前法清洗。

（袁红艳）

十三、小鼠腹腔巨噬细胞分离

单核 / 巨噬细胞（monocyte/macrophage，Mφ）是调控免疫应答的主要细胞，具有吞噬和杀伤功能，抗原处理和递呈功能以及分泌多种细胞因子和炎症介质等功能。单核细胞存在于外周血液中，巨噬细胞（Mφ）广泛分布在各种组织中，在不同组织中具有不同的名称（在肝称为 Kupffer 细胞，在脑称为小胶质细胞）。可从腹腔渗出细胞、骨髓、脾、淋巴结、胸腺、肝及肺等组织中分离获得巨噬细胞。下面介绍从小鼠腹腔渗出细胞分离

Mφ 的方法。

正常小鼠每只可收集腹腔渗出细胞约 1×10^6，其中 Mφ 占 30%。如果给小鼠腹腔注射某种刺激物，可使 Mφ 渗出增加，易于分离更多的 Mφ 刺激剂的使用以及获得细胞的数量（表 2.2.5）。

表 2.2.5　常用于刺激腹腔细胞渗出的物质

刺激物质	浓度	注射剂量（mL）	细胞采取时间（注射后天数）	获得细胞数量（$\times 10^6$）
血清	原浓度	0.5 ~ 1	2 ~ 3	1 ~ 5
肉胨汤	10%	1 ~ 1.5	3 ~ 5	3 ~ 7
TGC	2.4%	1 ~ 3	3 ~ 5	15 ~ 25
矿物油	原浓度	0.1 ~ 0.5	4 ~ 6	10 ~ 20
淀粉	2% ~ 10%	1 ~ 1.5	3 ~ 5	2 ~ 5
明胶	2% ~ 4%	0.5 ~ 1	3 ~ 5	3 ~ 7

【实验用品】

（1）实验材料：小鼠。

（2）试剂：3% 淀粉，10% FCS-RPMI1640 培养液，无 Ca^{2+}、Mg^{2+} Hanks 溶液，0.02% EDTA-PBS（pH 7.4）溶液。

（3）仪器与器材：培养皿或 6 孔板（如需细胞爬片，请准备爬片用无菌盖玻片）、手术器具。

【方法】

（1）实验前 2 日，给小鼠腹腔注射 3% 淀粉溶液 1 mL。

（2）颈椎离断法处死小鼠，用酒精棉球消毒，剪开腹部皮肤，用镊子提起腹膜，用 5 mL 注射器向腹腔打入 2 mL 生理盐水，轻揉腹部 1 min 后用镊子提起腹膜，用剪刀将腹膜剪开一小口，用 1 mL 移液器反复吹打腹腔液后吸出腹腔液加入离心管中。

（3）用无 Ca^{2+}、Mg^{2+} Hanks 溶液洗细胞 1 次，离心后用 10% FCS-RPMI 1640 培养液重悬细胞，将细胞悬液加入培养皿或 6 孔板中。37℃ 贴壁培养 4 h。

（4）轻轻晃动培养皿或培养板，用滴管吸弃上清，再用 Hanks 溶液轻轻洗细胞 2 次。贴壁细胞即为巨噬细胞。

（5）回收细胞：用 3 mL 0.02% EDTA-PBS 消化并收集黏附的细胞，10% FCS-RPMI-1640 培养液离心洗涤 2 次。收获细胞备用。

【注意事项】

（1）刺激物的选择：应根据具体实验设计选取合适的刺激物，由于腹腔注射刺激物的不同，所收获的巨噬细胞纯度和活性等均有较大差异。

（2）腹腔液的收取：收取腹腔液时要反复吹打几次，以保证收集腹腔巨噬细胞的数量。

（3）细胞的回收：采用细胞刮回收细胞，容易损伤细胞，活细胞回收率和存活率低。如采用 EDTA 消化法收集细胞，回收率高，而且细胞存活率在 95% 左右。

附：试剂配制

3% 淀粉溶液的配制：取 3 g 淀粉溶于 100mL 蒸馏水内，高压灭菌后备用。

（袁红艳）

十四、淋巴细胞增殖试验

（一）形态学检查法

体外培养的 T 淋巴细胞在经植物血凝素（PHA）刺激后，T 细胞表面的 PHA 受体与 PHA 结合，使腺苷酸环化酶活化，导致 cAMP 增多，进行有丝分裂，细胞形态和代谢发生变化，转化为淋巴母细胞。观察淋巴细胞形态的变化并计数发生转化的淋巴细胞，计算其转化率。淋巴细胞转化率可反应机体的细胞免疫水平。

【实验用品】

（1）实验材料：肝素抗凝人静脉血。

（2）试剂：人外周血淋巴细胞分离液、10% FCS–RPMI–1640 培养液、Hanks 液、PHA、瑞特 – 吉姆萨染液等。

（3）仪器与器材：采血针、无菌肝素抗凝管、无菌离心管、细胞计数板、96 孔板、载玻片、CO_2 培养箱、离心机、移液器、超净工作台、倒置显微镜等。

【方法】

（1）抽取人外周血 2 mL 于肝素抗凝管中，分离单个核细胞（见本章第一节实验十一人外周血单个核细胞分离）

（2）细胞计数后用 10% FCS–RPMI–1640 培养液调整细胞浓度为 2×10^6/mL，加入 96 孔培养板中，每孔 100 μL 细胞悬液。

（3）每孔淋巴细胞悬液中加入终浓度为 10 μg/mL 的 PHA 刺激。

（4）将细胞放入 37℃，CO_2 孵箱中培养 48 ~ 72 h。

（5）培养结束后 1 500 r/min 离心 10 min，弃上清，用 Hanks 液洗涤 1 次，弃上清。混匀细胞沉淀，取样制备细胞涂片，瑞特 – 吉姆萨染色。

（6）镜检，观察淋巴细胞形态，计算淋巴细胞转化率。

【结果判定】

（1）油镜观察：转化过程中，根据细胞核的大小、核与胞浆的比例、胞浆染色性及核的构造与核仁的有无，可将这些细胞分成两类，即未转化的淋巴细胞和发生转化的淋巴细胞。

1）未转化的淋巴细胞：即成熟的小淋巴细胞，其大小和形态与末梢血片中未经培养的淋巴细胞一致。其直径约 6 ~ 8 μm，核质致密，呈蓝紫色，无核仁，核与胞浆的比例大，胞浆少。

2）发生转化的淋巴细胞：有过渡型淋巴细胞、淋巴母细胞和分裂象。其中，过渡型淋巴细胞体积增大，为小淋巴细胞的 2 ~ 3 倍，核质略疏松，胞质增多；淋巴母细胞的体积明显增大，为小淋巴细胞的 4 ~ 5 倍，核质疏松呈网状，核内可见明显核仁，胞质丰富，核和胞质常出现多个空泡，其外形不规则，嗜碱性明显增强；分裂象的细胞其核膜消失，染色质缩短变粗聚集成染色体（图 2.2.5）。

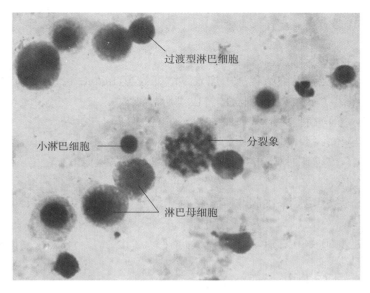

图 2.2.5　淋巴细胞转化形态示意图

（2）转化率计算：按下列公式计算淋巴细胞转化率。正常情况下，PHA 诱导的淋巴细胞转化率为 60% ~ 80%。

$$淋巴细胞转化率 = \frac{发生转化的淋巴细胞数}{小淋巴细胞数 + 发生转化的淋巴细胞数} \times 100\%$$

【注意事项】

（1）本试验需进行细胞培养，因此从静脉采血开始即要注意无菌操作，防止污染。

（2）采血后应立即分离淋巴细胞进行试验。

（3）PHA 的加入量要适当，剂量过高对细胞有毒性，剂量过少则不足以刺激淋巴细胞转化。厂家和批号不同的丝裂原作用常常也有很大差别。因此，对不同种系不同来源的淋巴细胞均应进行预实验，以确定最适细胞浓度、培养时间和 PHA 的刺激浓度。

（二）³H–TdR 掺入法

³H–TdR 掺入法又称同位素标记法。T 淋巴细胞被丝裂原 ConA 或 PHA 激活后，进入细胞周期进行有丝分裂。当细胞进入 S 期，细胞合成 DNA 明显增加，在培养液中加入 ³H 标记的 DNA 合成原料脱氧胸腺嘧啶核苷（TdR），则 ³H–TdR 作为合成 DNA 的原料被摄入细胞，掺入新合成的 DNA 中，经液体闪烁仪测量，记录每分钟脉冲数（cpm），通过计算，得出刺激数（SI），以此表示转化能力。此法较形态学方法更客观、灵敏，准确性高，重复性好，但需一定设备，且同位素对环境有放射性污染，需要特殊处理。

【实验用品】

（1）实验材料：肝素抗凝人静脉血

（2）试剂：³H–TdR 工作液（临用前用 RPMI-1640 培养液稀释成 100 μCi/mL）；闪烁液；人外周血淋巴细胞分离液；10% FCS-RPMI-1640 培养液；PHA 等。

（3）仪器与器材：采血针、无菌肝素抗凝管、无菌离心管、细胞计数板、96 孔板、玻璃纤维滤纸、多头收集器、闪烁杯、CO₂ 培养箱、离心机、移液器、超净工作台、β- 液闪计数仪等。

【方法】

（1）、（2）步同形态学检查法。

（3）实验组：每孔淋巴细胞悬液中加入终浓度为 10 μg/mL 的 PHA 刺激。

　　　　阴性对照组：不加 PHA 刺激的淋巴细胞悬液。

　　　　空白组：不含细胞的培养基加 10 μg/mL 的 PHA。

　　每组设三个复孔，每孔的终体积为 200 μL。

（4）37 ℃，CO_2 孵箱中培养 48 ~ 72 h，终止培养前 6 ~ 12 h，在培养细胞每孔内加入 0.3 ~ 0.5 μCi ^{3}H–TdR。

（5）终止培养后，用多头细胞收集器将每孔培养物分别吸于玻璃纤维滤纸上，抽气过滤洗涤。

（6）滤纸放置 60 ~ 80 ℃ 烘干 1 h，分别将每片滤纸浸于脂溶性闪烁液中，每杯 3 ~ 5 mL。

（7）在 β– 液闪计数仪上测定每杯样品 cpm 值。

【结果判定】

增殖指数直接用 cpm 值表示，代入下列公式计算刺激指数（SI）。

$$刺激指数（SI）= \frac{实验组\ cpm\ 均值 - 空白组\ cpm\ 均值}{对照组\ cpm\ 均值 - 空白组\ cpm\ 均值}$$

【注意事项】

（1）闪烁剂的配置要保证充分溶解，避光搅拌。若溶解不充分可导致 ^{3}H 放射计数率下降或淬灭。

（2）放射性同位素实验应在专门的实验室进行，实验人员要进行正规培训，应注意放射性射线的防护并减少放射性射线对周围环境的污染。所用器材，应按同位素操作的有关规定处理。

（3）其余同形态学检查。

附：试剂配制

闪烁液的配制：分别取 2,5– 二苯基恶唑（PPO），5.5 g；1,4– 双［5– 苯基 –2– 恶唑］苯（POPOP）0.3 g，用二甲苯溶解制成 1 000 mL。

（三）MTT 比色法

MTT（四甲基偶氮唑盐）能被活细胞内线粒体中的琥珀酸脱氢酶分解成蓝紫色的不溶于水的化合物甲臜，甲臜可沉积于细胞内或细胞周围，所形成的甲臜量与细胞增殖程度成正比，再用酶标仪测定 OD 值，从而反映细胞活化增殖情况。死细胞和线粒体无琥珀酸脱氢酶的细胞（如红细胞）均不能转化 MTT 产生甲臜。此方法经济、简便、安全，但敏感性不如 ^{3}H–TdR 掺入法。

【实验用品】

（1）实验材料：肝素抗凝人静脉血。

（2）试剂：MTT 贮存液（5 mg/mL）、MTT 溶解液（DMSO）、人外周血淋巴细胞分离液、10% FCS-RPMI-1640 培养液、PHA 等。

（3）仪器与器材：采血针、无菌肝素抗凝管、无菌离心管、细胞计数板、96 孔板、CO_2 培养箱、离心机、移液器、超净工作台、酶标仪等。

【方法】

（1）~（3）同 ^{3}H-TdR 掺入法

（4）37℃，CO_2 孵箱培养 48~72 h，培养结束后在每个培养孔内加入 MTT（5 mg/mL）10 μL。继续孵育 4 h。

（5）小心吸去上清（对于悬浮细胞需要离心后再吸弃孔内培养上清液），加入 DMSO 100 μL/孔，置摇床上低速振荡 10 min，使结晶物充分溶解。

（6）选择 570 nm 波长，在酶标仪上测定各孔吸光度值。

【结果判定】

代入下列公式计算刺激指数（SI）。

$$刺激指数（SI）= \frac{实验组\ OD\ 均值 - 空白组\ OD\ 均值}{对照组\ OD\ 均值 - 空白组\ OD\ 均值}$$

【注意事项】

（1）MTT 一般最好现用现配，最好小剂量分装，用锡箔纸包住避光以免分解。当 MTT 变为灰绿色时就不能再用了。MTT 有致癌性，用的时候小心，戴手套操作。

（2）在加 MTT 前可以先在镜下检查是否有孔污染，如加入 MTT 后有的孔立即变为蓝黑色，则污染的可能性极大。

（3）加 DMSO 前培养上清液要小心吸弃，对于悬浮细胞需要离心后再吸弃，注意不要将甲臜颗粒吸出，以免影响结果。

（4）其余同形态学检查。

附：试剂配制

MTT 贮存液（5 mg/mL）的配制：称取 MTT 0.5 g，溶于 100 mL 的 PBS 或无酚红的培养基中。通过 0.22 μm 滤膜过滤，分装，4℃避光保存。两周内有效。

（四）CCK-8 法

CCK-8 是一种与 MTT 具有相同核心基团的化合物，在电子耦合试剂存在的情况下，可以被线粒体内的脱氢酶还原生成高度水溶性的橙黄色的甲臜。细胞增殖活力越强，颜色越深；在一定范围内，颜色的深浅和细胞活力呈线性相关。可用于细胞增殖和活性分析。此方法细胞毒性很低，稳定性好，快捷简便。

【实验用品】

（1）实验材料：肝素抗凝人静脉血。

（2）试剂：CCK8、人外周血淋巴细胞分离液、10% FCS-RPMI-1640 培养液、PHA 等。

（3）仪器与器材：同 MTT 法。

【方法】

（1）~（3）同 ^{3}H-TdR 掺入法。

（4）37℃，CO_2 孵箱培养 48~72 h，培养结束后在每个培养孔内加入 CCK-8 10 μL，继续孵育 1 ~ 4 h。

（5）选择 450 nm 波长，在酶标仪上测定各孔吸光度值。

【结果判定】

判定方法同 MTT 比色法。

【注意事项】

（1）加 CCK-8 时，建议斜贴着培养板壁加，注意不要产生气泡，影响 OD 值。

（2）若细胞培养时间较长，建议更换培养基后再加 CCK-8，含有酚红的培养基不影响测定。

（3）如果暂时不测定 OD 值，可以向每孔中加 10 μL 0.1 mol/L 的 HCl 溶液或者 1% w/v SDS 溶液，并遮盖培养板避光保存在室温条件下，在 24 h 内测定，吸光度不会发生变化。

（4）其余同形态学检查。

（五）CFSE 标记法

羧基荧光素二乙酸盐琥珀酰亚胺酯（CFSE）是一种可对活细胞进行荧光标记的新型染料，它可通过细胞膜进入细胞，在胞内被酯酶催化分解成具有绿色荧光基团的氨基反应性羧基荧光素琥珀酰亚胺脂，而不能自由透过细胞膜。被 CFSE 标记的细胞分裂时，荧光可被平均分配到两个子代细胞中，每分裂一次荧光就会减弱一半，出现连续的荧光强度递减现象，由此可以追踪细胞动态分裂过程。该方法操作简单，安全、快速、准确，不仅广泛用于 T、B 淋巴细胞的增殖检测、混合淋巴细胞反应，还可追踪体内或体外特定亚群细胞的迁移、定位、增殖等。

【实验用品】

（1）实验材料：肝素抗凝人静脉血

（2）试剂：CFSE 染液、人外周血淋巴细胞分离液、10% FCS-RPMI-1640 培养液、1% PBS、PHA 等。

（3）仪器与器材：移液器、CO_2 培养箱、超净工作台、冷冻离心机、流式细胞分析仪等。

【方法】

（1）抽取人外周血 2 mL 于肝素抗凝管中，制备纯化的 T 淋巴细胞（见本章第一节实验十二）

（2）细胞计数后加入 CFSE 染液（CFSE 终浓度为 5 μmol/L）重悬细胞，调整细胞浓度为 1×10^7/mL。37℃ 避光孵育 15 min，每 5 min 混匀细胞。

（3）加入预冷的 2 mL 灭活牛血清冰上终止 2 min，1 500 r/min 离心 5 min，用预冷的 PBS 洗涤 2 次，离心。

（4）用 10% FCS-RPMI-1640 培养液重悬，计数，将细胞浓度调整为 2×10^6/mL，加入 96 孔圆底板，每孔 100 μL，洗涤及离心过程中注意避光。

（5）实验组：每孔标记 CFSE 的淋巴细胞悬液中分别加入 100 μL 含不同剂量的 PHA 的 RPMI1640 完全培养基。

阴性对照组：不加 PHA 刺激，但标记 CFSE 的淋巴细胞悬液。

空白对照组：加入不同剂量的 PHA 刺激，但未标记 CFSE 的淋巴细胞悬液。

每组设三个复孔，每孔的终体积为 200 μL。置于 37℃，5% CO_2 细胞培养箱中继续孵育 48 ~ 72 h。

（6）将细胞用预冷的 PBS 洗涤 2 次，并用 200 μL PBS 重悬，采用流式细胞仪上样检测。

（7）对获取的数据进行软件分析。

【结果判定】

运用软件分析，可计算淋巴细胞各子代的分裂比例，常用以下几个指标。

（1）分裂百分率（percentage of divided）：该数由发生过增殖的细胞的数目除以增殖刺激前的细胞总数而得。

（2）分裂指数（division index，DI）：该数由所有细胞的分裂次数除以增殖刺激前的细胞总数而得。常用来评价一些比较弱的刺激物，如异基因抗原刺激的混合淋巴细胞反应等。

（3）增殖指数（proliferation index，PI）：该数由所有细胞的分裂次数除以发生过增殖的亲代细胞的数目而得。常用来评价一些强烈的刺激原，如 PHA、CoA。

【注意事项】

（1）不同细胞需要根据预实验结果确定 CFSE 的最佳染色浓度。浓度太低，细胞标记的荧光强度不够；太高了对细胞有毒性，影响细胞增殖。最佳染色浓度是父代细胞荧光强度比未染色细胞高 3 ~ 3.5 个数量级。

（2）标记孵育时要经常摇匀。

（3）如有必要最后可以搭配免疫表型荧光抗体染色。

（4）每个实验组均应跑一个阴性对照和空白对照管，以利于结果分析。实验组得到的最高峰不一定就是未分裂的，有可能所有细胞都发生了分裂。

（5）其余同形态学检查。

（杨晓帆）

十五、脾细胞介导的 SRBC 溶血分光光度计测定法（QHS）

QHS 是根据溶血空斑试验的原理衍化而来，以绵羊红细胞（SRBC）免疫小鼠，然后将小鼠脾脏 B 细胞和 SRBC 混合，再加入补体。SRBC 与抗体形成细胞所产生的 IgM 结合形成抗原抗体复合物，激活补体系统，裂解 SRBC 而释放出血红蛋白，以分光光度计定量测定。该法操作简便，重复性好，定量客观，其溶血程度与抗体形成细胞的总数有一定关系，与抗体形成细胞所分泌的抗体量有一定关系，但它不能反映单个抗体分泌细胞的数量。结合空斑形成细胞试验技术则可同时反映抗体分泌细胞的数量及抗体分泌细胞产生的抗体总量，从而反映机体的体液免疫功能。

【实验用品】

（1）实验材料：小鼠。

（2）试剂：SRBC（经脱纤维防凝处理）、豚鼠血清（含补体）、生理盐水等。

（3）仪器与器材：刻度吸管、试管、组织研磨器、水浴箱、离心机、721 分光光度计。

【方法】

（1）以 SRBC 作为抗原免疫小鼠。颈椎离断法处死免疫小鼠和未免疫小鼠，取脾脏，收集脾细胞悬液（见本章第一节实验十）。

（2）分别取免疫小鼠和未免疫小鼠的脾细胞悬液（5×10^6/mL），含补体的新鲜豚鼠血清（1∶10 稀释）和 0.2% 压积的 SRBC 各 1 mL，加入试管内混匀。除了未免疫鼠作为阴性对照之外，还应设 SRBC、SRBC 加补体对照组。

（3）各对照与实验组放入 37 ℃水浴 60 min，之后 2 000 r/min 离心 5 min，取上清液。

（4）分光光度计于波长 413 nm 处测上清液的 OD 值。

【结果判定】

OD 值越高则表明所含的血红蛋白量越高，即表明产生的抗体量较多。

【注意事项】

（1）SRBC 应新鲜，为防止自发溶血造成的对照组本底过高，使用前应仔细离心洗涤 SRBC。

（2）脾细胞悬液制备过程要迅速，以防细胞死亡，细胞计数应准确。

（3）补体浓度依不同批次有所不同，使用前应做效价测定。

（杨晓帆）

十六、巨噬细胞吞噬功能检测

巨噬细胞具有对颗粒性异物（如衰老的自身细胞、鸡红细胞、绵羊红细胞、真菌等）吞噬和消化的功能，在机体固有免疫中发挥重要作用，其吞噬异物的能力在一定程度上反映了机体的免疫状态。本实验提前给小鼠腹腔注射某种刺激物，使巨噬细胞渗出增加，然后向小鼠腹腔内注入鸡红细胞悬液，腹腔的巨噬细胞可吞噬鸡红细胞，解剖收集腹腔液，染色、镜检可见鸡红细胞被吞噬即大吞噬现象。通过计算吞噬百分率或吞噬指数可反映吞噬细胞的吞噬功能。

【实验用品】

（1）实验材料：小鼠（体重约 20 g）。

（2）试剂：抗凝鸡红细胞、6% 淀粉溶液、PBS（pH 6.4）、生理盐水、瑞特 – 吉姆萨染液、缓冲液。

（3）仪器与器材：注射器、毛细吸管、湿盒、解剖盘、眼科剪、眼科镊、移液器、玻片、吸水纸、普通光学显微镜、CO_2 培养箱。

【方法】

（1）试验前一日，给小鼠腹腔注射已灭菌的 6% 淀粉溶液 1 mL，轻揉腹部，使淀粉分布均匀，巨噬细胞更好地从腹膜血管渗到腹腔。

（2）制备 2% 鸡红细胞悬液：取抗凝鸡红细胞 2 mL，加生理盐水 8～10 mL 混匀，2 000 r/min 离心 5 min，吸弃上清，同法再洗两次，吸取最终压积的红细胞 0.2 mL 加入 9.8 mL 生理盐水中，混匀后即为 2% 鸡红细胞悬液。

（3）取 24 h 前注射淀粉的小鼠，腹腔注射 2% 鸡红细胞悬液 1 mL，轻揉腹部，使悬液分散。

（4）30 min 后用颈椎离断法处死小鼠，置于解剖盘中，沿腹白线剪开暴露腹膜壁，避开血管在腹膜上打开一个小洞，注入 1 mL 预温的 PBS，同时用手反复揉搓腹腔 1～2 min，以便尽可能多地冲洗出小鼠腹腔中的吞噬细胞。用毛细吸管吸取豚鼠腹腔液，滴加在洁净载玻片上，每片约 0.2 mL。

（5）将滴加了腹腔液的玻片置于湿盒中，放入37℃孵箱中孵育30 min。

（6）取出玻片，用PBS轻轻冲洗玻片，巨噬细胞等吞噬细胞在孵育过程中已黏附在玻片上，轻轻冲洗不掉，其他非吞噬细胞则大部分被冲洗掉。

（7）自然干燥后，滴加1份瑞特－吉姆萨染液完全覆盖住标本，固定1 min，再滴加等量的缓冲液，轻摇载玻片或用吸耳球吹使液体混匀，继续染8 min。水洗，吸水纸印干后显微镜下镜检。

【结果判定】

（1）油镜观察：镜下可辨鸡红细胞胞质染成或浅红或黄色或着色不明显，中间有浅紫色椭圆形细胞核。而巨噬细胞体积较大，呈圆形或不规则形状，核染成深蓝色，胞质着色浅淡。仔细观察有的巨噬细胞已将一个或者数个鸡红细胞吞入胞质中（图2.2.6）。

对鸡红细胞消化程度可分为以下几级。

Ⅰ级：未消化，被吞噬的鸡红细胞胞质浅红或浅黄带绿色，胞核清晰，呈浅紫红色。

Ⅱ级：轻度消化，被吞噬的鸡红细胞胞质浅黄绿色，核凝缩，呈紫蓝色。

Ⅲ级：重度消化，被吞噬的鸡红细胞胞质淡染，核模糊，呈现浅灰黄色。

Ⅳ级：完全消化，巨噬细胞内只见形状类似鸡红细胞大小的空泡，边缘整齐，胞核隐约可见。

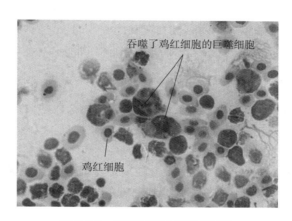

吞噬了鸡红细胞的巨噬细胞

鸡红细胞

图2.2.6　巨噬细胞吞噬鸡红细胞

（2）计数：查找观察巨噬细胞200个（可观察100～1 000个，数越多，计算时准确性越高）。查找观察的巨噬细胞有的吞噬了鸡红细胞，有的未吞噬鸡红细胞，都应列为查找观察对象及计算范围。观察有吞噬作用的巨噬细胞数及它们总共吞入的鸡红细胞数、无吞噬作用的巨噬细胞数。

$$吞噬百分率 = \frac{有吞噬作用的巨噬细胞数}{计数的巨噬细胞总数} \times 100\%$$

$$吞噬指数 = \frac{有吞噬作用的巨噬细胞所吞入的红细胞总数}{计数的巨噬细胞总数}$$

吞噬百分率和吞噬指数都可用来表示吞噬细胞功能，两数数值越高表示吞噬能力越强，反之表示吞噬能力弱。

【注意事项】

（1）小鼠腹腔注射时，使小鼠头部朝下，这样腹腔中的器官自然倒向胸部，防止刺伤内脏导致腹腔内出血。

（2）吸取腹腔液之前，充分揉搓腹腔，尽可能将吞噬细胞冲洗下来。吸取腹腔液之时尽量避开腹腔脏器和血管。

（3）鸡红细胞被巨噬细胞吞噬的时间如果过长可被消化，时间过短则尚未被吞噬，因此应掌握好吞噬时间。

（4）孵育完成后冲洗时水流不能过急以免将贴附在玻片上的吞噬细胞冲掉。

（5）观察结果时，应注意区别鸡红细胞是真正被吞入，还是仅黏附于巨噬细胞表面。尚未消化和被进一步消化的鸡红细胞均应列入被吞噬的鸡红细胞数。

（杨晓帆）

十七、中性粒细胞吞噬功能检测

血液中的中性粒细胞即小吞噬细胞，具有吞噬异物颗粒的能力，通过趋化、吞噬摄入和杀菌等一系列过程将病原微生物（如化脓性细菌）或衰老死亡的细胞消化清除，在固有免疫中发挥重要作用。在体外将中性粒细胞与细菌共同孵育后，中性粒细胞可将细菌吞噬摄入，在显微镜下可见中性粒细胞内有被吞噬的细菌。通过计算吞噬百分率或吞噬指数可反映中性粒细胞的吞噬功能。本实验观察小鼠中性粒细胞在体外对白色葡萄球菌的吞噬作用。

【实验用品】

（1）实验材料：小鼠（体重约 20 g）、灭活的白色葡萄球菌菌液。

（2）试剂：抗凝剂（2% 枸橼酸钠）、麻醉剂（10% 水合氯醛）、瑞特染液、缓冲液、香柏油等。

（3）仪器与器材：无菌试管、眼科镊、注射器、乳胶手套、载玻片、双凹片、吸水纸、擦镜纸、酒精灯、接种环、湿盒、移液器、洗瓶、CO_2 培养箱、普通光学显微镜。

【方法】

（1）采血

1）小鼠腹腔注射约 100 μL 麻醉剂。

2）无菌小试管中加入 500 ~ 700 μL 抗凝剂，使其湿润整个试管壁。

3）麻醉好的小鼠采用眼球摘除法取血，血液滴入含有抗凝剂的试管中，轻摇混匀以防止血液凝固，取血后的小鼠用颈椎离断法处死。

（2）混合培养

1）用移液器取 80 μL 抗凝血加入双凹片凹槽中。

2）用接种环取 2 ~ 3 环白色葡萄球菌菌液，加入抗凝血中，混匀。

3）将双凹片置于湿盒中，37℃培养箱孵育 40 min，于 20 min 时振荡 1 次。

（3）制作血涂片

1）用移液器取 50 μL 血液和菌液的混合液体滴到洁净载玻片靠一端约 1/3 处。

2）用另一双凹片与载玻片约成 30 度夹角将液体推向另一端，制成血推片，室温放置，待其完全干燥。

（4）染色与镜检

1）在涂片上滴加 1 份瑞特染液以覆盖血膜，固定 1 min，再滴加等量的缓冲液，轻摇载玻片或用吸耳球吹使液体混匀，继续染 8 min。

2）水洗，吸水纸印干后显微镜下镜检（图 2.2.7）。

【结果判定】

（1）油镜观察：镜下寻找核深染且分 2 ~ 5 叶的中性粒细胞，其胞质中如可见染成蓝紫色的葡萄球菌即为小吞噬现象。

（2）计数

1）吞噬百分率：随机观察 100 个中性粒细胞，计数吞噬细菌的细胞数。

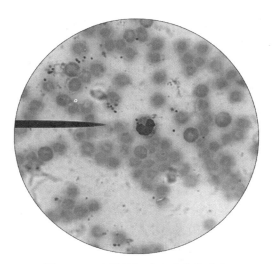

图 2.2.7　中性粒细胞吞噬葡萄球菌

2）吞噬指数：随机观察 100 个中性粒细胞，计数被吞噬的细菌总数，平均每个中性粒细胞吞噬的细菌数即为吞噬指数。

$$吞噬百分率 = \frac{吞噬细菌的中性粒细胞数}{100} \times 100\%$$

$$吞噬指数 = \frac{100 \text{ 个中性粒细胞吞噬细菌的总数}}{100}$$

【注意事项】

（1）所有器材保持清洁。

（2）采血前预先用抗凝剂湿润整个试管，采血后应尽快轻摇试管使血液与抗凝剂充分混匀，防止血液凝固。

（3）采血时如小鼠血液滴入速度变慢，可轻压小鼠心脏部位，加快血液泵出，挤压用力要适当，若用力过度会造成动物中途死亡，使采血不完全，血量过少。

（4）细菌浓度要合适。浓度太高易造成假阳性，浓度太低又会造成吞噬百分率低，均影响结果的观察与判定。

（5）孵育时注意湿盒内保持湿润，避免干燥。

（6）菌血混合液孵育好后要先混匀再取，制作血涂片时不要反复推片，涂片稍厚一些，更易于中性粒细胞的观察。

（7）血涂片必须在空气中自然干燥后再染色。如未干透即染色，细胞和细菌在染色过程中容易脱落；避免加热干燥，否则会造成细胞受热皱缩，影响吞噬现象的观察。

（杨晓帆）

十八、NK 细胞活性检测

（一）^{51}Cr 释放法

$Na_2{}^{51}CrO_4$ 的半衰期为 27.72 日，它能进入活细胞内，与细胞质中的蛋白质结合。当用

同位素 ^{51}Cr 标记的靶细胞与淋巴细胞共同培养时，靶细胞可被 NK 细胞杀伤，^{51}Cr 便从被杀伤的靶细胞中释放出来，其释放的量与 NK 细胞活性成正比。通过测定靶细胞 ^{51}Cr 的释放率即可反应 NK 细胞的活性。本法操作简单快捷，敏感性高，可定量，是细胞杀伤的经典检测方法。

【实验用品】

（1）实验材料：小鼠、YAC–1 细胞。

（2）试剂：铬酸钠（$Na_2^{51}CrO_4$）、10%FCS–RPMI–1640 培养液、2% 十二烷基硫酸钠溶液（SDS）。

（3）仪器与器材：离心管、试管、96 孔板、细胞计数板、超净工作台、CO_2 培养箱、倒置显微镜、移液器、离心机、γ 计数仪。

【方法】

（1）标记靶细胞：取传代培养 24 ~ 48 h 后的 YAC–1 细胞 1×10^6 个，用 1 mL 10% FCS–RPMI–1640 培养液悬于小试管中，加入 $Na_2^{51}CrO_4$ 100 μCi，37℃ CO_2 孵育 2 h，标记后，每 15 min 轻轻振摇 1 次。用 10% FCS–RPMI–1640 培养液洗涤 3 次，每次 1 500 r/min 离心 5 min，重悬调整细胞浓度为 1×10^5/mL，4℃备用。

（2）制备效应细胞：颈椎离断处死小鼠，取脾脏分离 PBMCs，用 10% FCS–RPMI–1640 培养液重新悬浮细胞，并调细胞浓度为 1×10^7 个 /mL。

（3）效 – 靶细胞作用：取标记好的靶细胞 100 μL（1×10^4 个）加入圆底塑料培养板。在实验中需设不同的效靶比加入培养板内，如选择（50∶1）、（25∶1）、（10∶1）、（5∶1）四种不同效靶比，即靶细胞均为 1×10^4 个，效应细胞则分别为 5×10^5、2.5×10^5、1×10^5、0.5×10^5 个细胞，终体积均为 200 μL。同时设对照组，包括：自然释放孔，仅含 100 μL 靶细胞，补充 100 μL 培养液；最大释放孔，100 μL 靶细胞，加 100 μL 2% SDS。每个样本和对照组均设 3 个复孔。

（4）孵育：以 1 500 r/min 离心 2 min，于 37℃ CO_2 孵育 4 h。

（5）NK 活性测定：培养结束后吸取各孔上清液 100 μL，分别放入测定管内，用 γ 计数仪测定 cpm 值。

【结果判定】

$$^{51}Cr\ 自然释放率（\%）= \frac{自然释放对照孔 cpm 均值}{最大释放对照孔 cpm 均值} \times 100\%$$

$$NK\ 细胞活性（\%）= \frac{实验孔 cpm 均值 - 自然释放对照孔 cpm 均值}{最大释放对照孔 cpm 均值 - 自然释放对照孔 cpm 均值} \times 100\%$$

【注意事项】

（1）靶细胞活性直接关系到实验结果的好坏，制备过程应注意低温操作，用台盼蓝染色法检测靶细胞的存活率应 > 95%，^{51}Cr 自然释放率要小于 10%。

（2）效靶细胞反应时，靶细胞的数量不能太少，否则影响实验结果。

（3）每次实验取 3 ~ 4 个不同的效靶比，如选用一种，效靶比例不一定合适，细胞毒活性可能测不出。

（4）吸取细胞培养上清时，注意不要吸出细胞。

（5）由于放射性核素具有毒性，标记的靶细胞不宜放置过久，与效应细胞作用时间也不宜过长，因随时间的延长死细胞增多，自然释放率也随之增高。

（6）实验中注意环境污染和实验防护等问题。

（二）乳酸脱氢酶释放检测法

乳酸脱氢酶（LDH）是胞质性活性酶。当细胞膜受损时，LDH 可释放出来，LDH 可催化乳酸生成丙酮酸，使氧化型辅酶 I 变成还原型辅酶 I 。还原型辅酶 I 通过递氢体 – 吩嗪二甲酯硫酸盐（PMS）还原碘硝基氯化氮唑盐（INT）或硝基氯化四氮唑蓝（NBT），形成有色的甲䐩类化合物。通过酶标测定仪，在 490 nm 或 570 nm 波长下，测得 OD 值，计算 NK 细胞活性。此方法经济、快速、安全、简便，需要的细胞数量少，亦可定量。LDH 分子较大，当靶细胞膜完全破损时才能释放出来，故不能较早地反映效应细胞的功能。

【实验用品】

（1）实验材料：小鼠、YAC-1 细胞。

（2）试剂：裂解液（1% NP-40）、乳酸脱氢酶（LDH）底物溶液、终止反应液（1 mol/L 柠檬酸）、10% FCS-RPMI-1640 培养液。

（3）仪器与器材：离心管、试管、96 孔板、细胞计数板、超净工作台、CO_2 培养箱、倒置显微镜、移液器、离心机、酶标仪。

【方法】

（1）制备靶细胞：取传代培养 24~48 h 后的 YAC-1 细胞，用 10% FCS-RPMI-1640 培养液洗涤重悬调整细胞浓度为 1×10^5/mL，4℃备用。

（2）制备效应细胞：脱颈椎处死小鼠，取脾脏分离 PBMCs，用 10% FCS-RPMI-1640 培养液重新悬浮细胞，并调细胞浓度为 1×10^7 个 /mL。

（3）效 – 靶细胞作用：取标记好的靶细胞 100 μL（1×10^4 个）加入圆底塑料培养板。在实验中需设不同的效靶比加入培养板内，如选择（50∶1）、（25∶1）、（10∶1）、（5∶1）四种不同效靶比，即靶细胞均为 1×10^4 个，效应细胞则分别为 5×10^5，2.5×10^5，1×10^5，0.5×10^5 个细胞，终体积均为 200 μL。同时设对照组，包括：自然释放孔，仅含 100 μL 靶细胞，补充 100 μL 培养液；最大释放孔，100 μL 靶细胞，加 100 μL 1% NP-40，每个样本和对照组均设 3 个复孔。

（4）孵育：以 1 500 r/min 离心 2 min，于 37℃ CO_2 孵育 2 h。

（5）制备乳酸脱氢酶（LDH）底物溶液：取 NBT 4 mg，氧化型辅酶 I 10 mg，PMS 1 mg，加 2 mL 蒸馏水溶解。混匀后取 1.6 mL 加 1 mol/L 乳酸钠 0.4 mL，加入 0.1 mol/L PBS（PH7.4）至 10 mL。

（6）酶促反应：取出培养板，以 1 500 r/min 离心 2 min，吸出孔中上清 100 μL 相应放入另一 96 孔板中，置 37℃ CO_2 孵箱中放置 10 min 预热，每孔加入新配制的底物溶液 100 μL，室温避光反应 15 min，每孔加入终止反应液（1 mol/L 柠檬酸）30 μL。

（7）OD 值测定：在酶标仪上，选用 490 或 570 nm 波长读取各孔吸光度。

【结果判定】

$$\text{NK 细胞活性}（\%）= \frac{\text{实验孔 OD 均值} - \text{自然释放对照孔 OD 均值}}{\text{最大释放对照孔 OD 均值} - \text{自然释放对照孔 OD 均值}} \times 100\%$$

【注意事项】

（1）~（4）同 ^{51}Cr 释放法。

（5）底物溶液一定要新鲜，现用现配。

（6）影响酶反应的因素较多，实际操作需严格掌握实验条件。

（三）CFSE/7-AAD 标记流式检测法

羧基荧光素二乙酸盐琥珀酰亚胺酯（CFSE）是一种可对活细胞进行荧光标记的新型染料，它可通过细胞膜进入细胞，在胞内被酯酶催化分解成具有绿色荧光基团的氨基反应性羧基荧光素琥珀亚胺脂，而不能自由透过细胞膜。7-AAD 是一种核酸染料，它不能通过完整的细胞膜，但在凋亡中晚期和死亡细胞，7-AAD 能够透过细胞膜与胞内 DNA 结合而显色。以 CFSE 来标记靶细胞，结合 7-AAD 染色，可以在单个细胞水平检测细胞的杀伤功能，其使用安全、灵敏度高、稳定性好，尤其是可以对于一些难以获得的数量较少的效应细胞的杀伤功能进行分析。

【实验用品】

（1）实验材料：小鼠、YAC-1 细胞。

（2）试剂：10% FCS-RPMI-1640 培养液、PBS、CFSE、7-AAD 等。

（3）仪器与器材：离心管、试管、96 孔板、细胞计数板、超净工作台、CO_2 培养箱、移液器、离心机、流式细胞仪等。

【方法】

（1）制备效应细胞：颈椎离断法处死小鼠，取小鼠脾，分离 PBMCs，再用磁珠分选纯化 NK 细胞，用 10% FCS-RPMI-1640 培养液重悬至 1×10^7 个 /mL 备用。

（2）制备靶细胞：取传代培养 24~48 h 后的 YAC-1 细胞，用 10% FCS-RPMI-1640 培养液洗涤重悬调整细胞浓度为 1×10^6/mL，4℃备用。

（3）CFSE 标记靶细胞：CFSE 染液加入 YAC-1 细胞悬液（CFSE，终浓度为 5 μmol/L），37℃避光孵育 15 min，每 5 min 混匀细胞。取出细胞加入预冷的 2 mL 灭活牛血清冰上终止 2 min，1 500 r/min 离心 5 min，用预冷的 PBS 洗涤 2 次，离心。以 10% FCS-RPMI-1640 培养液洗涤重悬调整细胞浓度为 1×10^5/mL，4℃备用。

（4）效 - 靶细胞作用：取标记好的靶细胞 100 μL（1×10^4 个）加入圆底塑料培养板。在实验中需设不同的效靶比加入培养板内，如选择（50∶1）、（25∶1）、（10∶1）、（5∶1）四种不同效靶比，即靶细胞均为 1×10^4 个，效应细胞则分别为 5×10^5、2.5×10^5、1×10^5、0.5×10^5 个细胞，设 3 个复孔，终体积均为 200 μL。同时设 3 个复孔的仅含 100 μL 靶细胞的对照组，补充 100 μL 培养液。

（5）孵育：37℃ CO_2 孵育 4 h。

（6）荧光标记：收集细胞于流式管中，用预冷的 PBS 以 1 500 r/min 离心 5 min 洗涤细胞 2 次。加入 7-AAD 染料混匀，室温避光染色 5 min。

（7）流式细胞仪检测与分析：7-AAD 染色后尽快上机检测，并对获取的数据进行软件分析。

【结果判定】

$CFSE^+$ 细胞中 $CFSE^+PI^+$ 双阳性细胞的百分率即该组细胞死亡百分率。

$$NK\ 细胞杀伤百分率（\%）= \frac{（实验组靶细胞死亡率 - 对照组靶细胞自然死亡率）}{（1- 对照组靶细胞自然死亡率）} \times 100\%$$

【注意事项】

（1）~（3）同 ^{51}Cr 释放法。

（4）整个操作动作要尽量轻柔，勿用力吹打。

（5）加入荧光染料后注意避光操作，防止荧光淬灭。

（6）以 CFSE 标记靶细胞时需经过预实验选择最佳染色浓度。浓度太低，细胞标记的荧光强度不够，难以区分增殖次数较多的细胞，太高了对细胞有毒性。

（7）加入 7-AAD 染料后，尽快上机检测，一般不要超过 $5 \sim 10$ min。且如果染色时间过长，正常细胞也会被染上少许荧光而影响实验结果。

（杨晓帆）

第二节 拓展实验技术

一、抗原精制

（一）离子交换层析法分离血清蛋白质

血清中绝大多数蛋白质（主要是白蛋白和球蛋白）在 pH 8.0 的溶液中，分子表面带负电荷，可与阴离子交换纤维素表面正电荷发生可逆结合。再通过改变流动相的离子强度或 pH，使结合的蛋白质按结合力（电荷量）的不同，由弱到强先后被洗脱，从而达到分离的目的。该方法广泛地应用于可溶性蛋白质的分离，提纯。

【实验用品】

（1）试剂：0.5 mol/L HCl 溶液、0.5 mol/L NaOH 溶液、0.2 mol/L Na_2HPO_4 溶液、0.2 mol/L NaH_2PO_4 溶液、0.05 mol/L 磷酸盐缓冲液（PB，pH 8.0）、DEAE-52 纤维素。

（2）仪器与器材：离心机；层析仪（蠕动泵、紫外检测仪、记录仪、梯度发生器和分部收集器）；层析柱；500 mL 烧杯；布氏漏斗；玻璃棒；吸管；试管。

【方法】

（1）装柱：将处理好的纤维素用起始缓冲液，0.05 mol/L PB（pH 8.0）调成糊状，沿柱内壁一次性填充到柱内，起始缓冲液冲洗（0.5 mL/min.），使柱充分平衡。

（2）上样：取人血清 1 mL，用起始缓冲液 10 倍稀释后，3 000 r/min，4℃离心 10 min，取上清加载到柱上，再用同样缓冲液洗净未与交换剂结合的蛋白。

（3）洗脱：用低离子强度 PB（0.05 mol/L，pH 8.0）或高离子强度 PB（含 0.5 mol/L NaCl，0.05 mol/L，pH 8.0）进行直线梯度洗脱。

（4）收集：分步收集洗脱组分，记录洗脱图谱，A280 nm 测定蛋白洗脱峰。

（5）鉴定：取各峰蛋白进行免疫学或生物学活性鉴定。

附：试剂配制

（1）0.5 mol/L HCl 溶液的配制：吸取浓盐酸（12 mol/L）41.7 mL，用蒸馏水稀释定

容到 1 000 mL。

（2）0.5 mol/L NaOH 溶液的配制：称取固体氢氧化钠 20 g，用蒸馏水溶解后，定容到 1 000 mL。

（3）0.2 mol/L Na₂HPO₄ 溶液的配制：见第一篇第二章第一节　实验十三动物细胞的原代培养和细胞计数。

（4）0.2 mol/L NaH₂PO₄ 溶液的配制：见第一篇第二章第一节　实验十三动物细胞的原代培养和细胞计数。

（5）0.05 mol/L 磷酸盐缓冲液（PB，pH 8.0）的配制：0.2 mol/L Na₂HPO₄ 溶液 94.7 mL，0.2 mol/L NaH₂PO₄ 溶液 5.3 mL 混合后，用蒸馏水稀释至 400 mL。

（6）DEAE-52 纤维素的配制：取 DEAE-52 纤维素 10 g，装入盛有 200 mL 蒸馏水的烧杯中，轻轻振动使纤维素自然下沉，室温浸泡 1 h 以上，使其充分溶胀，漂去细碎颗粒。用漏斗滤弃液体，加入 0.5 mol/L HCl 溶液 200 mL，温和搅匀后，室温放置半小时。同上用漏斗滤弃液体，蒸馏水或去离子水反复漂洗 3 次以上，使洗涤液 pH≥5.0，然后加入 0.5 mol/L NaOH 溶液 200 mL，搅匀，室温放置半小时。同上用漏斗滤弃液体，蒸馏水或去离子水反复漂洗 3 次以上，使洗涤液 pH≤8.0，最后用 0.05 mol/L PB（pH8.0）充分平衡后上样。

（二）亲和层析法纯化甲胎蛋白

本实验以琼脂糖凝胶 Sepharose 4B 为载体，采用溴化氰活化的方法将配基（抗甲胎蛋白抗体）与 Sepharose 4B 凝胶偶联，制备成亲和层析凝胶柱。当含有甲胎蛋白的样品溶液流经层洗柱时，样品中的甲胎蛋白分子与抗体配基结合而保留在柱上，用洗液洗去未结合的蛋白，再换用洗脱缓冲液将结合的甲胎蛋白从柱上洗脱下来，从而达到与其他杂蛋白分离的目的。亲和层析可用于各种可溶性蛋白质的大量制备。

【实验用品】

（1）试剂：0.1 mol/L NaHCO₃ 溶液、0.5 mol/L K₂HPO₄ 溶液、0.1 mol/L 甘氨酸 -HCl 缓冲液（pH 2.4）、抗甲胎蛋白抗体、琼脂糖凝胶 Sepharose 4B 凝胶。

（2）仪器与器材：层析仪、1.5 cm×18 cm 层析柱、1 000 mL 烧杯、100 mL 烧杯、刻度吸管、试管、透析袋、紫外分光光度计。

【方法】

（1）亲和层析凝胶的制备：将活化 Sepharose 4B 转移到垂溶漏斗内，用预冷的 0.1 mol/L NaHCO₃ 溶液淋洗，吸干后将凝胶倒入已用 0.1 mol/L NaHCO₃ 溶液透析平衡过的抗甲胎蛋白抗体溶液中，4℃旋转混合过夜。

（2）冲洗：将上述亲和层析凝胶倾入垂溶漏斗中，以生理盐水洗至 $A_{280nm} < 0.02$，再换用 0.1 mol/L 甘氨酸 -HCl 缓冲液（pH 2.4）洗至 $A_{280nm} < 0.02$ 后，换用生理盐水平衡。

（3）装柱：将上述处理好的亲和层析凝胶用生理盐水调成糊状，沿柱内壁填充到柱内，生理盐水连续冲洗（0.2 mL/min.），使柱充分平衡。

（4）上样：无脑儿羊水经 3 000×g，4℃离心 30 min，取上清加载到亲和层析柱上，以 0.5 mL/min 的速度，用生理盐水冲洗至 $A_{280nm} < 0.02$，充分洗净未结合的杂蛋白。

（5）洗脱：0.1 mol/L 甘氨酸 -HCl 缓冲液（pH 2.4），以 0.5 mL/min 速度洗脱，记录洗脱图谱，分步收集洗脱组分（2 mL/ 管）。

（6）检测：合并洗脱峰各管，用 0.5 mol/L K_2HPO_4 溶液调 pH 至 7.0 后，进行浓度、纯度和免疫学特异性分析。

附：试剂配制

0.1 mol/L 甘氨酸 –HCl 缓冲液（pH 2.4）的配制：称取固体甘氨酸（相对分子质量 75.07）15.01 g，用蒸馏水溶解后，加入 0.2 mol/L HCl 648 mL，然后定容成 2 000 mL。

（袁红艳）

二、单克隆抗体制备

单克隆抗体的制备包括动物免疫、细胞融合、杂交瘤选择性培养、阳性克隆筛选、杂交瘤细胞克隆化、杂交瘤细胞的稳定建系和单克隆抗体的大量生产这几个步骤。全过程需要经历几个月，周期较长。

【实验用品】

仪器与器材：培养瓶、刻度离心管、毛细吸管、注射器、离心管、培养皿、96 孔板、水浴箱、离心机、除菌滤器、细胞计数板、CO_2 培养箱、超净工作台、倒置显微镜、液氮。

【方法】

（1）小鼠骨髓瘤细胞的准备

1）小鼠骨髓瘤细胞的选择：可用于制备单克隆抗体的骨髓瘤细胞系较多。一株好的小鼠骨髓瘤细胞株应具备如下几个特点：稳定，易培养；HGPRT 缺陷株；自身不分泌免疫球蛋白；融合率高。目前常用的小鼠骨髓瘤细胞系为 SP2/0 和 NS–1，均来自 Balb/c 小鼠骨髓瘤。

2）小鼠骨髓瘤细胞株的保存：少数骨髓瘤细胞会发生自发的基因突变，为防止 HGPRT 缺陷的回复突变，可将细胞定期以 8–氮鸟嘌呤（15～20 μg/mL 培养基）处理，连续培养 7 日，除去含 HGPRT 的骨髓瘤细胞。此外，要防止支原体的污染。一旦被支原体污染，细胞生长状况不良，将严重影响融合率。

3）鼠骨髓瘤细胞的培养：融合前 10 日复苏骨髓瘤细胞，于 5% CO_2 孵箱 37℃条件下培养。根据细胞的生长情况换液。融合前 48 h 用含 10% 小牛血清的 IMDM 培养液将骨髓瘤细胞增殖培养。融合前 24 h，再以同样培养液换液 1 次，使细胞融合当天骨髓瘤细胞处于对数生长期。融合前取出数瓶骨髓瘤细胞（细胞总数约 $1×10^7$），轻轻去除瓶内原有培养液，加入冷的无血清培养液少许，用吸管将细胞吹打均匀，离心沉淀后悬于无血清培养基中，计数。

（2）免疫小鼠脾细胞制备

1）动物的选择：根据选用的骨髓瘤细胞来源选择免疫用鼠。常用的骨髓瘤细胞来自 Balb/c 小鼠，因此常选用 6～8 周龄、健康的雌性 Balb/c 小鼠进行免疫。

2）免疫方案

a. 颗粒性抗原：颗粒性抗原免疫原性强，免疫时可不加佐剂，直接进行腹腔注射。以细胞性抗原为例，每次注射 10^7 细胞 / 鼠，间隔 2～4 周重复一次，融合前 3 日腹腔或静脉加强免疫 1 次。

b. 可溶性抗原：可溶性抗原一般均需加佐剂。如系半抗原，则必须与载体蛋白连接后再加佐剂。第 1 次免疫取 10 ~ 100 μg 抗原与等体积弗氏完全佐剂充分乳化后给小鼠腹腔注射或皮下多点注射。2 ~ 4 周后进行加强免疫，同样抗原剂量加等量弗氏不完全佐剂腹腔注射或皮下注射。加强免疫可行多次，直至血清效价达到要求。融合前 3 日，静脉注射无佐剂抗原 50 μg，以促进免疫小鼠脾脏内正处于增殖状态的 B 淋巴细胞达到最多。

c. 脾细胞悬液制备：小鼠末次免疫后第 3 日，处死，无菌取脾脏，用无血清培养基制成脾细胞悬液，细胞计数，一般一只小鼠可得 1×10^8 个脾细胞。

（3）细胞融合

1）将脾细胞和骨髓瘤细胞按 10∶1 混合于刻度离心管中，1 000 r/min，离心 10 min，弃上清。

2）用手指轻轻拍打离心管底部，使沉淀细胞团松散成糊状。

3）将离心管置于 37℃ 水浴中，吸取 1 mL 37℃ 预热的 50% PEG 溶液，缓慢加入细胞中，边加边摇晃离心管，1 min 内加完。37℃ 静置 1 min。

4）吸取 10 mL 不含血清的培养基，1 min 内滴加 1 mL，边加边用吸管轻轻搅动，剩余 9 mL 在 2 min 内加完并混匀，最后加至总量约为 40 mL。

5）800 r/min 离心 10 min，弃上清。将沉淀细胞用 80 mL 含小牛血清的 HAT 选择培养基悬浮，滴加 96 孔培养板，每孔 200 μL。放置 37℃、5% CO_2 孵箱培养。

（4）选择性培养：通常在融合后 4 ~ 5 日换一次 HAT 培养液，吸出培养孔旧液 1/2 换入新液。当生长的细胞集落布满孔底 1/2 时，可取上清作抗体活性检测。一般培养 3 周后可改用普通培养基。

（5）阳性孔筛选及克隆化培养

1）阳性孔筛选：此步为制备单克隆抗体的关键步骤。要求检测抗体的方法高度灵敏、特异、快速，且便于大量检测。具体方法依抗原性质及抗体类型而定。常用方法有 ELISA 和免疫荧光技术。

2）克隆化培养：为确保单克隆抗体的单一性及防止无关克隆的过度生长，对阳性孔需进一步克隆化。最常用的克隆方法是有限稀释法。将阳性孔的细胞吸出并计数，稀释细胞使其浓度为 10 个 /mL 左右，每孔加 100 μL，平均每孔含 1 个细胞。培养 7 ~ 10 日后，取上清检测抗体，选择单个克隆生长的阳性孔再一次进行克隆化培养。克隆化一般要 4 ~ 5 次以上，直至单个克隆孔分泌抗体阳性率为 100% 为止。克隆化培养时需加饲养细胞，常取小鼠胸腺细胞作为饲养细胞，浓度一般为 5×10^4/mL。

（6）阳性杂交瘤细胞的保存

1）扩大培养：使细胞在瓶或板中持续传代。

2）移入小鼠腹腔：将杂交瘤细胞注入预先注射过石蜡的小鼠腹腔。

3）液氮冻存。

（7）单克隆抗体收集

1）收集上清：该方法抗体含量较低（10 ~ 100 μg/mL），常含有异种血清成分。

2）制备腹水：取 8 ~ 12 周龄的 Balb/c 小鼠，先向腹腔内注入液状石蜡 0.5 mL，1 周后，接种杂交瘤细胞（5×10^7 ~ 5×10^8）/ 只，一般 10 日左右产生腹水，用 16 号针头放腹水，可反复收集数次。腹水经离心后取上清，分装，置 –20℃ 保存备用。腹水中抗体效价通常高于上清 100 ~ 1 000 倍。

【注意事项】

（1）细胞融合操作很关键，要避免用吸管反复吹打。

（2）细胞培养过程周期长，要严格无菌操作，避免污染。

（袁红艳）

三、补体含量测定——血清补体总含量的测定

补体能使抗体致敏的绵羊红细胞（SRBC）发生溶血反应，根据溶血程度可测定补体总活性。以溶血百分率为纵坐标，相应的血清量为横坐标作图，可知在 50% 溶血时补体的量与溶血程度成正比。因此，以 50% 溶血作为终点较以 100% 溶血作为终点更为敏感。故称为 50% 溶血试验，即 CH_{50}。临床多用于诊断和分析补体系统缺陷病、某些自身免疫病、超敏反应性疾病和传染性疾病等。

本实验有助于了解机体的免疫水平，阐明某些疾病的发病机制，并可作为某些疾病的诊断以及病情观察的指标。

【实验用品】

（1）试剂：补体待测血清（静脉采血、分离血清）、5% 绵羊红细胞悬液（SRBC）、抗绵羊红细胞抗体（溶血素）、1.7% NaCl 溶液、pH7.4 巴比妥缓冲液、2% 绵羊红细胞SRBC、待测血清、补体、溶血素、生理盐水。

（2）仪器与器材：37℃ 水浴箱、刻度吸管、试管、离心机等。

【方法】

（1）按表 2.2.6 稀释待测血清及加入各种试剂，混匀。

（2）制备 50% 溶血标准管 取 5% 绵羊红细胞 1 mL，1 000 r/min，离心 10 min，弃上清液，加入蒸馏水 0.5 mL 以溶解绵羊红细胞。待充分溶解后，再加入 1.7% NaCl 溶液 0.5 mL 恢复等渗，充分均匀后，再加入 5% SRBC 1 mL，充分混匀，取上述混悬液 0.1 mL，加上 pH7.4 巴比妥缓冲液 0.5 mL，混匀。

（3）将上述各管置 37℃ 水浴 1 h。

表 2.2.6　血清总补体活性测定操作程序

试管号	1	2	3	4	5	6	7	8	9	10
血清稀释度（倍）	2	4	8	16	32	64	128	256	512	1 024
缓冲液（mL）	0.2	0.2	0.2	0.2	0.2	0.2	0.2	0.2	0.2	0.2
待测血清（mL）	0.2	0.2	0.2	0.2	0.2	0.2	0.2	0.2	0.2	0.2 → 弃去0.2
缓冲液（mL）	0.5	0.5	0.5	0.5	0.5	0.5	0.5	0.5	0.5	0.5
溶血素（mL）	0.1	0.1	0.1	0.1	0.1	0.1	0.1	0.1	0.1	0.1
5% 绵羊红细胞（mL）	0.1	0.1	0.1	0.1	0.1	0.1	0.1	0.1	0.1	0.1

【结果判定】

将各测定管自水浴箱取出后与 50% 溶血标准管比色，颜色与标准管相同者即为终点，

将该管的稀释度乘以 5，即是每毫升血清中补体的含量，假定终点为第 4 管，则 CH_{50} 为 $16 \times 5 = 80$ U（正常值：$80 \sim 160$ U/mL）。

【注意事项】

（1）所用各试管尽量口径一致，玻璃透明度良好，以利结果的正确判定。

（2）37℃水浴后，自水浴箱取出时，要轻拿轻放，切忌震荡，保证结果的准确性。

（3）待检血清必须新鲜，室温放置 2 h 以上，补体活性会自然下降。

（4）pH、钙、镁离子量及反应总容积的增加，均可使补体活性下降。

（袁红艳）

四、趋化因子活性检测

趋化因子是由数十种结构有较大同源性、相对分子质量多为 $(8 \sim 10) \times 10^3$ 的蛋白质组成的家族。目前已知的趋化因子已达 30 多种。根据这些因子的 N 端含有的半胱氨酸个数及排列方式，将趋化因子分为 α、β、γ 及 δ 四个亚家族。IL-8 是 α 亚家族的代表，主要对中性粒细胞有趋化作用。

下面以 IL-8 对中性粒细胞的趋化作用为例介绍微孔小室法。

【实验用品】

（1）实验材料：新鲜的抗凝人外周血。

（2）试剂：淋巴细胞分层液；LPS；PHA；明胶；0.85% NH_4Cl；1% 台盼蓝；IL-8 标准品；0.2% Triton X-100；反应液 [0.34 mmol/L 邻联茴香胺，30% H_2O_2，0.05 mol/L Na_2HPO_4，0.05 mol/L 枸橼酸钠缓冲液（pH5.0），新鲜配制]；细胞培养用试剂。

（3）仪器与器材：96 孔板、3 μm 口径的聚碳酸膜、离心机、CO_2 培养箱。

【方法】

（1）IL-8 的诱生：新鲜的抗凝人外周血经淋巴细胞分层液常规分层。收集单个核细胞层，用 PBS 洗涤 2 次，调细胞浓度为 5×10^6/mL，加入 LPS 和 PHA（终浓度分别为 1 μg/mL 和 10 μg/mL），培养 48 h，离心收集上清。

（2）中性粒细胞的制备：利用淋巴细胞分层液分离外周血或脐带血，吸弃上层血液和分层液，将沉淀悬浮于明胶层上（2.5%），37℃ 30 min，收集上清，用 0.85% 的 NH_4Cl 溶液裂解红细胞，用无钙镁 Hanks 液洗涤细胞 2 次，1% 台盼蓝染色法计数中性粒细胞。

（3）IL-8 的检测：将系列稀释的标准品和待测样品加入 96 孔板中，所加样品的量以满孔为度。在培养板上面覆以 3 μm 口径的聚碳酸膜，小心地让膜与样品接触，不能有气泡。盖上顶板并固定牢固。在顶板各孔中加 200 μL（约 5×10^5）细胞悬液，培养 $1 \sim 2$ h 后，卸下顶板，固定膜，用 PBS 湿润微孔滤膜的上表面，小心擦去没有迁移的细胞。离心细胞培养板，将膜下表面的细胞离心入细胞培养孔中。检测每个孔中的过氧化物酶：吸弃孔中的液体，每孔加 40 μL 溶解液（0.2% Triton X-100），作用 5 min。再加入 160 μL 反应液，室温振荡 10 min，测 405 nm 处的光吸收值（A）。

【结果判定】

可通过绘制标准曲线，计算待测样品的相对活性；也可以最大趋化细胞数为 100%，用相对百分率（%）表示各样品的趋化活性。

【注意事项】

（1）分离的中性粒细胞活力＞95%。

（2）最好设用抗 IL-8 抗体与待测样品作用的组为阴性对照，以确定趋化作用是 IL-8 的效应。

（袁红艳）

五、免疫胶体金技术

胶体金在光镜和电镜中均为有效的标记物，可以检测单一和多重抗原。胶体金在电解质中不稳定，但被蛋白质包被的胶体金是稳定的。一般常用免疫球蛋白或蛋白 A 包被胶体金，可进行免疫检测，本方法应用范围广，染色后的样品可以长期保存。

【实验用品】

（1）试剂：0.2 μm 微孔滤膜、氯金酸钠、1% 枸橼酸钠水溶液、山羊抗兔 IgG 抗体、兔抗鼠 CD3 单克隆抗体、小鼠脾细胞悬液、10% NaCl、1% 聚乙二醇、0.01 mol/L pH 7.2 的 PBS、1% 戊二醛乙醇溶液、50% $AgNO_3$ 溶液（提前 1 日配制）、明胶显影液。

（2）仪器与器材：载玻片、盖玻片、超速离心机、普通光学显微镜、恒温培养箱、分光光度计。

【方法】

（1）制备胶体金溶液

1）称取 0.1 g 氯金酸钠，溶解于 1 L 去离子水中。

2）加热煮沸，剧烈搅拌下，迅速加入 25 mL 新配的 1% 枸橼酸钠溶液。

3）继续煮沸 5 min，至溶液变成橘红色。

4）用蒸馏水将溶液的 525 nm 波长下的光密度吸收值调到 0.8。

（2）胶体金的包被

1）将山羊抗兔 IgG 抗体以 36 900×g 离心 30 min。

2）上清液经 0.2 μm 微孔滤膜过滤。

3）确定蛋白质包被的最佳浓度：将蛋白质连续 10 倍稀释各 1 mL，加入 5 mL 胶体金溶液，1 min 后加入 1 mL 10% NaCl 溶液，静置 5 min，以胶体金溶液为空白对照，测定吸光值，选择最低吸光值的蛋白质浓度用于正式包被。

4）取 50 mL 胶体金溶液，用 0.2 mol/L K_2CO_3 调 pH 为 7.6，按照确定的最佳比例将蛋白质加入并快速混合，让蛋白质吸附 2 min 后，加 0.5 mL 1% 聚乙二醇，防止非特异性凝聚。

5）5 000×g，离心 1 h，弃上清液，将胶体金悬浮于含 1% 聚乙二醇的 PBS 中，重复 1 次。

6）弃上清液，将包被的胶体金溶液用 5 mL 含 1%BSA 的 PBS 稀释，经微孔滤膜过滤后，4℃保存。

（3）抗原检测

1）取 20 μL 小鼠脾细胞悬液与 5 μL 抗鼠 CD3 单抗在 4℃下孵育 30 min。

2）1 000 r/min 离心 5 min，清洗细胞，2 次。

3）将洗涤后的细胞与 20 μL（一般效价 1∶20）胶体金标记山羊抗兔 IgG 抗体在室温

下孵育 30～60 min，用未加抗体的细胞作为阴性对照组。

4）1 000 r/min 离心 5 min，清洗细胞，2 次。

5）将细胞涂于载玻片，用 1% 戊二醛乙醇溶液固定细胞 10 min，清洗多余固定液。

6）将载玻片细胞面向上置于放有湿润滤膜的培养皿中，加 4 滴 50% $AgNO_3$ 溶液和 2 滴明胶显影液，盖上盖玻片，置 60～65℃ 的温箱中，显色 3～4 min，直至玻片标本呈现金褐色为止。

7）取出盖玻片，用蒸馏水迅速漂洗数秒，晾干，光学显微镜观察。

【结果判定】

显微镜下观察，有胶体金颗粒沉积则判定为阳性。

【注意事项】

（1）所使用的器皿均应非常洁净，需经过硅烷化处理。

（2）使用高纯度去离子水。

（3）胶体金颗粒的形成、大小和速度，均决定胶体溶液的稳定性，水质和玻璃表面对启动还原和稳定胶体十分重要。

（4）因为胶体金在电解质中不稳定，本实验全部操作过程要严格、迅速，注意液体颜色。

（5）蛋白质包被胶体金时的相对最佳浓度要事先测定，测定最佳浓度时，胶体金溶液的 pH 要调节到 7.6。

附：试剂配制

明胶显影液的配制：取 2 g 明胶溶解于 99 mL 蒸馏水中，加 1 mL 甲酸，即得。

（袁红艳）

六、树突状细胞的分离

树突状细胞（DC）是体内最重要的抗原提呈细胞，机体血液和器官内 DC 含量极少，仅占血中单个核细胞的 0.1%～1%，它具有一些不同于其他细胞的特性，如 DC 虽然可以黏附于玻璃、尼龙毛、葡聚糖等，但过夜后，便失去黏附性，根据这些特性可以将树突状细胞与其他细胞分开。DC 细胞的分离也可以采用免疫磁珠法和流式细胞仪分选 DC 或其前体，也可获得高纯度的 DC。

（一）贴壁法

采用 Ficoll-Hypaque 梯度离心法分离 PBMC，用 E 花环形成法去除 T 细胞，再用贴壁法获得单核细胞和 DC，24 h 后脱黏附细胞为 DC。

【实验用品】

（1）试剂：E 花环试验所需试剂、人 Ig、牛血清白蛋白（BSA）、淋巴细胞分层液（相对密度为 1.082）、绵羊红细胞（SRBC）、细胞培养用试剂。

（2）仪器与器材：培养皿、普通光学显微镜、CO_2 培养箱。

【方法】

（1）密度梯度离心法分离获得 PBMC，用无 Ca^{2+}、Mg^{2+} 的 Hanks 离心洗去血小板，5% FCS-RPMI-1640 调细胞至 5×10^7/mL。

（2）将单个核细胞与神经氨酸酶（NA）处理过的 SRBC 结合，T 细胞与 SRBC 形成玫瑰花环，用分层液离心除去其中的 T 细胞。

（3）E 花环阴性细胞用 RPMI-1640 洗 2 次，制成（3～5）× 10^6/mL 细胞悬液，置于 90 mm 塑料培养皿中，在 5% CO_2 培养箱，37℃培养 2 h，弃掉培养液，再用 RPMI-1640 培养液洗细胞 2 次，除去非黏附细胞。

（4）贴壁细胞加入 5% FCS-RPMI-1640 培养液，37℃继续培养 16 h，此时，多数单核细胞仍牢固黏附于培养皿，而 DC 则脱黏附。

（5）轻摇培养皿，收集脱黏附细胞，再用 Ig 包被板黏附法除去 Fc 受体阳性（FCR+）单核细胞。

（6）用牛血清白蛋白（BSA）不连续梯度离心纯化 DC，B 细胞相对密度大于 DC，因此低密度细胞为纯化的 DC，收获的 DC 洗涤后重悬于 RPMI-1640 液中，台盼蓝染色法检测细胞活力。

（二）Percoll 密度梯度离心法

【实验用品】

（1）试剂：Ficoll-Hypaque 分离液、Percoll 分层液、D-Hanks 液、维拉帕米、人 Ig、RPMI-1640 培养液。

（2）仪器与器材：培养皿、普通光学显微镜、CO_2 培养箱。

【方法】

（1）Ficoll-Hypaque 密度梯度离心法分离 PBMC，D-Hanks 液洗涤 2 次，RPMI-1640 培养液洗涤 1 次。

（2）每毫升 PBMC 中加入维拉帕米 20 μL，室温放置 30 min。将细胞悬液加入 Percoll 分层液上，离心后取 50% 界面层细胞。然后用 D-Hanks 液洗细胞 2 次，RPMI-1640 洗涤 1 次。

（3）将上述获得细胞加入含有人 Ig（10 mg/mL）的 6 孔细胞培养板中（2 mL/ 孔），4℃孵育 1 h，轻轻吹打，收集非黏附细胞，用 D-Hanks 液洗 3 次，RPMI-1640 培养液调细胞至合适浓度。台盼蓝染色法检测细胞活力。

（袁红艳）

七、细胞毒 T 细胞活性检测

细胞毒 T 细胞（cytotoxic T lymphocyte，CTL）活性可由同种特异抗原诱导，亦可被丝裂原（如 ConA）非特异诱导，前者反映了抗原特异 CTL 的作用，后者即为凝集素依赖的细胞毒作用，代表 CTL 群体活性。

靶细胞标记国外多采用同位素 ^{51}Cr 标记，有敏感、简便、流程短等优点，但由于 ^{51}Cr 的化学毒性和放射毒性，对传代细胞影响较大，致使自发释放率很高，加之半衰期短，使用很不方便。近来国内常采用 ^{125}I-UdR 和 ^{3}H-TdR 释放法，有自发释放率较低，重复性好等优点。本文介绍 ^{3}H-TdR 释放法。

【实验用品】

（1）实验材料：P815 细胞株（肥大细胞瘤细胞株）。

（2）试剂：^{3}H-TdR，IMDM（含 10% 胎牛血清、庆大霉素 100 U/mL、β 巯基乙醇

5×10^{-5}mol/L、$NaHCO_3$ 3.024 g/L)。

（3）仪器与器材：CO_2 培养箱、倒置显微镜、离心机、水浴箱、96 孔板、试管、移液器等。

【方法】

（1）CTL 诱导：C57BL/6 小鼠腹腔注射 2×10^8 个活 P815 细胞，或每次 2×10^7 个细胞免疫 3 次，并设非免疫鼠做对照，免疫 10 日后处死动物，取脾，制备细胞悬液 2×10^7/mL。

（2）靶细胞标记：体外传代处对数生长期的 P815 细胞 1×10^6，悬于含 10% 胎牛血清的 IMDM 培养基 1 mL 中，加入 ^{3}H-TdR 20 ~ 40 μCi，于 37℃ 水浴孵育 4 h 后，用 Hanks 液洗涤 3 次（每次用 1 500 r/min，离心 5 min）。再用 IMDM 培养液调成 2×10^5/mL，取 50 μL，滴膜，烤干测放射性，计算标记率，计算方法同前，同法标记 YAC-1 细胞做特异杀伤的对照靶细胞。

（3）CTL 杀伤活性检测：取已标记的靶细胞悬液 50 μL（含 1×10^4 个细胞）按不同的效靶比加入效应细胞（200∶1，100∶1，25∶1）100 μL，加入 96 孔圆底塑料培养板，均设 3 复孔，自发对照孔仅加入靶细胞 50 μL，并补 100 μL IMDM。

（4）低速离心 1 500 r/min，5 min 后，37℃ 5% CO_2 孵育 16 h，孵育结束后每孔加 0.5 mg 胰酶（50 μL），30 min 后，经振荡或轻轻吹打，用多头收集器将细胞收集于玻璃纤维滤膜烤干，液闪测定 cpm 值。

【结果判定】

细胞 ^{3}H-TdR 标记率、靶细胞自发释放率及 CTL 杀伤活性，同 NK 细胞杀伤活性计算。

【注意事项】

（1）用 P815 免疫小鼠时应选择生长良好的细胞。

（2）靶细胞标记时选用生长良好的 P815 细胞是提高标记率和减少自发释放率的关键。

（袁红艳）

八、Elispot 试验

ELISA 技术所检测为可溶性细胞因子蛋白总量，而 Elispot 是在检测单一细胞分泌蛋白水平基础上，计算总的细胞表达量。因此 Elispot 实验设计是在 96 微孔培养盘底部覆盖 PVDF 薄膜，用来吸附特殊挑选、且无毒性（不含叠氮化钠、内毒素）的单克隆抗体，用来捕获目的蛋白。如静脉血 PBMC 细胞经适当分离处理后，会被分配到微孔板上，再接受适当的抗原刺激，并将微孔板放置于温箱中过夜培养一段时间。一般而言，记忆 T 细胞在受抗原刺激数小时后会开始分泌细胞因子，此时局部（在紧靠分泌细胞的周围）分泌出的细胞因子会被 PVDF 薄膜上特异抗体捕获。微孔板中的细胞被移除并清洗后，被捕获的细胞因子可进一步使用生物素标记的二次抗体来检测，最后通过结合酶标仪的链霉亲和素与之作用，并通过添加酶作用底物使其呈色，有反应作用的细胞会留下 10 ~ 20 mm 大小染色的斑点。

例如，在细胞被活化后，局部产生的细胞因子被单克隆抗体所捕获，被捕获的细胞因子被生物素标记的二抗所识别，并通过标记后的碱性磷酸酶放大，最后用底物（如 BCIP/NBT）来显色。有色的点显示出单个细胞产生的细胞因子，可以通过 Elispot 酶联斑点分析系统对斑点的分析后得出总的细胞产生目的因子的量。在双色标记系统中，可同时检测两种细胞因子的分泌细胞的频率。

【实验用品】

（1）试剂

1）保温液及洗涤液：保温液、洗涤液为 1×PBS（含 0.05% Tween-20）。

2）封闭剂：含 1% BSA 或 2% 脱脂奶粉的 PBS。

3）Con A：200 μg/mL 的 Con A 储存液。

4）相应捕获抗体使用 PBS 进行稀释至相应浓度（如 IL-12、IFN-γ 等）。

5）生物素（或荧光）标记兔抗小鼠相应检测抗体：每板以 10 mL PBS-1%BSA 稀释。

6）亲和素碱性磷酸酶：每板以 10 mL PBS-1%BSA 稀释。

7）BCIP/NBT 碱性磷酸酯酶显色试剂盒：按试剂盒说明书配制。

（2）仪器与器材：PVDF 孔板（96 孔）、CO_2 培养箱。

【方法】

（1）包被

1）PVDF 孔板，加入 70% 乙醇，100 μL/孔，室温孵育 10 min。

2）倾去乙醇，用 100 μL/孔洗涤缓冲液洗涤 3 次。

3）捕获抗体 100 μL/孔，加入 PVDF 孔板中，4℃过夜。

（2）封闭

1）次日，倾去液体，100 μL/孔洗涤缓冲液洗涤 1 次。

2）加入封闭液（1% BSA 或 2% 脱脂乳的 PBS），100 μL/孔，室温孵育 2 h。

（3）细胞培养

1）倾去液体，用 100 μL/孔洗涤缓冲液洗涤 3 次后，在吸水纸上轻轻拍干。

2）加入细胞悬液 100 μL/孔（含适量的细胞及相应浓度的刺激剂），细胞可预先在体外接受刺激（初次进行试验，应作刺激物浓度梯度和/或细胞计数梯度预实验）。37℃ CO_2 孵育箱中孵育 15~20 h。期间勿晃动或移动孔板。

3）垂直倾去液体，用 100 μL/孔洗涤缓冲液洗涤 3 次后，在吸水纸上轻轻拍干。

4）加入 100 μL/孔洗涤缓冲液，4℃孵育 10 min。

5）用 100 μL/孔洗涤缓冲液洗板 3 次。

6）加入生物素标记抗体，100 μL/孔，37℃下孵育 1 h 30 min。

（4）酶反应

1）垂直倾去板中液体，用 100 μL/孔洗涤缓冲液洗 3 次。

2）加入亲和素碱性磷酸酶，100 μL/孔，37℃孵育 1 h。

3）垂直倾去液体，用 100 μL/孔洗涤缓冲液洗涤 3 次后，在吸水纸上轻轻拍干。

（5）显色

1）每孔加入 100 μL BCIP/NBT。

2）室温反应 3~15 min，待显色完全后，将板中液体垂直倾倒于相应的盘中。

3）蒸馏水充分洗涤膜两侧，然后于吸水纸上轻轻拍干。待膜干燥后，读取点数。保存时，将板倒置以免残留的液体流回膜上，该板于室温下避光保存。

【结果判定】

可用显微镜或计算机成像系统来分析计算斑点数，并使用斑点形成单位（sfu/L 百万细胞）来记录结果。每个斑点代表一个特异分泌细胞因子的细胞。亦可使用酶联免疫斑点分析仪器进行图像自动扫描分析，该软件能够克服耗费人力、规避人为误差等问题。

【注意事项】

（1）Elispot 试验中所设立的阴性对照、阳性对照及试验组。Elispot 阴性对照常规为待检细胞加培养基，阳性对照为待检细胞加阳性刺激物，同时应设立培养液作为背景对照孔（供机器测定时的调零孔）。

（2）阳性刺激物的选择：对于人、猴等灵长类动物而言，T 细胞刺激物可选择植物血凝素（PHA）、PMA 与 ionomycin（或 A23187）的混合物、葡萄球菌肠毒素（staphylococcal enterotoxin B，SEB）或 CEF 肽库等。对于小鼠 T 细胞则可选择 Con A 作为阳性刺激物。若待检细胞对阳性刺激物缺乏反应，则说明该试验细胞不适于进行 ELISPOT 试验细胞。

（3）于微孔板中加样时切勿触碰孔底，以防对 PVDF 膜损坏。

（4）为确定 Elispot 检测所需之最适细胞浓度，首次实验时测试的细胞浓度范围应选择宽泛一些（如 $10^3 \sim 10^6$ 个细胞/孔）。

（5）细胞培养过程中切勿晃动 Elispot 板，否则可能造成斑点模糊。

（6）整个实验操作过程中及完成后，Elispot 板所处的温度勿超过 37℃，避免 PVDF 膜破裂。

（7）实验完成后，为保存其颜色反应，已风干的微孔板应保存于密封塑料袋中，避免其暴露于空气及光线下。

（8）若加入 BCIP/NBT 进行显色后，经双蒸水清洗，蓝黑色的背景和斑点衰减，可能为 PVDF 膜较湿，此时应待 PVDF 膜完全风干后再进行分析。将板置于 37℃ 环境 15 ~ 30 min 或于室温条件 60 ~ 90 min 即可完全风干；4℃ 下放置 1 夜，点会比较明显。

（9）若板孔中阳性对照孔出现斑点数量相对较少，可能为孵育不完全；碱性磷酸酶 – 链酶亲和素与 BCIP/NBT 显色液未平衡至室温，因而应于使用之前将所需试剂平衡至室温。

（10）若孔中斑点密度太高，则可能为板孔中细胞数量太多，建议稀释细胞，正式试验前采用不同细胞浓度作预试验进而确定最佳细胞数量。

（11）若板孔中的斑点数量相比预计少而阳性对照孔正常，应确保细胞接受足够的刺激；保证该刺激剂具有很好的生物学活性，可于刺激完成后通过免疫细胞化学方法鉴定刺激效果；若为板孔中细胞数量太少，则应相应增加细胞数量。

附：试剂配制

（1）洗涤液的配制：1 mL Tween-20 加至 200 mL 1×PBS 中，即含 0.05% Tween-20 的洗涤液。

（2）保温液的配制：称取 0.1 g BSA，溶于 100 mL 1×PBS 中，调 PH 至 7.4。

（3）Con A 储存液的配制：称取 2 mg ConA 粉末，溶于 10 mL 1×PBS 中，即配成 200 μg/mL ConA，0.22 μm 微孔滤膜过滤除菌，应用前通过预实验确定其作用的合适浓度。

（袁红艳）

九、免疫印迹技术

免疫印迹技术是把通过 SDS-PAGE 凝胶电泳分离的蛋白质转移到固相膜上，利用特异性抗体检测固相膜上的靶蛋白，这种方法又称为 Western blot。该方法既可以定性，又可以半定量，是初步鉴定靶蛋白表达的最方便也是最通用的方法。

它将电泳与免疫组织化学相结合，具有敏感度强、特异性强等优点，是用来检测蛋白的一种常用方法。通常可采用两种转移方法将蛋白质转移到固相膜，一种是湿性转移，另一种是半干式转移。湿性转移是将凝胶和膜浸入装有转移缓冲液的槽中，通电电泳，大约需要 2 h。该方法具有转移液用量大，需要冷却装置等缺点，而操作简单成功率高，相对分子质量大的蛋白转写得比较清楚。半干式转移是将滤纸用转移缓冲液浸湿，凝胶和膜夹在滤纸中间，加上电压。该方法高相对分子质量的蛋白转移效率低，但具有缓冲液用量少、转移时间段等优点。本实验将应用半干式转移法。

【实验用品】

（1）SDS-PAGE 凝胶电泳相关材料

1）试剂：不同浓度的 OVA 蛋白、30% 丙烯酰胺、1.5 mol/L Tris-HCl（pH 8.8）、1 mol/L Tris-Cl（pH 6.8）、10% SDS、10% APS（过硫酸铵，每次用前新鲜配制）、TEMED（四甲基乙二胺）、电泳缓冲液，2× 样品缓冲液，蛋白相对分子质量标准。

2）仪器与器材：小型垂直电泳槽（MV-Ⅱ型双垂直板式电泳槽）

（2）电转移的相关材料

1）试剂：转移缓冲液。

2）仪器和器材：硝酸纤维素膜、石墨电极、滤纸。

（3）免疫学检测相关试剂

TBS-T；封闭液：3% BSA+TBS-T；抗体溶液；底物显色液：ECL（4℃避光保存，现用现配）；鼠抗 OVA 抗体；山羊抗鼠 IgG 抗体 -HRP。

【方法】

（1）SDS- 聚丙烯酰胺凝胶电泳

1）事先用自来水及蒸馏水洗制胶用的玻璃板硅胶管及梳子，晾干。

2）安装玻璃夹板：在两块玻璃板的外缘和下缘安放硅胶管，从三面封闭两玻璃板的空隙，用铁夹夹住。

3）按以下配方制备 10% 聚丙烯酰胺分离胶（制备 1 块胶）。

H_2O	2.9 mL
30% 丙烯酰胺	2.5 mL
1.5 mol/L Tris（pH 8.8）	1.9 mL
10% SDS	0.075 mL
10% APS	0.075 mL
TEMED	0.015 mL
总体积	7.5 mL

4）灌注：将玻璃板垂直放好，将分离胶充分混匀缓慢加入玻璃板之间，直至液面

达到梳子下面 1 cm，避免产生气泡。用正丁醇或者无水乙醇覆盖其表面，室温下静置 30 min ~ 1 h。

5）按以下配方制备 4% 聚丙烯酰胺浓缩胶

H_2O	1.4 mL
30% 丙烯酰胺	0.33 mL
1.0 mol/L Tris（pH 6.8）	0.25 mL
10% SDS	0.02 mL
10% APS	0.02 mL
TEMED	0.005 mL
总体积	2.0 mL

6）分离胶聚合后，倒掉覆盖液，用双蒸水冲洗，然后用滤纸吸干。将分离胶灌注在分离胶上面插入相应厚度的梳子，避免胶内形成气泡。室温静置 30 min。

7）安装电泳槽，向内槽和外槽中加入电泳缓冲液。

8）将各浓度的 OVA 蛋白样品与 2×SDS 样品缓冲液等体积混合，加热煮沸 5 min。

9）将上述变性的蛋白质上样于制备好的 SDS- 聚丙烯酰胺凝胶上。

10）电泳。盖好上盖，在 100 ~ 150 V 的恒压下电泳 1 ~ 2 h，直到溴酚蓝达凝胶底部，关掉电源。将凝胶卸下，冲洗放入转移缓冲液。

（2）转移：在电流的作用下将凝胶上的蛋白条带转移到 PVDF 膜上。

1）当 SDS-PAGE 电泳即将结束时，用蒸馏水清洗石墨板，擦干。

2）戴上手套，切去凝胶不必要的部分，切 18 张滤纸和一张纤维素膜，滤纸和膜的大小要和凝胶完全相等或小于凝胶。将凝胶、滤纸和纤维素膜放在转移缓冲液中浸泡 5 min。

3）安装转移电泳槽：①平放石墨板电极的底座，此石墨板为阳极；②在石墨板上放置 9 张经缓冲液浸泡过的滤纸，对齐后用一玻璃移液管管在滤纸面上滚动，以排除残留气泡；③把 PVDF 膜放在滤纸堆上，要保证精确对齐，避免在滤纸与硝酸纤维素膜之间留有气泡；④从转移液中取出 SDS 聚丙烯酰胺凝胶，然后准确地平放在纤维素膜上，去除气泡；⑤把另一组 9 张滤纸放在凝胶上方，同样需确保各层精确对齐并避免气泡。

4）将转移电泳槽上盖扣到石墨板电极上，连接电源，电流 2 mA/cm²，转移 1 ~ 1.5 h。

（3）免疫检测

1）将纤维素膜从转移槽中取出，用洗液漂洗 3 次，放入封闭液中封闭非特异性结合位点，室温振摇至少 1 h 或放 4℃过夜。

2）洗膜：漂洗 3 次，振摇洗 15 min 1 次，洗 5 min 2 次（以下洗膜均按此程序）。

3）孵育一抗：将膜置于一塑料盒中，加入一级抗体，用封闭液做 1∶500 稀释，室温振摇 2 h。

4）洗膜：同"2）"。

5）孵育二抗：加入山羊抗鼠 IgG-HRP 二级抗体，用封闭液做 1∶1 000 稀释，振摇 1 h。

6）洗膜：同"2）"。

7）显影和拍照：将 ECL Plus 显色液的 A 液和 B 液在容器里体积混合，根据膜的大小来确定显色液的量，1 min 后，将膜与显色液充分接触。ECL 发光仪曝光。

【结果判定】

在纤维素膜上可见白色条带，反底处理，得白背景黑色条带（图 2.2.8）。

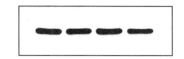

图 2.2.8　Western Blot 检测 OVA 结果图

【注意事项】

（1）安装玻璃夹板时，硅胶管不要过于牵拉以免漏胶。

（2）丙烯酰胺及亚甲双丙烯酰胺有皮肤和神经毒性，应戴手套操作。

（3）配置分离胶和浓缩胶时，在促凝剂 APS 和 TEMEDE 加入后，立即混匀灌入制胶槽避免凝固。如果室温太低，可多加入几滴 TEMED。灌胶时尽量避免气泡，最好应先脱气处理。

（4）根据所测定目的蛋白分子量的大小配置适当浓度的分离胶。

（5）切胶、滤纸及纤维素膜都应注意戴手套。

（6）安装电转移装置时要确保凝胶、滤纸、纤维素膜之间没有气泡，大小一致，以免两层滤纸接触短路，影响转移效率。

（7）滤纸上下两层厚度相同，每层在 0.5～0.8 cm，过薄会导致缓冲液丢失、烤煳滤纸和纤维素膜，影响转移效率。

（8）转移电流在 2 mA/cm²，过小蛋白转移率低，过大容易将 PVDF 膜烤煳。

附：试剂配制

（1）30% 丙烯酰胺的配制：称取 29 g 丙烯酰胺和 1 g N,N'- 亚甲双丙烯酰胺，溶于 60 mL 蒸馏水中，加热至 37℃溶解，补加蒸馏水至终体积为 100 mL，置棕色瓶中保存于室温。

（2）电泳缓冲液的配制：先配制 5× 电泳缓冲液，15.1 g Tris 碱和 72 g 甘氨酸，5 g 电泳级的 SDS，双蒸水定容至 1 L，调 pH 为 8.3。使用前，将 5× 稀释到 1×：取 200 mL 5× 电泳缓冲液，定容到 1 000 mL。

（3）2× 样品缓冲液的配制：pH6.8 的 0.5 mol/L Tris 缓冲液 8 mL，甘油 6.4 mL，10% SDS 12.8 mL，2- 巯基乙醇或 DTT 3.2 mL，0.05% 溴酚蓝 1.6 mL，蒸馏水 32 mL 混匀备用。

（4）转移缓冲液的配制：14.413 g 甘氨酸，25 mL 1 mol/L Tris-HCL，1 mL 10%SDS，200 mL 甲醇，溶解至 1 000 mL 蒸馏水中。

（5）TBS-T 的配制：20 mmol/L Tris Cl，137 mmol/L NaCl，0.1% Tween（pH 7.6）。

（袁红艳）

十、流式细胞术

流式细胞术的工作原理是在细胞分子水平上通过单克隆抗体对单个细胞或其他生物粒子进行多参数、快速的定量分析。可用于检测细胞膜分子、细胞内分子及可溶性分子的表达情况。它可以高速分析上万个细胞，并能同时从一个细胞中测得多个参数，具有速度快、精度高、准确性好的优点，是当代最先进的细胞定量分析技术之一。目前临床中运用流式细胞仪进行外周血白细胞、骨髓细胞以及肿瘤细胞等的检测。

（一）细胞膜分子检测

以下以检测小鼠脾脏 CD4⁺T 细胞与 CD8⁺T 细胞比例为例。

【实验用品】

（1）实验材料：小鼠。

（2）试剂：FITC 标记抗鼠 CD4 抗体及其同型对照（FITC 标记的小鼠 IgG$_1$ 抗体）、PE 标记抗鼠 CD8 抗体及其同型对照（PE 标记的小鼠 IgG$_2$a 抗体）、PBS、Fc 受体阻断剂。

（3）仪器与器材：离心管、移液器、离心机、流式细胞仪。

【方法】

（1）制备小鼠脾脏单个核细胞悬液：取小鼠脾细胞，制备脾细胞悬液，收集细胞约 5×10^7 个，用 PBS 洗两次，再用 100 µL PBS 重悬细胞。

（2）脾脏加入适量 Fc 受体阻断剂（与抗体匹配的动物血清或 IgG），4℃ 避光孵育 30 min。

（3）免疫荧光抗体染色：加入适量的特异性表面标志荧光抗体或同型对照抗体，4℃ 避光孵育 30 min。

（4）用 PBS 洗两次，400 µL PBS 重悬细胞，上机检测。

（5）流式细胞仪检测。

【结果判定】

根据流式细胞仪检测图（图 2.2.9），分析 CD4⁺ 和 CD8⁺T 细胞的比例。

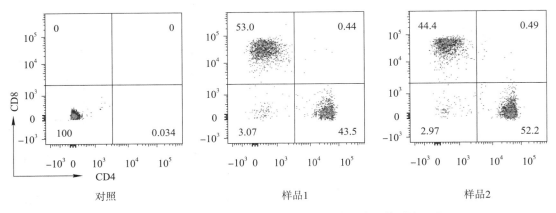

图 2.2.9　小鼠脾 CD4⁺T 与 CD8⁺T 细胞流式细胞仪检测结果图

【注意事项】

（1）尽量选择直接标记的荧光抗体，如果同时要检测两种以上的分子，尽可能选择荧光干扰少的荧光抗体。

（2）处理样本时，要制备合格的单细胞悬液，如果两个或多个细胞粘连在一起或细胞碎片过多都会影响结果。

（3）如果检测细胞表面的分子，要尽量选取新鲜的样本，保持细胞活性，缩短操作时间，否则荧光抗体会非特异性结合于死细胞表面，导致假阳性。

（4）实验过程注意避光，防止荧光抗体发生荧光淬灭。

（袁红艳）

（二）细胞内分子检测

以下以检测 CD4[+]Treg 细胞中关键转录分子 FOXP3 的表达来介绍细胞内分子的处理和检测方法。

【实验用品】

（1）实验材料：小鼠 PBMC 细胞。

（2）试剂：小鼠的 CD3-FITC、CD4-PE、FOXP3-APC 流式抗体，细胞染料 FVS780，含 1% FBS 的 PBS，冰 4% 多聚甲醛，0.01% Triton。

（3）仪器与器材：低温冷冻离心机，移液器，离心管，流式管。

【方法】

（1）洗涤 PBMC 细胞：加入 5 mL 含 1% FBS 的 PBS 到离心管中 4℃，350 g 离心 5 min，弃去上清液，重复洗涤细胞 1 次。

（2）细胞计数：用 1% FBS 的 PBS 重悬细胞后计数，稀释细胞为 10×10^6 细胞 /mL，然后每支流式检测管中加入 100 μL 细胞悬液（10^6 细胞 / 管）。

（3）细胞表面荧光染色步骤

1）抗体染色：在流式检测管中加入适量的小鼠的 CD3-FITC，CD4-PE 流式抗体，4℃ 冰箱中孵育 15 ~ 20 min。

2）细胞洗涤：加入 2 mL 含 1%FBS 的 PBS，吹打混匀后离心，4℃，350 g 离心 5 min 后弃去上清液；重复洗涤过程 1 次；定容 100 μL。

3）活细胞染色：100 μL 含 1% FBS 的 PBS 重悬细胞，加入 0.1 μL FVS780 染料，4℃，孵育 30 min。

4）洗涤两次，定容 100 μL。

（4）固定及通透细胞

1）加入 1 mL 4% 多聚甲醛，固定 10 ~ 15 min。

2）加入 2 mL 含 1% FBS 的 PBS，350 g 离心 5 min 后弃去上清液。

3）加入 0.01% Triton，通透 5 ~ 10 min。

4）洗涤 1 次，100 μL 含 1% FBS 的 PBS 重悬细胞。

（5）胞内抗原染色：加入适量的 FOXP3-APC 抗体，4℃ 冰箱孵育 30 min，350 g 离心 5 min 后弃去上清液；重复洗涤过程 2 次；0.5 mL PBS 重悬细胞。

（6）上机检测，结果如图 2.2.10 所示。

【注意事项】

（1）在设门选定细胞群时，穿透处理后的细胞在流式细胞仪上的光散射特性将发生明显变化，由于固定后，细胞会缩小，所以同样的样品，同样的

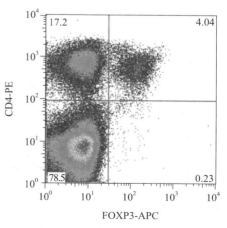

图 2.2.10　CD4[+]Treg 细胞中 FOXP3 流式细胞仪检测结果

检测条件，固定后的样品在 FSC 和 SSC 的位置偏右下方。

（2）在区分死活细胞方面，与细胞膜染色不同，胞内染色选择胺基反应染料 FVS 系列，而不是核结合染料，PI/DAPI 等，是因为细胞固定通透以后，核结合染料无法区分细胞活性。

（3）细胞在固定通透以后，在处理的过程中必须小心谨慎，不然容易造成细胞丢失。

（4）由于大部分膜分子经过固定以后染色会受到很大影响，所以一般选择先染色再固定。

（吴　砂）

（三）可溶性分子检测

以下主要通过检测 IFN-γ 来介绍细胞内细胞因子的处理检测方法以及介绍 CBA 法的原理。

【实验用品】

（1）实验材料：分离好的小鼠 PBMC 细胞。

（2）试剂：小鼠的 CD3-FITC、CD8-APC、IFN-γ-PE 流式抗体，细胞染料 FVS780，含 1%FBS 的 PBS，含 10% FBS 的细胞培养基，冰 4% 多聚甲醛，0.5%Tween-20，刺激剂（cell activation cocktail、LPS 或 PMA），高尔基阻断剂（BFA 或 Monensin）。

（3）仪器与器材：低温冷冻离心机，移液器，离心管，流式管，37℃ 5%CO$_2$ 培养箱。

【方法】

（1）细胞计数，以 10×10^6 个细胞 /mL 在合适的培养基中重悬。

（2）向孔中加入含有适当刺激剂的 100 μL 培养基，向孔中加入 100 μL 细胞，并在所需的时间点 37℃ 孵育。 同时保留 37℃ 孵育未处理的细胞作为阴性对照。孵育 4~5 h 后终止刺激，收集细胞。加入 2 mL 含 1% FBS 的 PBS，350 g 离心 5 min 后弃去上清液。

（3）染色和固定的方法同细胞内分子检测，不同的是通透液选择 0.5% Tween-20。

（4）上机检测，结果如图 2.2.11。

【注意事项】

（1）Triton 可部分溶解核膜，因此适于核抗原染色。细胞膜和细胞质的损失会导致光散射降低，非特异性荧光减少。

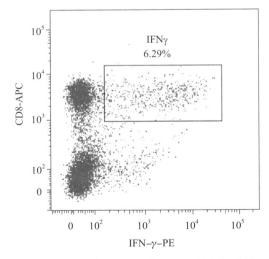

图 2.2.11　小鼠 PBMC 中 IFN-γ 的标记结果

（2）Tween-20 可在膜上开孔使抗体通过，而不会溶解细胞质膜。这些洗涤剂均适合用于检测细胞质中的抗原，或细胞质膜上面向细胞质一面的抗原，以及可溶性核抗原。

（3）含刺激剂的培养基根据试剂盒提供的说明书配制。

（吴　砂）

第三节　虚拟实验技术

一、单克隆抗体制备

（一）实验简介

单克隆抗体是指单一 B 细胞克隆产生的高度均一，仅针对某一特定抗原决定簇的抗体。1975 年 Köhler 和 Milstein 建立了杂交瘤技术，通过细胞融合技术将具有分泌特异性抗体功能的 B 细胞与无限繁殖能力的骨髓瘤细胞融合，形成可在体外长期稳定生长、并分泌抗体的杂交瘤细胞，从而用于生产制备大量高浓度的、均一特异性抗体。

单克隆抗体技术可用于探讨：①蛋白质的精细结构；②淋巴细胞亚群的表面新抗原；③组织相容性抗原；④激素和药物的放射免疫（或酶免疫）分析；⑤肿瘤的定位和分类；⑥纯化微生物和寄生虫抗原；⑦免疫治疗和与药物结合的免疫 – 化学疗法（"导弹"疗法，利用单克隆抗体与靶细胞特异性结合，将药物带至病灶部位）。因此，单克隆抗体可直接用于人类疾病的诊断、预防、治疗以及免疫机制的研究，为人类恶性肿瘤的免疫诊断与免疫治疗开辟了广阔前景。

（二）制作单位

长春中医药大学。

（三）实验平台

国家虚拟仿真实验教学课程共享平台。

（杨　巍）

二、乙型肝炎病毒疫苗免疫及其免疫效果评价

（一）实验简介

疫苗是将病原微生物（如细菌、立克次氏体、病毒等）及其代谢产物，经过人工减毒、灭活或利用转基因等方法制成的用于预防传染病的自动免疫制剂。人体接种疫苗后，如乙型肝炎病毒疫苗，可刺激机体免疫系统产生特异性免疫应答，从而生成应答产物，如针对乙型肝炎病毒的表面抗体。因此通过检测抗体产生水平，可用于评价疫苗接种效果，指导疫苗预防接种的时间和次数。临床上常采用酶联免疫吸附试验（ELISA）检测乙型肝炎病毒表面抗体。

酶联免疫吸附试验是检测可溶性抗原或抗体的一种常用免疫标记技术。主要是将抗体或抗原包被到某种固相载体表面，通过加入待检样本和特异性抗原或抗体，与固相载体表面吸附的抗体或抗原发生反应，进而加入酶抗体与之结合，最后加入酶反应底物，利用酶催化底物发生显色反应，通过测定吸光度值对待检抗原或抗体进行定性或定量判定。

（二）制作单位

川北医学院。

（三）实验平台

国家虚拟仿真实验教学课程共享平台。

（杨　巍）

三、乳腺癌组织分子分型的免疫组织化学检测方法

（一）实验简介

乳腺癌作为女性最常见的肿瘤，严重影响女性的健康。由于不同分子亚型乳腺癌的临床治疗反应和生存期不同，因此判断乳腺癌的分子分型对于指导临床治疗与判断预后有重要意义。近年来随着分子检测技术的发展，目前临床上常采用免疫组织化学技术，通过检测乳腺癌组织中雌激素受体（estrogen receptor，ER）、孕激素受体（progesterone receptor，PR）、人类表皮生长因子受体 2（human epidermal growth factor receptor 2，HER-2）及 Ki-67 的表达，将乳腺癌划分为 4 类分子亚型，Luminal A 型、Luminal B 型、HER-2 过表达型和 Basal-like 型（三阴性）乳腺癌，其中 Luminal B 型又可按照 HER-2 表达情况分为 HER-2$^+$ 和 HER-2$^-$ 两种类型（表 2.2.7）。

表 2.2.7　乳腺癌分子分型及各类型治疗方案

分型	ER	PR	HER-2	Ki67	治疗方案
Luminal A	+	+	−	<10%	内分泌治疗
Luminal B					
HER-2$^+$	+	+/−	+		内分泌治疗 ± 化疗 + 抗 HER-2 治疗
HER-2$^-$	+	+/−	−	>10%	内分泌治疗 ± 化疗
HER-2E	−	−	+		化疗 + 抗 HER-2 治疗
Basal-like	−	−	−		化疗

（二）制作单位

苏州大学。

（三）实验平台

国家虚拟仿真实验教学课程共享平台。

（杨　巍）

四、同种异体造血干细胞移植后免疫重建检查技术

（一）实验简介

同种异体造血干细胞移植是指供者、受者为同一种族，供者、受者虽然基因不完全相同，但要求主要组织相容性抗原一致。这种移植适用于治疗各种类型的自身免疫病、白血病、造血系统恶性肿瘤和重症遗传性免疫缺陷病，以及各种原因引起的骨髓功能衰竭（如再生障碍性贫血等），是目前应用最广泛，疗效最好的造血干细胞移植技术。干细胞移植后免疫重建与移植排斥反应是一对矛盾，理想的状态是既要患者的重建免疫功能又不发生排斥反应。因此，必须定期对患者免疫功能进行动态监测与评价，以便指导用药。

本实验主要通过外周血采集及处理、NK 细胞活性检测、T 细胞亚群检测、血清 IgG4 检测等实验内容，综合运用多种免疫学实验技术，了解不同免疫学技术其在临床与科研中

的综合应用。

（二）制作单位

华中科技大学同济医学院。

（三）实验平台

国家虚拟仿真实验教学课程共享平台。

（杨 巍）

五、流式细胞术应用

（一）实验简介

流式细胞术是一种结合免疫标记技术、激光技术、计算机技术以及流体力学的现代细胞分析技术。它是在细胞分子水平上通过单克隆抗体对单个细胞或其他生物粒子进行多参数、快速定量分析。它可以高速分析上万个细胞，并能同时从一个细胞中测得多个参数，具有速度快、精度高、准确性好的优点。已广泛用于临床上检测外周血白细胞、骨髓细胞以及肿瘤细胞等方面。本实验主要介绍白血病治疗药物柔红霉素对白血病细胞的细胞周期和细胞凋亡的影响。

（二）制作单位

浙江大学。

（三）实验平台

国家虚拟仿真实验教学课程共享平台。

（杨 巍）

🄴 **数字资源**

📝 自测题　　　🔲 自测题解答　　　🖥 教学 PPT

第三章 医学免疫学实验应用案例

第一节 过敏性疾病的诊断

【案例】

患者，女，26 岁，与同事到植物园踏青游玩，刚进园不久就自感眼睛、鼻子不适，并不停地打喷嚏、流清涕。游园后，其他同事均无异常，只有该患者出现全身皮肤发痒、肿胀，并伴有呼吸困难、咳嗽、恶心、呕吐等症状。患者自诉有哮喘病史。

问题：

（1）该患者可能的诊断是什么？

（2）如何通过进一步检测以确诊？

【分析】

该患者可能为过敏引发的哮喘急性发作。过敏反应是以 IgE 介导的 I 型超敏反应，临床上过敏患者体内 IgE 水平会明显升高，因此通过检测患者血清中总 IgE 的水平和特异性 IgE，对过敏反应的诊断和过敏原的确定很有价值。正常人群血清 IgE 往往仅在 ng/mL 水平，用常规测定 IgG 或 IgM 的凝胶扩散法检测不出 IgE，必须用高度敏感的放射免疫测定法及酶联免疫测定法进行检测。

【方法】

采用 ELISA 法检测患者血清中 IgE 水平。

（1）实验方法

1）采集患者外周血，分离血清。

2）其他实验过程参见本篇第二章第一节实验八。

（2）结果判定：血清总 IgE 水平一般用国际单位（IU）或 ng 表示，1 IU = 2.4 ng，相当于 WHO 标准冻干血清制剂 0.009 28 mg 内所含的 IgE 量。

受环境、种族、遗传、年龄、检测方法及取样标准等因素的影响，正常人群 IgE 水平正常值相差甚远。成人血清 IgE 水平约在 20~200 IU/mL 之间，一般认为大于 333 IU/mL（800 ng/mL）时为异常升高。待测样品中 IgE 水平高于正常值，则提示该患者可能为过敏性疾病患者。

（杨 巍）

第二节 妊 娠 检 测

【案例】

患者，女，28 岁，身高：165 cm，体重：65 kg。患者停经 40 日，伴乏力、食欲差。

否认高血压、糖尿病、肝炎、结核病史，否认手术史。查体：体温 36.4℃，脉搏 84 次 /min，呼吸 20 次 /min，血压 135/60 mmHg，腹部平坦，无压痛反跳痛，肝脾肋下未及。辅助检查：超声可见胎囊，尿妊娠试验阳性。

问题：

（1）该患者可能的诊断是什么？

（2）如何通过进一步检测以确诊？

【分析】

根据该患者的临床表现停经伴乏力、食欲不振，且无其他异常与疾病既往史，同时超声检测可见胎囊，因此可初步确诊为妊娠。

由于女性在妊娠期，可出现血液及尿液中 HCG 含量升高，因此常通过检测尿液或血液中 HCG 水平，以确定是否妊娠。HCG 为机体产生的一类激素分子，可通过抗原 – 抗体反应进行检测，例如免疫标记技术中免疫胶体金技术，该方法具有简便、快速等优点，因此常用于早早孕检测。

【方法】

采用免疫胶体金法检测患者尿液中 HCG 水平，从而判定是否妊娠。

（1）实验方法

1）采集待检者尿液作为被检样品，并与试剂盒及其他器材在室温平衡。

2）除去试剂盒外包装，在试纸卡上标明被检样品或对照品。

3）用滴管取尿样后，在加样孔内加入 2 ~ 3 滴尿样。

4）5 min 后观察结果。

（2）结果判定

1）阳性：在检测 T 区（检测线）和对照 C 区（对照线）各出现一条色带。

2）阴性：仅在对照 C 区出现一条色带。

3）无效：在检测 T 区和对照 C 区均不出现色带，表示检测无效。

（杨　巍）

第三节　白血病分型诊断

【案例】

患者，男，24 岁，以"发现白血病 7 月，左侧手臂留置针处红肿、破溃 8 日"为主诉入院。2 周前患者无诱因出现发热，伴呕吐，口腔出现血泡，眼球结膜渗血，之后出现鼻出血不止，在当地医院就诊。住院期间给予输液、输血等对症支持治疗。8 日前患者左侧前臂输液留置针处出现发炎、化脓、肘关节活动受限。复查血小板 8×10^9 个 /L，为进一步诊治遂来我院。门诊以"慢性粒细胞白血病"收住我科。一般情况，自发病来食欲良，睡眠可，大小便正常，体重无减轻。入院查体：T：36.5℃，P：81 次 /min，R：18 次 /min，BP：160/70 mmHg，贫血貌，眼球结膜出血，全身皮肤黏膜未见散在出血点，左前臂留置针处红肿、化脓、破溃，腹软，无压痛、反跳痛，肝脾肋下未及，左侧下肢浮肿。急查血常规显示，WBC：10.5×10^9/L；RBC：1.68×10^{12}/L；HB：55.0 g/L；PLT：10×10^9/L。

问题：

（1）该患者可能的诊断是什么？

（2）如何通过进一步检测以确诊？

【分析】

结合患者的临床表现，初步判定可能患有急性白血病。但还需进一步利用流式细胞术检测判定具体是何种类型白血病。

临床上急性白血病包括急性淋巴细胞白血病和急性髓细胞白血病两种类型，其中急性淋巴细胞白血病又包括 L1～L3，急性髓细胞白血病包括 M0～M7。M0 为急性髓细胞白血病微分化型、M1 为急性粒细胞白血病未分化型、M2 为急性粒细胞白血病部分分化型、M3 为急性早幼粒细胞白血病、M4 为急性粒 – 单核细胞白血病、M5 为急性单核细胞性白血病、M6 为急性红白血病、M7 为急性巨核细胞白血病。

【方法】

（1）流式细胞术检测白血病分型相关细胞表面分子表达情况。

1）采集患者外周血。

2）通过流式细胞术检测外周血 PBMC 细胞膜分子表达，具体参见本篇第二章。

（2）结果判定：可根据表 2.3.1 中各种分子表达情况，判定患者具体为何种类型白血病。

表 2.3.1　不同类型白血病表面分子特征

	B 细胞	T 细胞	M0	M1～4	M6	M7
CD3/CD2	－	++	－	－	－	－
CD7	－	++	－	－	－	－
CD10/CD20	++	－	－	－	－	－
CD19/CD22	++	－	－	－	－	－
CD34	+	+	++	－	－	+
CD13	－	－	+	++	－	－
CD14/CD15	－	－	－	++	－	－
CD33	－	－	+	+++	=	－
CD41	－	－	－	－	－	+++
CD61	－	－	－	－	－	+++
GlyA	－	－	－	－	++	－

（杨　巍）

第四节　艾滋病患者的免疫功能测定

【案例】

患者，男，47 岁。因咳嗽、发热伴咳喘 2 周，入院后患者咳嗽症状较轻，咳少量白色黏液痰，发热，体温常持续在 38～41℃，伴有喘息等症。在外院以左氧氟沙星抗感染治疗 4 日未见好转，疑为肺结核，急诊收入我院。患者患病以来，有乏力、盗汗、消瘦，大小便无异常发现。既往有冠心病史 4 年，无糖尿病、肝炎、结核病史，无烟酒嗜好，否认治游史。

入院体格检查：体温 38.3℃，呼吸 34 次 /min，脉搏 96 次 /min，血压 150/80 mmHg，神志清楚，急性病面容，全身皮肤无黄染、皮疹及出血点，巩膜无黄染，头颈部及锁骨下、腋下等浅表淋巴结未及肿大，胸廓对称无畸形，双肺听诊呼吸音增粗，未闻及明显干湿性啰音，心率 96 次 /min，心律齐，各瓣膜未闻及病理性杂音，腹平软，无压痛反跳痛，肝脾肋下未及。无杵状指，双侧巴氏征阴性。

入院前检查血常规：白细胞 15.5×10^9/L，中性粒细胞 0.893，淋巴细胞 0.053，血红蛋白 119.0 g/L，血小板 223×10^9/L，血生化、电解质均正常。胸片显示左肺中下毛玻璃样阴影及右肺下片状阴影。入院初步诊断为双肺阴影待查，入院后痰细菌培养阴性，血培养阴性，结核菌素纯蛋白衍生物（PPD）皮试阴性，6 次痰找抗酸杆菌均阴性，血肿瘤标记物（可溶性细胞角蛋白、神经元特异性烯醇化酶、癌胚抗原等）均正常，查嗜肺军团杆菌抗体阴性，支原体抗体、衣原体抗体均阴性。颅脑 CT 平扫未见明显异常。行腰穿，脑脊液压力 9.5 cmH$_2$O（1 cm H$_2$O = 0.098 kPa），脑脊液常规检查显示：总细胞数 2×10^6/L，白细胞数为 0，蛋白、葡萄糖、氯化物均正常，脑脊液涂片墨汁染色未找到隐球菌及抗酸杆菌。

入院后予头孢哌酮—舒巴坦钠、左氧氟沙星抗感染治疗。链霉素、异烟肼、利福平和吡嗪酰胺抗结核治疗。患者体温波动于 37～39℃。虽经强有力的抗结核抗感染治疗，患者仍高热，并进行性呼吸困难，血气检查为低氧血症，pH 7.46，动脉血二氧化碳分压（PaCO$_2$）34.0 mmHg，动脉血氧分压（PaO$_2$）50.0 mmHg，标准碳酸氢盐（SB）23.8 mmol/L，给予面罩吸氧仍不能缓解. 最后以无创呼吸机辅助呼吸，血氧饱和度能维持在 0.9，1 周后复查胸片示病灶较前明显进展，双肺遍布片状密度增高影。对氟康唑敏感，而咽拭子未发现白色念珠菌，以氟康唑 400 mg 输液。2 日后憋喘症状有所缓解，呼吸机间断使用。再次追问病史，得知患者有同性恋史，复验 CD4$^+$T 细胞为 4×10^6/L，CD8$^+$T 细胞为 139×10^6，CD4/CD8 为 0.03。血常规：白细胞 8.08×10^9，中性粒细胞 0.888，淋巴细胞 0.041，嗜酸性粒细胞 0.002。患者入院后已 2 周，胸片示病灶有所吸收，双肺透光度有所增强。患者憋气症状有所缓解，但仍咳嗽较剧烈，痰少，黏白痰。

问题：

（1）该患者可能的诊断是什么？

（2）如何通过进一步检测以确诊？

【分析】

结合临床表现及实验室检查结果，该患者患有获得性免疫缺陷综合征（AIDS）并伴有感染，需进一步检测确认为何种病原体感染。通常临床上需结合实验室检测患者血清中人类免疫缺陷病毒（HIV）是否阳性，可进行确诊。

AIDS 患者由于 HIV 感染，导致 CD4$^+$T 细胞数量降低，CD4$^+$/CD8$^+$ 比值下降，且表现为免疫功能降低，容易继发感染和肿瘤。常伴有卡氏肺孢子虫感染，发生肺孢子菌肺炎，以及其他病原体感染性疾病。因此临床上通过检测患者外周血中 CD4$^+$T 细胞、CD8$^+$T 细胞数量及 CD4$^+$/CD8$^+$ 比值，或 T 细胞增殖转化能力，可了解患者的免疫功能状态，用于判断治疗效果及疾病的预后。感染病原体的类型则主要借助于微生物实验进行判定。

【方法】

（1）ELISA 夹心法检测患者血清中 HIV 含量

1）采集患者外周血，分离血清作为待测样本；采用 ELISA 试剂盒进行检测，具体操作过程参见本篇第二章第一节实验八酶联免疫吸附试验。

2）结果判定：根据试剂盒说明书判定。

（2）流式细胞术检测患者外周血 CD4⁺T 细胞数量

1）具体操作过程参见本篇第二章第二节实验十流式细胞术。

2）结果判定：正常成人外周血 CD4⁺ 及 CD8⁺T 细胞相关情况如下。

CD4⁺T 细胞数量：500 ~ 1 600 个 /mL；CD4⁺T 细胞比例：35% ~ 55%；CD8⁺T 细胞比例：20% ~ 30%；CD4/CD8 比值：1.4 ~ 2。

若检测结果显示患者外周血 CD4⁺T 细胞数量和比例及 CD4/CD8 比值降低，提示可能存在 HIV 感染，且提示患者免疫功能异常，存在感染风险，预后不良。

（3）淋巴细胞转化试验检测患者外周血淋巴细胞功能

1）采集患者外周血（抗凝），用密度梯度离心法分离外周血 PBMC；以 PHA 作为刺激剂刺激 PBMC，通过淋巴细胞转化试验进行检测。具体操作过程参见本篇第二章第一节实验十三淋巴细胞转化试验。

2）结果判定：正常人转化率为 50% ~ 70%，若转化率降低则提示患者免疫功能降低。

（4）感染病原体检测：可采用 PCR 法检测 HIV 病毒载量，六胺银染色检测卡氏肺孢子虫（Pc）、白色念珠菌等，具体参见本书第三篇及第五篇相关章节。

（杨　巍）

第五节　肿瘤患者的检测

【案例】

患者，女，45 岁，因接触性阴道出血近 1 年，加重 1 个月入院。主诉：1 年前无明显诱因性生活后出现阴道流血，色鲜红，量少，呈点滴状，可自行消失，无不规则阴道流血及排液，无下腹痛。1 月前性生活后阴道流血量增加，约为平素月经血量的一半，可自行消失。为求进一步诊治来院检查。饮食睡眠尚可，大小便无异常，体重无明显下降。既往史、个人史、家族史无特殊。

体检：体温 36.5℃，脉搏 80 次 /min，呼吸 18 次 /min，血压 110/75 mmHg。一般状态良好，心肺听诊未闻及明显异常，腹部平坦，质软，无压痛、反跳痛及肌紧张。妇科检查：阴道穹窿光滑，宫颈肥大，失去正常形态，后唇呈菜花样组织增生，质脆，触之易出血，宫旁无增厚。子宫前位，正常大小，质韧，活动度良好，双附件区未触及明显异常。辅助检查：妇科彩超：子宫前位，大小形态正常，轮廓清晰。各壁反射均匀。宫颈大小为 3.5 cm×3.7 cm×3.6 cm，内部回声不均匀。双侧附件未见明显异常回声。宫颈活检，病理回报：（宫颈）鳞状细胞癌。

问题：

（1）引起该病的常见原因为何种病原体感染？如何检测该病原体？

（2）癌症患者通常伴随免疫功能低下，如何判断患者免疫功能状态？

（3）肿瘤细胞的形成通常是由于基因突变所致，如何判定基因表达异常？

【分析】

结合患者的症状（阴道不规则流血）及妇科检查（菜花样组织增生），初步判定患者患有宫颈癌。引起宫颈癌发病的最常见原因是 HPV 感染，机体正常组织细胞由于病毒感染等因素可导致细胞内某些抑癌基因发生突变（如 *P53* 等），从而使细胞失去正常的生长调控周期，异常增生形成肿瘤。因此通过早期筛查，尽早注射疫苗预防或治疗，对于防止宫颈癌发生具有重要意义。肿瘤患者往往呈现免疫功能低下状态，且机体免疫功能的高低对于疾病的预后及治疗转归亦具有重要意义，因此临床上可结合检测患者免疫功能状态，用于辅助判定预后。

【方法】

（1）ELISA 检测 HPV 病毒：具体过程参见本篇第二章第一节实验八酶联免疫吸附试验。

（2）检测细胞周期或细胞周期调控相关蛋白：可采用流式细胞术检测细胞周期，Western Blot 检测细胞周期调控蛋白 Cyclin 家族分子的表达。具体过程参见本篇第二章第二节实验九免疫印迹及实验十流式细胞术。

（3）PCR 法检测抑癌基因表达：如 *P53* 等，具体过程参见本书第五篇相关章节。

（4）细胞毒试验检测肿瘤患者 CTL 细胞功能：具体操作过程参见本篇第二章第二节实验七细胞毒 T 细胞活性检测。

（杨　巍）

【参考文献】

1. 李凡，刘永茂，肖纯凌．基础医学实验教程．2 版．北京：高等教育出版社，2011.

2. 柳忠辉，邵启祥．常用免疫学实验技术．北京：高等教育出版社，2013.

3. 柳忠辉，吴雄文．医学免疫学实验技术．3 版．北京：人民卫生出版社，2020.

第 **3** 篇
医学微生物学实验

第一章 医学微生物学实验总论

第一节 细菌学实验

一、细菌感染实验室检查的基本原则

细菌感染的实验室检查主要包括细菌学诊断和血清学诊断，前者以检测病原菌及其抗原、代谢产物或核酸为手段，后者以检测患者血清中特异性抗体为手段。细菌学诊断程序包括标本的采集与送检、病原菌的形态学检查、分离培养、生化反应、核酸检测，以及细菌种属与型别的血清学鉴定等。必要时进行药物敏感性试验和毒力检查等。血清学诊断是用已知的细菌或其特异性抗原检测患者血清或其他体液中的抗体及其效价的变化，可以作为细菌感染的辅助诊断。在实际工作中，可根据具体情况选择不同的标本和检查方法，从而实现感染性疾病病因学诊断、病原体特征研究、合理用药指导或进行传染病的流行病学分析等目的。

（1）标本的采集与送检：①应尽可能在疾病早期、急性期或症状典型时，以及使用抗菌药物之前采集标本；②严格进行无菌操作，避免标本被杂菌污染；③根据不同疾病以及疾病的不同时期采集相应标本；④检查病原体的特异性 IgG 抗体时，应采集急性期和恢复期双份血清，只有当恢复期血清抗体效价比急性期的效价明显升高达 4 倍或以上时，方有诊断价值；⑤标本应在适宜条件下保存并尽快送检。

（2）细菌感染实验室诊断的基本流程：主要包括直接涂片染色镜检、分离培养、生化实验、血清学鉴定及药敏分析等，有的尚需做动物试验。

1）直接涂片染色镜检：可在显微镜下直接观察细菌的形态、大小、排列方式和染色特点。具有典型特征的致病菌，可做出初步诊断。

2）分离培养：细菌培养时应选择适宜的培养基，以便提供特定细菌生长所需的必要条件。通过分离培养获得单个菌落进行纯培养。根据菌落的大小、形态、颜色、表面性状、透明度和溶血性等对细菌做出初步的鉴别。

3）生化试验：细菌对糖类和蛋白质的分解产物不完全一样，故有关酶类和代谢产物可作为鉴别细菌的重要依据之一。常用的生化试验有糖代谢试验、蛋白质代谢试验、盐类利用试验和呼吸酶类试验等。此外，气相色谱法可检测细菌培养过程中的代谢产物，是鉴定厌氧菌的一项检查方法。

4）血清学鉴定：利用已知的特异性抗体检查未知的纯培养细菌，不仅能对分离培养的细菌进行种的鉴定，还可以进一步对细菌进行群和型的鉴定，是细菌学检验的常规方法。

5）药敏分析：通过抗生素的抑菌试验测定分离的病原菌对抗菌药物的敏感性，以指导临床选择敏感的药物进行治疗。

6）动物实验：一般不作为临床标本的细菌学常规检查技术，但对测定细菌的毒力以及致病性有重要意义。

（倪朝辉）

二、细菌的形态学检查

细菌个体微小、种类繁多，但仍具有一定的形态。根据形态的不同，可将细菌分为球菌、杆菌和螺形菌 3 种。形态学检查包括不染色标本检查和染色标本检查，可借助显微镜观察染色和不染色标本中细菌的形态、结构、排列、染色性及运动性等。形态学检查可对感染的细菌进行初步判断，为进一步的细菌检测与鉴定提供参考。

（一）不染色标本检查

不染色标本主要用于检查在生存状态下细菌的动力及其运动情况，常采用压滴法或悬滴法等，可用暗视野显微镜或相差显微镜观察。如在镜下观察标本有"鱼群"样排列、呈穿梭样或流星状运动的细菌，可对霍乱弧菌的感染进行初步诊断。

（二）染色标本检查

由于细菌为无色半透明体，需经合适的染色后，才能较清楚地在显微镜下观察。细菌染色方法有多种，包括革兰氏染色法、抗酸染色法和荧光染色法等。而各种细菌的特殊结构，如鞭毛、荚膜、芽孢等，需用特殊的染色方法才可观察到。在实际工作中，可根据需要选择不同的染色方法。

1. 革兰氏染色法

该法为最常用的分类鉴别染色法，一般包括初染、媒染、脱色、复染四个步骤。未经染色的细菌，由于其与周围环境折光率差别小，故在显微镜下极难区别。经革兰氏染色后，阳性菌呈紫色，阴性菌呈红色，可以清楚地观察到细菌的形态、排列及某些结构特征，从而用以分类鉴定。

2. 抗酸染色法

该法是鉴别结核和麻风等分枝杆菌属细菌的重要方法。分枝杆菌的细胞壁内含有大量的脂质，包围在肽聚糖的外面，所以分枝杆菌一般不易着色，要经过加热和延长染色时间来促使其着色。但分枝杆菌中的分枝菌酸与染料结合后，就很难被酸性脱色剂脱色，故名抗酸染色。抗酸染色法是在加热条件下使分枝菌酸与苯酚品红牢固结合成复合物，用盐酸、乙醇处理也不脱色。当再加碱性美兰复染后，分枝杆菌仍然为红色，而其他细菌及背景中的物质为蓝色。

3. 荧光染色法

荧光染色法敏感性强，易于对结果进行观察。主要用于结核分枝杆菌、麻风分枝杆菌和白喉棒状杆菌等的检测。如对痰标本片用金胺 O- 罗丹明 B 法（也称荧光金胺 O 法）染色，在荧光显微镜下可观察到呈亮黄色的菌体，此法可提高结核分枝杆菌的检出率。

4. 细菌特殊结构染色法

细菌特殊结构染色法是指检测细菌荚膜、鞭毛、芽孢等特殊结构的染色法。

（1）细菌荚膜染色法：荚膜是细菌细胞壁外面的一层黏液性物质，其对染料的亲和力弱，不易着色，通常采用负染色法染色，即菌体和背景着色而荚膜不着色。因此荚膜在菌体周围呈一透明圈。由于荚膜含水量在 90% 以上，染色时一般不用热固定，以防荚膜皱缩变形。荚膜染色法用于有荚膜细菌（如肺炎链球菌、流感嗜血杆菌、炭疽芽孢杆菌及产气荚膜梭菌）的鉴定。

（2）细菌鞭毛染色法：鞭毛为细菌的运动器官，其形态细长，直径为 10～20 nm，需用电子显微镜才能观察到。若用特殊染色使鞭毛增粗并着色，则在普通光学显微镜下也可观察到。鞭毛染色方法很多，但原理基本类似，即在染色前先经媒染剂处理，使鞭毛增粗，然后再进行染色。

（3）细菌芽孢染色法：芽孢具有高度的折光性，外膜致密，渗透性低，故普通染色法不易使其着色。芽孢染色法是根据芽孢难以着色，而一旦着色又难以脱色的特点设计的。所有芽孢染色法都基于同一个原则，即：采用着色力强的染料，加热以促进标本着色，然后使菌体脱色，而芽孢上的染料仍保留，经复染后，菌体和芽孢呈现不同的颜色。

（三）细菌基本形态和特殊结构观察

1. 细菌基本形态观察

标本涂片染色后，显微镜下观察细菌形态、大小、排列方式和染色性等特征，对于具有显著特征的致病菌具有重要的诊断价值。如脓性脑脊液标本在中性粒细胞内外检出革兰氏染色阴性的双球菌，可初步诊断为脑膜炎奈瑟菌；痰中检出抗酸染色阳性细长杆菌，可初步诊断为结核分枝杆菌；咽喉假膜中检出有异染颗粒的棒状杆菌时，可初步诊断为白喉棒状杆菌。

值得注意的是，虽然临床常采用标本直接涂片染色镜检，但该法对部分形态、染色性缺乏明显特征的细菌无法区分和鉴别，如粪便标本中肠道致病性革兰氏阴性杆菌的形态和染色性缺乏明显特征，且种类繁多，故不能仅凭形态学做出病原学诊断。

2. 细菌特殊结构观察

细菌各种特殊结构必须经相应的特殊染色后才能清楚地在显微镜下观察到。如观察细菌芽孢时，经过特殊染色后，注意观察菌体与芽孢的颜色、位置、形状、芽孢和菌体宽度比例；观察鞭毛时，注意观察鞭毛的数量、位置、长度等；观察荚膜时，注意观察菌体与荚膜的颜色，以及二者的关系。

（倪朝辉）

三、细菌的分离与培养

原则上所有送检标本均应先做分离培养。细菌分离培养时应选择适宜的培养基，并提供细菌生长所需的必要条件。通过分离培养获得单个菌落进行纯培养，后根据纯培养菌落的大小、形态、颜色、表面性状、透明度和溶血性等对细菌做出初步的鉴别。如化脓性链球菌在血液琼脂平板上生长出小而透明的菌落，菌落周围有完全溶血环；肠道细菌在选择培养基上长出的菌落颜色、大小、透明度等有区别。但最终判断还须依据后续的生化反应和血清学鉴定等试验结果。以下简要介绍细菌分离与培养的相关内容。

（一）培养基的分类

按培养基的物理性状，可将其分为液体培养基、固体培养基和半固体培养基。按其用途，可将培养基分为如下五种。

（1）基础培养基：该培养基含有多数细菌生长繁殖所需的基本营养成分，如营养肉汤、营养琼脂、蛋白胨水等。

（2）营养培养基：是在基础培养基中加入了葡萄糖、血液、生长因子等特殊成分，可供营养要求较高的细菌和需要特殊因子的细菌生长的一种培养基。

（3）选择培养基：是在培养基中加入某种化学物质，使之抑制某一些细菌生长，而有利于另一些细菌生长，从而将后者从混杂的标本中分离出来的培养基。

（4）鉴别培养基：是一种用于培养和区分不同细菌种类的培养基。

（5）厌氧培养基：是一种专供厌氧菌的分离、培养和鉴别用的培养基。

（二）细菌接种技术

（1）平板划线技术：将标本通过平板划线技术（包括平行划线法和分区划线法）接种在固体培养基的表面，通过划线的分散作用，将混杂的细菌在平板表面逐一分散开，即为分离培养。一般经过 18～24 h 培养后，单个细菌分裂繁殖成一堆肉眼可见的细菌集团，称为菌落（colony）。根据菌落形态、特征，挑选单个菌落，移种培养后，即得到纯种细菌。平板划线技术中，平行划线法适用于含菌量不多的液体标本，如脑脊液（CSF）、腹水、分泌物、脓汁以及稀薄的菌液等；分区划线法适用于含菌量较多的检测标本，如粪便，痰液、细菌固体培养物等。

（2）纯种细菌移种技术：通过分离培养获得单个菌落后，将其移种至其他培养基上的技术，即为纯种细菌移种技术。包括斜面培养基的移种、液体培养基的移种及半固体培养基的移种等。斜面培养基的移种可用于保存菌种或某些生化鉴定试验等；液体培养基的移种可用于纯种细菌的增菌及观察细菌在液体环境中的生长特征（混浊生长、表面生长或沉淀生长）；半固体培养基的移种（高层穿刺培养法）主要用于保存菌种及观察细菌有无动力。

（三）细菌培养方法

人工培养细菌首先要选择合适的培养基，以提供特定细菌生长所需的必要条件，如营养物质、合适的酸碱度及渗透压，此外，还要有适宜的温度、培养时间和必要的气体等。病原菌的人工培养一般采用 35～37℃，培养时间多数以 18～24 h 为宜；需氧菌和兼性厌氧菌置于有氧环境中培养；专性厌氧菌须在无游离氧的环境中培养。在实际工作中有时还需根据菌种及培养目的适当改变培养条件。

（四）细菌在各种培养基上生长现象的观察

1. 平板培养基上的生长现象观察

在平板培养基上，每种细菌的菌落都具有一定的特征。观察菌落特征一般是指观察培养 24～28 h、长在划线上的、发育良好的单个孤立菌落。此类菌落大多在划线的后半部，也就是分区划线法的第 3、4 区。观察时需注意菌落的大小、形态、表面、边缘、透明度、颜色及是否产生溶血环等。

2. 斜面培养基上的生长现象观察

细菌在斜面培养基上，由于涂菌较密，长出的细菌密集呈苔状，称为菌苔。观察时除看菌苔的颜色外，还要看培养基的本身有无颜色变化。

3. 液体培养基中的生长现象观察

细菌在液体培养基中的生长现象有混浊生长、表面生长、沉淀生长。观察时注意其生长方式。

4. 半固体培养基中的生长现象观察

无动力细菌沿穿刺线长成一条规则的灰白色线状物，有动力的细菌从穿刺线向四外扩散生长，使培养基整个变混浊，往往看不清穿刺线。

（倪朝辉）

四、细菌鉴定

细菌鉴定是指将未知细菌按生物学特征放入系统中某一适当位置，和已知菌种比较其相似性，并通过对比分析结果确定细菌分类地位的过程。临床细菌鉴定可将细菌鉴定至属和种，故在致病菌快速诊断、细菌耐药性分析及流行病学调查中得到了日益广泛地应用。细菌鉴定方法包括生化鉴定、血清学鉴定及其他新鉴定技术。

（一）生化鉴定

各种细菌所具有的酶不完全相同，对营养物质的分解能力也不一致，因而其代谢产物也有差别，可利用生物化学的方法来鉴别不同细菌，称为细菌的生化鉴定。此法是细菌鉴定中最重要的一种，常用的方法有以下几种。

（1）糖（或醇）发酵试验：不同细菌分解糖（或醇）类的能力和代谢产物均不相同。有的细菌可分解糖（或醇）类产酸产气，有的却只产酸不产气，而有的却不能分解糖（或醇）类。根据这一现象，可将待测标本接种于加入酸碱指示剂的含糖或醇（如葡萄糖、乳糖、麦芽糖、甘露醇、蔗糖等）培养基中，并放入杜氏小管，培养并观察，即可根据指示剂颜色的改变，以及有无气泡出现，鉴定细菌的种类。

（2）VP（Voges-Proskauer）试验：用来测定某些细菌利用葡萄糖产生非酸性或中性末端产物的能力。某些细菌分解葡萄糖生成丙酮酸，再将丙酮酸缩合脱羧成乙酰甲基甲醇。后者在碱性条件下被氧化为二乙酰，二乙酰与培养基中所含的胍基反应生成红色化合物，即为VP试验阳性。此法可用于大肠埃希菌（VP−）和产气杆菌（VP+）的鉴别。

（3）甲基红（methyl red）试验：有些细菌能分解糖类产生丙酮酸，并进一步反应形成甲酸、乙酸、乳酸等，使培养基的pH小于4.5。而有些细菌分解糖类产生丙酮酸后，却将有机酸转化为非酸性末端产物，如乙醇、丙酮酸等，使pH大于5.4。根据此原理，我们可将甲基红作为指示剂反应培养基pH变化，以此鉴定细菌。此法可用于大肠埃希菌（甲基红试验+）和产气杆菌（甲基红试验−）的鉴别。

（4）吲哚（或靛基质）试验：某些细菌（如大肠杆菌、变形杆菌、霍乱弧菌等）具有色氨酸酶，能分解蛋白胨中的色氨酸产生靛基质。靛基质本身无色，但可与对二甲基氨基苯甲醛结合，形成玫瑰色，即为吲哚试验阳性。

（5）硫化氢试验：某些细菌（如沙门菌、变形杆菌等）能分解培养基中的含硫的氨基酸，产生硫化氢。硫化氢遇铁或铅离子生成黑色的硫化物沉淀，为硫化氢试验阳性。

（6）尿素酶试验：某些细菌（如幽门螺杆菌、变形杆菌等）具有尿素酶，能分解培养基中的尿素产生大量的氨，使培养基pH上升呈碱性。如以酚红作为酸碱指示剂，培养基变为红色，则为尿素酶试验阳性。

（7）枸橼酸盐利用（citrate utilization）试验：某些细菌（如变形杆菌）能利用铵盐作为唯一氮源，并利用枸橼酸盐作为唯一碳源。其可在枸橼酸盐培养基上分解枸橼酸生成碳酸盐，并分解铵盐生成氨，使培养基变碱，即为枸橼酸盐利用试验阳性。

细菌的生化鉴定方法对于鉴别在形态、革兰氏染色和培养特性上相同或相近的细菌尤为重要。吲哚试验、甲基红试验、VP试验、枸橼酸盐利用试验常用于联合鉴定肠道杆菌，合称为 IMViC 试验。临床细菌鉴定多采用微量、快速的生化鉴定方法。鉴定时，根据鉴定细菌的不同，可选择系列生化指标，并依据生化反应的阳性或者阴性结果选取数值，组成鉴定码，形成以细菌生化反应结果为基础的各种数值编码鉴定系统。随着全自动细菌鉴定仪的广泛应用，细菌生化鉴定也逐渐实现了快速化和自动化。

（二）血清学鉴定

细菌血清学鉴定是指根据免疫反应的原理，用已知抗体检测未知细菌抗原，或用已知抗原检测患者血清或其他体液中有无相应的抗细菌抗体并测定其效价。由于标本多采用患者血清，故称为血清学鉴定。血清学鉴定操作简单快速，特异性强，敏感性高，可以在生化鉴定基础上为细菌鉴定提供依据，应用于感染性疾病的辅助诊断，人群感染的流行病学调查，以及疫苗接种后免疫效果检测。一般根据病原菌的种类选择血清学诊断方法，常用的方法有以下几种。

（1）凝集试验：如诊断肠热症的肥达试验（widal test），即用已知的伤寒沙门菌抗原（ O 抗原、H 抗原），甲型、乙型副伤寒沙门菌 H 抗原，与待测血清作定量凝集实验，以检测患者血清中有无相应抗体存在，作为伤寒、副伤寒诊断的参考。诊断梅毒的血凝试验，诊断立克次体感染的外斐反应（ Weil–Felix reaction ）等均属凝集试验。

（2）中和试验：如诊断风湿热的抗链球菌溶血素 O 试验（antistreptolysin O test，ASO test），将定量的链球菌溶血素 O（ streptolysin O，SLO ）加入倍比稀释的患者血清中，再加入兔或羊红细胞，若患者血清中含有 ASO，便会与 SLO 中和，红细胞不溶解；若患者血清中不含有 ASO，则红细胞溶解。完全不溶血的血清的最高稀释倍数，即代表 ASO 的效价。风湿热患者血清中 ASO 较正常人显著升高，大多在 250 单位左右，活动性风湿热患者一般超过 400 单位。

（3）补体结合试验：可用于慢性布鲁菌病的诊断。

（4）免疫荧光试验：常用于检测痢疾志贺菌、炭疽芽孢杆菌、嗜肺军团菌、肺炎衣原体、立克次体等。

（5）酶联免疫吸附试验（ELISA）：广泛应用于各种细菌感染的诊断和流行病学调查。

（6）荚膜肿胀试验：利用抗荚膜特异性抗血清，与相应细菌的荚膜抗原特异性结合后，可形成复合物，显微镜下观察到菌体周围出现较大的空白圈者判为阳性，用以检测肺炎链球菌、肺炎克雷伯菌、流感嗜血杆菌等。

在传染病流行区，由于病原菌的隐性感染或预防接种，人群相应抗体水平普遍较高，单份血清往往不能区分是现症感染还是既往感染。因此，在血清学鉴定中，通常采取双份血清检测。如恢复期或一周后血清抗体效价比早期升高 4 倍或以上时，方可确诊为现症感染。此外，血清抗体水平受多种因素影响，如使用抗菌药物、年老、体弱、免疫功能低下等，故临床还需结合患者病情综合判断。

（三）其他新鉴定技术

1. 分子生物学检测技术

不同种细菌具有不同的基因组结构，可通过检测细菌的特定基因序列进行比较和鉴定。常用方法有 PCR 技术、核酸杂交技术、高通量测序技术等。

（1）PCR 技术：该技术检测快速、灵敏度高、特异性强。实时定量 PCR 还可测定细菌核酸拷贝数，从而进行细菌定量检测。PCR 技术适用于常规培养较为困难、生长缓慢的细菌的检测，如结核分枝杆菌、淋病奈瑟菌、肠产毒性大肠埃希菌、军团菌等。

（2）核酸杂交技术：该技术可从标本中直接检出病原菌基因，不受标本中杂质的干扰，适用于不能分离或难以培养的病原菌的鉴定，如结核分枝杆菌、幽门螺杆菌、空肠弯曲菌、肠致病性大肠埃希菌等。

（3）高通量测序技术：该技术能一次并行对几十万到几百万条 DNA 分子进行序列测定，可对细菌全基因组或 16S rDNA 等目标区域测序。高通量测序技术具有高通量、自动化、快速灵敏、费用低廉的特点，在细菌鉴定方面有广泛的应用前景。

2. 生物芯片

生物芯片（biochip），包括基因芯片和蛋白质芯片，是指将大量探针分子固定于支持物上，与带荧光标记的核酸或其他样品分子（如蛋白、因子或小分子）进行杂交，通过检测每个探针分子的杂交信号强度进而获取样品分子的数量和序列信息，实现对 DNA、RNA、多肽、蛋白质及其他生物成分的高通量快速检测。生物芯片具有高通量、多样性、微型化、自动化等特点，广泛应用于微生物感染快速诊断，微生物变异机制和耐药机制研究，微生物基因分型及分子流行病学调查，微生物基因组及后基因组研究，抗微生物感染药物研制等领域。

3. 质谱分析

质谱分析（mass spectrometry）是将有机化合物的分子电离、碎裂，然后按照离子的质荷比大小，把生成的各种离子分离，检测其强度并排列成图谱。每种细菌都有其自身独特的蛋白质组成，因此各种细菌的蛋白质图谱也各不相同。质谱分析通过检测细菌的蛋白质质谱图，并与数据库比对，对细菌进行鉴定和分类。该技术具有高灵敏度和高质量检测范围的优点，有可能改变或取代现有的细菌鉴定方法。

4. 自动化细菌鉴定系统

自动化细菌鉴定系统是指将光电技术、电脑技术和细菌数码鉴定相结合的全自动细菌鉴定系统。可进行细菌、真菌等多种微生物的鉴定及药敏分析。该系统使传统的细菌检验方法得以明显改进，不仅为细菌检验提供了更简便快捷的鉴定程序，同时也提高了细菌鉴定的可靠性和准确性。其优点如下。

（1）简便：操作者只需制备菌液，扫描样本信息，然后将接种菌液的卡放入孵育器，其余操作均由仪器自动完成，实验完成后自动打印鉴定报告。

（2）快速：传统的细菌鉴定至少需要 18～24 h，而自动化细菌鉴定系统平均只需 6～8 h，大大缩短了检测时间。

（3）准确：孵育、检测、读数、分析等所有操作均由仪器自动完成，不受人为因素影响，鉴定结果更为准确。

（4）应用广泛：该系统还可进行细菌耐药性试验，能测出细菌的敏感药物和最小抑菌浓度，为临床用药提供依据。

（张　戎）

五、细菌生理学观察与检测

（一）细菌生长曲线测定

将一定数量的细菌接种于液体培养基中，在适宜的条件下进行培养，可观察到细菌的生长繁殖有一定的规律性。若以培养时间作横坐标，以培养物中活菌数的对数作纵坐标，可绘成一条曲线，即为细菌生长曲线（bacterial growth curve）（图 3.1.1 ）。

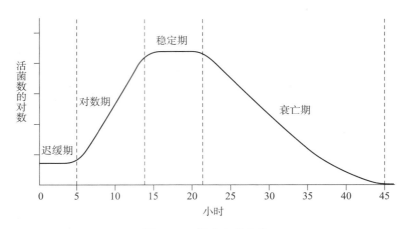

图 3.1.1　细菌生长曲线

根据细菌生长曲线，细菌的生长繁殖可分为以下 4 个时期。

（1）迟缓期（lag phase）：又叫调整期。细菌接种至培养基后，对新环境有一个短暂适应过程。该期内细菌体积增大，代谢活跃，为细菌的分裂增殖合成和储备充足的酶、能量及中间代谢产物，但该期细菌分裂迟缓，繁殖极少，因此曲线平坦稳定。迟缓期的长短因菌种、接种菌量、菌龄以及营养物质等不同而异，一般为 1～4 h。生物制药常在此期中加入酶激活剂（如镁离子等）以缩短迟缓期。

（2）对数期（logarithmic phase）：又称指数期。细菌在该期生长迅速，活菌数以恒定的几何级数增长，在生长曲线上活菌数的对数呈直线上升，达到顶峰状态。对数期可持续几小时至几天不等，一般在培养后的 8～18 h。此期细菌的形态、染色、生物活性等都较典型，对外界环境因素的作用较为敏感。因此，研究细菌的生物学性状（如形态染色、生化反应、药物敏感试验等）应选用对数期的细菌。

（3）稳定期（stationary phase）：该期的活菌数大致恒定，进入平坦阶段。由于培养液中营养物质大量消耗，有害代谢产物（有机酸、过氧化物等）逐渐积聚，细菌繁殖速度渐趋下降，细菌死亡数逐渐增加，两者大致平衡。此期细菌的形态、染色性、生物活性可能发生改变，并产生相应的代谢产物（如外毒素、内毒素、抗生素及芽孢等）。

（4）衰亡期（decline phase）：稳定期后细菌繁殖越来越慢，死亡菌数越来越多，活菌数与培养时间成反比关系。此期细菌形态发生显著改变，菌体变长、肿胀、畸形或衰变，甚至发生自溶，难以辨认，生理代谢活动也趋于停滞。因此，长久培养的细菌难以鉴别。

细菌生长曲线只有在体外人工培养的条件下才能观察到。细菌在自然界或者人体、动物体内生长繁殖时，受机体免疫因素和环境因素的多方面影响，不会出现像培养基中那样典型的生长曲线。

测定细菌生长曲线，可以了解细菌的生理特性和生长规律，有助于有目的地研究和控制病原菌的生长，发现和培养对人类有用的细菌，对于科研、医疗和生产都具有重要的指导意义。

（二）细菌动力观察

细菌的运动是其重要的生理功能之一，由其运动器官——鞭毛实施完成。有鞭毛的细菌具有动力，能向各个方向游动，且往往有化学趋化性，常朝着有营养物质的方向移动，而避开有害的环境。而没有鞭毛的细菌只能在原地颤动，不改变位置，又称为布朗运动。

细菌动力观察主要检测细菌能否运动以及是否均有鞭毛，也是细菌分类鉴定的依据之一。观察细菌动力的方法有悬滴法、压滴法、暗视野显微镜法和半固体琼脂培养法。

（1）悬滴法：是一种不染色细菌标本的检查法，适用于在显微镜下直接观察液滴中细菌运动能力。将细菌接种于盖玻片中央，将凹玻片的凹窝覆盖盖玻片中央位置，反转后置于显微镜下观察细菌的运动形式，有鞭毛的细菌做真性运动，而无鞭毛的细菌由于受水分子的撞击而呈分子运动，在原地往复颤动。

（2）压滴法：是一种不染色细菌标本的检查法，取细菌放在载玻片中央，盖上盖玻片，在显微镜下观察细菌的形态和运动。

（3）暗视野显微镜法：暗视野显微镜是一种装有特制聚光器（暗视野聚光器）的显微镜，其聚光器的下方中央被不透明的黑板遮挡，光线不能直接通向镜筒，仅可从边缘射到载玻片上的标本后，发出反射光可进入物镜。因而整个视野背景是黑暗的，只有其中的标本明亮，能够看到物体的存在和运动，但不能分辨细微结构。常用于观察不染色的细菌、螺旋体等。

（4）半固体琼脂培养法：将细菌接种于半固体琼脂培养基，通过观察细菌的生长现象，判断细菌有无动力。有鞭毛的细菌可由原接种部位即穿刺线向四周扩散生长（混浊生长），而无鞭毛的细菌仅在穿刺接种部位生长（线状生长），不向四周扩散（图 3.1.2）。

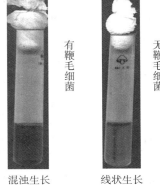

有鞭毛细菌　　无鞭毛细菌

混浊生长　　　线状生长

图 3.1.2　半固体琼脂培养法
观察细菌动力

（三）细菌毒素检测

细菌毒素（bacterial toxin）是细菌合成代谢的产物，许多细菌生长繁殖过程中能产生毒素。根据其来源、性质和作用特点的不同，可分为外毒素（exotoxin）和内毒素（endotoxin）。外毒素是细菌在生长过程中合成并分泌的毒性蛋白质。产生外毒素的细菌主要是革兰氏阳性菌以及少数革兰氏阴性菌。常见的外毒素有白喉毒素（白喉杆菌）、痉挛毒素（破伤风杆菌）、肉毒毒素（肉毒杆菌）、致热外毒素（链球菌）、肠毒素（霍乱弧菌）等。大多数外毒素是细菌在细胞内合成后分泌至细胞外，少数外毒素存在于菌体内，待菌体破坏后才释放出来。内毒素是革兰氏阴性菌细胞壁中的脂多糖（lipopolysaccharide，LPS）成分，只有在细菌死亡裂解后才被释放出来。内毒素可引起发热反应、白细胞数量改变、内毒素血症，甚至导致内毒素休克。外毒素和内毒素均能损害机体组织，引起不同的临床症状，是构成细菌致病性的重要因素。

细菌毒素检测是指对致病性细菌在生长繁殖过程中产生的外毒素（或某些革兰氏阴性菌细胞裂解后产生的内毒素）进行检查和分析的方法。细菌毒素检测有助于判定细菌感染严重程度，进行细菌鉴定，预防和诊断内毒素休克等。

（1）外毒素检测方法：常用方法有以下几种。

1）动物试验：将待测标本接种敏感动物，观察动物的症状和体征。此法操作复杂，且动物的个体差异可能影响结果判断，故一般不用于临床诊断，只有在发现新毒素的特殊情况下采用。

2）免疫学技术：利用沉淀反应、颗粒吸附凝集试验（血凝试验和胶乳凝集试验）、固相放射免疫试验、酶联免疫吸附试验和免疫印迹试验进行检测，如 Elek 平板毒力试验（图 3.1.3）用于鉴定白喉棒状杆菌产毒株和无毒株，抗链球菌溶素 O 试验用于风湿热诊断等。免疫学方法具有快速、灵敏、特异的优点，且可进行大样本量筛选。

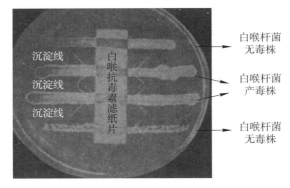

图 3.1.3 Elek 平板毒力试验

3）分子生物学技术：基因探针技术可检查单个菌落产生毒素的性质，通常取病原菌染色体或质粒毒素基因片段制备成探针，利用放射性核素或非放射性生物系统标记，以检查未知标本。此法不需要培养细菌，操作简单。

4）自动化检测技术：仪器原理均根据微生物形态、代谢产物和血清学反应设计，包括细胞颗粒计数仪、光散射测定仪、颜色改变浓度仪、薄层扫描仪和荧光光度计等。

（2）内毒素检测方法：常用方法有以下两种。

1）家兔热原试验：是将定量的待测标本通过耳缘静脉注入家兔体内，观察家兔注射后体温变化，判断是否存在内毒素。

2）鲎试验：是利用鲎的阿米巴细胞与微量内毒素产生凝集反应的现象，以判断样品中细菌内毒素限量是否符合规定的一种方法。该法敏感度高，可检测微量的内毒素（$0.01 \sim 1\ \mu g/mL$）。

（张　戎）

六、细菌遗传与变异检测

遗传和变异是细菌的基本属性。遗传是指亲代的特性通过遗传物质传递给子代，变异是指子代与亲代生物学性状的差异。细菌的遗传性保证了物种的稳定性，而变异性则使其在物种上发生进化，更能适应外界环境的变化。细菌的基因组为简单的单倍体，且细菌的生长繁殖迅速，因此一旦其基因发生变异，相应的表型和生物学特性也会在短时间内随之发生改变。细菌的遗传和变异的检测，广泛应用于细菌致病机制、耐药机制、快速诊断和防治方法的研究。

（一）接合试验

细菌通过性菌毛相互沟通，将遗传物质从供体菌传递给受体菌的方式称为接合（conjugation）。接合可以传递细菌的耐药基因、毒力相关基因、代谢基因等，引起细菌的毒性、耐药性等发生改变。质粒是最常被传递的遗传物质，通过接合方式传递的质粒称为接合性质粒，有 F 质粒、R 质粒等。

（1）F 质粒（fertility plasmid）：F 质粒编码性菌毛，在细菌的接合中起重要作用。在接合过程中，含 F 质粒的 F^+ 菌作为供体菌，通过性菌毛将遗传物质传递给不含 F 质粒的 F^- 受体菌。因此，F 质粒又称为致育因子。F 质粒可游离在细胞质中，接合时仅 F 质粒的

DNA 可通过胞浆的连接桥进入受体菌。其转移的特点为，从一个起始点开始，仅有一条 DNA 链进入受体菌，以后供体、受体菌分别以一条 DNA 链为模板，以滚环式复制另一条互补链，形成完整的双链 F 质粒。F 质粒从 F$^+$ 菌转移到 F$^-$ 菌，使 F$^-$ 菌变成 F$^+$ 菌，这一特性使 F 质粒在细菌中传播。F 质粒也可整合到细菌染色体上，导致宿主菌所含基因的大量转移，称为高频重组株（high frequency of recombination strain，Hfr strain）。

（2）R 质粒（resistant plasmid）：自 20 世纪 40 年代抗菌药物广泛应用于临床以来，逐渐出现了细菌耐药的问题。耐药性可在细菌和细菌之间传递，由耐药菌株传递给敏感菌株，从而导致细菌耐药性的迅速传播和耐药菌株的不断增加。R 质粒在细菌耐药性的传递中发挥重要作用，又称为传染性耐药因子。R 质粒由两部分组成，第一部分称为耐药传递因子（resistance transfer factor，RTF），编码性菌毛，决定质粒的复制、接合和转移；第二部分称为耐药决定因子（resistance determinant，r-det），决定菌株的耐药性。r-det 可带有多个不同耐药基因的转座子，使细菌出现多重耐药性。R 质粒也可诱导非接合性耐药质粒的传递。

（二）转化试验

转化（transformation）是指受体菌直接摄取供体菌的外源性 DNA 片段而获得新的遗传性状的过程。转化的基本过程为：外源性 DNA 黏附于受体菌，其 dsDNA 中的一条链被降解消化，另一条链进入细胞，与受体菌染色体发生同源重组。细胞分裂后产生两个子细胞，一个维持原受体菌的性状，另一个则成为带有供体菌性状的转化型细菌。细菌转化是细菌发生表型、毒力变化的原因之一，也是分子遗传学研究和基因工程不可缺少的常用技术。

供体菌的 DNA 片段进入受体菌时，受体菌必须处于一种特殊的易于吸收外源性 DNA 片段的生理状态，即感受态（competence）。只有少数细菌可自然地呈现感受态，如肺炎链球菌、枯草芽孢杆菌、流感嗜血杆菌、淋病奈瑟菌、脑膜炎奈瑟菌等。在实验条件下，常用的转化方法有化学转化法（CaCl$_2$ 法）和电转化法。CaCl$_2$ 法是将对数生长期的大肠埃希菌用低渗的氯化钙溶液处理，然后移至 42℃ 下作短暂地热激活，其作用机制是钙离子使细胞壁的通透性发生变化，极易与外源 DNA 相黏附，形成能抵御 DNA 酶的复合物而被细菌吸收。电转化法不需要预先诱导细菌的感受态，依靠短暂的电击造成细胞膜上小的穿孔，促使 DNA 进入细菌，操作简便，转化率高。

影响转化的因素有：①受体菌的生理状态，只有处于感受态的细菌才能发生转化。②细菌的基因型，受体菌和供体菌的基因型越相似，转化率越高。③环境因素，Ca^{2+}、Mg^{2+}、cAMP 等可维持 DNA 稳定，促进转化。

（三）细菌同源性分析

同源性（homology），从分子水平讲，是指两种核酸分子的核苷酸序列之间或两种蛋白质分子的氨基酸序列之间的相似程度。细菌同源性分析可应用于鉴定感染流行菌株，追踪传染源，调查相关基因的来源和播散，以及控制院内交叉感染等方面。

细菌同源性分析的常用方法有以下几种。

（1）脉冲场凝胶电泳（pulsed field gel electrophoresis，PFGE）：是一种分离大分子 DNA 或者染色体的方法。用限制性位点相对少的酶消化细菌的基因组，可得到数量较少但更大的限制性片段。在脉冲场凝胶电泳中，电场在两种方向上做周期性的改变，相对较小的 DNA 分子在电场转换后可以较快转变移动方向，而较大的 DNA 分子在凝胶中转向较为困难，因此小分子向前移动的速度比大分子快，就可以产生一个有 5～20 条清晰、分辨较好的图谱。该方法可用来分离从 10 kb 到 10 Mb 的 DNA 分子。PFGE 的分辨力和可重复性都很高，是细菌菌株的同源性分析的"金标准"。

（2）质粒图谱分析（plasmid profile assay）：质粒是染色体外具有自主复制能力的环状 DNA 分子，可以自发丢失或者被宿主稳定地获得，但在一定时期、一定地区内，细菌所携带的质粒相对稳定，因此流行病学上相关的分离菌株有可能表现出不同的质粒图谱。提取质粒后，进行常规的琼脂糖凝胶电泳，可出现特征性的电泳区带，即可分析菌株携带质粒的大小和数目。该方法操作简单，对仪器要求不高，对评价那些从局限的时间和地点（如一个医院中的急性爆发）分离出来的菌株非常有效，但实验结果的重复性和分辨力不高。

（3）核糖体分型（ribotyping）：核糖体 RNA（ribosome RNA，rRNA）基因高度保守，在基因组上存在多个拷贝，以 rRNA 基因片段为探针，检出含有 rRNA 基因的 DNA 片段，可通过分型杂交后的 rRNA 指纹图，进行菌种分型和近源菌株的鉴定。目前常用 16S 和 23S rRNA 作为探针，现已商品化。该方法高效简便、快速、可标准化，但分辨力中等，实验步骤繁琐，成本较高。

（4）限制性内切核酸酶分析（restriction endonuclease assay，REA）：核酸经限制性内切酶消化成片段，用电泳等方法分离后，可形成独特的条带图谱，便于对其 DNA 序列的特征进行分析。该方法实验流程简单，适用于各种菌株，但 REA 图谱包括成百上千条带，分析复杂，分辨力不高。

（5）限制性内切酶片段长度多态性（restriction fragment length polymorphism，RFLP）分析：限制性内切酶能识别 DNA 分子的特异序列，并在特定序列处将之切断，产生限制性片段。不同的限制性核酸内切酶有各自特异的识别序列。在同源染色体相应的 DNA 区段，用一种限制性核酸内切酶消化，如果碱基组成不同，就会产生不同长度、不同数量的酶切片段，然后用标记好的 DNA 探针与这些片段进行杂交，显示出的图谱就可以反映出基因组 DNA 碱基序列组成是否存在差异。该方法能对所有携带与探针同源基因的菌株进行分型，且实验的重复性很高。但也存在样品用量大、纯度要求高、探针设计难度大、操作步骤繁琐、成本较高的缺点。

（6）随机扩增多态性 DNA（random amplified polymorphic DNA，RAPD）：利用随机引物对目的基因组 DNA 进行 PCR 扩增，引物结合位点 DNA 序列的改变，以及两扩增位点之间 DNA 碱基的缺失、插入或置换，均可导致扩增片段数目和长度的差异，扩增产物经电泳分离后显色，可检测和分析 DNA 片段的多态性。此方法分辨力高，但图谱较难解释，且可重复性差。

（7）多位点序列分型（multilocus sequence typing，MLST）：是一种基于核酸序列测定的细菌分型方法。该方法是高通量测序技术和群体遗传学结合的产物，通过 PCR 扩增多个管家基因内部片段并测定其序列，分析菌株的变异。MLST 操作简便易行，重复性好，且可通过网络实现实验室间数据共享和比较，已用于多种细菌的流行病学监测和进化研究。随着测序速度的加快和成本的降低，以及分析软件的发展，MLST 逐渐成为细菌的常规分型方法。

需要注意的是，细菌同源性分析资料的解释错综复杂，在任何一种分析系统中，单一遗传事件组成的改变（如单个代谢酶的变化或一条电泳条带的变化），都不足以说明细菌同源性的差异。采用多种技术联合进行细菌同源性分析，已成为临床微生物诊断和分子流行病学调查的趋势。

（四）细菌变异检测

在环境因素作用下或受基因突变的影响，细菌可出现形态结构、菌落、毒力、生化反应、抗原性及耐药性的变异。各种变异之间往往又是相互关联的，例如细菌形态结构的变异可能导致其生理特性、抗原性、毒力等发生变异。因此，充分了解细菌的变异现象和规律，有助于正确检测和诊断细菌性感染疾病。

1. 形态结构变异

（1）鞭毛变异（H-O变异）：有鞭毛的细菌在某些情况下可能丢失鞭毛，变成没有鞭毛的细菌，称为鞭毛变异。如变形杆菌普通琼脂平板上培养时，因有鞭毛的运动，从接种点向四周扩散，呈现波浪状迁徙生长现象，称为H型菌落（hauch form）；而变形杆菌在0.1%苯酚琼脂平板上培养后，丢失鞭毛，不能运动和扩散，迁徙生长现象消失，形成孤立分散的菌落，称为O型菌落（ohne hauch form）。因此，鞭毛变异又称为H-O变异（图3.1.4）。根据细菌有无动力、鞭毛的数量、部位，以及有无鞭毛特异性H抗原，可鉴定细菌是否发生变异。

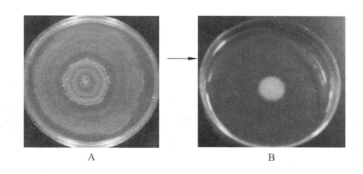

图3.1.4　变形杆菌的H-O变异

A. 普通琼脂平板H型菌落（迁徙生长）；B. 0.1%苯酚平板O型菌落（点状生长）

（2）L型变异：细菌在β内酰胺类抗生素、抗体、补体或溶菌酶作用下，可失去细胞壁，变成L型细菌。该菌常规方法分离培养呈阴性，需用含血清的高渗培养基进行分离培养。

（3）荚膜变异：荚膜的形成受遗传控制和环境条件的影响，一般在动物体内或含血清的培养基中容易形成荚膜，在普通培养基中培养或者连续传代则易消失。例如从患者标本中分离的肺炎球菌有较厚的荚膜，致病性强，但在无血清的培养基中传代数次后，可失去荚膜，致病性亦随之减弱。

2. 菌落变异

S-R变异：细菌的菌落根据其表面的光滑程度，可分为光滑型（smooth，S）菌落和粗糙型（rough，R）菌落。S型菌落表面光滑有光泽，边缘整齐；R型菌落表面粗糙而暗淡，边缘不整齐。细菌菌落从光滑状态转变为粗糙而皱缩的状态，就称为S-R变异。当细菌从动物体中分离转入人工培养基中培养时，往往会看到这种现象。菌落变异是一个全面的变异，不仅其菌落外形不同，生理特性、毒力、抗原性也发生相应改变，一般光滑型细菌毒力强，粗糙型细菌毒力减退或无毒力。

3. 耐药性变异

细菌的耐药性是指细菌对于某种药物具有相对抵抗性。细菌对某种抗菌药物由敏感变为耐药称为耐药性变异。自抗生素广泛应用以来，对于感染性疾病的治疗取得了很好的效果，但抗生素的长期使用甚至滥用导致某些细菌出现了耐药性，并且不断出现新的耐药菌株。如耐甲氧西林金黄色葡萄球菌（MRSA）、耐青霉素肺炎链球菌（PRSP）、耐万古霉素肠球菌（VRE）、超广谱 β 内酰胺酶产生菌等。有些细菌还表现为同时耐受多种抗菌药物，即多重耐药性。细菌的耐药性变异和播散给临床治疗带来很大的困难。临床上应积极进行耐药监测，关注耐药谱的变化，开展耐药机制的研究，这将有助于指导抗菌药物的选择和合理使用，控制耐药菌的产生。

4. 毒力变异

细菌的毒力变异可表现为毒力减弱或增强。在细菌鉴定时，应检测细菌的毒力或毒力因子；在疫苗研发方面，通过突变降低细菌的毒力而保留其免疫原性，可用于制备减毒疫苗株。如用于预防结核病的卡介苗（bacillus Calmette-Guerin，BCG）即是将有毒力的牛型结核杆菌置于含甘油、胆汁、马铃薯的培养基中，经过 13 年 230 次的转种培养而获得的减毒活疫苗。

（张　戎）

七、外界因素对细菌的影响

细菌是单细胞生物，易受外界环境因素的影响。当环境适宜时，细菌生长繁殖；若环境不适宜或发生剧烈变化时，细菌可能出现代谢障碍，生长受到抑制，发生变异甚至死亡。影响细菌生命活动的环境因素包括物理因素、化学因素和生物因素等。

（一）物理因素

1. 温度

温度是影响细菌生长和存活的重要因素，当细菌处于最适生长温度时，生长速度最快；不适宜的温度可能导致细菌的形态或代谢改变，或蛋白质变性凝固而死亡。不同的细菌对温度的要求不同，对高温或者低温的耐受性也各不相同。据此可将其分为嗜冷菌（生长温度 $-5 \sim 30℃$，最适生长温度 $10 \sim 20℃$）、嗜温菌（生长温度 $10 \sim 45℃$，最适生长温度 $20 \sim 40℃$）和嗜热菌（生长温度 $25 \sim 95℃$，最适生长温度 $50 \sim 60℃$）。病原菌是能适应人体温度环境的细菌，为嗜温菌，其最适生长温度即为人体的体温 $37℃$。

2. 渗透压

渗透压对细菌的生长具有重大影响，细菌只有在等渗溶液中才能生长繁殖。在低渗溶液中，菌体会吸水膨胀甚至破裂；在高渗溶液中，菌体水分会渗出，细菌失水皱缩，发生质壁分离现象。不同细菌对渗透压的适应能力不尽相同，大多数细菌在 $0.5\% \sim 3\%$ 的盐浓度范围内可正常生长，$10\% \sim 15\%$ 的盐浓度会抑制大部分细菌的生长，但少数细菌如嗜盐菌需要在 $15\% \sim 30\%$ 的高盐环境中才能生长良好。

3. 干燥

干燥能引起菌体蛋白质变性和盐类浓度增高，抑制细菌生长或导致其死亡。不同的细菌对干燥具有不同的抵抗力。淋病奈瑟菌、脑膜炎奈瑟菌、霍乱弧菌对干燥的抵抗力最弱；链球菌和葡萄球菌较强；结核分枝杆菌更强；具有芽孢的细菌对干燥的抵抗力最强，如炭疽杆菌的芽孢干燥后，可存活数年至 20 余年仍有活力。

（二）化学因素

1. 营养条件

充足的营养物质可为细菌的新陈代谢和生长繁殖提供必需的原料和能量，包括水、碳源、氮源、无机盐和生长因子。

2. pH

每种细菌都有一个可生长的 pH 范围，以及最适生长 pH。嗜中性细菌生长的 pH 范围是 6.0 ~ 8.0，嗜酸性细菌最适生长 pH 可低至 3.0，嗜碱性细菌可高达 10.5。多数病原菌最适生长 pH 为 7.2 ~ 7.6，但霍乱弧菌在 pH 为 8.4 ~ 9.2 生长最好，而结核分枝杆菌的最适生长 pH 为 6.5 ~ 6.8。

3. 氧气

不同细菌对氧气的需求不同，根据代谢时对分子氧的需要与否可将细菌分为以下四种。①专性需氧菌：具有完善的呼吸酶系统，需要分子氧作为受氢体以完成需氧呼吸，必须在有氧环境下才能生长，如结核分枝杆菌、铜绿假单胞菌等；②微需氧菌：在低氧分压 5% 下生长最好，氧浓度 > 10% 对其有抑制作用，如空肠弯曲菌、幽门螺杆菌等；③兼性厌氧菌：兼有需氧呼吸和无氧发酵两种功能，在有氧和无氧环境中均能生长，但有氧时生长更好，大多数病原菌属于此类；④专性厌氧菌：缺乏完善的呼吸酶系统，利用氧以外的物质作为受氢体，只能在低氧分压或无氧环境中生长，如破伤风梭菌、脆弱类杆菌等。

4. 二氧化碳

大部分细菌在新陈代谢过程中产生的 CO_2 可满足自身需要，但有些细菌，如脑膜炎奈瑟菌、布鲁菌等，在将其从标本中初次分离时，需人工供给 5% ~ 10% 的 CO_2，以促进其生长繁殖。

5. 化学消毒剂

化学消毒剂又称为表面消毒剂，指对活细胞、病毒和生物大分子有毒性的化学药剂。其作用原理是促进菌体蛋白质变性或凝固，干扰细菌的酶系统和代谢过程，损伤细菌的细胞膜，影响细菌化学组成、物理结构和生理活动等，从而发挥防腐、消毒及灭菌的作用。消毒剂按其消毒能力，可分为高效消毒剂（次氯酸钠、过氧乙酸、过氧化氢、戊二醛、环氧乙烷等）、中效消毒剂（乙醇、碘酊、碘伏等）和低效消毒剂（新洁尔灭、氯己定、高锰酸钾等），三者均有其各自的应用范围。值得注意的是，化学消毒剂一般对人体有害，只能外用或用于环境消毒。

（三）生物因素

1. 抗生素

抗生素是指由微生物（细菌、真菌、放线菌属等）或其他高等动植物在生命活动过程中合成的次级代谢产物，以及其人工衍生物。抗生素具有选择性地抑制或杀死其他微生物的作用。根据其化学结构的不同，可将抗生素分为喹诺酮类、β- 内酰胺类、大环内酯类、氨基糖苷类等，不同抗生素的抗菌谱不同。抗生素产生杀菌作用主要通过四种机制：抑制细胞壁的合成，增强细胞膜通透性，干扰蛋白质的合成，以及抑制核酸的复制和转录。为了减少细菌耐药性的产生，同时达到治疗效果，必须合理使用抗生素。为了提高抗菌药物的治疗效果，防止耐药菌株扩散，临床上常用药物敏感试验选择抗生素。

（1）抗菌药物敏感性试验：测定抗菌药物对细菌有无抑菌或杀菌作用的方法称为抗菌药物敏感性试验（antimicrobial susceptibility test，AST），简称药敏试验。药敏试验的方法有很多，主要有纸片扩散法、试管稀释法、抗生素浓度梯度法（E-test 法）和自动化仪器检测等。

1）纸片扩散法：又称 K-B 法，其原理是将含有定量抗菌药物的滤纸片贴在已接种测试菌的琼脂平板上，纸片周围的菌株不能生长，从而在纸片周围形成透明的抑菌圈。抑菌圈的大小可以反映测试菌对药物的敏感程度，并与该药对测试菌的最低抑菌浓度（minimal inhibitory concentration，MIC）呈负相关，即抑菌圈越大，MIC 值越小。该方法简单方便，且可在临床标本分离培养细菌的同时使用。

2）试管稀释法：是将抗菌药物经过倍比稀释后加入培养基，然后接种测试菌，根据测试菌在不同药物浓度培养基中的生长情况判定其对抗菌药物的敏感程度。所测得的某抗菌药物能抑制测试菌肉眼可见生长的最低浓度即为最低抑菌浓度。该方法的精确度比纸片扩散法高。

3）E-test 法：是将含有呈浓度梯度的抗菌药物的 E 试条放在细菌接种过的琼脂平板上，经孵育过夜，围绕试条明显可见椭圆形抑菌圈，圈的边缘与试条交点的刻度浓度即为抗菌药物抑制细菌的最小抑菌浓度。此法可进行直接定量检测，操作简单，影响因素少，稳定性高，用于各种常见菌、苛养菌、分枝杆菌、厌氧菌和真菌等的药敏试验。

（2）药敏试验在临床和科研工作中的应用

1）指导临床抗菌药物的使用：药敏试验可预测抗菌治疗的效果，帮助临床医生选择合适的药物，提高治疗效果，避免滥用抗生素，产生或加重细菌的耐药性。

2）研究细菌的耐药机制：监测细菌耐药性，发现或提示细菌耐药机制的存在。

3）预防和控制细菌的耐药性：分析细菌耐药谱的变化，掌握耐药菌感染的流行病学，以预防和控制耐药菌的产生和流行。

2. 噬菌体

噬菌体是一类专性寄生于细菌等微生物中的病毒，广泛存在于自然界中，可以说凡是有细菌的地方，就可能有其相应的噬菌体存在。噬菌体可分为两种类型：一种是毒性噬菌体，能在宿主菌体内复制增殖，产生许多子代噬菌体，并最终裂解细菌；另一种是温和噬菌体，感染宿主菌后并不增殖，其基因整合于细菌染色体上，随细菌染色体的复制而复制，并随细菌分裂而分配至子代细菌的基因组中。噬菌体不仅能够感染、裂解细菌，还能将自身的遗传物质转移给细菌，或作为媒介将一个细菌的遗传物质转移给另一个细菌，对于细菌的致病性、耐药性和其他生理功能有重要的影响。

（1）噬菌体分离和裂解技术

1）噬菌体的分离：应选择可能有其相应细菌存在的标本进行分离。如肠道菌的噬菌体可从粪便中分出，化脓菌的噬菌体自脓汁中分出。在细菌的陈旧培养物、污水或恢复期患者的排泄物中，也可分离出相关细菌的噬菌体。分离噬菌体的常用方法有加热法和滤过法。加热法是根据噬菌体的耐热性一般较细菌强的特性，利用较高的温度将大部分细菌杀死，而仍保存噬菌体，进而进行分离。滤过法是取标本培养后，离心沉淀，上清液经赛氏滤菌器过滤，而分离噬菌体。

2）噬菌体的增殖：将噬菌体和相应细菌共置于适宜的液体培养基中反复多次培养，即可获得大量高效价噬菌体。

3）噬菌体的鉴定：当毒性噬菌体侵入细菌后会引起敏感菌裂解，释放大量子代噬菌体，它们扩散和感染周围细胞，使含有敏感菌的悬液由混浊变为澄清，或在含有敏感菌的平板上出现肉眼可见的空斑——噬菌斑。可根据一定体积的噬菌体培养液所形成的噬菌斑数量，测定噬菌体的效价。对制备的噬菌体液还需进行无菌试验和无毒试验。

（2）噬菌体分离和裂解技术的应用

1）细菌的鉴定和分型：噬菌体裂解细菌有种的特异性，即一种噬菌体只能裂解一种与它相应的细菌，故可用于细菌的鉴定。例如利用已知的噬菌体鉴定未知的霍乱杆菌、鼠疫耶尔森菌等。噬菌体裂解细菌还有型特异性，可用于细菌分型，即细菌的噬菌体型。如利用伤寒沙门菌 Vi 噬菌体将有 Vi 抗原的伤寒沙门菌分为 96 个噬菌体型。

2）检测标本中的未知细菌：目前已发现的大多数病原菌都有其特异的噬菌体，从标本中检出某种噬菌体即可提示标本中相应细菌的存在。此外，噬菌体必须在活的敏感细菌中才能增殖，将待检标本与一定数量的噬菌体共同培养，如果噬菌体明显增加，则提示标本中有相应细菌存在。

3）基因工程的重要工具：噬菌体基因数量少，有些噬菌体为某种遗传基因缺陷株，有些噬菌体经人工诱导的变异和遗传，容易控制和辨认，可用于基因的转导和变换等研究。近年来，噬菌体已成为基因工程研究中的重要载体工具，常用载体有 *E. coli* K12λ 噬菌体和 *E. coli* 噬菌体 M13。

4）细菌感染的治疗：噬菌体对细菌感染具有种特异性，不像抗生素易造成菌群失调或者耐药，因此可成为新的抗菌药物。尤其对容易产生耐药性的细菌有更大的应用价值和前景。

（张　戎）

第二节　病毒学实验

一、病毒感染实验室检查的基本原则

病毒感染在临床上十分常见，约占感染性疾病的 70% ~ 80%。因此，及时准确地进行病毒感染的实验室诊断，对于指导临床治疗、控制病毒性疾病的流行具有重要意义。目前，病毒感染的实验室检查程序主要包括标本的采集与送检，病毒的分离与鉴定，以及病毒感染的诊断。近年来，随着分子病毒学的发展，一些新型快速诊断方法不断建立，极大地提高了病毒感染的诊断水平。

（1）病毒标本的采集与送检：①应根据不同病毒感染、不同病程，采集不同部位的标本；②采集急性期标本，以提高检出阳性率；③使用抗生素，对于本身带有其他微生物（如咽拭子、粪便等）或易受污染的标本，应使用抗生素以抑制标本中其他微生物的生长繁殖；④低温保存、快速送检；⑤采集发病初期及恢复期双份血清，以利于动态观察血清抗体效价。

（2）病毒的分离与鉴定：病毒是非细胞结构型微生物，具有严格的胞内寄生性，因此病毒的分离培养需在活的易感细胞内进行。可根据病毒的种类选用易感的活细胞进行病毒的分离与培养，主要包括动物接种、鸡胚培养和组织细胞培养三种方法。根据分离病毒的生物学特性、培养特性、细胞病变效应、红细胞吸附现象、干扰现象等，可初步确定病毒的科属，如需进一步鉴定，可采用血清学方法。病毒的分离与鉴定是病毒性疾病病原学诊断的"金标准"，但该方法因操作复杂、要求严格且需时较长，一般不适用于临床诊断，可用于确定新病毒性疾病的病原体，进行流行病学调查，监测疫苗效果或实验室研究等。

（3）病毒感染的诊断：临床上还可通过形态学检查（包括电镜和免疫电镜直接观察病毒颗粒、光学显微镜观察病毒包涵体）、病毒成分检测（包括病毒蛋白抗原检测、病毒核酸检测）以及患者血清中特异性抗体的检测等，来进行病毒感染的诊断。

（李　凡）

二、病毒的形态学观察

（一）普通光学显微镜观察

病毒个体微小，用普通光学显微镜看不清或看不到病毒颗粒本身，只能观察因病毒感染而引起的细胞形态变化，如皱缩、聚集、脱落、细胞融合或细胞内包涵等改变。

（二）电镜和免疫电镜观察

病毒个体形态需用电子显微镜放大数万倍才能看清。临床感染者的病理组织需要通过组织的超薄切片观察病毒形态，包括病毒颗粒的大小、排列，以及病毒在细胞内的位置等。由于容易和细胞的超微结构混淆，可以结合免疫学方法，用电子密度高物质标记的特异性抗体处理组织切片后再进行电镜观察，可以更好区分病毒与细胞结构。对于已经分离鉴定的病毒来说，可以提取纯化的病毒颗粒，固定后用高电子密度物质染色后通过透射电镜直接观察，可以直接观察到病毒颗粒形态并测量病毒大小。

（史红艳）

三、病毒的分离与培养

（一）动物接种法

动物接种法是应用最早的病毒分离方法，目前应用不多，在狂犬病病毒或乙型脑炎病毒的分离鉴定中还采用动物接种的办法（乳鼠接种）。接种时可根据病毒的亲嗜性选择敏感动物及适宜的接种部位，接种后观察动物的发病情况，并进行相应的病毒学指标检测，如血清学检测和病毒核酸检测等。动物接种法简便，实验结果易于观察，特别是无合适细胞系培养的病毒，仍可应用动物接种方法。但动物对许多人类病毒不敏感，或感染后症状不明显，而且动物体内常带有潜在病毒，会对实验结果判定造成影响。另外，动物接种对实验场所的安全要求较高。

（二）鸡胚培养法

鸡胚对多种病毒敏感，发育中的鸡胚含有大量代谢活跃的细胞，可以为敏感病毒增殖提供丰富的能量和物质。培养时，应根据病毒的细胞嗜性，选择不同的部位接种。鸡胚的卵黄囊常用于某些嗜神经病毒的分离培养；鸡胚的羊膜腔，内含鸡胚和羊水，常用于流感病毒的初次分离；鸡胚绒毛尿囊腔常用于培养流感病毒和腮腺炎病毒等，也可用于制备疫苗和大量的病毒抗原；鸡胚绒毛尿囊膜则常用于分离培养单纯疱疹病毒和痘病毒等 DNA

病毒。目前，鸡胚培养常应用于流感病毒的分离培养和灭活流感疫苗的制备，而其他病毒的分离培养多用细胞培养。

（三）组织细胞培养法

组织细胞培养法是用离体的活器官、组织和细胞培养病毒，故该法可分为器官培养、组织块培养和细胞培养。病毒的组织细胞培养法经济实用，观察指标客观，结果正确、敏感，管理方便，组织来源多样，适用于多种病毒的分离培养，故此法被广泛用于分离鉴定病毒、制备疫苗和病毒抗原等。应用此种方法人类发现了许多其他方法不能培养的病毒，如肠道病毒、腺病毒、鼻病毒等。组织细胞培养的来源有多种，大多为各种动物的肾组织、鸡胚组织、人胚羊膜或流产的人胚组织，其他还有在实验室长期传代的细胞系（如HeLa细胞）等。

组织细胞培养的具体方法甚多，其中细胞培养是病毒分离培养中最常用的方法。根据来源、染色体特征及传代次数等的不同，细胞可分为原代细胞、二倍体细胞及传代细胞系。原代细胞来源于动物、鸡胚或引产的人胚组织的细胞，如猴肾或人胚肾细胞等，对多种病毒敏感性高，但来源困难，传代次数少。二倍体细胞是在体外分裂 50～100 代后仍能保持二倍染色体数目的单层细胞，但经多次传代后也会出现细胞老化和衰亡。传代细胞系通常由肿瘤细胞或二倍体细胞突变而来，能在体外持续传代，对病毒的敏感性稳定，因而被广泛应用，但传代细胞系不能用于生产病毒疫苗。

（史红艳）

四、病毒鉴定

（一）病毒形态学鉴定

病毒的形态学鉴定既包括对病毒感染引起的特征性组织或细胞的形态观察，也包括对病毒本身形态特征的鉴定。在光学显微镜下鉴定时，可观察病毒感染组织的脱落细胞或病理标本是否出现特征性的形态改变，在细胞中是否出现嗜酸性或嗜碱性的包涵体，是否有多核巨细胞形成等。某些包涵体对病毒的诊断具有一定价值，如可疑狂犬病动物或人的大脑海马回的 HE 染色标本，如果在细胞质内有嗜酸性的包涵体"内基小体"出现，即可作为狂犬病病毒感染的诊断依据。无特征性病理变化的标本，可用免疫组织化学染色技术，用病毒特异性的抗体染色，并用光学显微镜观察标本中的显色情况来确定是否有特异性的病毒抗原存在。

而对于已经分离培养到的病毒，可直接用电子显微镜观察高浓度标本中的病毒颗粒。不仅能观察病毒的形态学特征，还能测量病毒的大小。而病毒浓度低的标本可采用免疫学方法使病毒浓缩聚集后再采用电子显微镜观察。

（二）病毒核酸检测

随着基因测序技术的快速发展，很多病毒的全基因组测序已经完成并全球共享，病毒的核酸检测技术也发展迅速，成为在病毒鉴定及病毒感染诊断方面重要、快速、敏感和高特异性的手段。

1. 核酸电泳

核酸电泳的方法适用于那些基因组分阶段的病毒，如正粘病毒科的甲型流感病毒和乙型流感病毒，以及呼肠病毒科的轮状病毒等。甲型流感病毒的基因组有 8 个节段，乙型流感病毒的基因组有 7 个节段，轮状病毒的基因组有 11 个节段。这些病毒的核酸经过聚丙烯酰胺凝胶电泳及银染后可在凝胶中观察到清晰的条带，条带数目和分布特征结合临床症状特征有助于病毒鉴定及病毒感染诊断。

2. 核酸杂交

核酸杂交的原理是应用基因组序列已知病毒的小段核酸单链作为探针，并用放射性核素、生物素或过氧化物酶等物质标记探针，如果待测的标本中存在与探针互补的特定病毒核酸序列，探针会在特定的反应条件下结合到标本中的互补序列上，进而就可以在标本中检测到探针上的标记物，从而鉴定病毒辅助诊断。常用的核酸杂交技术包括原位杂交、斑点杂交、DNA 印迹和 RNA 印迹杂交。

（1）原位杂交（in suit hybridization）：是核酸杂交结合细胞学技术的一种特殊检测方法。在病理切片上，用细胞原位释放的 DNA 或 RNA 与标记的特异核酸探针进行杂交。通过显色技术直接观察待测核酸在细胞内的分布状态和细胞染色体的关系。

（2）斑点杂交（dot blot hybridization）：从标本中提取待测的 DNA 或 RNA 直接点样在杂交载体膜上，变性后与标记的探针核酸序列杂交，根据标记物的不同采用放射自显影或酶反应等技术检测，阳性反应即意味着标本中存在与探针互补的特异的病毒核酸序列。

（3）DNA 印迹（Southern blot）和 RNA 印迹（Northern blot）杂交技术：是将标本中提取的 DNA 或 RNA 用限制性内切酶切割后，经琼脂糖凝胶电泳分离使不同长度的片段在凝胶中形成条带图谱，然后将凝胶中的条带转印到硝酸纤维素膜上，并在膜上与标记的探针杂交，之后经过显色技术观察能与探针结合的条带。

3. 聚合酶链反应（polymerase chain reaction，PCR）

PCR 的原理是选择病毒的特异性、保守性片段作为靶基因，在靶基因中选择合适序列合成上游引物和下游引物。以待测标本中的 DNA 提取物作为模板，以引物为前导，以 DNA 聚合酶为工具，以脱氧核苷酸混合物为原料，在体外的实验体系中模拟体内的 DNA 半保留复制过程，经过变性、退火和延伸过程的反复循环来合成大量的靶基因片段。如果有大量的靶基因片段合成，说明待测标本中含有特定的病毒靶基因，可作为病毒鉴定的依据，反应灵敏且特异性高。如果待测病毒核酸为 RNA，则采用逆转录 PCR（reverse transcription PCR，RT-PCR）的方法，在进行 DNA 半保留复制前，以标本中的总 RNA 为模板，以逆转录酶为工具，以脱氧核苷酸为原料，逆转录形成互补 DNA，再以互补 DNA 为模板启动 PCR 过程。随着分子生物学技术的发展和实验诊断要求的提高，以 PCR 技术为基础发展出了实时定量 PCR（real-time PCR）等多种检测技术。

4. 基因芯片（gene chip）技术

随着微生物基因组计划的快速进展，目前，人类已完成很多微生物的测序工作。利用这些积累的生物信息，结合生物大数据计算方法及自动化连锁微量分析技术，可以将大量的特异性的核酸序列集成标记在较小的芯片上，可一次完成大量核酸样本的检测和分析。

5. 基因测序

基因测序包括病毒全基因组测序和特征性基因片段的测序。目前，对已发现的病原性病毒的全基因组测序已基本完成，对新分离病毒的全基因组测序也可最快在一周内完成。结合生物信息学的比较分析手段，可将所检测的病毒特征性基因序列与这些基因库中的病毒序列进行比对，以达到鉴定病毒、诊断病毒感染的目的。

（三）病毒血清学检测

采用血清学方法检测病毒，其原理是用已知病毒抗原来检测患者血清中有无相应的抗体。在遇到下列情况时尤其需要做血清学诊断：①采用标本分离病毒为时已晚；②目前无可用方法分离或分离难度极大；③为证实所分离病毒的临床意义；④进行血清流行病学调查等。

1. 中和试验

病毒在细胞培养中被特异性抗体中和而失去感染性的一种试验，以抑制病毒的细胞病变效应作为检测指标，既可用于检测患者血清中抗体的消长情况，也可用来鉴定未知病毒或对病毒进行半定量。实验中用系列稀释的患者血清与等量已知病毒的悬液混合，在室温下作用一定时间后接种敏感细胞进行培养，以能保护半数细胞培养孔不产生细胞病变效应的血清最高稀释度作为终点效价。中和抗体是作用于病毒表面抗原的抗体，同种不同型病毒间一般无交叉反应，特异性高，而且抗体在体内维持的时间长。中和抗体阳性不一定表示正在感染中，也可能因以前的隐性感染，体内病毒已经被清除，但血清中仍存在一定数量的中和抗体引起。因此，中和试验适用于人群免疫情况的调查，较少用于临床诊断。

2. 血凝抑制试验（hemagglutination inhibiting test，HI）

很多病毒表面具有血凝素，这些血凝素的抗原性不同，但都具有使鸡、豚鼠和人体等的红细胞凝集的功能，血凝素导致的红细胞凝集称为血凝现象。这种现象能被针对病毒表面抗原的抗体抑制，称为血凝抑制。其原理是相应抗体与病毒表面的抗原结合，抑制了病毒表面血凝素与红细胞的结合。本试验简易、经济，特异性高，常用于正粘病毒、乙型脑炎病毒感染的辅助诊断及流行病学调查，也可鉴定病毒的型与亚型。血凝抑制试验属于血清学试验，是在加鸡红细胞前先加病毒的抗血清，然后加红细胞，而且以红细胞不凝为阳性。由于该试验中用已知病毒的抗血清，故可鉴定病毒型及亚型；反之用已知病毒，亦可测定患者血清中有无相应抗体，但应先将患者血清进行处理，以除去其中的非特异抑制物或凝集素，并需取双份血清做两次试验，若恢复期血清抗体效价比疾病早期高4倍以上，再结合临床即有确诊意义。

3. 特异性 IgM 抗体检测

病毒感染后，特异性 IgM 抗体出现较早，检测病毒 IgM 抗体可辅助诊断急性病毒感染。如孕妇羊水中检查到 IgM 型特异性抗体可作为诊断某些病毒引起的先天性感染；抗乙肝病毒核心抗原（HBc）的 IgM 出现较早，常以抗 HBc 的 IgM 作为急性乙肝病毒感染的指标。IgM 抗体的测定有助于早期诊断，但在感染早期机体产生的 IgM 有明显的个体差异。检测 IgM 的常用方法包括 ELISA 和 IFA，ELISA 中又以 IgM 捕捉法最为特异。

4. 免疫印迹试验（Western blot）

某些病毒感染的诊断需要特别谨慎，如 AIDS 和成人白血病等。在抗体检测初筛实验阳性后，尚需要通过免疫印迹法进行确认试验。以 HIV 为例，将提纯的 HIV 处理后经过聚丙烯酰胺凝胶电泳，将病毒蛋白质按相对分子质量大小分开，再经过电转移至硝酸纤维素膜上，然后将待测患者血清与带有 HIV 蛋白的膜条反应，若血清中含有抗 HIV 抗体即可结合到相应的蛋白部位。另外，放射免疫沉淀试验也可用于抗 HIV 抗体检测的确认试验。

（史红艳）

五、病毒感染性与数量测定

（一）红细胞凝集试验

红细胞凝集试验又称血凝试验。将含有血凝素的病毒接种鸡胚或感染细胞后，待病毒增殖并释放到细胞外时，收集鸡胚羊膜腔、尿囊液，或收集细胞培养液，当向收集液加入动物红细胞后，可出现红细胞凝集现象，此现象可作为病毒增殖的指标。如果将病毒悬液作不同浓度稀释，以血凝反应的最高稀释度作为血凝效价，可对病毒含量进行半定量检测。

（二）50% 组织细胞感染量（TCID$_{50}$）测定

将待测病毒液作 10 倍系列稀释，分别接种单层细胞，经过培养后观察细胞病变效应等指标，以能感染 50% 细胞的最高稀释度的病毒量为终点，经统计学处理计算 TCID$_{50}$。在这个测试中，细胞病变效应是判断病毒感染性和毒力的依据。

（三）空斑形成试验

本试验是检测标本中病毒数量的一种方法，将一定量适当稀释浓度的待检病毒液接种到敏感的单层细胞中，经过一定时间的吸附后，在细胞上方覆盖一层熔化尚未凝固的琼脂后继续培养，可见单个病毒的增殖使感染的单层细胞溶解脱落，形成肉眼可见的空斑，一个空斑是由一个病毒增殖引起，计数培养皿中空斑数可推算出样品中病毒的数量。通常以每毫升病毒液的空斑形成单位 PFU/mL 来表示。

（史红艳）

第三节　真菌学实验

一、真菌感染实验室检查的基本原则

真菌是一类真核细胞型微生物，广泛分布于自然界。其种类繁多，目前已发现的真菌约有 20 万种。大多数真菌对人类有益，仅有约 400 种真菌跟人和动物的感染有关。研究发现，一些存在于土壤、植物、腐殖质、堆肥等环境中的真菌，可作为机会致病菌引起免疫功能低下人群的感染。

由于广谱抗生素、抗肿瘤药物、免疫抑制剂的广泛应用，器官移植、骨髓移植、介入、插管治疗的普遍开展，艾滋病、糖尿病、血液病、自身免疫病等基础疾患的增多，以及人口老龄化加速等，导致免疫缺陷或受损人群逐年增多，使得真菌感染，特别是侵袭性真菌病的发病率和死亡率呈明显上升趋势。真菌感染的快速、准确诊断对于临床早期治疗及感染预后恢复具有重要意义。

真菌感染的实验室检查包括标本采集、直接镜检、真菌培养、血清学检查、组织病理学检查及分子生物学鉴定。

（1）标本采集：真菌感染根据部位不同，分为浅部感染和深部感染。浅部感染可采集病变部位的甲屑、病发、鳞屑或角膜等；深部感染真菌则采集病变部位的痰、血、尿、便、脓液、脑脊液、胸腔积液、腹水或分泌物等。采集标本时应注意严格无菌操作，标本采集要足量并尽快送检。

（2）直接镜检：浅部感染标本用 10% KOH 微加热处理后，直接涂片镜检，如见到孢

子或菌丝可初步诊断为真菌感染。深部感染标本，如血、尿、便、脑脊液、胸腔积液、腹水等稀薄标本，可离心后取沉渣直接涂片。痰、便、脓液、分泌物等黏稠标本，可直接涂片，革兰氏染色后镜检观察。若发现有革兰氏染色阳性，圆形或卵圆形孢子、芽生孢子或假菌丝者，可初步诊断为酵母菌感染；若发现有分枝的有隔或无隔菌丝，可初步诊断为丝状真菌感染。

（3）真菌培养：真菌对营养的要求不高，常用沙氏葡萄糖琼脂（SDA）、马铃薯葡萄糖琼脂（PDA）培养基，置于37℃（酵母型和类酵母型真菌）或25～28℃（丝状型真菌）进行培养。对于酵母型和类酵母型菌落，可进行革兰氏染色后镜检观察，根据孢子、芽生孢子或假菌丝等形态进行鉴定；丝状型菌落可进行小琼脂块培养后，经乳酸酚棉蓝染色后镜检观察，根据菌丝、孢子的形态、结构特征，结合菌落大小、形状、颜色、质地、分泌物等特点做出鉴定。

（4）血清学检查：应用免疫和生化方法检测血清或其他体液中真菌的抗原、抗体及代谢产物。其中，抗原检测在临床上应用较多见，如利用1,3-β-D-葡聚糖检测（G试验）检测真菌细胞壁1,3-β-D-葡聚糖，半乳甘露聚糖抗原检测（GM试验）检测曲霉半乳甘露聚糖，乳胶凝聚试验检测隐球菌荚膜多糖，EIA法或免疫荧光碳氢化合物电泳检测甘露聚糖。抗体检测包括利用凝胶对流电泳检测甘露聚糖抗体，凝集试验检测烯醇化酶抗体，ELISA法检测马尔尼菲青霉抗体。代谢产物检测包括利用酶荧光法检测D-阿拉伯糖醇，斑点印迹法或荧光抗体染色法检测烯醇化酶。

（5）组织病理学检查：是深部真菌诊断的"金标准"。对病变组织进行活检、固定、染色，染色常用苏木精-伊红染色（HE）、过碘酸雪夫染色（PAS）、六胺银染色（GMS）、钙荧光染色等方法，镜下观察病原菌形态及局部组织炎症反应，判断组织损伤程度及播散范围。

（6）分子生物学鉴定：随着生物化学、遗传学及分子生物学等学科的发展，PCR相关技术、DNA指纹技术、核酸杂交技术、基因测序、飞行质谱技术（MALDI-TOF MS）等技术逐步被用于临床真菌感染的辅助诊断。

（贺　丹）

二、真菌形态学观察

真菌属于真核生物，具有高度分化的细胞核，细胞壁由几丁质或纤维素构成，细胞质内细胞器完整，含有线粒体、高尔基体、内质网等，但不含叶绿素。

真菌按形态、结构的不同，可分为单细胞真菌和多细胞真菌。单细胞真菌呈圆形或椭圆形，包括酵母菌或类酵母菌，类酵母菌可形成假菌丝。多细胞真菌的基本结构包括菌丝和孢子两部分，常见于丝状真菌。

由于菌种不同，菌丝和孢子的形态各有不同，是鉴别真菌的重要标志。有时同一种真菌可长出不同的菌丝或孢子，不同种属的真菌也可能长出相同的菌丝或孢子。

菌丝根据有无隔膜，可分为有隔菌丝和无隔菌丝；根据功能，可分为营养菌丝、气生菌丝及生殖菌丝；根据形态，可分为球拍状、结节状、螺旋状、鹿角状及破梳状。

孢子根据繁殖方式，可分为无性孢子和有性孢子。无性孢子包括叶状孢子（芽生孢子、关节孢子、厚膜孢子）、分生孢子（大分生孢子、小分生孢子）及孢子囊孢子；有性孢子包括接合孢子、子囊孢子及担孢子。孢子的类型、形状、大小、结构、颜色、纹饰、产生方式及着生情况等特点可作为真菌鉴定、分类的依据。

（一）酵母菌形态观察

1. 白假丝酵母（*Candida albicans*）

白假丝酵母为单细胞真菌，是引起假丝酵母病最常见的病原菌。菌体圆形或卵圆形，革兰氏染色阳性，可伴有芽生孢子（图 3.1.5）。在感染组织内常易形成芽生孢子及假菌丝（图 3.1.6）。在含 1% Tween-80 的玉米粉琼脂培养基上可形成丰富的藕节状假菌丝，在假菌丝的顶端、中间或侧缘可产生较大、圆形、胞壁增厚的厚膜孢子，是该菌的鉴别特征之一（图 3.1.7）。

2. 新生隐球菌（*Cryptococcus neoformans*）

新生隐球菌为单细胞真菌，是引起隐球菌病常见的病原菌，该菌可引起严重者脑部感染。菌体圆形或卵圆形，革兰氏染色阳性，可形成芽生孢子。墨汁染色后镜下可见圆形或卵圆形的透亮菌体，外包有一层透明肥厚的荚膜，荚膜比菌体大 1 ~ 3 倍，有些菌体上可见芽生孢子（图 3.1.8）。

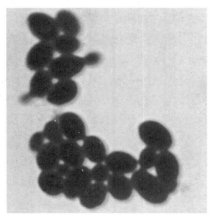

图 3.1.5　白假丝酵母镜下形态
（革兰氏染色，1 000 × ）

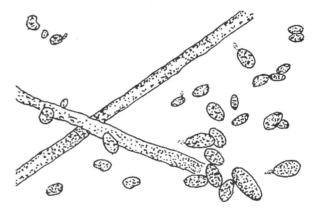

图 3.1.6　白假丝酵母芽生孢子及假菌丝
（模式图）

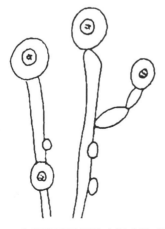

图 3.1.7　白假丝酵母厚膜孢子（模式图）

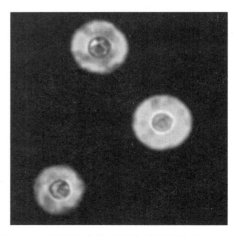

图 3.1.8　新生隐球菌的形态（墨汁染色，1 000 × ）

（二）丝状真菌形态观察

1. 烟曲霉（*Aspergillus fumigatus*）

烟曲霉为多细胞真菌，广泛分布于自然界，是引起侵袭性曲霉病最常见的病原菌，以肺部感染最多见。烟曲霉菌丝为分枝状有隔菌丝，组织中常形成45°二叉分枝。有些菌丝部分可分化出厚壁膨大的足细胞，其上直立生产出分生孢子梗，薄壁、光滑；孢子梗顶端膨大，形成半球形顶囊；在顶囊上半部以辐射方式长出单层柱状小梗，排列成木栅状；小梗顶端形成链状排列的球形分生孢子，呈绿色，表面有小棘（图3.1.9）。曲霉的分生孢子梗、顶囊、小梗及分生孢子共同构成分生孢子头，是其重要的鉴别特征。

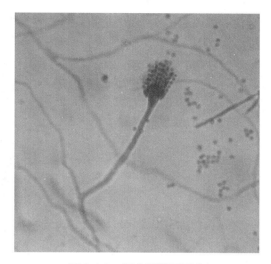

图 3.1.9　烟曲霉镜下形态
（乳酸酚棉蓝染色，400×）

2. 青霉（*Penicillium* sp.）

青霉为多细胞真菌，在环境中广泛分布，少数可引起临床感染。青霉菌丝为分枝状有隔菌丝。分生孢子梗可有横隔，薄壁，光滑或粗糙，基部无足细胞，顶端不形成膨大的顶囊；分生孢子梗可多次分枝，形成几轮对称或不对称的柱状小梗，小梗在孢子梗末端处丛生，呈扫帚状，被称为帚状枝；小梗顶端产生球形或卵圆形分生孢子，光滑或粗糙，呈蓝绿色，链状排列（图3.1.10）。青霉的帚状枝是其重要的鉴别特征。

3. 表皮癣菌（*Epidermophyton* sp.）

表皮癣菌为多细胞真菌，该属仅有絮状表皮癣菌（*Epidermophyton floccosum*）可引起皮肤癣。其菌丝较细，有隔，偶见螺旋状、球拍状或结节状菌丝；菌丝侧壁及顶端可形成棍棒状、壁薄的大分生孢子，由2~4个细胞组成；不产生小分生孢子（图3.1.11）。

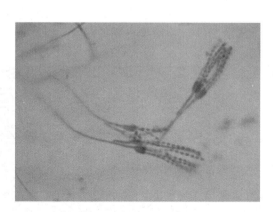

图 3.1.10　青霉镜下形态（乳酸酚棉蓝染色，400×）

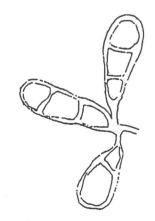

图 3.1.11　表皮癣菌形态（模式图）

4. 毛癣菌（*Trichophyton* sp.）

毛癣菌为多细胞真菌，红色毛癣菌（*Trichophyton rubrum*）和须癣毛癣菌（*Trichophyton*

mentagrophytes）是该属引起皮肤癣的常见病原菌。其菌丝有隔；大分生孢子形成于菌丝末端，单生或成簇，大量、少见或缺失，呈棍棒状，细长，壁薄，由 4 ~ 10 个细胞组成；小分生孢子圆形或梨形，单生或呈葡萄状排列（图 3.1.12）。

5. 小孢子菌（*Microsporum* sp.）

小孢子菌为多细胞真菌，犬小孢子菌（*Microsporum canis*）和石膏样小孢子菌（*Microsporum gypseum*）是该属引起皮肤癣的常见病原菌。小孢子菌菌丝有隔，呈球拍状、结节状或破梳状；大分生孢子呈梭形，顶端尖，壁较厚，粗糙带刺，由 6 ~ 15 个细胞组成；小分生孢子棍棒状（图 3.1.13）。

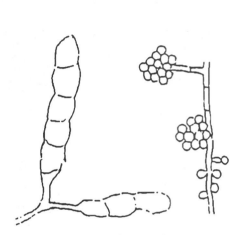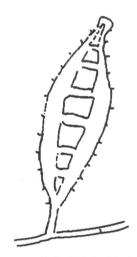

图 3.1.12　毛癣菌形态（模式图）　　　　图 3.1.13　犬小孢子菌形态（模式图）

6. 申克孢子丝菌（*Sporothrix schenckii*）

申克孢子丝菌为多细胞真菌，广泛分布于自然界，是引起侵袭性曲霉病最常见的病原菌。该菌为二相型真菌。在宿主体内或 37 ℃培养时呈酵母相，为芽生酵母细胞，呈雪茄样或兔耳状。在环境中或 25 ℃培养时呈菌丝相，菌丝较细，有隔，侧壁可生出梨形或泪滴状、单细胞、暗色的小分生孢子，呈花簇状或沿菌丝呈套袖状排列（图 3.1.14）。

7. 毛霉（*Mucor* sp.）

毛霉广泛分布于自然界，临床上常引起鼻、脑部感染。该菌菌丝粗大、无隔，分枝多成直角；菌丝上生长出长短不等、壁光滑的孢囊梗；孢囊梗顶端形成圆形或椭圆形孢子囊，内含大量的孢子囊孢子（图 3.1.15）。

8. 镰刀菌（*Fusarium* sp.）

镰刀菌在自然界分布广泛，临床引起感染常见的有茄病镰刀菌（*Fusarium solani*）、尖孢镰刀菌（*Fusarium oxysporum*）等，是引起真菌性角膜炎最常见的病原菌。镰刀菌菌丝分枝、有隔；大分生孢子呈镰刀形或长柱形，顶

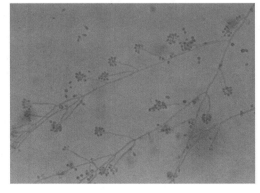

图 3.1.14　申克孢子丝菌镜下形态（乳酸酚棉蓝染色，400 ×）

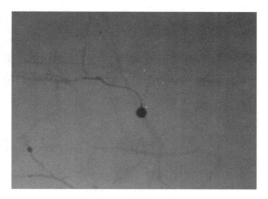

图 3.1.15　毛霉镜下形态
（乳酸酚棉蓝染色，400×）

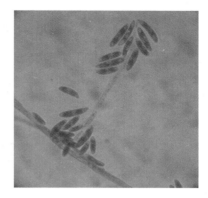

图 3.1.16　镰刀菌镜下形态
（乳酸酚棉蓝染色，400×）

孢呈锥形、楔形、鸟嘴形等，分隔较多，多为 3～10 个分隔；小分生孢子呈卵圆形、柱形、肾形、梨形、纺锤形、披针形等，有 1～2 个分隔，单生、串生或假头状着生；有些菌种菌丝顶端或中间可形成壁厚、光滑或有突起，圆形或卵圆形的厚膜孢子（图 3.1.16）。

（贺　丹）

三、真菌的分离与培养

真菌分离与培养的目的是进行病原真菌的菌种鉴定，有助于临床感染的诊断。真菌分离培养常用的方法有两种，一种是菌落培养，主要是观察真菌的宏观形态；另一种是小琼脂块培养，用于观察丝状真菌的微观形态。

（一）真菌菌落培养

真菌对营养的要求不高，在各种培养基中都能生长，但菌落形态、颜色等性状却有很大差别，这些特点有助于鉴别真菌。为了统一标准，鉴定时以沙氏葡萄糖琼脂（SDA）培养基上生长的菌落特征为准，分为三种类型的菌落，即酵母型菌落、类酵母型菌落及丝状型菌落。

（1）酵母型菌落：菌落为单细胞的堆聚，柔软而致密，呈圆形、卵圆形，黄白色、较大、边缘整齐、表面光滑、湿润、无菌丝长入培养基内，菌落黏稠易流动。新生隐球菌菌落属于该类型。

（2）类酵母型菌落：新鲜的菌落表面与酵母型菌落相似，但用显微镜检查可见有假菌丝伸入培养基中；陈旧的培养物颜色则由乳白色变深、菌落质地变硬、表面有皱褶，有时有放射状浅沟。白假丝酵母菌落属于该类型。

（3）丝状型菌落：多细胞真菌产生的菌落，由菌丝和孢子构成。菌落表面有大量气生菌丝覆盖，菌丝随生长期不同而呈绒毛状、棉絮状、粉末状、颗粒状等。营养菌丝伸入培养基中，可产生多种颜色的色素，呈白色、粉色、红色、黄色、绿色、紫色、褐色及黑色等，培养基因菌落产生的水溶性色素而变成相应颜色。还有些真菌产生的孢子有颜色，如绿色、黄色、黑色等。这些对于鉴定真菌的种类具有重要意义。曲霉、青霉、毛癣菌、毛霉及镰刀菌等的菌落均属于该类型。

（二）真菌小琼脂块培养

丝状真菌为多细胞真菌，由菌丝和孢子构成，其形态多样，通过小琼脂块培养，乳酸酚棉蓝染色后，显微镜下观察其形态、结构特征。根据菌丝有无隔膜、分枝、粗细等形态特点，结合孢子类型、形状、大小、结构、排列、颜色、纹饰、产生方式及着生情况等特点进行鉴定。

（贺　丹）

四、真菌鉴定

（一）假丝酵母芽管形成实验

真菌孢子在适宜的条件下萌发形成管状结构，称为芽管。芽管继续生长可以形成菌丝。白假丝酵母在营养丰富的情况下可以快速形成芽管，其与菌体连接处不出现收缩现象；其他酵母菌出芽与母体细胞间连接处则呈现紧缩现象。芽管形成实验是一种简单、快速鉴定白假丝酵母的方法。

（二）真菌生化学鉴定

真菌的生化学鉴定主要是利用生化试剂对真菌进行显色，根据形态特点进行分类、鉴定。常用的染色方法有乳酸酚棉蓝染色、钙荧光染色、吉姆萨染色、PAS 染色、GMS 染色等。

显色鉴别培养时利用真菌特异的生化反应，根据菌落的不同颜色特征进行鉴定。目前临床上最常用的是科玛嘉（CHROMagar）念珠菌显色培养基。白假丝酵母菌落呈翠绿色，光滑假丝酵母菌落呈紫色，热带假丝酵母菌落呈铁蓝色，克柔假丝酵母菌落呈粉红色、边缘有毛刺，其他假丝酵母菌落为白色至粉红色。

（三）真菌分子生物学鉴定

真菌种类繁多，形态复杂多样，一些形态特征和生理生化指标常因环境变化而不稳定，因此传统的鉴定方法存在一定的不足。分子生物学技术因具有反应迅速、特异性强、灵敏度好、准确性高、操作简便、重复性好等优点，被用于临床真菌感染的辅助诊断。

常用方法包括以下几种：① PCR 相关技术，如巢氏 PCR、复合 PCR、荧光定量 PCR 等；② DNA 指纹技术，如限制性长度多态分析（RFLP）、扩增片段长度多态性分析（AFLP）、微卫星序列多态性（SSLP）、单链构象多态性技术（SSCP）、变性梯度凝胶电泳（DGGE）等；③核酸杂交技术，如荧光原位杂交（FISH）、反向线点杂交（RLB）、基因芯片技术；④基因测序、飞行质谱技术（MALDI-TOF MS）等。主要根据 DNA、多肽、蛋白质等的差异及多样性进行鉴定。

（贺　丹）

第二章　医学微生物学实验技术

第一节　常用实验技术

一、革兰氏染色法

革兰氏染色法（Gram stain）是细菌学上最经典的、使用最广泛的一种染色方法，1884 年由丹麦细菌学家革兰（Christian Gram）创立。细菌经革兰氏染色后，不仅可以观察到其形态，而且可根据染色结果将细菌分为两大类，即革兰氏阳性菌（G^+ 菌）和革兰氏阴性菌（G^- 菌）。该法常用于细菌初步鉴定，为抗菌药物选择提供依据。革兰氏染色原理有三种学说。细胞壁学说认为，G^+ 菌细胞壁结构较致密，肽聚糖层厚，脂质含量少，乙醇不易渗入脱色；G^- 菌细胞壁结构较疏松，肽聚糖层薄，脂质含量多，乙醇易渗入将染料洗脱。等电点学说认为，G^+ 菌的等电点低（pI $2\sim3$），G^- 菌的等电点较高（pI $4\sim5$），在相同 pH 条件下，G^+ 菌所带负电荷比 G^- 菌多，因而与带正电荷的结晶紫染料结合较多，且不易被乙醇脱色。核糖核酸镁盐学说认为，G^+ 菌菌体内含有大量核糖核酸镁盐，可与结晶紫、碘牢固结合形成大分子复合物，不易被乙醇脱色；而 G^- 菌菌体内含极少量的核糖核酸镁盐，吸附染料量少，故易被乙醇脱色。

【实验用品】

（1）实验材料：金黄色葡萄球菌、大肠埃希菌。

（2）试剂：革兰氏染色液［结晶紫染液、卢戈氏（Lugol）碘液、95% 乙醇、稀释苯酚品红染液（碳酸复红染液）］、二甲苯、香柏油。

（3）仪器与器材：接种环、酒精灯、普通光学显微镜、废液缸、载玻片、洗瓶、吸水纸、擦镜纸等。

【方法】

（1）制备细菌涂片标本

1）涂片：取干燥清洁载玻片 1 张，在正面的右上角标记上所要观察细菌的编号，以便区分正、反面，并在反面画两个 1.5 cm 左右的圆圈；将接种环烧灼灭菌，在圆圈内各加 $1\sim2$ 环生理盐水；将接种环再次烧灼灭菌，分别取细菌培养物少许，在各自盐水中研磨均匀，呈轻度混浊，涂好的菌膜大小一般以 1 cm × 1 cm 左右为宜；然后将接种环再次烧灼灭菌。

2）干燥：涂片最好在室温下自然干燥，或将标本面向上，置于离酒精灯火焰约 15 cm 高处缓慢烘干，切不可放在火焰上烧干。

3）固定：将干燥后的涂片用片夹夹住，使涂抹面向上缓慢通过火焰 3 次，然后自然冷却；固定的目的在于杀死细菌，并使细菌与玻片黏附牢固，以免染色时脱落；又可使细菌蛋白凝固，改变菌体通透性，易于着色。

（2）革兰氏染色

1）初染：在制备好的涂片上滴加结晶紫染液 1~2 滴，作用 1 min 后，用洗瓶细水流从玻片的一端洗去游离的染液，倒入废液缸。

2）媒染：滴加卢戈氏碘液数滴，作用 1 min，使结晶紫染液与细菌结合更牢固，用洗瓶细水流冲洗。

3）脱色：滴加 95% 乙醇数滴，轻轻晃动玻片，直至玻片上流下的乙醇液无紫色为止（约需 0.5~1 min），用洗瓶细水流冲洗。

4）复染：滴加稀释苯酚品红染液数滴，作用 0.5~1 min 后流水冲洗。

待标本片自然干燥或用吸水纸吸干后，玻片上滴加香柏油，用油镜观察；观察结束后用擦镜纸清理镜头。

【结果判定】

葡萄球菌染成紫色，为 G⁺ 菌，呈葡萄状排列；大肠埃希菌染成红色，为 G⁻ 菌，呈散在的短杆状。

【注意事项】

（1）操作因素：涂片太厚或太薄，菌体分散不均匀，会影响染色结果；固定时避免菌体过分受热；脱色时间要根据涂片厚薄灵活掌握。

（2）细菌因素：细菌的菌龄不同，革兰氏染色结果有差异，如葡萄球菌幼龄菌染成紫色，而老龄菌被染成红色，一般以 18~24 h 的培养物染色效果最好，菌龄过长影响细菌染色性。

（3）染液因素：所有染色液应防止水分蒸发而影响浓度，特别是卢戈氏碘液久存或受光作用后易失去媒染作用；涂片积水过多会改变染液浓度，影响染色效果，如脱色乙醇以95% 浓度为宜，浓度降低会影响其脱色能力。

（刘　迪）

二、抗酸染色法

根据抗酸染色结果可将细菌分为两大类，即抗酸性细菌和非抗酸性细菌。因日常大多数病原菌为非抗酸性细菌，所以抗酸染色不作为临床上常规的细菌检测项目，只针对结核病等具有抗酸性细菌标本的染色。结核分枝杆菌、麻风分枝杆菌等抗酸性菌，因其菌体表面有一层类脂或脂质，对苯胺染料一般不易着色，若加温或延长染色时间使其着色后，再用 3% 盐乙醇精处理也不易脱色，经此染色后，结核分枝杆菌及其他分枝杆菌呈红色，而非抗酸菌和细胞杂质等呈蓝色。

【实验用品】

（1）实验材料：结核患者痰液或含卡介苗（BCG）的模拟临床样本。

（2）试剂：苯酚品红溶液、脱色剂（3% 盐酸乙醇溶液）、复染液（吕氏亚甲蓝溶液）。

（3）仪器与器材：载玻片、片夹、接种环、滤纸、竹签、空培养皿、污物盆、普通光学显微镜、酒精灯、吸水纸等。

【方法】

（1）制作涂片：取洁净的竹签（或接种环）蘸取痰中血丝或脓性痰（或 BCG），在清洁无油脂玻片上涂开，涂抹区约拇指盖大小，用过的竹签放到空培养皿内待高压灭菌；涂片自然干燥后，用片夹夹住玻片一端，通过火焰固定。

（2）初染：涂抹面用滤纸片盖上，然后在滤纸片上滴加苯酚品红染液，使滤纸片完全被染液浸湿，将玻片放在火焰高处，缓慢加温，当玻片上液体出现蒸汽则离开火焰（切勿煮沸），待玻片稍冷却后补充染液（防止干燥或玻片断裂），如此反复 3~4 次，3~5 min；待玻片冷却后，用接种环挑去滤纸扔到污物盆内，流水冲洗玻片。

（3）脱色：在涂片上滴加数滴 3% 盐酸乙醇，轻轻晃动玻片，直至红色液体不再流下为止，一般 1~3 min，水洗。

（4）复染：滴加吕氏亚甲蓝染液，作用 0.5~1 min，水洗，用吸水纸印干标本或自然干燥，油镜检查。

【结果判定】

结核分枝杆菌在暗背景中呈红色，菌体细长，有时弯曲，呈分枝状排列，有时着色不均，呈颗粒状，非抗酸菌及标本中其他细胞均染成蓝色。

【注意事项】

（1）直接采用痰标本时，可以适当增加标本涂片的厚度，以提高检出率；直接用细菌染色，要注意防护，以防生物感染。

（2）严格掌握脱色时间，要脱色充分，脱色时间过短易使红色的苯酚品红染料残留显红色而造成假阳性。

（3）在染色过程中，加苯酚品红后一定要在酒精灯上缓慢加热至有蒸汽出现，切不可沸腾，这样才能使细菌充分着色。

（4）苯酚对皮肤、黏膜有强烈的刺激性和腐蚀性，使用时要注意安全，如果不慎沾到皮肤上，立即用水或乙醇冲洗。

（刘　迪）

三、消毒与灭菌技术

牢固树立无菌观念，防止外界细菌污染，是微生物学实验的基本要求之一。选用合适的消除和杀灭细菌的方法，对于医学实验的安全与成功、改善周围环境卫生状况，减少和控制疾病的传播有重要的意义。常用的消毒灭菌方法有物理法和化学法。物理消毒灭菌方法包括热力、辐射、滤过、干燥和低温等，最常用的是热力灭菌法和紫外线杀菌法。高压蒸汽灭菌是热力灭菌法，是将待灭菌的物品放在一个密闭的加压灭菌锅内，通过加热使灭菌锅套间的水沸腾而产生蒸气。待水蒸气急剧地将锅内冷空气从排气阀中驱尽后关闭排气阀。继续加热，此时由于蒸气不能排出，而增加了灭菌器内的压力，从而使沸点增高，灭菌锅内温度高于 100℃，导致菌体蛋白质凝固变性而达到灭菌的目的。紫外线杀菌机一方面是通过诱导胸腺嘧啶二聚体的形成和 DNA 链的交联，从而抑制 DNA 的复制。另一方面，由于辐射能使空气中的氧和水变成臭氧（O_3）和 H_2O_2，二者均有杀菌作用。紫外线穿透力不大，只适用于无菌室、接种箱、手术室内的空气及物体表面的灭菌。根据化学消毒剂对微生物的杀菌能力，可将消毒剂分成高效、中效、低效三个类别。

【实验用品】

（1）实验材料：枯草芽孢杆菌、大肠埃希菌。

（2）试剂：普通肉汤培养基、普通琼脂培养基、29 g/L 碘伏溶液、1% 戊二醛溶液、

70% 乙醇溶液、无菌生理盐水等。

（3）仪器与器材：高压蒸汽灭菌器、滤器、水浴箱、棉签。

【方法】

（1）物理法

1）热力杀菌：取接种不同细菌（枯草芽孢杆菌、大肠埃希菌）的肉汤管各一支，置于 65℃水浴 5 min，取出肉汤管，自来水冲凉。另外再按此法取 2 支 65℃水浴 30 min；2 支 100℃水浴 5 min，2 支置于高压蒸汽无菌器内 103.4 kPa 灭菌 20 min。然后，将上述处理的 8 支肉汤管和 2 支未处理的肉汤管 37℃孵育 18～24 h，观察各管细菌生长情况。

2）紫外线杀菌：用无菌棉签取菌液，均匀涂布于平板上。然后将平板盖打开一半，在紫外灯下（30 W 灯管距离 30 cm）照射 30 min 后，盖上平板盖，将平板置于 37℃培养箱孵育 18～24 h，观察细菌生长状态。

（2）化学法

1）化学消毒剂对皮肤细菌的抑制作用：用未消毒的手指在普通琼脂平板上密集涂布，用碘酒、乙醇消毒同一手指后再在琼脂平板上密集涂布。将培养皿置 37℃孵育 18～24 h 观察消毒前后细菌生长的情况。

2）化学消毒剂对细菌的作用：将 29 g/L 碘伏溶液、1% 戊二醛溶液、70% 乙醇溶液分装于试管中，每支各为 5 mL。在每支消毒剂中加入 0.5 mL 细菌悬液（分别为枯草芽孢杆菌和大肠埃希菌）。轻轻用手指弹击管底，使管内混合均匀，迅速置入 20℃水浴并计时。分别在 5、10、20 min 后从每一个消毒剂试管中取出 1 接种环悬液接种于肉汤管中，37℃孵育 48 h。观察不同细菌在不同时间和不同消毒剂中的生长情况。

【结果判定】

（1）热力杀菌：高压蒸汽灭菌的两支肉汤管均无细菌生长，65℃水浴 30 min 和 100℃水浴 5 min 的肉汤管中，接种大肠埃希菌的管无细菌生长，接种枯草芽孢杆菌的管中有细菌生长，65℃水浴 5 min 的两支管和未加热处理的两支管中均有细菌生长。

（2）紫外线杀菌：盖有平板盖的地方有细菌生长，其他地方无细菌生长。

（3）化学消毒效果：碘伏和乙醇消毒后手指涂布的培养基中仅有几个菌落或没有菌落，未消毒的手指涂布培养基中有较多菌落生长。

接种大肠埃希菌于乙醇 5 min 接种管中仅有少量细菌，10 min 和 20 min 接种管中无细菌生长；碘伏 5 min 接种管中有较多细菌生长，10 min 接种管中有少量细菌，20 min 接种管中无细菌生长；三个时间段的戊二醛接种管中均有细菌生长。接种枯草芽孢杆菌的每段时间以及三种消毒剂接种管中均有细菌生长。

【注意事项】

（1）高压蒸汽灭菌器使用期间，一定要有专人看管。

（2）高压蒸汽灭菌开始之前，灭菌锅内冷空气的是否完全排出极为重要，因为空气的膨胀压大于水蒸气的膨胀压，所以，当水蒸气中含有空气时，在相同压力下，含空气的水蒸气的温度低于饱和水蒸气的温度。

（3）灭菌完毕后，必须待压力降到"0"时才能打开排气阀，开盖取物。如果压力未降到"0"打开排气阀，就会因锅内压力突然下降，使容器内的培养基由于内外压力不平衡而冲出烧瓶口或试管口，造成棉塞沾染培养基而发生污染。

（4）消毒液体时，以不超过 3/4 容量为佳，瓶口用棉花纱布塞好，切不可用未打孔的橡胶塞或软木塞。

（5）不同类型的物品、不同灭菌条件的物品，切勿放一起灭菌。

（6）使用紫外灯杀菌时应注意保护皮肤和眼睛。

（刘　迪）

四、培养基的制备

培养基是人工配制的适合微生物生长繁殖或积累代谢产物的营养基质，用以培养、分离、鉴定、保存各种微生物，以及积累代谢产物。在自然界中，微生物种类繁多，营养类型多样。在实验中，由于实验和研究的目的不同，培养基的种类自然也有很多。但是，不同种类的培养基中，一般都应含有水分、碳源、氮源、能源、无机盐、生长因子等。不同微生物对 pH 的要求也不尽相同，配制培养基时，要根据不同微生物的要求将培养基的 pH 调整到合适的范围。此外，由于配制培养基的各类营养物质和容器等含有各种微生物，因此，已配制好的培养基必须立即灭菌。如果来不及灭菌，应暂存冰箱内，以防止其中的微生物生长繁殖而消耗养分和改变培养基的酸碱度所带来不利影响。培养基的种类繁多，根据用途可分为基础培养基、选择培养基、营养培养基、鉴别培养基、特殊培养基；按物理性状可分为固体培养基（分为平板和斜面）、液体培养基、半固体培养基。

【实验用品】

（1）试剂：牛肉浸膏、蛋白胨、NaCl、1 mol/L NaOH、1 mol/L HCl、琼脂、蒸馏水、脱纤维羊血（兔血）、动物血清（来自马、牛、羊等）、硫酸镁（493 g/L）、5 g/L 对氨基苯甲酸。

（2）仪器与器材：天平、pH 试纸、锥形瓶、三角烧瓶、量筒、培养皿、高压蒸汽灭菌器、玻璃棒等。

【方法】

（1）基础培养基制备

1）调配：三种培养基的常见配方见表 3.2.1。

表 3.2.1　培养基配方表

	固体培养基	半固体培养基	液体培养基
蛋白胨	1 g	1 g	1 g
牛肉浸膏	0.3 g	0.3 g	0.3 g
琼脂	2.0 g	0.3 g	0
NaCl	0.5 g	0.5 g	0.5 g
蒸馏水	100 mL	100 mL	100 mL

2）溶解：用天平称量固体粉末，量筒量取蒸馏水，玻璃棒搅拌调配好的混合物，置于沸水浴或流动蒸汽灭菌器中，使其完全溶解。

3）校正 pH：一般用 NaOH 和 HCl 将培养基的 pH 调至 7.2～7.6（pH 试纸检测）。经高压灭菌后其 pH 可发生 0.1～0.2 变动。

4）滤过澄清：液体或半固体培养基常用滤纸过滤，固体培养基在熔化后趁热以绒布或双层纱布加脱脂棉过滤。

5）分装

基础培养基一般分装于锥形瓶灭菌后备用，以便随时分装倾注平板或配制营养培养基等。此外其他培养基的分装方法如下。

a. 固体培养基

琼脂斜面：分装于大试管，体积为试管高度的 1/4 ~ 1/3（约 5 mL）。

琼脂平板无菌倾注：先将灭菌琼脂熔化后冷却至 50℃ 左右，在无菌室中以无菌操作方式倾注于灭菌培养皿内（内径 90 mm 的培养皿约 13 ~ 15 mL）。

b. 半固体培养基：熔化后，分装量为小试管容量的 1/4 ~ 1/3（约 3 mL）。

c. 液体培养基：熔化后，分装于小试管中，分装量每个 2 mL。

6）灭菌：103.43 kPa（121℃），15 ~ 20 min。

7）保存：制备好的培养基应注明名称、制作日期，置于冷暗处或 4℃ 冰箱保存备用。

（2）功能培养基制备

1）血液琼脂培养基

方法一：

a. 将高压灭菌后的普通琼脂培养基（pH7.6）加热熔化。

b. 冷却至 50℃ 左右，以无菌操作加入无菌脱纤维羊血（临用前置 37℃ 水箱中预温 30 min）8 ~ 10 mL，轻轻摇匀（防止产生气泡），倾注于灭菌培养皿内或分装试管内，制成血琼脂平板或血琼脂斜面培养基。

c. 待凝固后，进行抽样检查，于 37℃ 培养 18 ~ 24 h 进行无菌试验，若培养基上无细菌生长即可使用或保存于 4℃ 冰箱内备用。

方法二：

a. 将肉膏汤置于三角烧瓶内，加入硫酸镁、对氨基苯甲酸及琼脂，混合并使液体浸湿琼脂。

b. 加热溶解，或置于 103.43 kPa 高压灭菌器内 30 min（可达熔化与灭菌的目的）。

c. 取出后冷却至 50℃ 左右，以无菌操作加入无菌脱纤维羊血或兔血，轻轻摇匀，倾注平板，凝固后，进行抽样检查，于 37℃ 培养 18 ~ 24 h，如无细菌生长，冷藏备用。

2）SS 琼脂培养基

a. 将牛肉膏、蛋白胨和琼脂加入水中，加热溶解。

b. 加入胆盐、乳糖、柠檬酸钠及柠檬酸铁，微微加热，使之全部溶解。

c. 调整 pH 至 7.2 后，用绒布或脱脂棉过滤。

d. 加入黄绿和中性红水溶液，再煮沸 1 次（无须高压灭菌），待冷却至 55℃ 左右倾注平板，凝固后将平板置 37℃ 培养箱中干燥 30 min 后应用或冰箱保存备用。

3）吕氏血清斜面培养基

a. 用 pH7.4 肉浸液 100 mL，加入 1 g 葡萄糖，溶解后与动物血清混合，分装于中试管内，每管 4 ~ 5 mL。

b. 放于血清凝固器内制成斜面，加热至 80℃ 并维持 30 min，待血清充分凝固（但加热不能过高过快，否则其表面易产生气泡）。于第 2 日和第 3 日继续用 85℃ 灭菌 1 h。

【结果判定】

（1）无菌实验：将灭菌后的培养基置 35 ~ 37℃ 孵育 24 h，无任何细菌生长为合格。

（2）效果实验：将已知的标准参考菌株接种于待检培养基中，检查细菌的生长繁殖状况和生化反应是否与预期结果相符合。

【注意事项】

（1）制造或盛置培养基时，不宜用铜锅或铁锅。因铜量 >0.3 mg/L 时，细菌不易生长；含铁量 >0.14 mg/L 时，可妨碍细菌毒素的产生。

（2）倾注培养基时，切勿将皿盖全部开启，以免空气中尘埃及细菌等落入。倾注时若培养基温度过高，则冷凝水过多，易致污染，不易分离到菌落；若温度过低，部分琼脂凝固，倾注平板表面高低不平。可在无菌室或接种罩内倾注培养基后，将皿盖稍开一缝隙，在紫外灯照射下待凝，这样便于蒸汽散发，减少平板内冷凝水。

（3）琼脂具有在 100℃溶解，45℃以下凝固的特性。制备血琼脂平板时，琼脂加热熔化，冷至 50℃左右再加入血液，以免红细胞变性。由于加血时琼脂表面容易产生气泡，倾注时应适时转动锥形瓶，使气泡附于瓶壁，以减少血平板表面的气泡。

（刘　迪）

五、平板划线技术

通过划线，将混杂的细菌在平板表面逐一分散，经培养后，各自形成菌落。根据菌落形态、特征挑选单个菌落，移种培养后，即得到纯种细菌，为进一步鉴定细菌提供条件。

【实验用品】

（1）实验材料：含菌标本（如脓汁、粪便与分泌物等）。

（2）试剂：琼脂平板培养基（简称普通平板）。

（3）仪器与器材：接种环、酒精灯。

【方法】

操作前先在盛培养基的培养皿底上注明检查标本的名称（或编号）、接种日期及检查者的组别与代号。平板划线法有以下几种方法，可根据不同情况选用其中一种。

（1）平行划线法：操作见图 3.2.1。此法适用于含菌不多的液体标本，如脑脊液（CSF）、腹水、分泌物、脓汁以及稀薄的菌液等。

1）左手斜持菌种容器，右手持接种环。接种环在火焰上灭菌，冷却后，蘸取一接种环标本。

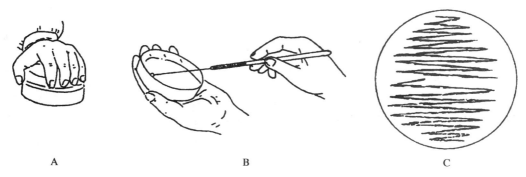

图 3.2.1　平行划线法

A. 将培养皿底拿起；B. 划线接种；C. 平行划线

2）左手持平板，五指固定培养皿盖边缘，向外翻转手掌，装有培养基的平板于手掌内用拇指、小指和中指固定，向内翻转手掌，并将平板边缘稍微提高呈30°～45°，置于酒精灯前上方 5～6 cm 处。

3）右手持已取材的接种环，先在平板的一端涂布，然后快速大幅度左右来回以密而不重叠曲线形式做连续划线接种，约占平板面积的一半。

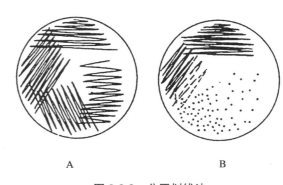

图 3.2.2　分区划线法

A. 分区划线；B. 孵育后菌落散布情况

4）将平板转 180°，从平板另一端开始也划密集的平行线，直到划满平板的剩余部分。将平板底放入盖内，接种环火焰灭菌后放下，将平板倒置，并做好标记，37℃培养 18～24 h 观察结果。

（2）分区划线法：操作见图 3.2.2。此法适用于含菌多的检测标本，如粪便，咳痰、细菌固体培养物等。

1）划线前的操作同平行划线法。先在平板的一端将标本涂开并在平板的 1/5～1/4 面积上划密集的平行线，接种环火焰灭菌。

2）将平板旋转约 70°，待接种环冷却后，使接种环通过已划线的 1 区 5～7 次，以后即不与 1 区接触作连续密集划线，约占平板面积的 1/4，接种环再通过火焰灭菌。

3）再旋转平板约 70°，同上法在第 3 区划线，此后接种环不再灭菌。

4）重复上述操作在第 4 区划线，划满余下的培养基表面，每一区的划线与上一区交叉接触，每区线间保持一定距离，密而不重叠。将平板底放入盖内，接种环灭菌后放下，做好标记，置 37℃培养 18～24 h 后观察结果。

【结果判定】

（1）培养后在第 1、2 区可观察到密集的细菌菌苔。

（2）在第 3、4 区可见单个细菌菌落（在划线上）。

【注意事项】

（1）接种环、接种针在接种前后都要用酒精灯火焰仔细灭菌。

（2）划线时接种环与平板表面所成的角度要小，以免划破琼脂。划线要密而不重复，充分利用平板的表面。

（刘　迪）

六、纯种细菌移种技术

根据待检标本性质、培养目的和所用培养基的性质采用不同的接种方法。斜面培养基用于增殖纯种细菌或保存菌种等，液体培养基主要用于增菌及观察细菌在液体环境中的生长特征（混浊生长，表面生长或沉淀生长），半固体培养基主要用于观察细菌动力、保存菌种等。

【实验用品】

（1）实验材料：经分离培养的单个菌落（大肠埃希菌、化脓性链球菌、枯草芽孢杆菌）。

（2）试剂：琼脂斜面培养基、肉汤培养基、半固体培养基。

（3）仪器与器材：接种环、接种针、酒精灯、37℃培养箱。

【方法】

（1）斜面培养基移种技术

1）斜面培养基通常也采用划线接种法。在琼脂斜面培养基试管上部标明移种的菌名（或编号）、接种日期、接种者的组别及代号。

2）接种时，左手持长有细菌的平板底，右手持接种环，先将接种环灭菌，待冷后挑取平板上孤立菌落的细菌。

3）将平板放回原处后，用左手取斜面培养基，用右手小指和手掌拔去试管塞，轻轻转动后拔出棉塞，将试管口通过火焰加热灭菌。

4）再将接种环插入试管（勿触管壁），由斜面底部向上划一直线，然后再从斜面底部向上连续平行划曲折线（图 3.2.3）。

5）取出接种环，管口通过火焰灭菌，塞好棉塞，放试管架上，接种环火焰灭菌后放下。

6）向斜面培养基上移种的细菌如果是生长在斜面培养基上的，或是生长在液体培养基中的，则用左手同时斜持菌种管和斜面培养基两个管，右手无名指、小指手掌同时拔起夹持两个棉塞。管口及接种环先经火焰灭菌后，从菌种管取菌立即移种到斜面上，塞好棉塞，接种环火焰灭菌后放下（图 3.2.4）。然后将斜面培养基放 37℃培养箱中培养 18 ~ 24 h。

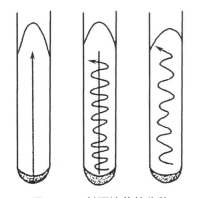

图 3.2.3 斜面培养基移种

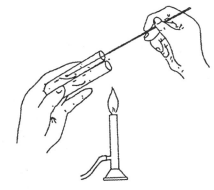

图 3.2.4 斜面培养基的移种方法

（2）液体培养基移种技术

1）取接种环在火焰上灼烧灭菌、冷却。

2）以"双管移植法"左手持细菌斜面培养物和肉汤培养基两支试管，右手持接种环，按无菌操作法取少量细菌，将沾菌的接种环在斜倾的接近液面的管壁上轻轻涂抹研磨均匀，并蘸取少许液体调和，试管直立使黏附在管壁上的细菌没入液体中，使菌种混合于液体培养基中（图 3.2.5）。

3）接种完毕后，将管口试管塞通过火焰灭菌，塞上塞子，接种环灭菌后放下。接种后放 37℃培养

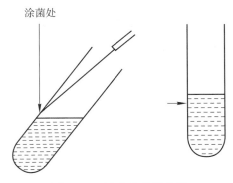

图 3.2.5 液体培养基移种

箱中培养。

（3）半固体培养基移种技术（高层穿刺培养法）

1）将接种针经火焰灭菌冷却后，从斜面培养物表面蘸取细菌。

2）用无菌法穿刺接种，将接种针垂直刺入半固体培养基正中央，深度达距管底 0.5 cm 处停止（不可刺至试管底），然后循原路退出（图 3.2.6）。

3）试管口通过火焰灭菌，塞上棉塞。接种针经火焰灭菌。培养物放 37℃ 培养箱中培养。

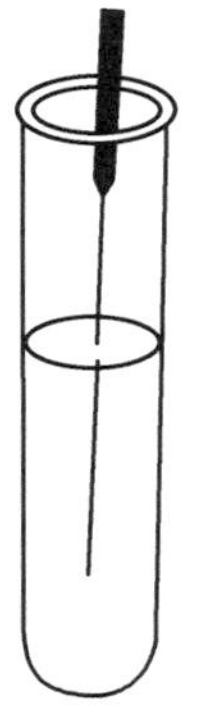

图 3.2.6　半固体培养基移种

【结果判定】

（1）斜面培养基：斜面表面形成菌苔。

（2）液体培养基：可观察细菌的不同生长情况。① 混浊生长：大肠埃希菌菌液呈均匀混浊，管底有少量沉淀。② 沉淀生长：化脓性链球菌菌液管底有沉淀，菌液无明显浑浊。③ 菌膜生长：枯草芽孢杆菌菌液表面形成膜状物。

（3）半固体培养基：有动力的细菌呈扩散生长，无动力的细菌沿穿刺线生长。

【注意事项】

（1）接种环、接种针在接种前后都要用酒精灯火焰仔细灭菌。

（2）注意在刺入及拔出时要保持接种针不向穿刺线外摆动。

（刘　迪）

七、细菌生长曲线测定

将少量细菌接种到一定体积的、适合的新鲜培养基中，在适宜的条件下进行培养，定时测定培养液中的菌量，以菌量的对数作纵坐标，生长时间作横坐标，绘制的曲线叫生长曲线。它反映了单细胞微生物在一定环境条件下于液体培养时所表现出的群体生长规律。依据其生长速率的不同，一般可把生长曲线分为迟缓期、对数期、稳定期和衰亡期。这四个时期的长短因菌种的遗传性、接种量和培养条件的不同而有差异。因此通过测定微生物的生长曲线，可了解细菌的生长规律，这对于科研和生产都具有重要的指导意义。

测定微生物的数量有多种方法，可分为血球计数法、平板菌落计数法、称重法、比浊法等，测定时可根据要求和实验室条件选用。本实验采用比浊法测定，该法的原理是基于我们已知道细菌悬液的浓度与光密度值（OD 值）成正比，因此可利用分光光度计来测定细菌悬液的光密度，由此推知菌液的浓度，后将所测的光密度值（OD 值）与其对应的培养时间作图，即可绘制出该菌在一定条件下的生长曲线，此法快捷、简便。

【实验用品】

（1）实验材料：大肠埃希菌。

（2）试剂：牛肉膏蛋白胨培养基。

（3）仪器与器材：分光光度计、比色杯、恒温摇床、无菌吸管、三角瓶。

【方法】

（1）种子液制备：取大肠埃希菌斜面菌种 1 支，以无菌操作挑取 1 环菌苔，接入牛肉膏蛋白胨培养液中，静止培养 18 h 作种子培养液。

（2）标记编号：取盛有 50 mL 无菌牛肉膏蛋白胨培养液的 250 mL 三角瓶 11 个，分别编号为 0、1.5、3、4、6、8、10、12、14、16、20 h。

（3）接种培养：用 2 mL 无菌吸管分别准确吸取 2 mL 种子液加入已编号的 11 个三角瓶中，置于恒温摇床上，于 37℃下振荡培养。然后分别按对应时间将三角瓶取出，立即放冰箱中贮存，待培养结束时一同测定 OD 值。

（4）生长量测定：将未接种的牛肉膏蛋白胨培养基倒入比色杯中，选用 600 nm 波长分光光度计上调节零点，作为空白对照，并对不同时间培养液（从 0 h 起）依次进行测定，对浓度高的菌悬液用未接种的液体培养基适当稀释后测定，使其 OD 值在 0.10 ~ 0.65 以内，经稀释后测得的 OD 值要乘以稀释倍数，才是培养液实际的 OD 值。

【结果判定】

将测定的 OD 值，以时间为横坐标，OD600 值为纵坐标，绘制大肠埃希菌的生长曲线。

【注意事项】

（1）测定 OD 值前，振荡待测培养液，使细胞均匀分布。

（2）记录 OD 值时，注意乘上所稀释的倍数。

（刘　迪）

八、抗菌药物敏感性试验

抗菌药物敏感性试验旨在考察抗生素的抑菌作用及测定细菌对药物敏感性，这可为临床选择敏感的药物进行抗感染治疗提供依据。K-B 纸片法是将含有定量抗菌药物的纸片贴在测试菌的琼脂平板上，纸片中所含的药物吸收琼脂中的水分溶解后不断向纸片周围扩散，形成递减的浓度梯度。在纸片周围一定范围内测定菌的生长被抑制，从而形成无菌生长的透明圈即抑菌圈。抑菌圈的大小反映测试菌对测定药物的敏感性，并与该药对测试菌的最低抑菌浓度（MIC）呈负相关，即抑菌圈越小，MIC 越大。稀释法是体外定量测定抗菌药物抑制细菌生长活性的方法，根据稀释的培养基不同，该法又可分为肉汤稀释法和琼脂稀释法，可以测定抗菌药物对检测菌的 MIC 和最低杀菌浓度（MBC）。

【实验用品】

（1）实验材料：金黄色葡萄球菌、大肠埃希菌。

（2）试剂：MH 琼脂培养基、MH 肉汤培养基、无菌生理盐水。

（3）仪器与器材：接种环、接种针、无菌吸管、无菌试管、无菌棉签、无菌刻度吸管（1 mL、5 mL）、37℃培养箱。

【方法】

（1）K-B 纸片法

1）在已分纯的待测菌平板上挑取 4 ~ 5 个直径约 1 mm 的菌落接种到水解酪蛋白（MH）琼脂培养基中；用无菌生理盐水校正浓度至 0.5 麦氏比浊标准（相当于 10^8 CFU/mL），校正后菌液应在 15 min 内接种；用无菌棉签蘸取菌液，在管内壁将多余的菌液旋转挤去后在琼脂表面均匀涂布接种 3 次，每次旋转平板 60 度，最后沿平板内缘涂布一周。或用接种环取大肠埃希菌 / 金黄色葡萄球菌培养物，密集划线接种于普通平板培养基上。

2）用无菌镊子取各种浸药纸片，以一定间距（各纸片边缘相距 2 cm 以上）平贴在培养基表面（图 3.2.7）。

3）放置于 37℃培养箱培养 18～24 h 后观察结果。

4）用精确为 10 mm 的游标卡尺量取抑菌圈直径，参照 NCCLS 标准判断结果。

根据常规剂量给药后，测定药物能在体内达到的血药浓度，将抗菌药物敏感性标准分为以下三级：

a. 敏感：测试菌能被测定药物常规剂量给药后在体内达到的血药浓度所抑制或杀灭。

b. 中度敏感：测试菌能被测定药物大剂量给药后在体内达到的血药浓度所抑制，或在测定药物浓集部位的体液中，如尿中被抑制。

c. 耐药：测试菌不能被在体内感染部位可能达到的抗菌药物浓度所抑制。

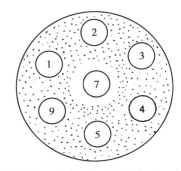

1 四环素　2 庆大霉素　3 青霉素 4 链霉素
5 多黏菌素　6 红霉素　7 磺胺

图 3.2.7　抗生素抑菌试验（纸片法）

（2）稀释法测定 MIC

1）细菌悬液的制备：将葡萄球菌斜面培养物接种 MH 肉汤培养基中，置 37℃温箱中培养 6 h（生长缓慢者可培养过夜），使生长浊度达 9×10^8 CFU/mL（相当麦氏比浊管第 3 管）。

2）抗生素溶液的稀释：取 13 支无菌小试管编号。将上述菌液作 1：10 000 倍稀释，用无菌刻度吸管吸取稀释菌液，第 1 管加入稀释菌液 1.8 mL，其余各管均加入 1.0 mL。然后第 1 管加入青霉素 0.2 mL，混合后吸出 1 mL 加第 2 管中，依次稀释至第 12 管，弃去 1 mL，第 13 管为对照管。

3）放置于 37℃培养箱培养 18～24 h 后观察结果。

（3）稀释法测定 MBC：采用肉汤倍比稀释平板活菌计数法测定最小杀菌浓度（MBC），即先测出 MIC 再依次将未见细菌生长各管培养物分别吸取 0.1 mL 倾倒于培养皿上，37℃再培养 18 h。

【结果判定】

（1）K-B 纸片法：测量抑菌环直径（以 mm 为单位），判定其敏感性（表 3.2.2）。

表 3.2.2　药敏试验敏感度判定表

抗菌药物	抑菌环直径（mm）	药物标准
青霉素	<10	抗药
	10～20	中度敏感
	>20	高度敏感
链霉素		
金霉素	<10	抗药
土霉素		
四环素	10～14	中度敏感
新霉素		
庆大霉素	>15	高度敏感
呋喃西林		

续表

抗菌药物	抑菌环直径（mm）	药物标准
	<10	抗药
磺胺药	10 ~ 15	中度敏感
	>15	高度敏感
多粘菌素	<10	抗药
	10 ~ 15	敏感
氯霉素	<10	抗药
合霉素	10 ~ 17	中度敏感
红霉素	>17	高度敏感

（2）MIC 检测结果：无细菌生长的药物最高稀释管即为 MIC。

（3）MBC 检测结果：培养皿上的菌落数 <5 个的最小稀释度的药物浓度即为最低杀菌浓度（MBC）。

【注意事项】

（1）培养基的质量，如 pH、深度、硬度和表面湿度等。

（2）药敏纸片的质量，含药量和保存方式。

（3）接种菌量正确与否是影响结果的重要因素之一，取决于麦氏比浊标准的配制，正确使用和保存。

（4）试验操作质量、孵育条件、温度和时间等均可影响结果。

（5）抑菌圈测量工具的精度。

（刘　迪）

九、细菌接合试验

有些耐药的细菌，特别是肠道杆菌，带有可传递的 R 质粒，这种耐药性质粒 DNA 可经细菌接合，由供体菌传给受体菌，使后者也获得相应的耐药性。本实验的供体菌、受体菌各自单独在含氨苄西林（Ap）及利福平（Rif）（Ap+Rif）的选择培养基中国蓝平板上均不能生长。只有经接合痢疾志贺菌把耐药性质粒传给大肠埃希菌后，受体菌获得了供体菌的耐药基因，才能在 Ap+Rif 的中国蓝平板培养基上长出蓝色菌落。

【实验用品】

（1）实验材料：供体菌为多重耐药的痢疾志贺菌 F5（耐链霉素、氨苄西林、四环素），受体菌为人工诱变的耐利福平大肠埃希菌（C600 Rif^R）。

（2）试剂：肉汤培养基、中国蓝平板含 Ap 和 Rif（Ap 20 g/mL，Rif 100 g/mL）。

（3）仪器与器材：接种环、37℃培养箱等。

【方法】

（1）细菌活化：①将供、受体菌分别接种于中国蓝平板上，37℃过夜；②分别将两种菌转种于 1 mL 肉汤中，37℃培养 5 ~ 6 h。

（2）接合试验：①供、受体菌液按 1：8 比例混合后于 37℃水浴中接合 2 h。②在含 Ap+Rif 的中国蓝平板上，涂布 0.05 mL 接合菌、受体菌和供体菌，置 37℃培养过夜。

【结果判定】

（1）在 Ap+Rif 中国蓝平板上，供、受体菌株均不生长。

（2）只有接合菌生长，形成较大、不透明的蓝色菌落。

【注意事项】

（1）受体菌需要过量，可以保证每一个供休菌有相同的机会和受体菌接触。

（2）供、受体菌混合时轻搓旋转试管，动作要轻柔，使供体菌和受体菌充分接触，同时避免刚接触的配对又被分开。

（3）供、受体菌混合培养后要剧烈振荡，动作要剧烈，可用振荡混合器振荡几秒钟，使供体菌和受体菌之间的性菌毛断开，从而中止基因的遗传转移。

（刘　迪）

十、流感病毒的鸡胚接种（流感病毒尿囊腔接种）

【实验用品】

（1）实验材料：9～11 日发育良好的来亨鸡受精卵、待接种流感病毒液。

（2）试剂：PBS（pH7.4，10 mmol/L HEPEs）、70% 乙醇、石蜡。

（3）仪器与器材：生物安全柜及相应个人防护装备、自动鸡蛋孵化箱、低温离心机、普通冰箱、低温冰箱（−80℃）或液氮罐、高压蒸汽灭菌器、检卵灯、钻孔器、一次性无菌注射器（1 mL）、平头镊子、解剖剪、移液器、离心管（50 mL）、细胞冻存管等。

【方法】

（1）将无病原的鸡蛋用 70% 乙醇表面消毒后，放置在湿度 55%～60% 的自动孵化箱中 37℃孵化，如无自动孵化箱，需每日翻动鸡蛋 2～3 次。孵化 7～8 日后，在检卵灯下检查发育情况，弃去非受精卵，将受精卵继续放回孵化箱中孵化。观察前后均用 70% 乙醇表面消毒，且受精卵在孵化箱外放置的时间必须小于 30 min。

（2）在接种前，用灭菌的 PBS 10 倍系列稀释流感病毒至 10^3～10^4 PFU/mL，放置于 4℃备用。

（3）选择发育 10～11 日的活性好的鸡胚，标记气室部位，并用 70% 乙醇消毒蛋壳，将其按气室向上方向放置并移入生物安全柜中。

（4）用钻孔器在蛋壳上开小孔。用 1 mL 注射器按照与蛋壳呈 45 度角方向穿刺入尿囊腔，并注入 0.2 mL 流感病毒，同一病毒浓度平行接种 3 枚受精卵，同时设无病毒接种的对照组。用无菌胶布或石蜡封闭穿刺孔，将接种后的受精卵仍按照气室向上的方向放回孵化箱中，在 55%～60% 湿度、37℃条件下继续孵化 48～72 h。

（5）收获病毒时将鸡胚在 4℃放置至少 4 h，以处死鸡胚并使血管收缩，避免含病毒尿囊液进入血管而降低收获病毒的滴度。

（6）在生物安全柜内将已充分预冷的鸡蛋表面用 70% 乙醇擦拭消毒。用灭菌解剖剪剪开气室部分的蛋壳，用无菌的平头镊子打开卵膜后轻柔拨开胚胎和卵黄囊，注意不要破坏卵黄囊。

（7）用移液器尽可能将所有尿囊液收集到离心管内，在收集过程中要一直将离心管放置在冰上，一只鸡胚可收集 5 ~ 10 mL 尿囊液，尿囊液呈淡黄色。

（8）将同组别鸡胚中收获到的尿囊液集中到 50 mL 离心管中，4 ℃，1 000 r/min，离心 10 min 后收集上清，弃沉淀。

（9）将离心后的上清液等量分装到冻存管中，放置在液氮中快速冷冻，之后转移到 –80 ℃ 冰箱中长期保存。

【结果判定】

（1）受精卵判定：发育的受精卵可在壳壁上看到清晰的血管影和鸡胚暗影，而且胚影逐渐增大并出现胚动，血管逐渐增粗、血管纹理越来越清晰；而未受精卵只能见到模糊的卵黄阴影，无其他任何改变。

（2）病毒接种后鸡胚观察：一般在接种后 1 ~ 2 日死亡者为非特异性死亡（接种损伤），应废弃。

【注意事项】

（1）本实验需在生物安全二级实验室内完成。

（2）对于甲型流感病毒来说，接种 2 日后死亡者可能是由于病毒生长所引起。应及时观察，在鸡胚因病毒感染濒死时，及时把鸡胚从孵化器取出放入 4 ℃ 冰箱过夜，保证收获病毒的滴度不下降。

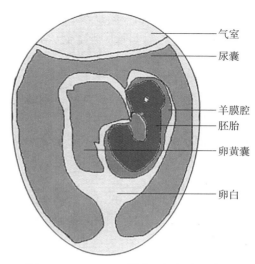

气室
尿囊
羊膜腔
胚胎
卵黄囊
卵白

图 3.2.8 8 ~ 12 日龄鸡胚解剖（示意图）

（史红艳）

十一、病毒的组织细胞培养法

（一）病毒在传代细胞中的培养

【实验用品】

（1）实验材料：BHK–21 细胞、伪狂犬病病毒液（PRV）。

（2）试剂：0.25% 胰酶、生长液（含 10% 小牛血清，200 U/mL 青霉素、链霉素的 DMEM）、维持液（含 2% ~ 5% 小牛血清，200 U/mL 青霉素、链霉素的 DMEM）。

（3）仪器与器材：培养瓶、96 孔板、细胞冻存管、CO_2 培养箱、冰箱等。

【方法】

（1）取长满单层的细胞一瓶，倾去培养液。加入 2 mL 胰酶消化液，于 37 ℃ CO_2 箱放置几分钟，至细胞间出现空隙或细胞变圆后，倒去消化液。

（2）加入生长液，反复吹打几次，使细胞分散成单个细胞，然后分装于 3 个细胞培养瓶中。再在每个细胞培养瓶中补充生长液至 10 mL，然后置 37 ℃ CO_2 箱培养，培养 1 ~ 2 日即可长成单层。

（3）选长满单层的细胞，倒掉培养液，加入适量的病毒悬液，置温箱中吸附 45 ~ 60 min。

（4）取出培养瓶，倒掉培养液，补足维持液，置 37 ℃ CO_2 培养箱中继续培养，直至 80% 以上细胞病变。

（5）病毒收获：将病变的细胞置于 −20℃冰箱中，冻结后取出自然解冻，在解冻过程中振摇几次，以使细胞完全从瓶壁上脱落。然后将病毒液收集于细胞冻存管中，低温（−80℃）贮藏备用。

【结果判定】

通过逐日的细胞形态观察，判断细胞病变情况。

【注意事项】

所有操作均需在符合生物安全标准的实验室内并严格遵循生物安全实验标准进行。

（二）病毒在原代细胞中的培养

【实验用品】

（1）实验材料：9 ~ 11 日龄鸡胚。

（2）试剂：胰酶、DMEM 细胞培养液（10% FBS）、结晶紫（0.1%）– 枸橼酸（0.1 mol/L）溶液。

（3）仪器与器材：碘酊棉球、酒精棉球、解剖剪、眼科剪、眼科镊、培养皿、吸管、吸球、培养瓶、锥形瓶、细胞计数板、CO_2 培养箱等。

【方法】

（1）取 9 ~ 12 日龄孵育良好的鸡胚，依次用碘酊和酒精棉球消毒气室部。

（2）无菌操作下用解剖剪去除气室部卵壳，去除壳膜，穿破绒毛尿囊膜，夹住鸡胚颈部，取出鸡胚放于灭菌培养皿中。

（3）用眼科剪、眼科镊去除鸡胚头、四肢及内脏，用 DMEM 冲洗 2 次。

（4）将冲洗后的鸡胚用眼科剪充分剪碎，使其近于乳糜状。

（5）将剪碎的组织块倒入锥形瓶中，用 DMEM 充分冲洗，并静置几分钟，待组织块下沉，吸弃上层液体，再加 DMEM。如此反复冲洗 2 ~ 3 遍。

（6）于沉淀组织块内加入约 4 倍量的 0.25% 胰酶，并调 pH 至 7.6 ~ 7.8，振荡混匀后置 37℃水浴 30 min，每 10 min 轻轻摇动一次，使细胞消化完全（组织块变松散，沉降渐变缓慢时即表示消化足够）。

（7）取出，静置几分钟，小心吸弃胰酶溶液，用 DMEM 轻洗 2 次后，加入生长液 5 mL，用吸管反复吹打，使细胞游离。

（8）静置几分钟，使未消化好的组织块下沉。

（9）细胞计数：取细胞悬液 0.5 mL+2 mL 0.1% 结晶紫—枸橼酸（0.1 mol/L）溶液，室温或 37℃细胞培养箱中 5 ~ 10 min，充分振荡后进行计数。按白细胞计数法计算 4 角 4 个大方格内的细胞总数（N）。每毫升悬液中的细胞数（n）=N/4×10 000×K（稀释倍数）。活细胞数应在 90% 以上。

（10）调节细胞浓度至（4~6）×10^6 个 /mL，分装于细胞培养瓶中，每瓶 1 mL，再补充 DMEM 生长液至 10 mL，盖上盖子，置于 37℃ CO_2 培养箱中培养。

（11）病毒接种方法同前"病毒在传代细胞中的培养"。

【结果判定】

培养后每日观察结果，至长成单层。细胞量较大时，1 日即可长成单层，细胞呈纤维状。

【注意事项】

所有操作均需在符合生物安全标准的实验室内并严格遵循生物安全实验标准进行。

（史红艳）

十二、小鼠脑内接种法

【实验用品】

（1）实验材料：小鼠、乙型脑炎病毒（小鼠脑脊髓炎病毒）悬液或已感染病毒的脑组织样本（脑组织先用无菌生理盐水洗去血液，再加 10% 脱脂奶盐水研磨成 10^{-1} 悬液，然后用 3 000 r/min 离心沉淀 30 min，取上清液供接种用）。

（2）试剂：碘酊、脱脂牛奶、生理盐水。

（3）仪器与器材：棉签、无菌玻璃注射器（0.25 mL）、离心机等。

【方法】

（1）用灭菌的 0.25 mL 注射器抽取乙型脑炎病毒悬液 0.1 mL 排除注射器内的气泡。

（2）取出小鼠，用左手大拇指和示指握住小鼠的头部，使之固定，并用左手掌轻轻按住小鼠的体部。

（3）右手用棉签蘸取碘酊，消毒小鼠的右侧颞部皮毛（避开眼睛）。

（4）右手拿注射器在小鼠颞部的眼与耳根连线的中点略偏耳朵的方向注入，进入颅腔，进针 2~3 mm，不要插得太深，注射量为 0.02~0.03 mL。

【结果判定】

动物一般在 3~4 日后开始发病，食欲减退，活动迟钝、耸毛、震颤，逐渐导致麻痹、瘫痪而死亡。本法适用于一些脑炎病毒的分离培养。

【注意事项】

实验应在符合实验所用病毒生物安全要求的动物实验室中进行。

（史红艳）

十三、血凝试验和血凝抑制试验

（一）血凝试验

【实验用品】

（1）实验材料：收获的鸡胚尿囊液、流感病毒免疫动物血清。

（2）试剂：0.5% 鸡红细胞悬液、生理盐水等。

（3）仪器与器材：试管、试管架、1 mL 移液器等。

【方法】

（1）取小试管 9 支，各管加入盐水，第 1 管为 0.9 mL，其他各管均为 0.25 mL。

（2）用移液器吸取收获的尿囊液 0.1 mL，加入第 1 管中作 1：10 稀释，混匀后吸取 0.5 mL 弃至消毒缸内，再吸取 0.25 mL（1：10）稀释液加至第 2 管混匀，从第 2 管中取出 0.25 mL 置第 3 管混匀，依次作倍比稀释至第 8 管，混匀后自第 8 管中取出 0.25 mL 弃掉。这样各管液体量均为 0.25 mL，从第 1 管至第 8 管的尿液稀释度为 1：10、1：20……1：1 280，第 9 管为生理盐水对照。

（3）稀释完毕后加入 0.5% 鸡红细胞悬液，每管 0.25 mL，室温放置 45 min，立即观察结果，观察时要轻拿、勿摇。

【结果判定】

各管出现血凝的程度以 ++++、+++、++、+、- 表示，以出现 ++ 病毒的最高稀释度为血凝效价。++++：全部红细胞凝集，凝集的红细胞铺满管底。+++：大部分红细胞凝集，在管底铺成薄膜状，但有少数红细胞不凝，在管底中心形成小红点。++：约有半数红细胞凝集，在管底铺成薄膜，面积较小，不凝集的红细胞在管底中心聚成小圆点。+：只有少数红细胞凝集，不凝集的红细胞在管底聚成小圆点，凝集的红细胞在小圆点周围。-：不凝集，红细胞沉于管底，呈一边缘整齐的致密圆点。

【注意事项】

如果血凝试验阳性，则做血凝抑制试验进一步证实，并可确定该病毒的型，甚至亚型。

（二）血凝抑制试验

【实验用品】

流感病毒液（尿囊夜）效价为 4 个血凝单位 /0.25 mL，流感患者血清，余同血凝试验。

【方法】

（1）取小试管 10 支，加入盐水，各管均为 0.25 mL。

（2）取经处理的 1∶5 稀释的患者血清 0.25 mL，加入第 1 管中作 1∶10 稀释，吹打 3 次混匀后，取 0.25 mL 加至第 2 管，并依次作倍比稀释，到第 8 管为止，第 9 管为病毒对照，第 10 管为血清对照。

（3）稀释完成后，加入流感病毒悬液（每 0.25 mL 含 4 个血凝单位），第 10 管不加病毒液。

（4）摇匀后每管加入 0.5% 鸡红细胞 0.5 mL，放置室温条件下，于 30 min、45 min 各观察一次结果，以 45 min 的结果为准。

【结果判定】

观察血凝的判断标准同前述血凝试验，但本试验是以不出现血凝现象的试验管为阳性，凡呈现完全抑制凝集的试管，其血清的最高稀释度作为血凝抑制效价。

【注意事项】

血凝抑制试验在需要同时进行病毒型和亚型鉴定时，需要选择适用于分型的特异性病毒抗体。

（史红艳）

十四、真菌菌落观察

真菌培养是常用的真菌学培养技术。真菌菌落的形态特征，即菌落的生长速度、大小、形状、边缘、光泽、质地、色素产生、分泌物等，有助于真菌的形态学鉴定。

酵母型真菌、类酵母型真菌均为单细胞结构，其菌落与细菌菌落相似，多为光滑型菌落，类酵母型真菌可产生假菌丝伸入培养基中。

丝状型真菌为多细胞结构，由菌丝和孢子组成。菌丝较放线菌粗、长丝状真菌形成的菌落大、疏松，呈棉絮状、绒毛状、毡状等。因菌落具有"霉味"，丝状真菌又称霉菌。有些丝状菌如毛霉、根霉等，生长迅速，菌丝很快布满整个培养平板表面；有些丝状菌的菌落则较局限，直径仅 1 ~ 2 cm 甚至更小。因孢子具有不同形状、结构及颜色，导致菌落表面常呈现出肉眼可见的不同结构和色泽，如烟曲霉菌落表面呈烟绿色粉末状，黑曲霉菌落表面呈黑色颗粒状；有些丝状菌生长过程中可产生水溶性色素，渗入培养基中使菌落背面呈现不同颜色，如红色毛癣菌产生深红色色素，尖孢镰刀菌产生紫色色素，橘青霉产生黄褐色色素等。同一种菌在不同成分的培养基上可呈现不同的菌落特征。

【实验用品】

（1）实验材料：新生隐球菌、白假丝酵母、红色毛癣菌或茄病镰刀菌斜面。

（2）试剂：沙氏葡萄糖琼脂（SDA）斜面。

（3）仪器与器材：生物安全柜、酒精灯、接种钩、37℃培养箱等。

【方法】

（1）在生物安全柜中，按无菌操作原则，用接种钩挑取少量菌体，以点种方式接种于SDA斜面培养基上。

（2）酵母型（新生隐球菌）、类酵母型（白假丝酵母）真菌放置于35~37℃ 37℃培养箱中，丝状型真菌（红色毛癣菌或茄病镰刀菌）放置25~28℃ 37℃培养箱中培养。

（3）培养1周后，观察菌落生长现象。

【结果判定】

（1）新生隐球菌菌落：酵母型菌落，呈棕黄色，表面光滑、湿润，边缘较整齐，略凸起，质地黏稠。

（2）白假丝酵母菌落：类酵母型菌落，呈乳白色或奶油色，表面光滑、湿润，边缘整齐，略凸起，质地较硬，带有浓厚酵母气味，斜面侧面观察可见伸入培养基中的假菌丝。

（3）红色毛癣菌菌落：丝状型菌落，生长较迅速，正面呈绒毛状或颗粒状，白色、淡黄色，背面深红色或黄褐色。

（4）茄病镰刀菌菌落：丝状型菌落，生长迅速，正面呈棉絮状，白色或淡黄色，背面常无色、淡黄色或酒红色。

【注意事项】

注意"有菌观念、无菌操作"原则，防止污染。

（贺　丹）

十五、真菌小琼脂块培养

真菌小琼脂块培养是一种常用的真菌学培养技术，用于观察丝状真菌的微观形态。丝状真菌种类繁多，形态、结构多样。小琼脂块培养有助于直接观察和认识自然生长状态下菌丝和孢子的发育状态和形态结构，是丝状真菌形态学鉴定的重要依据。

【实验用品】

（1）实验材料：丝状真菌（红色毛癣菌或茄病镰刀菌）斜面。

（2）试剂：马铃薯葡萄糖琼脂（PDA）平板、乳酸酚棉蓝染色液、无菌蒸馏水。

（3）仪器与器材：培养皿、V形管、载玻片、盖玻片、酒精灯、接种环、镊子、手术刀片、高压灭菌器、37℃培养箱等。

【方法】

（1）取干净的玻璃培养皿，依次放入V形管、载玻片、盖玻片，将玻璃培养皿放入灭菌桶内，121℃高压灭菌30 min，烘干备用。

（2）在生物安全柜中，自灭菌桶内取出玻璃培养皿，用灭菌镊子取出载玻片。取PDA平板培养基，用灭菌手术刀片切取1 cm×1 cm小琼脂块，置于载玻片上。用灭菌接种环挑取少量丝状真菌菌体，均匀接种在小琼脂块四周边缘，取无菌盖玻片放在小琼脂块上。

（3）将载玻片置于玻璃培养皿中的 V 型管上，然后注入 10 mL 无菌蒸馏水。将玻璃培养皿置于 25 ~ 28℃ 37℃培养箱中，培养 3 ~ 5 日。

（4）取 1 张干净的载玻片，滴 1 滴乳酸酚棉蓝染色液。用灭菌镊子取下小琼脂块上的盖玻片，此时可见盖玻片上有一圈 1 cm × 1 cm 的菌丝圈，将其放置于滴有染料的载玻片上，静置 30 s。

（5）将载玻片置于显微镜下，先用低倍镜、再用高倍镜，观察菌丝粗细、分枝、分隔、分生孢子大小、性状、排列、产生方式及着生情况等形态特征。

【结果判定】

（1）红色毛癣菌：菌丝分枝、有隔；大分生孢子多由 4 ~ 10 个细胞组成，体积较大，呈棍棒状或铅笔状，薄壁、细长，大量或少见，常单生或成簇排列于菌丝末端；小分生孢子，体积较小，呈圆形、卵圆形或梨形，单生或葡萄状排列。

（2）茄病镰刀菌：菌丝分枝、有隔；大分生孢子产生于分生孢子梗顶端，多由 3 ~ 6 个细胞组成，体积较大，多呈镰刀形或纺锤形，较粗，稍弯曲，壁较厚；小分生孢子数量较多，由 1 ~ 2 个细胞组成，体积较小，呈卵圆形、圆柱形或短腊肠形，假头状着生于分生孢子梗顶端。

【注意事项】

该方法标本保存时间较短，易干燥，易受污染，应及时观察结果。不同菌株生长速度不同，如小琼脂块周围菌丝茂密，可进行染色观察；如小琼脂块周围菌丝稀少，则可适当延长培养时间。

（贺　丹）

十六、假丝酵母芽管形成实验

芽管形成实验是一种简单、快速、准确地区分白假丝酵母与其他酵母菌的方法。

【实验用品】

（1）实验材料：白假丝酵母、热带假丝酵母、光滑假丝酵母斜面。

（2）试剂：小牛血清、革兰氏染色液等。

（3）仪器与器材：无菌试管、1 mL 移液器、酒精灯、接种环、37℃培养箱等。

【方法】

（1）在生物安全柜中，按无菌操作原则，用移液器向无菌试管中加入 1 mL 小牛血清。

（2）用接种环挑取少量菌体，以液体移种的方式接种于小牛血清中，混匀后置于 35 ~ 37℃ 37℃培养箱中，孵育时间 4 h。

（3）孵育期间每隔 1 h 取出并进行革兰氏染色、镜检观察芽管形成情况。

【结果判定】

（1）白假丝酵母：椭圆形酵母细胞上出现针尖样芽管。

（2）热带假丝酵母、光滑假丝酵母：未见有芽管形成。

【注意事项】

（1）将小牛血清置于 37℃预热，有助于缩短孵育时间，促进芽管形成。

（2）注意区分芽管和芽生孢子出芽。白假丝酵母产生的芽管，与菌体连接处不出现收缩现象；其他酵母菌芽生孢子的出芽，与母体细胞间的连接处则呈现紧缩现象。

（3）孵育时间超过 4 h 后，其他假丝酵母开始发芽，产生芽生孢子，进而出现起始假菌丝。

（4）真菌细胞壁主要成分是几丁质，是 N-乙酰葡糖胺通过 β 连接聚合单细胞而成的结构。该结构与细菌细胞壁肽聚糖结构相类似，故根据革兰染色渗透学说原理，单细胞真菌可用革兰染色方法观察。

（贺　丹）

十七、真菌生化学鉴定技术

假丝酵母的显色培养是临床常用的鉴别假丝酵母属不同菌种的生物化学鉴定技术。科玛嘉念珠菌显色培养基是一种通过菌落的不同颜色和不同形态特征来进行快速分离、鉴定假丝酵母的培养基。

【实验用品】

（1）实验材料：白假丝酵母、热带假丝酵母、光滑假丝酵母、克柔假丝酵母、近平滑假丝酵母、季也蒙假丝酵母斜面。

（2）试剂：科玛嘉念珠菌显色平板。

（3）仪器与器材：生物安全柜、酒精灯、接种环、37℃培养箱等。

【方法】

（1）在生物安全柜中，按无菌操作原则，用接种环挑取少量假丝酵母菌体，以划线方式接种于科玛嘉念珠菌显色平板上。

（2）将培养基置于 35℃的 37℃培养箱中培养 24～48 h 后，观察菌落形态特征。

【结果判定】

（1）白假丝酵母菌落：光滑型，翠绿色，直径约 2 mm。

（2）热带假丝酵母菌落：光滑型，铁蓝色或蓝灰色，直径约 1.5 mm。

（3）光滑假丝酵母菌落：光滑型，紫色，直径约 2 mm。

（4）克柔假丝酵母菌落：粗糙型，粉红色或淡红色，边缘模糊、有微毛，直径 4～4.5 mm。

（5）近平滑假丝酵母菌落：光滑型，淡粉红色，直径约 2 mm。

（6）季也蒙假丝酵母菌落：光滑型，白色，直径约 2 mm。

【注意事项】

在一块显色平板上接种不同菌种时，注意划线相互间不要交叉，以免污染。

（贺　丹）

第二节　拓展实验技术

一、细菌动力观察

鞭毛是细菌的运动器官，有鞭毛的细菌具有动力，且往往有化学趋化性，常朝着有营养物质的方向移动，避开有害的环境。直接观察细菌动力是鉴别细菌的方法之一，常采用不染色标本的悬滴法或压滴法。

【实验用品】

（1）实验材料：大肠埃希菌（或变形杆菌）、金黄色葡萄球菌幼龄（8~12 h）肉汤培养物。

（2）试剂：凡士林。

（3）仪器与器材：凹玻片、盖玻片、镊子、载玻片、酒精灯、接种环、普通光学显微镜、暗视野显微镜等。

【方法】

（1）悬滴法

1）取清洁的凹玻片一张，在凹窝四周涂抹凡士林少许。

2）各取一接种环的大肠埃希菌（或变形杆菌）和金黄色葡萄球菌幼龄肉汤培养物，分别置于盖玻片中央。

3）将凹玻片反转，使凹窝对准盖玻片中心并覆于其上，粘住盖玻片后再反转，用小镊子轻压盖玻璃，使其与凹窝边缘固着并密封。

4）将集光器稍降下，使视野内光线变暗。先用低倍镜检出悬滴的边缘，然后换高倍镜观察细菌的形态和运动。

（2）压滴法

1）用接种环取大肠埃菌（或变形杆菌）和金黄色葡萄球菌液各 2~3 环，放在载玻片中央。

2）用镊子挟住盖玻片，先使盖玻片一边接触菌液，小心缓缓放下，覆盖于菌液上，以不产生气泡为准。

3）镜检方法与悬滴法相同。

（3）暗视野显微镜观察：用暗视野显微镜观察悬滴片或压滴片时，可见在黑暗背景下变形杆菌做格外清晰的快速运动。暗视野显微镜主要用于未染色螺旋体的形态检查和运动观察。

【结果判定】

大肠埃希菌（或变形杆菌）是有鞭毛的细菌，运动活泼，可向不同方向迅速运动；而金黄色葡萄球菌无鞭毛不能做有方向的移位，但由于受水分子的撞击而呈分子运动（布朗运动），即在一定范围内作往复的颤动，因此，相互移位不大。

【注意事项】

压滴法和悬滴法的区别在于涂片上液体的厚度，因此要注意压滴法的液体比较薄，易于观察，并且可用于细菌计数；而悬滴法液体比较厚，方便区别细菌的运动与布朗运动。

（刘　迪）

二、细菌毒素测定

半数致死量（LD_{50}）用来表示细菌或细菌毒素的毒力强弱程度，即能够引起 50% 实验动物死亡的最小细菌数或毒素量。LD_{50} 值越小，细菌毒力愈强，致病力愈强；反之愈弱。

【实验用品】

（1）实验材料：健康正常小鼠（雌雄兼用，体重 18～22 g）、伤寒沙门菌。

（2）试剂：生理盐水。

（3）仪器与器材：带钝头的注射器、鼠笼、麦氏比浊管等。

【方法】

（1）菌液制备：参照麦氏比浊管用生理盐水配菌液，浓度分别为 3×10^8、6×10^8、9×10^8、12×10^8、15×10^8、18×10^8 个/mL。

（2）小鼠随机分组，每组 8～10 只，标记笼号。

（3）用带钝头的注射器将上述不同浓度菌液分别给小鼠灌胃 0.4 mL/只。

【结果判定】

观察记录死亡数、死亡时间。死亡 4～5 只小鼠组的最低细菌浓度为该细菌半数的致死量。

【注意事项】

（1）预试验要摸准药物引起 0 和 100% 死亡率剂量的所在范围。

（2）正式试验时各剂量按等比级数分组，应避免最大剂量组的死亡小于 80%，最小剂量组死亡率大于 20%，否则改用其他方法计算。

（3）室温以 20℃为宜。

（4）认真观察中毒症状情况。

（5）实验动物要进行随机化分组。

（刘　迪）

三、细菌转化试验

供体菌转化因子（DNA）片段可进入受体菌，但受体菌必须处于一种特殊的易于吸收 DNA 的生理状态即感受态。细菌的感受态一般是处于对数生长期。除此外，亦可用 $CaCl_2$ 低温处理，并辅以短时间 42℃高温处理（热休克），以促进受体菌对转化因子的吸收而获得感受态。还可用电击细胞膜造成膜上小的穿孔而形成感受态。

【实验用品】

（1）实验材料：pBR322 质粒 DNA（含氨苄西林 *Ap*、四环素 *Tc* 耐药基因）、受体菌 *E. coli C600*（Ap、Tc 敏感）。

（2）试剂：M9 培养液、含 Ap（100 g/mL）和 Tc（40 g/mL）的中国蓝平板、0.1 mol/L $CaCl_2$ 溶液、灭菌蒸馏水。

（3）仪器与器材：三角烧瓶、离心机、振荡培养箱等。

【方法】

（1）将 C600 接种于 M9 培养液三角烧瓶内，37℃振荡培养过夜。

（2）吸取 1 mL 菌液于 10 mL M9 培养液中，37℃振荡培养 2 h。

（3）将菌液迅速置冰浴 5 min 后，离心 3 500 r/min 10 min，加入预冷的 10 mL 0.1 mol/L NaCl 洗菌，再离心 1 次，弃培养液，收集菌体。

（4）将菌体悬浮于预冷的 0.5 mL 0.1 mol/L $CaCl_2$ 溶液中。

（5）取 0.1 mL 菌液加入预冷的 0.1 mL 已用灭菌蒸馏水稀释的 DNA 液，使 DNA 终浓度为 1 ~ 3 μg/mL。同时设 2 个对照组，即 3 个组。各组情况如下。

1）转化组：0.1 mL C600 菌液 +0.1 mL DNA

2）受体对照组：0.1 mL C600 菌液 +0.1 mL CaCl$_2$ 液。

3）供体对照组：0.1 mL DNA+0.1 mLCaCl$_2$ 液。

（6）分别置冰浴 30 min 后，42℃处理 2 min，再迅速置冰浴 1 h。

（7）加入 2 倍体积的 M9 培养液，37℃ 3 h。

（8）分别从 3 个组吸取 0.1 mL 涂布于含 Ap、Tc 的中国蓝平板，置 37℃ 48 h，选取转化子。

【结果判定】

（1）转化率 = 转化子总数 /DNA 加入量 = 转化子 /μg DNA。

（2）转化率 = 转化子数 / 活菌总数 ×100% 此为转化百分数。

以上两种方式均可表示细菌转化结果。

【注意事项】

（1）所有操作均应在冰上进行，重悬细菌沉淀时要充分，混合菌液和 DNA 时必须温和，以免造成菌体破裂，影响转化。

（2）为防止杂菌和杂 DNA 的污染，整个操作过程均应在无菌条件下进行，所用器皿，如离心管、枪头等最好是新的，并经高压灭菌处理；所有的试剂都要灭菌，且注意防止被其他试剂、DNA 酶或杂 DNA 所污染，否则均会影响转化效率或杂 DNA 的转入，为以后的筛选、鉴定带来不必要的麻烦。

附：试剂配制

M9 培养液的配制：Na$_2$HPO$_4$·12H$_2$O 15 g，KH$_2$PO$_4$ 3 g，NaCl 0.5 g，NH$_4$Cl 1.0 g，20% 水解酪蛋白 50 mL，加水至 1 000 mL，pH7.4 ~ 7.6，灭菌 15 ~ 20 min，作为甲液。另取 1 mol/L MgSO$_4$ 1.2 mL，0.1% 硫胺素 0.25 mL，20% 葡萄糖 2 mL，0.1 mol/L CaCl$_2$ 0.5 mL，分别分装，灭菌 15 ~ 20 min 后加入甲液，即得 M9 培养液。

（刘　迪）

四、噬菌体的分离、纯化及对细菌的裂解试验

噬菌体广泛存在于自然界中，目前已发现大多数病原菌都有其特异的噬菌体，可以说凡是有细菌的地方，就可能有其相应的噬菌体存在。因此，欲分离某种噬菌体时，应选择有其相应细菌存在的标本材料进行分离。如肠道菌噬菌体常可从粪便中分出，化脓菌噬菌体可自脓汁中分出。在细菌的陈旧培养物或污水内，也可分出有关细菌的噬菌体，恢复期患者的排泄物中，也容易分出噬菌体。分离噬菌体常用的方法有加热法和滤过法两种。加热法是根据噬菌体的耐热性一般强于相应细菌的特性，利用较高的温度将大部分细菌杀死后进行分离。并经反复多次培养，使培养液中噬菌体增殖，再通过滤菌器除菌，滤液中即含有较多的噬菌体。

【实验用品】

（1）实验材料：家兔、大肠埃希菌幼龄菌、大肠埃希菌噬菌体。

（2）试剂：琼脂平板培养基、肉汤培养基、肉渣、葡萄糖蛋白胨真菌培养基。

（3）仪器与器材：接种环、三角烧瓶、离心机、37℃培养箱、赛氏滤菌器等。

【方法】

（1）噬菌体的分离

1）加热法

a. 取粪便悬液或其他材料1～2 mL，加于5～10 mL肉汤培养基中，混合后加热（56℃，1 h）或（60℃，30 min）。以1 500 r/min离心10 min。

b. 取上清液1～2 mL，再加于5～10 mL肉汤培养基中，并加入幼龄的（如大肠埃希菌，取经6～8 h的培养物）相应菌液0.5 mL，经37℃培养18～20 h后，再同上法加温，低速离心沉淀，取上清加于肉汤培养基中，再加入幼龄菌，培养，如此重复3～4次。

c. 将上清液用赛氏滤菌器过滤，此菌滤液中即可能含有相应细菌的噬菌体，2～10℃冷藏待检定。

2）滤过法

a. 取污水或其他材料悬液10 mL，加入含有50～100 mL肉汤的三角烧瓶内，充分混合，放置于37℃ 37℃培养箱中培养18～24 h，以2 000 r/min离心沉淀30 min。

b. 取上清液经赛氏滤菌器过滤，将滤液冷藏待检定。

（2）噬菌体的纯化：取已知的噬菌体和其相应的细菌，共置于适宜的液体培养基中经反复多次培养，即可获得大量高效价噬菌体。通常是在分得某种噬菌体后，将噬菌体与培养基按1：10的比例混合，并加入相应的适量幼龄菌，使培养基呈现轻度混浊，置于37℃培养4～6 h，当发现培养基变清时，取出过滤或加热杀菌，如此重复数次。最后用赛氏滤器过滤，此滤液常含有高效价的噬菌体。

（3）噬菌体的鉴定：噬菌体应为无沉淀、无菌、无毒的透明液体，其效价须达10^{-8}，即稀释至1亿倍仍能裂解相应的幼龄菌。用平行划线法将相应的细菌均匀涂布于琼脂平板表面，然后滴加噬菌体，在37℃培养18～24 h后，可见透明的噬菌斑出现。也可将噬菌体液取2～3滴加于经8～12 h培养的某一种幼龄菌的培养液中，置于37℃培养4～6 h左右，若发现培养液变清，则表明此液中含有与某一细菌相对应的噬菌体。对制备的噬菌体液还要进行无菌试验和无毒试验。

1）无菌试验：将制备的噬菌体分别接种于肉汤培养基、肉渣及葡萄糖蛋白胨真菌培养基中，每种培养基接种1 mL，经培养1～2周，如无菌生长，则为合格。

2）无毒试验：取体重2 kg家兔2只，每只静脉注射噬菌体5 mL，观察10日，如健康存活，体重不减轻，则为合格。

（4）噬菌体对细菌的裂解作用

1）先在琼脂平板的皿底用蜡笔划成三等分，标记1、2、3三个区。

2）把接种环的圆卷根部弯曲成约30°。灭菌后蘸取大肠埃希菌肉汤培养物2环，密集涂布于1、2两区（尽量涂布均匀），涂布范围的直径应超过2～3 cm，同法取1环葡萄球菌肉汤培养物涂布于3区内，待涂菌表面蒸发干。

3）用接种环取少量大肠埃希菌噬菌体，放在1、3两区涂细菌处的中心部，2区中心部放1接种环肉汤培养基作为对照。

4）放置于37℃培养箱培养6～8 h后观察结果。

【结果判定】

1区出现噬菌体裂解细菌而产生的蚀斑，2、3区则无蚀斑形成。

【注意事项】

（1）试验菌必须是纯培养物，如遇裂解模式不规则，应将菌株重新分纯后再作试验。

（2）平板须烘干适度。烘干不足时滴加噬菌体会相互融合，烘干过度时裂解反应不易出现。

（3）菌液必须充分稀释，达到大约 10^6 cfu/mL 的浓度，否则阳性裂解率将降低。

（4）滴加噬菌体的位置切勿搞错，记录结果应与所滴加的噬菌体一致。

（5）严格防止噬菌体交叉污染，一旦发生交叉污染，即使只有十万分之一的量，已足以使全部结果发生错乱。

（6）夏秋季天气炎热，诊断噬菌体不可长时间放在室温中。应待滴加噬菌体时，才从冰箱中取出使用，用后立即放回冰箱保存。

（7）噬菌体液极易生长细菌，必须严格防止污染，已浑浊者不可使用。

（8）切忌用灼热的接种环挑取噬菌体液，以防效价迅速下降。

（刘　迪）

五、细菌耐药性变异检测

由基因突变导致细菌对某种抗菌药物由敏感变为耐药，这一过程即耐药性基因突变。基因突变可以是自然发生的（自发突变），也可以人工诱导发生（诱变），诱导突变的概率比自发突变高 100 倍以上。本实验用紫外线诱变，使细菌发生耐药性基因突变。

【实验用品】

（1）实验材料：对链霉素敏感的大肠埃希菌菌株。

（2）试剂：普通琼脂培养基、含链霉素（50 mg/L）的琼脂平板培养基、普通肉汤培养基。

（3）仪器与器材：培养皿、L 形玻棒、三角烧瓶（50 mL）、波长 260 nm 紫外线灭菌灯、振荡培养箱。

【方法】

（1）取过夜培养的大肠埃希菌菌液 0.1 mL 加入 20 mL 肉汤培养基中，继续振荡培养 2～8 h。

（2）将此菌液 20 mL 倒入灭菌空培养皿中，暗室内紫外灯照射 1～3 min，垂直距离 20～40 cm，用 L 型玻棒不停搅动菌液，每 0.5～1 min 取出 0.5 mL 加入事先分装、灭菌的肉汤培养基 10 mL 中，用避光纸包好三角烧瓶，置振荡培养器上继续培养 12～16 h。

（3）各取此菌液 0.2 mL，滴加入含链霉素及无链霉素的琼脂平板上，用 L 形玻棒涂匀，37℃培养 16～24 h，观察结果。

【结果判定】

在无链霉素的平板上，可见密集的菌落，而在含链霉素的平板上，见到的少数菌落为发生耐药性基因突变而产生的对链霉素耐药性的突变株。

【注意事项】

紫外线对眼睛和皮肤有害，注意防护。

（刘　迪）

六、病毒核酸检测

聚合酶链反应（PCR）是一种模拟天然 DNA 复制过程，在体外扩增特异性 DNA（或 RNA）片段的新技术。本实验是将待检双链 DNA 经 94℃高温变性成单链作模板，然后加入一对人工合成的寡核苷酸引物，引物分别与待扩增 DNA 片段的两端互补，经 55℃低温退火，引物与模板互补结合。在 72℃条件下，结合于模板上的引物在 DNA 聚合酶的催化下，利用反应体系中的 4 种 dNTP 为原料，按碱基互补配对的方式延伸合成两条新的 DNA 链。所扩增的 DNA 可作为下一轮扩增反应的模板。重复上述循环过程，经过 20～30 个周期后，特异的目的 DNA 可扩增百万倍以上。PCR 产物经琼脂糖凝胶电泳后即可观察到特异的扩增条带。

斑点杂交法是将标本滴样于硝酸纤维素膜上，病毒 DNA 经处理变性，解链变成单链 DNA 吸附在固相滤膜上，用标记的已知病毒 DNA 探针与之杂交，在一定条件下 DNA 又可复性，探针可与标本中病毒 DNA 按互补碱基顺序配对的特点进行结合，滤膜上出现同位素斑点者，经放射自显影后可直接观察。此法简单、快速、特异性高，可用于核酸鉴定。本试验以乙型肝炎病毒（HBV）为例。

【实验用品】

（1）实验材料：待检血清。

（2）试剂：HBV-PCR 反应液、HBV-DNA 裂解液、阳性模板、溴化乙啶、0.5N NaOH、0.6 mol/L NaCl、1.5 mol/L NaCl、0.5 mol/L Tris、1 mol/L Tris-HCl、SSC（柠檬酸钠缓冲液）、Denhardt 溶液（0.02%BSA-0.02%Ficoll-0.02% 聚乙烯吡咯烷酮）、32P-HBV DNA 探针。

（3）仪器与器材：PCR 仪、电泳仪、紫外线分析仪、硝酸纤维素滤膜（NC 滤膜，孔径 0.3 μm 或 0.45 μm）、医用 X 线胶片。

【方法】

（1）PCR 法

1）取混匀的血清 20 μL，加 20 μL 裂解液，搅匀后 100℃沸水浴 10 min，最后 15 000 r/min 离心 3 min，取 4 μL 上清待检。

2）取反应液 1 管（使用前稍加离心），加 4 μL 待检上清或阳性对照于底层反应液中，混匀后高速离心片刻，然后置于 PCR 仪，设置程序 94℃预变性 2 min，再按 94℃/30 s、55℃/30 s、72℃/60 s 扩增 35 个循环。

取 15 μL 反应液，经 2% 琼脂糖凝胶电泳（5V/cm）30 min 后，在紫外线分析仪下观察结果。

（2）斑点杂交法

1）点样：将 40 μL 待检血清点样在 NC 滤膜上，减压抽干。

2）变性：将 NC 滤膜置于 0.5N NaOH 溶液 10 min，抽干减体后再浸泡 10 min。

3）取出 NC 滤膜置于 pH7.4 的 0.6 mol/L NaCl、1 mol/L Tris-HCl 和 pH7.4 的 1.5 mol/L NaCl-0.5 mol/L Tris-HCl 分别处理 5～10 min。80℃烤干 2 h。

4）预杂交：将 NC 滤膜置于 SSC，Denhardt 溶液，65℃5 h。

5）杂交：将变性的 32P-HBV DNA 探针（按 100 万 cpm/100 份待检样品）加入上述溶液内，68℃杂交 24 h。

6）漂洗：用 4×SSC–0.1%SDS 漂洗 2 次，4×SSC–0.5%SDS 65 ℃ 4 h，0.1×SSC–0.1%SDS 45℃ 2 h，充分洗去未杂交的放射性标记物，80℃烤干 30 min。

7）放射自显影：医用 X 线胶片，–45℃感光 1～10 日显影。

【结果判定】

（1）PCR 法：若 410 bp 处出现橙黄色带，则 HBV 为阳性。

（2）斑点杂交法：在 X 胶片上有斑点阴影者为阳性，还可用密度计测定自显影斑点，定量检测 HBV DNA 含量。

【注意事项】

（1）反应管中加好所有试剂后，应立即上机扩增，以免形成过多的二聚体。

（2）阳性模板可用阳性血清代替，处理方法同上。

（3）阳性模板及 DNA 提取液使用前需充分融化离心。

（3）反应液的表面为固体封盖剂，电泳取样时从反应管底部吸液。

（4）EB 为强致癌物，操作过程应注意防护。

（5）注意无菌操作，以免出现假阳性。

（刘　迪）

七、病毒抗体检测

ELISA 法是用于病毒抗体检测的常用方法。用酶标记的二抗与待测抗体相结合，加入酶作用的底物，根据有无颜色反应及颜色深浅判断待测标本中的抗体含量。本试验以丙型肝炎病毒（HCV）为例，利用已知 HCV 抗原对待测样品中的 HCV 抗体应用 ELISA 方法进行测定。

【实验用品】

（1）实验材料：待检血清、阳性血清、阴性血清。

（2）试剂

1）洗涤液：0.02 mol/L pH7.4 的 PBS–Tween–20（0.05%）液。

2）酶结合物：辣根过氧化物酶标记的抗 IgG。

3）抗体稀释液：0.01 mol/L pH7.4 的 PBS–Tween–20 液。

4）酶底物液：邻苯二胺 10 mg 溶于 pH5.0 的磷酸盐–柠檬酸缓冲液 25 mL 中，临用前加入 30% H_2O_2 0.12 mL。

（3）仪器与器材：HCV 抗原包被的聚苯乙烯微量板、37℃培养箱、移液器等。

【方法】

（1）将 10 μL 待测样品稀释于 200 μL 样品稀释液中充分混匀备用。

（2）将 100 μL 稀释好的待测样品加入已包被好的各个反应孔（空白对照、阴性对照、阳性对照孔除外）。

（3）将空白对照、阴性对照、阳性对照各加 2 孔于反应板中，三种对照均不需稀释，直接加 2 滴（或 100 μL）于各孔中。

（4）用封片粘贴覆盖反应板，并置于 37℃培养箱温育 20 min。

（5）洗涤反应板时，小心揭去封片，用洗涤液（摇匀后用蒸馏水 25 倍稀释后方可使用）注满每孔，静置 5 s 后拍干，反复洗涤 5 次。

（6）每孔加入酶结合物 2 滴（或 100 μL），混匀，使液体布满孔底，封板，置 37℃培养箱温育 20 min。

（7）重复操作程序"（5）"。

（8）每孔加显色剂 A 1 滴（或 50 μL），全部加完后马上在每孔中再加入显色剂 B 1 滴（或 50 μL）充分混匀，封板，置 37℃培养箱温育 10 min。

（9）加 1 滴（或 50 μL）终止液于各测定孔中，充分混匀。

【结果判定】

肉眼判读时，待测孔颜色与阴性对照相同或更浅，判为阴性。若明显加深，呈黄棕色，判为阳性。用酶标仪检测时，P/N 值 >2.1 为阳性，<2.1 为阴性。P 为被检标本 OD 值，N 为阴性对照 OD 值。

【注意事项】

（1）洗涤时各孔均须加满，防止孔内有游离酶未能洗净。

（2）加试剂前应将试剂瓶翻转数次，使液体混匀。

（3）所用样本、试剂、废液和废弃物都应按传染源处理，严格防止交叉感染。

（4）不同品名、不同批号的试剂不可混用，以免产生错误结果。

（刘　迪）

八、空斑形成试验

空斑 / 蚀斑形成试验（plaque forming assay）是目前测定病毒感染性最精确的方法。将不同稀释度的病毒液接种到单层细胞培养环境中，吸附 2 h 后，在单层细胞上覆以琼脂糖，病毒感染细胞并在细胞中增殖，使细胞破裂死亡。由于固体介质的限制，释放的病毒只能由最初感染的细胞向四周扩展。经过几个增殖周期，便形成一个局限性病变细胞区，即病毒蚀斑。经中性红活细胞染料着色后，活细胞显红色，而蚀斑区细胞不着色，形成不染色区域。病毒蚀斑如噬菌体感染细菌形成的噬菌斑。理论上，当病毒液充分稀释后，获得的每个蚀斑均源于最初感染细胞的一个病毒颗粒，即蚀斑中的病毒为一个病毒体的繁殖后代品系，由此达到纯化病毒的目的。除了可用于纯化病毒以外，空斑实验还可用于干扰素、抗体中和病毒繁殖能力的实验。凡是能使宿主细胞产生细胞病变效应（cytopathic effect，CPE）的病毒都可以采用蚀斑技术来分离和测定。

【实验用品】

（1）实验材料：待测病毒液［柯萨奇病毒 B 组 3 型（CBV3）］、HeLa 细胞。

（2）试剂：2% FCS MEM 或 RPMI1640 维持液、Hanks 液、1.5% 覆盖琼脂。

（3）仪器与器材：培养瓶、吸管、试管、CO_2 培养箱等。

【方法】

（1）将待测病毒用维持液作 10 倍 10^{-1} 系列稀释。

（2）将培养 24 h 生长良好的单层细胞培养瓶内的生长液倒掉，用 Hanks 液洗涤细胞 3 次。

（3）取不同稀释度的病毒液 0.5 mL，分别接种于细胞培养瓶内，轻轻摇匀，每个稀释度至少接种 2 瓶，同时做正常细胞对照。

（4）放 37℃ CO_2 培养箱吸附 1 h，每 15 min 摇动 1 次。

（5）弃去病毒液，将已熔化的 42℃左右覆盖琼脂 5 mL 加于各瓶内，待琼脂凝固后，将琼脂层向上，置 37℃ CO_2 培养箱避光培养 3～5 日，逐日观察结果。

【结果判定】

由于覆盖琼脂内含有中性红，在红色背底上可见无色的蚀斑。选择蚀斑不融合、分散呈单个数目在 30～100 个 / 瓶的细胞瓶，分别计算蚀斑数，再求平均值，并按下述公式计算：

$$PFU/mL = \frac{每瓶内蚀斑平均数 \times 接种病毒量}{每瓶接种病毒量（mL）}$$

【注意事项】

（1）先确定病毒滴度，再根据滴度选择稀释度，以确保接毒成功。

（2）做蚀斑实验关键在于覆盖琼脂时动作既要缓慢以防止气泡产生，又要动作快，防止混合液凝固。

（3）琼脂糖和培养液混合保温于 42℃，尽快铺板。

（4）中性红染液按需选择过滤除菌。

（刘　迪）

九、真菌分子生物学鉴定技术

由于表型分类受限，生理生化技术在丝状真菌鉴定方面，或是费时费力或是结果不准。分子生物学技术非常适用于真菌鉴定，常用技术包括两种：① PCR 技术，可以分析少量真菌细胞，甚至单个真菌孢子；②选择通用寡核苷酸对真菌种特异性引物，测定其核苷酸序列。分子生物学鉴定技术可用于真菌分类学的研究，决定明确的分类名称，以及流行病学和群体的遗传学研究。本试验以真菌的 PCR 鉴定为例。

【实验用品】

（1）实验材料：待检真菌。

（2）试剂：CTAB（十六烷基三乙基溴化铵）、AmpliTaq PCR 缓冲液、AmpliTaq DNA 聚合酶、PCR 引物（ITS5 和 ITS4）、氯仿、异戊醇、乙醇、无菌蒸馏水、液氮等。

（3）仪器与器材：PCR 管、离心管、PCR 仪、水浴箱、振荡培养箱等。

【方法】

（1）准备真菌：将菌丝致密的真菌接种到液体培养基中，于恒温振荡培养箱中 27℃、120 r/min 培养 5～7 日。用两层灭菌纱布过滤菌丝球，用无菌蒸馏水冲洗菌丝球 5 次，避免培养基中的糖类和蛋白对 DNA 提取的影响。40℃下烘干菌丝，但不要过于干燥，后进行 DNA 提取。

（2）提取 DNA：将 CTAB buffer 在 65℃水浴箱中预热，研钵用液氮预冷；取 0.1 g 左右菌丝体，在液氮中迅速研磨成粉末后，迅速加入 5 mL 预热的提取液及 10 μL β- 巯基乙醇，混合均匀后把混合液转入 1.5 mL 离心管中 700 μL/ 管；于 65℃水浴保温 0.5～1 h，时间不能超过 1.5 h。保温期间要轻轻振摇几次；冷却至室温后，加入等体积（700 μL）的饱和酚 - 氯仿 - 异戊醇（25∶24∶1），充分混匀后静置 10 min。离心（12 000 r/min，10 min，室温），去沉淀，将上清液转入干净离心管中。根据杂质的去除情况重复步骤 4、5 数次，直至无杂质；加入等体积氯仿 - 异戊醇（24∶1）抽提一次以去除饱和酚，离心（12 000 r/min，10 min，室温）；将上清液逐滴加入两倍体积的 −20℃预冷无水乙醇，沉淀 DNA。室温放置 10～20 min，可以过夜；挑取或离心去上清液（10 000 r/min，5 min）的方法取出 DNA；用 75% 乙醇洗涤两次；

（3）PCR 扩增：反应体系 50 μL，包括 10×PCR buffer，MgCl$_2$、dNTPs、上下游引物、Taq 酶、DNA 模板。预变性 5 min 95℃、30～35 个循环（变性 1 min 95℃、复性 1 min 51℃）、延伸 1 min 72℃延伸补齐 10 min 72℃。

（4）测序与分析。

【结果判定】

进行测序并通过 blast 序列分析得到结果。

【注意事项】

（1）反应管中加好所有试剂后，应立即上机扩增，以免形成过多的二聚体。

（2）DNA 提取液使用前需充分融化离心。

（3）注意无菌操作。

（刘　迪）

第三节　虚拟实验技术

一、结核分枝杆菌实验室检测

（一）实验简介

结核分枝杆菌是结核病的病原体，检测患者标本中的结核分枝杆菌是临床诊断结核病的"金标准"。结核分枝杆菌经由飞沫传播，具有强传染性，其实验活动的生物防护要求非常严格。当应用临床样本进行实验室检测时，需要符合生物安全二级（BSL-2 级）防护级别；当存在大量活菌的样本操作时，需要符合 BSL-3 级防护级别。因此，由于生物安全的需要，采用虚拟仿真实验替代真实实验。

该虚拟仿真实验项目主要包括如下内容。① 结核病的临床信息：采用场景式对话方式让学生了解结核病的典型临床表现；② 临床实验室检测：采用虚拟实验操作的方法，让学生学习结核菌的生物学特征和检测方法，主要包括染色镜检、分离培养、生物鉴定、普通 PCR、荧光定量 PCR、药敏检测等；③ 生物安全措施：以"警戒点"形式贯穿整个实验中，包括个人生物防护和实验室生物安全要求等。

（二）制作单位

四川大学华西临床医学院。

（三）实验平台

国家虚拟仿真实验教学课程共享平台。

（倪朝辉）

二、BSL-2 实验室中流感病毒分离鉴定

（一）实验简介

流感病毒的分离与鉴定是医学微生物学实验教学中最经典的病毒学实验，包括流感病毒的分离培养、血清学鉴定及核酸检测等。该实验相关实验设备要求高、动手操作内容

多，且基于生物安全考虑，需在生物安全二级实验室中进行。因此，很难在普通的学生实验室中完成。

该虚拟仿真实验项目以临床常见的季节性流感案例为导入，基于项目涉及的实验室生物安全和经典的流感病毒分离鉴定实验，构建了 BSL-2 虚拟仿真实验室。使学生可以"置身"于 BSL-2 实验室内，无安全风险地自主完成实验的全部过程。实验项目主要包括"实验室生物安全"和"流感病毒"两个主题。其中"实验室生物安全"主要介绍生物安全实验室分级以及 BSL-2 实验室的结构和设施、安全设备、个体防护装置以及标准化操作规程等。有关"流感病毒"的实验包含三部分：流感的临床表现、标本的采集及送检；经典的病毒分离培养鉴定实验；病毒的核酸鉴定。

（二）制作单位

北京大学医学部。

（三）实验平台

国家虚拟仿真实验教学课程共享平台。

（倪朝辉）

三、CDC 病原微生物实验室生物安全事故应急处置

（一）实验简介

病原微生物具有高度危险性，在开展病原微生物相关研究以及处置病原微生物实验室生物安全事件时，应该严格依照处置规程（《病原微生物实验室生物安全管理条例》（2018 修订））。实验室生物安全事故应急处置是突发公共卫生事件。通过本实验教学项目，使学生掌握实验室生物安全事故应急处置的要点。为预防和迅速控制病原微生物实验室生物安全事件，最大限度地减少实验室生物安全事件造成的危害，保障公众、环境的生物安全，维护社会稳定提供支撑。

该虚拟仿真项目实现了对"CDC 病原微生物实验室生物安全事故应急处置"全过程的仿真，其中实践环节包括事故发生，现场处置，撤出事故现场，事故报告，疏散人员，切断排风和设立警戒，救援及消毒人员准备进场，转运涉事实验员，第一次现场消毒处理，第二次现场消毒处理，菌毒种的销毁，终止应急响应等环节，学生可在计算机上看到"CDC 病原微生物实验室生物安全事故应急处置"的整个流程，与真实情境下的应急处置步骤一致。同时，可有效规避病原微生物实验室生物安全事故事件"高危、非常规环境、不可逆"等操作特点。

（二）制作单位

宁夏医科大学。

（三）实验平台

国家虚拟仿真实验教学课程共享平台。

（倪朝辉）

ⓔ **数字资源**

📝 自测题　　🔠 自测题解答　　🖥 教学 PPT

第三章　医学微生物学实验应用案例

第一节　口腔中细菌的检查

【案例】

患者，男，14岁，拟接受固定正畸矫正治疗，为了解患者口腔中菌群分布情况，行治疗前感染菌筛查。

【分析】

口腔内通常存在着许多不同类型的细菌。这些细菌（与唾液、食品残渣和其他自然物质一起）在牙齿表面不断聚集，形成一层黏膜，形成牙菌斑。牙菌斑与食物残渣互相作用后钙化，沉积形成牙垢。

【方法】

（1）用接种环取生理盐水一满环，放在载玻片中央。

（2）用牙签剔取牙垢，先在盐水边缘涂抹，然后与整个盐水混合。

（3）涂片、干燥、固定后进行革兰氏染色。

（4）结果：用油镜观察微生物的种类、染色性、形态等特征。

（冯宪敏）

第二节　脓汁中病原性球菌的分离与鉴定

【案例】

患者，男，70岁，因发热、后背剧烈疼痛入院。查体：背部病灶处红肿高大，质地较软，有波动，边缘清楚。初步诊断：背痈。

【分析】

痈是多个临近毛囊的深部感染，发生于抵抗力低下者，多由化脓性球菌，如金黄色葡萄球菌、链球菌等感染引起。在临床上，一般化脓性感染的诊断并不困难，有时为了确定病原，选择敏感药物，特别是疑似败血症患者须与其他发热性疾病进行鉴别诊断时，才进行必要的微生物学检查。

【方法】

将脓汁涂片、染色、镜检，并分离培养，获得可疑菌落后再进一步检查，具体过程如图3.3.1所示。

（1）标本采集：碘酒、乙醇常规消毒皮肤，然后用无菌注射器抽取脓汁放入无菌试管中。标本采集后应及时检查，如不能立即检验应置冰箱中保存，以防止杂菌污染。

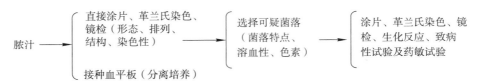

图 3.3.1 脓汁中病原性球菌检验程序

（2）直接镜检：取脓汁制成涂片标本，革兰氏染色镜检，观察脓汁标本内细菌的形态、排列和染色性。

（3）分离培养：细菌种类不同其菌落形状、大小、透明度、表面、颜色、溶血情况等各有特征，根据培养的菌落特征，可初步了解细菌的种类（注意区别标本内待检细菌和杂菌）；取菌落涂片、革兰氏染色。根据菌落特征和镜检所见基本可确定细菌类别。

（4）药敏试验：用接种环取少量脓汁在血平板上分离培养，并选择某些抗生素纸片以无菌镊子贴放于培养基表面以观察所分离细菌对药物的敏感性，放置 37 ℃孵箱内过夜。

（5）鉴定试验

1）葡萄球菌：应作血浆凝固酶试验及甘露醇发酵试验，以确定其致病性。

2）链球菌：根据菌落特征和涂片染色即可确定，一般不必进行其他鉴定工作。

3）若疑为肺炎链球菌，可用胆汁溶菌试验等加以鉴别。

4）若为革兰氏阴性杆菌，可参考肠道杆菌的鉴定程序进行鉴定。

（冯宪敏）

第三节　粪便中肠道杆菌的分离与鉴定

【案例】

患者，女，28 岁，自述午餐食用了路边摊小吃，午后出现恶心、呕吐、腹痛和腹泻，伴有寒战和体温升高。初步诊断：细菌性痢疾。

【分析】

细菌感染是引起细菌性痢疾的主要原因，这些感染性细菌包括志贺氏菌、弯曲杆菌、大肠杆菌和伤寒沙门菌等，其中以志贺氏菌最为常见。在普通培养基上肠道杆菌无法通过形态进行区别，只能通过鉴别培养基和生化反应进行分离和初步鉴定，最后鉴定则需依靠血清学方法证明其特有的抗原成分。

【方法】

将粪便、血液等标本进行预后处理后，分离培养观察菌落特征，获得可疑菌落后进一步鉴定，具体过程如图 3.3.2 所示。

（1）标本采集：痢疾取黏液脓血便，腹泻取粪便。粪便标本如不能及时进行检查，应加 30% 甘油 – 缓冲盐水（1∶1）置 4 ℃保存。

（2）分离培养

1）接种环挑取少量粪便，划线分离接种在 S–S 琼脂平板培养基。

2）放置 37 ℃培养箱培养 18～24 h 后观察菌落大小、形状、表面、透明度、颜色等性

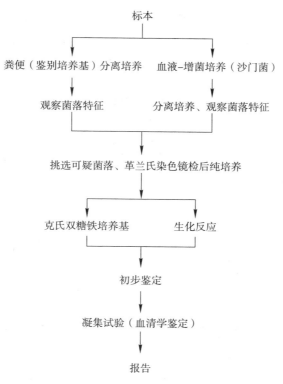

图 3.3.2　肠道杆菌的检验程序

状，以初步识别肠道非致病菌（主要是大肠埃希菌）与病原菌菌落。

（3）接种铁双糖培养基

1）用接种针取可疑病原菌菌落，先划线接种于铁双糖培养基的斜面上，再穿刺接种于高层中，放置 37℃培养箱培养 18～24 h。

2）观察铁双糖培养基的生长现象及生化反应，根据表 3.3.1 进一步鉴别是否为病原菌，或属于哪一类病原菌。

表 3.3.1　铁双糖培养基上的现象与肠道杆菌的鉴定

斜面		高层		初步鉴定
乳糖	H$_2$S	葡萄糖	动力	
⊕	−	⊕	+	大肠埃希菌
−	−	−	+	粪碱肠杆菌
−	+/−	⊕	+	副伤寒沙门菌 / 变形杆菌
−	+/−	+	+	伤寒沙门菌
−	−	+	−	痢疾志贺菌

注：+ 为产酸产气；⊕为产酸不产气；− 为不分解

必要时，也可进一步做生化反应试验。如：接种尿素培养基（37℃培养 4～6 h 后，变形杆菌能分解尿素）或其他糖发酵管（葡萄糖、乳糖、麦芽糖、甘露醇、蔗糖等）各一支及蛋白胨水一支，置 37℃培养 18～24 h，观察结果并用欧立希试剂做靛基质试验：大肠埃希菌靛基质试验阳性，沙门菌靛基质试验阴性。详见表 3.3.2。

表 3.3.2　几种沙门菌的部分生化特征

菌名	动力	葡萄糖	乳糖	麦芽糖	甘露醇	蔗糖	硫化氢	靛基质	VP	甲基红	枸橼酸盐
甲型副伤寒沙门菌	+	⊕	–	⊕	⊕	–	–/+	–	–	+	–
乙型副伤寒沙门菌	+	⊕	–	⊕	⊕	–	+++	–	–	+	+
鼠伤寒沙门菌	+	⊕	–	⊕	⊕	–	+++	–	–	+	+
丙型副伤寒沙门菌	+	⊕	–	⊕	⊕	–	+	–	–	+	+
猪霍乱沙门菌	+	⊕	–	⊕	⊕	–	–/+	–	–	+	+
肠炎沙门菌	+	⊕	–	⊕	⊕	–	+++	–	–	+	+
伤寒沙门菌	+	+	–	+	+	–	–/+	–	–	+	+

注：– 为不发酵；+ 为产酸；⊕ 为产酸产气

（4）血清学鉴定

1）根据铁双糖培养基上出现的结果，初步判定分离细菌是哪一属、哪一种细菌，以便为血清学鉴定指出方向，选择相应的抗体血清（表 3.3.3、表 3.3.4 和表 3.3.5）。

表 3.3.3　沙门菌属各组特异性"O""H"抗原成分

血清种类　　抗原成分　　组	A	B	C	D	E
组抗"O"因子血清	2	4	6	9	3
种（型）抗"H"因子血清	a	b	c	d	e

表 3.3.4　志贺氏菌属抗原成分

群	A（志贺）	B（福氏）	C（鲍氏）	D（宋内）
抗原成分	1–10	1–6	1–15	1
		X、Y		

2）操作方法：取一满环诊断血清放于载玻片一端，再从克氏双糖铁培养基上取培养物少许与之充分研磨混合，同时取培养物与生理盐水在载玻片的另一端进行混合，用作对照。

3）结果：盐水对照呈均匀混浊，培养物与诊断血清混合后，室温经数分钟后出现肉眼可见的颗粒状凝集物，即为阳性。

表 3.3.5 沙门菌属、志贺菌属细菌、血清学鉴定步骤

菌属 \ 血清 \ 步骤	定属→	定组（群）→	定种型
沙门属	沙门属多价血清	各组抗 O 因子血清	抗 H 因子血清
志贺属	志贺属多价血清	各群多价血清 顺序是福氏→宋内→志贺→鲍氏	

（冯宪敏）

第四节　幽门螺杆菌感染的实验室检测

【案例】

患者，女，62 岁，既往慢性萎缩性胃炎，未规律性治疗。近期腹胀、腹痛、消化不良、乏力、嗳气等症状加重。临床检查：同位素标记的尿素呼气试验（urea breath test，UBT）阳性。

【分析】

幽门螺杆菌（H. pylori，Hp）与慢性活动性胃炎和消化性溃疡的发生有密切关系，因此是世界范围的慢性胃病（慢性胃炎和消化性溃疡等）生物病原学研究的热点。自 1983 年通过胃镜取活检标本分离培养成功以来，对 Hp 感染的诊断已发展出了许多方法，包括有细菌学、病理学、血清学、同位素示踪、分子生物学等许多方法。但总的讲来，从标本采集角度看，可以分为侵袭性和非侵袭性两大类。

【方法】

（1）非侵袭性检查：非侵袭性检查主要有 UBT、血清 H. pylori 抗体、粪便 H. pylori 抗原检测及唾液抗 H. pylori– 抗原检测等。

（2）侵入性检查：由内窥镜医师从胃的适当部位（胃幽门部、胃体大弯中部）采集活组织样本。进行细菌的分离培养和直接涂片、快速尿素酶试验、药敏试验。病理学的组织切片检查、电镜检查及分子生物学的 PCR、RAPD、RFLP 等。其中分离培养 + 直接涂片镜检或分离培养 + 病理切片特征检查被国际上认为判断其他各种方法准确性与可靠性的依据，即所谓的"金标准"。

（冯宪敏）

第五节　流感病毒的分离与鉴定

【案例】

患者，男，45 岁。自述 2 日前洗澡受凉后，出现头痛、浑身酸痛、鼻塞、流涕、咳嗽等症状。自行服用感冒胶囊后，症状缓解，今晨出现寒战和发热。

【分析】

流感病毒已发生变异，是引起流行性感冒的主要病毒。在流感流行期间，根据典型临床症状可以初步诊断，但确诊或流行监测必须结合实验室检查，主要包括病毒分离与鉴定、血清学诊断和快速诊断方法。流感病毒包囊上镶嵌着两种刺突，即血凝素（HA）和神经氨酸酶（NA）。HA通过与红细胞表面的糖蛋白受体结合，引起多种动物或人红细胞凝集，因此通常采用血球凝集试验和血球凝集抑制试验（HI）对流感病毒进行辅助检测和鉴定。

【方法】

将样本预处理后，接入鸡胚培养，获得病毒样本后再进一步鉴定，具体过程如图3.3.3所示。

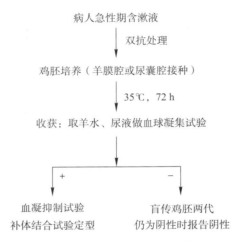

图 3.3.3　流感病毒分离与鉴定的检验程序

（1）分离病毒

1）标本处理：采集之标本于冰壶内，及时进行分离，含漱液经低速离心后，吸取上清液 1 mL，加抗生素（双抗），0.1 ~ 0.2 mL，置 4℃冰箱 4 h 或过夜；

2）取 9 ~ 11 日龄鸡胚，将上述处理材料 0.2 mL，接种于鸡胚尿囊腔；

3）置 35℃孵育 72 h 后，放 4℃冰箱过夜（防止出血）；

4）取出鸡胚收获尿囊液，并进行血凝滴定，以测定是否有病毒生长。

（2）血球凝集试验

1）采集患者急性期（发病 5 日内）和恢复期（病程 2 ~ 4 周）双份血清。

2）取小试管 9 支，按表各管加入盐水，第 1 管为 0.9 mL，其他各管均为 0.25 mL。

3）取收获的尿囊液 0.1 mL，加入第 1 管中作 1∶10 稀释，混匀后吸取 0.5 mL 弃至消毒缸内，再吸取 0.25 mL（1∶10）稀释液加至第 2 管混匀，从第 2 管中取出 0.25 mL 置第 3 管混匀，依次作倍比稀释至第 8 管，混匀后自第 8 管中取出 0.25 mL 弃掉。这样各管液体量均为 0.25 mL，从第 1 管至第 8 管的尿液稀释度为 1∶10、1∶20……1∶1 280，第 9 管为生理盐水对照。

4）稀释完毕后加入 0.5% 鸡红细胞悬液，每管 0.25 mL，室温放置 45 min，立即观察结果，观察时要轻拿、勿摇。

5）结果判定：各管出现血球凝集程度以 ++++、+++、++、+、– 表示，以出现 ++ 病毒的最高稀释度为血凝效价。++++：全部血球凝集，凝集的血球铺满管底。+++：大部分血球凝集，在管底铺成薄膜状，但有少数血球不凝，在管底中心形成小红点。++：约有半数血球凝集，在管底铺成薄膜，面积较小，不凝集的红细胞在管底中心聚成小圆点。+：只有少数血球凝集，不凝集的红细胞在管底聚成小圆点，凝集的血球在小圆点周围。–：不凝集，血球沉于管底，呈一边缘整齐的致密圆点。

如果血凝试验阳性，则做血凝抑制试验进一步证实，并可确定该病毒的型，甚至亚型。

（3）血球凝集抑制试验

1）定量法：血凝抑制试验属于血清学试验，是在加鸡红细胞前先加病毒的抗血清，然后加血球，而且以血球不凝为阳性。由于该试验中用已知病毒的抗血清，故可鉴定病毒型及亚型，反之用已知病毒，亦可测定患者血清中有无相应抗体，但应先将患者血清进行处理，以除去其中的非特异抑制物或凝集素，并需取双份血清做两次试验，若恢复期血清抗体效价比疾病早期高 4 倍以上，再结合临床即有确诊意义。

a. 材料准备：流感病毒液（尿囊液）效价为 4 个血凝单位 /0.25 mL，流感患者血清（同上），余同血凝试验。

b. 患者血清预处理，除去其中非特异性抑制素。

c. 取小试管 10 支，加入盐水，各管均为 0.25 mL。

d. 取经处理的 1∶5 稀释的患者血清 0.25 mL，加入第 1 管中作 1∶10 稀释，吹打三次混匀后，取 0.25 mL 加至第 2 管，并依次作倍比稀释，到第 8 管为止，第 9 管为病毒对照，第 10 管为血清对照。

e. 稀释完后，加入流感病毒悬液（每 0.25 mL 含 4 个血凝单位），第 10 管不加病毒液。摇匀后每管加入 0.5% 鸡红细胞 0.5 mL，放置室温 30 min、45 min 各观察一次结果，以 45 min 的结果为准。

f. 结果判定：观察血凝的判断标准同前述血凝试验，但本试验是以不出现血凝现象的试验管为阳性，凡呈现完全抑制凝集的试管中，其血清的最高稀释度作为血凝抑制效价。

2）定性法：亦称血凝抑制试验，是利用分型诊断血清与新分离的病毒液相互作用，其分型血清若能抑制病毒的血凝发生，证明待检病毒与该型诊断血清是属同型。依此可对分离病毒进行定型鉴定。

a. 材料准备：新分离病毒之尿囊液（含 4 个血凝单位 /0.25 mL）；甲型流感病毒亚型诊断血清、抗亚甲型（抗 A1）、抗亚洲（抗 A2）、抗香港型（抗 A3）；0.5% 鸡红细胞悬液、生理盐水；U 型孔塑料板、毛细滴管等。

b. 在 U 型孔反应板上选择 5 个孔并标记好孔 1、2、3、4、5。

c. 将含 4 个血凝单位的新分离病毒液加入上述 5 个孔内，每孔 2 滴。

d. 于孔 1、2、3 中加抗 A1、A2 和 A3 诊断血清各 2 滴，孔 4 中加鸡血清 2 滴，孔 5 中加生理盐水 2 滴，轻轻摇匀，放置 5 min。

e. 5 min 后于上述 5 孔中各加 0.5% 鸡红细胞悬液 2 滴，再次将各孔内溶液摇匀，静置 45 ~ 60 min，待血球完全下沉后观察结果，记录并分析结果。

f. 结果判定：出现明显血凝现象者，即全部或大部分血球凝集、下沉平铺孔底为血凝抑制阴性；凡未见血凝发生的试验孔，则证明新分离病毒与该孔所用的诊断血清亚型相一致。

（冯宪敏）

第六节　乙型肝炎病毒感染的实验室检测

【案例】

患者，男，28 岁，自诉近期乏力、食欲不振、厌油腻。家庭成员中母亲为乙型肝炎病毒（HBV）携带者。

【分析】

肝炎病毒主要有 7 种，即甲型肝炎病毒（HAV）、乙型肝炎病毒（HBV）、丙型肝炎病毒（HCV）、丁型肝炎病毒（HDV）、戊型肝炎病毒（HEV）、乙型肝炎病毒（HFV）、庚型肝炎病毒（HGV）。HBV 属于一类独特的嗜肝病毒，引起人类乙型肝炎。HBV 的抗原组成主要包括表面抗原（HBS、PreS1 和 PreS2Ag）、核心抗原（HBcAg）和 e 抗原（HBeAg）等。其中，HBSAg 存在于感染者的血液中是 HBV 感染的主要标志，抗原性强，刺激机体产生抗 –HBs 抗体，是制备疫苗的最主要成分；HBcAg 仅存在于 Dane 颗粒核心结构的表面，不易在血液中检出，刺激机体产生抗 HBc（IgG 和 IgM）；HBeAg 仅存在于 Dane 颗粒中，游离存在于血液中为病毒复制及强传染性指标，刺激机体产生抗 –HBe（IgG 和 IgM），是预后良好的征象。

【方法】

（1）HBV 的抗原抗体检测：目前我国已有商品化的检测 HBV 血清学标志的 ELISA 试剂盒，主要检测的指标为 HBSAg 及其抗体、HBeAg 及其抗体，以及 HBcAg（俗称"肝功两对半"，表 3.3.6）。本试验采用双抗体夹心法，将特异性抗 –HBS 吸附于固相载体

表 3.3.6　HBV 抗原、抗体检测结果的临床分析

HBVAg	HBeAg	HBcAg	抗 –HBs	抗 –HBe	抗 –HBc IgM	抗 –HBc IgG	结果分析
+	–	–	–	–	–	–	HBV 感染或无症状携带者
+	+	–	–	–	+	–	急性或慢性乙型肝炎（传染性强，又称"大三阳"）
+	–	–	–	+	–	+	急性感染趋向恢复（又称"小三阳"）
+	+	–	–	–	+	+	急性或慢性乙型肝炎或无症状携带者
–	–	–	–	–	–	+	既往感染
–	–	–	+	+	–	+	既往感染
–	–	+	–	–	–	–	既往感染或接种过疫苗

表面，当加入待检血上的相应的 HBsAg 结合为 Ag-Ab 复合物，加入过氧化物酶标记的抗 -HBS 酶结合物，有酶相应底物存在情况下，产生颜色变化，用肉眼判读或酶标仪测定结果。

1）材料准备：包被液（0.2 mol/L pH9.6 的碳酸盐缓冲液）、洗涤液（0.02 mol/L pH7.4 的 PBS-Tween-20）、酶结合物（辣根过氧化物酶标记的抗 HBS）、抗体稀释液（0.01 mol/L PH7.4 的 PBS-Tween-20）、酶底物液（邻苯二胺 10 mg 溶于 pH5.0 的磷酸盐 - 柠檬酸缓冲液 25 mL 中，临用前加入 30% H_2O_2 0.12 mL，新鲜配制，避光）、中止液（2 mol/L H_2SO_4）、待检血清、阳性血清、阴性血清及聚苯乙烯微量板。

2）包被：用包被液稀释抗 HBS 为 50 μg/mL，加入微量板 100 μL/ 孔。置 4℃过夜后，用洗涤液洗 3 次每次 3～5 min。

3）加样：加入稀释为 1/50 的待检血清 100 mL/ 孔每个标本作 2 孔，同时作阳性、阴性和空白对照，置 37℃ 2 h 后洗涤 3 次。

4）加酶结合物：加入经适当稀释的酶结合物 100 μL/ 孔，置 37℃ 2 h 后洗涤 3 次。

5）加底物液：100 μL/ 孔，避光置于 37℃ 20～30 min。

6）中止反应：1 滴 / 孔中止液。

7）结果判定：肉眼判读时，待测孔颜色与阴性对照一样或更浅，判为阴性。若明显加深，呈黄棕色，判为阳性。用酶标仪检测时，P/N 值 >2.1 为阳性，<2.1 为阴性。P 为被检标本 OD 值，N 为阴性对照 OD 值。

（2）HBV 的核酸检测试验：HBV 病毒基因检测包括 HBV DNA 定量、HBV 基因分型及耐药突变检测，已在临床上广泛开展。HBV DNA 定量检测主要采用 PCR- 荧光探针法，对 HBV 的复制水平进行直观判断，是临床判断疗效的主要指标。斑点杂交法是将标本滴样于硝酸纤维素膜上，HBV DNA 经处理变性，解链变成单链 DNA 吸附在固相滤膜上，用 32P 或 25I 标记的已知 HBV DNA 探针与之杂交，在一定条件下 DNA 又可复性，探针可与标本中 HBV DNA 按互补碱基顺序配对的特点进行结合，滤膜上出现同位素斑点者，经放射自显影后可直接观察。此法简单、快速、特异性高，可用于核酸鉴定。

1）材料准备：0.5N NaOH、0.6 mol/L NaCl、1.5 mol/L NaCl、0.5 mol/L Tris、1 mol/L Tris-HCl；SSC（0.15 mol/L NaCl、0.015 mol/L 柠檬酸三钠）、Denhardt 溶液、（0.02%BSA- 0.02%Ficoll-0.02% 聚乙烯吡咯烷酮）、32P-HBV DNA 探针、硝酸纤维素滤膜（NC 滤膜）孔径 0.3 μm 或 0.45 μm 和医用 X 线胶片等。

2）点样：将 40 μL 待检血清点样在 NC 滤膜上，减压抽干。

3）变性：将 NC 滤膜置于 0.5N NaOH 溶液 10 min，抽干减体后再浸泡 10 min。

4）干燥：取出 NC 膜置于 pH7.4 的 0.6 mol/L NaCl、1 mol/L Tris-HCl 和 pH7.4 的 1.5 mol/L NaCl-0.5 mol/L Tris-HCl 分别处理 5～10 min。80℃烤干 2 h。

5）预杂交：将 NC 膜置于 SSC，Denhardt 溶液，65℃ 5 h。

6）杂交：将变性的 32P-HBV DNA 探针（按 100 万 cpm/100 份待检样品）加入上述溶液内，68℃杂交 24 h。

7）漂洗：用 4×SSC-0.1%SDS 漂洗 2 次，4×SSC-0.5%SDS 65℃ 4 h，0.1×SSC- 0.1% SDS 45℃ 2 h，充分洗去未杂交的放射性标记物，80℃烤干 30 min。

8）放射自显影：医用 X 线胶片，-45℃感光 1～10 日显影。

9）结果判定：在 X 胶片上有斑点阴影者为阳性，还可用密度计测定自显影斑点，定量检测 HBV DNA 含量。

（冯宪敏）

第七节　人类免疫缺陷病毒感染的实验室检测

【案例】

患者，男，21 岁，学生。自述曾受人邀请前往一个会所和朋友吃饭、唱歌，后发生无防护性交。主动进行 HIV 筛查。

【分析】

人类免疫缺陷病毒（HIV）是获得性免疫缺陷综合征（AIDS），即艾滋病的病原体。HIV 主要通过性接触、血液、垂直感染等方式传播，病毒感染后损伤机体免疫系统，最终并发各种致死性机会性感染和肿瘤。HIV 的实验室检测主要用于 AIDS 诊断、指导抗病毒药物的治疗、筛查和确认 HIV 感染等。HIV 的实验室检测主要包括病毒抗原、抗体和核酸检测。HIV P24 抗原在感染早期（约 2～3 周）即可检测到，可用于早期诊断；通常采用定量 RT-PCR 方法测定血浆中 HIV RNA 的拷贝数，用于检测疾病进展和评价抗病毒治疗效果；目前，临床上常用 ELISA 方法筛查 HIV 抗体阳性的感染者，阳性者需采用特异性高的蛋白印迹法检测待检血清中的 HIV 衣壳蛋白和糖蛋白抗体等，确认血清抗体的阳性结果。本部分内容主要介绍 HIV 的抗体检测。

【方法】

HIV 感染机体以后，可以在短时间内产生多种特异性抗体。包括：针对病毒 *gag* 基因编码的核心蛋白抗体，如 P55 抗体和 P24 抗体等；针对病毒 *env* 基因编码的糖蛋白抗体，如 gp160 抗体和 gp120 抗体等；针对病毒 *pol* 基因编码的逆转录酶抗体，如 P66 抗体和 P31 抗体等。检测上述抗体可进行 HIV 感染的血清学诊断。根据各方法的特异性和敏感性的差异，血清学诊断方法分为初筛实验和验证实验两种。

（1）检测 HIV 抗体的初筛实验：主要有酶联免疫吸附试验（ELISA），明胶颗粒凝集试验（PA）和间接免疫荧光试验（IFA）等。明胶颗粒凝集试验（gelatin particle agglutination test，PA）是一种快速的 HIV 抗体检测方法。简便易行，不需要特殊的仪器与设备，特别适用于 HIV 感染的筛选和普查。其原理是经过提纯和裂解病毒以制备病毒抗原后，与着色的明胶颗粒相交联，形成 HIV 抗原致敏的明胶颗粒，当与血清或血浆中可能存在的 HIV 抗体相遇时可以出现肉眼可见的凝集反应。

1）材料准备：新鲜待检血清、阳性对照血清、HIV 诊断 PA 试剂盒、微量反应板、稀释液（PBS 缓冲液）。

2）将待检血清从 1 : 4 开始进行倍比稀释。即加入稀释液 75 μL 至第 1 孔，其余各孔分别加入稀释液 25 μL；然后于第 1 孔加入待检血清 25 μL，充分混匀后吸 25 μL 至第 2 孔，依次进行至第 3 孔，吸 25 μL 弃去。

3）加入非致敏的明胶颗粒 25 μL 至第 2 孔（1 : 8）做阴性对照。加入 HIV 抗原致敏的明胶颗粒 25 μL 至第 3 孔（1 : 16），最终稀释倍数为 1 : 32。

4）加入阳性血清 25 μL 至第 4 孔（1 : 64），再加入 HIV 抗原致敏的明胶颗粒 25 μL，做阳性对照，最终稀释倍数为 1 : 128，充分混匀，室温下作用 2 h。

5）观察结果：阴性对照（第 2 孔）表现为明胶颗粒沉积于管底，形成一个致密的圆点或圆卷，周边光滑；阳性血清对照孔（第 4 孔）表现为明胶颗粒呈均匀的凝集现象，形成均匀膜状凝集，边缘不整齐；根据阴、阳性对照，判定致敏的明胶颗粒加入孔的实验结果。对介于阴、阳性对照之间的结果，必须进行重复实验，以避免假阳性。

（2）检测 HIV 抗体的验证实验：当初筛实验发现阳性标本时，必须要用蛋白印迹实验进行验证。若实验结果仍为阳性时，才能进行定论。蛋白印迹试验是目前检测 HIV 抗体最常用的实验，它把免疫学原理与电泳技术相结合，具有特异性高、操作简便等优点。其原理是提纯经 T 淋巴细胞增殖的 HIV 颗粒，用理化方法灭活和裂解后，SDS– 聚丙烯酰胺凝胶电泳并电转移至硝酸纤维素膜上，制成 HIV 抗原膜。该膜与待检血清或血浆中的 HIV 抗体特异结合后，经酶标抗人 IgG 抗体作用，酶作用底物显色，可形成特异带形，如 P24、P31、P41、P51、P55、P66 和 P160 等的相应条带。

1）材料准备：待检血清，阳性对照血清，稀释液（PBS 缓冲液），洗涤液（0.05% Tween–20 PBS 缓冲液），HIV 抗原标记硝酸纤维素膜等。

2）每管加 2 mL 洗涤液，放入硝酸纤维素膜条，室温静止 30 min，弃液体。

3）每管加稀释液 2 mL，于摇床上室温振荡 5～10 min。

4）每管分别加入待检血清（或阳性血清）20 μL，做 1∶100 稀释，室温振荡过夜。

5）弃液体，再用洗涤液洗涤 3 次，稀释液洗涤 3 次。

6）加入辣根过氧化物酶标记的抗人免疫球蛋白（1∶1 000 稀释），20℃下孵育 1 h。

7）弃液体，再用洗涤液洗涤 3 次，稀释洗涤 3 次。

8）加入酶作用底物，孵育。若为阳性，数分钟内可见棕色带型出现。

9）结果判定：若不出现任何带形，或无 P24 以及任何外膜糖蛋白的带形出现，为阴性结果；若所有带形（如 P17、P24、P31、P41、P51、P55、P66、P160 等）均出现，为强阳性结果；若出现 P24 和 P160 两条带形，为弱阳性结果，有助于检测试剂的敏感性；同时与标准相对分子质量比较，确定抗体的类型。情况可疑时，在 3 个月后再次检查。

（冯宪敏）

第八节　白假丝酵母的分离与鉴定

【案例】

患者，女，36 岁，自述近期出现阴道瘙痒、灼痛和分泌物增多。妇科检查发现阴道黏膜红肿，小阴唇内侧和阴道黏膜附有白色块状物，涂擦后露出红肿黏膜面。初步诊断为"真菌性阴道炎"。

【分析】

85%～90% 真菌性阴道炎的病原体为白假丝酵母。白假丝酵母为机会致病菌，当机体免疫功能下降时，可导致皮肤、黏膜、内脏和中枢神经系统感染。白假丝酵母病的微生物学检查很重要。但实验检查阳性往往不能确定临床诊断，必须结合临床症状，做多次检查，进行综合判定。其实验室检查主要包括：直接镜检、培养检查和鉴定试验。

【方法】

（1）直接检查：无菌采取病变部位的分泌物、排泄物、体液、痰、血液或脑脊液等。

将标本直接涂片并用显微镜观察有无圆形或卵圆形的芽生孢子，有的亦可发现假菌丝或厚膜孢子。若标本中有大量假菌丝说明假丝酵母处于致病状态，对确诊假丝酵母病有重要意义。

（2）培养检查：无菌采取病变部位的分泌物、排泄物、体液、痰、血液或脑脊液等。将标本接种在沙氏葡萄糖培养基上，经 28℃ 3～7 日培养，逐日观察菌落生长情况。菌落为类酵母型菌落，呈奶油色，柔软、光滑、湿润，陈旧培养物则颜色变深并逐渐变硬或有皱褶。若用血液琼脂培养，则需 10 日左右才能形成中等大小的暗色菌落。

（3）鉴定试验

1）厚膜孢子形成试验：将培养物接种在含 1% Tween-80 的玉米淀粉培养基（将 40 g 玉米粉浸入 500 mL 蒸馏水中，60～65℃ 煮 1 h，以 4～8 层纱布或脱脂棉过滤除渣；取 20 g 琼脂溶解于 500 mL 蒸馏水中。将玉米浆与琼脂混合，趁热用纱布过滤分装于试管中，0.1 MPa 压力灭菌 20 min 后备用。）中，经 15℃ 24～48 h 后可查见有厚膜孢子形成。如果培养温度超过 37℃，则不能形成厚膜孢子，厚膜孢子的形成有助于鉴定白假丝酵母。

2）芽管形成试验：将培养物接种于事先预热温度为 37℃ 的血清（0.5～1.0 mL 新鲜的人或动物血清）中，1.5～3.0 h 内即可查见有芽管形成。

（冯宪敏）

【参考文献】

1. 李凡，刘永茂，肖纯凌 . 基础医学实验教程 . 2 版 . 北京：高等教育出版社 . 2011.

2. 李凡，徐志凯 . 医学微生物学 . 9 版 . 北京：人民卫生出版社，2018.

3. Jorgensen JH，Pfaller MA，Carroll KC. American Society for Microbiology. Manual of clinical microbiology. 11th ed. Washington，DC：ASM Press. 2015.

4. Reiss E，Shadomy HJ，Lyon GM. Fundamental Medical Mycology. Hoboken，NJ，USA：Wiley-Blackwell，2011.

5. Dismukes WE，Pappas PG，Sobel JD. Clinical Mycology. New York，USA：Oxford University Press，2003.

6. 王端礼 . 医学真菌学：实验室检验指南 . 北京：人民卫生出版社，2005.

第 4 篇

人体寄生虫学实验

第一章　人体寄生虫学实验总论

人体寄生虫学实验总论包括寄生虫的形态学观察和寄生虫的实验室检查两部分。其中，寄生虫的形态学观察侧重于常见寄生虫的形态学特征；寄生虫的实验室检查包括病原学检查、免疫学检查及分子生物学检查，主要介绍寄生虫实验室常规检查的基本原理与应用。

第一节　寄生虫的形态学观察

一、原虫

原虫是单细胞真核动物，体积微小，只有 $2 \sim 200 \, \mu m$。其形态多样，可呈球形、新月形、舌形或不规则形。原虫由细胞膜、细胞质及细胞核组成。

原虫细胞膜与其他生物细胞膜基本相同，具有一层或一层以上的嵌有蛋白质的脂质双分子结构，覆盖于虫体体表。原虫细胞质主要由基质、细胞器和内含物组成。原虫细胞核由核膜、核质、核仁及染色质构成。

观察原虫，要观察其虫体大小、形状、染色性，各种细胞器的位置、结构、数量，以及内含物的有无、分布等特点。观察中，要特别注意核（包括核仁）的大小、位置及染色质分布特点，这有利于虫种的识别与辨认。

（一）叶足虫

1. 溶组织内阿米巴（痢疾阿米巴）

溶组织内阿米巴（*Entamoeba histolytica*）生活史包括滋养体和包囊两个时期。其中，滋养体时期又可因其寄生部位分为组织型滋养体（大滋养体）和共栖型滋养体（小滋养体）。组织型滋养体寄生在肠壁等组织内，共栖型滋养体生活于肠腔中。包囊依其核的数量又分为一核包囊、二核包囊及四核包囊，四核包囊为成熟包囊，具有感染性。

溶组织内阿米巴生活史基本过程：四核包囊——滋养体——包囊。

（1）滋养体（铁苏木素染色、铁苏木素 – 伊红染色）：油镜下可见虫体呈圆形或椭圆形，周边颜色较淡。内质和外质间区别不明显；细胞质呈深蓝色，食物泡内所含细胞呈蓝黑色或红色，即红细胞（与共栖型滋养体最重要的区别）。核为圆形，呈深蓝黑色，核仁细小，多位于中央，核周染色质粒小而一致，排列规则。

注意观察：虫体大小、形状、染色性、食物泡、核的位置与结构等特点（图 4.1.1A）。

（2）包囊（铁苏木素染色）：包括不成熟包囊和成熟包囊。不成熟包囊圆球形，外面由较厚囊壁包绕，蓝黑色的细胞质内可见 1 或 2 个细胞核，拟染色体 1 个或多个，呈蓝黑色棍棒状；糖原泡呈空泡状；成熟包囊可见到 4 个核，拟染色体和糖原泡很少见到（图 4.1.1B）。

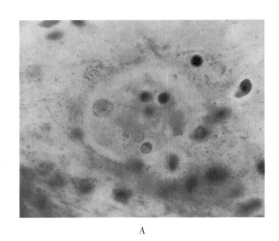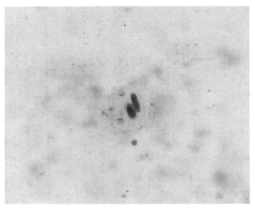

A　　　　　　　　　　　　　　　　　B

图 4.1.1　溶组织内阿米巴

A. 溶组织内阿米巴滋养体；B. 溶组织内阿米巴包囊

注意观察：核的数目、结构，糖原泡以及拟染色体的形状。

（3）包囊（碘液染色）：低倍镜下可见染成黄色或棕黄色、大小似印刷符号"。"的球形小体。高倍镜下可见虫体染成黄色或棕黄色，囊壁发亮或如黑线，细胞核 1 ~ 4 个，如小亮圈。不成熟包囊内的糖原染成棕色团块状，拟染色体不着色，呈亮棍状。

2. 结肠内阿米巴（结肠阿米巴）

结肠内阿米巴（*Entamoeba coli*）是一种共生原虫，寄生于人的盲肠和结肠，不侵犯宿主组织，以细菌、酵母菌和其他原生动物为食，但因其常与溶组织内阿米巴共存，故具有重要的医学意义。

结肠内阿米巴生活史包括滋养体和包囊两个时期。包囊 1 ~ 8 个核，8 核包囊为成熟包囊，具有感染性。

（1）滋养体（铁苏木素染色）：油镜下可见虫体大小及染色特点似溶组织内阿米巴。颗粒状的内质中含有细胞核和许多食物泡，核仁大，通常偏心位，核周染粒颗粒粗，大小不一致，排列不整齐；食物泡中不含红细胞，主要含细菌和其他肠道共栖生物。

（2）包囊（铁苏木素染色）：油镜下可见细胞核 1 ~ 8 个，构造与滋养体相同。未成熟包囊细胞质内有较大的糖原泡，拟染色体呈碎片状或草束状。成熟包囊细胞核 8 个，糖原泡和拟染色体不易见到。

（3）包囊（碘液染色）：低倍镜下可见染成黄色或棕黄色、较溶组织阿米巴包囊略大的球形小体。高倍镜下可见虫体染成黄色或棕黄色，囊壁发亮或如黑线，细胞核 1 ~ 8 个。糖原染成棕色团块状，拟染色体不着色，呈草束状或碎片状。

注意观察：包囊的大小、形状、核的数目及拟染色体特点。

结肠内阿米巴与溶组织内阿米巴的形态区别见表 4.1.1。

表 4.1.1　溶组织内阿米巴与结肠内阿米巴的形态区别（铁苏木素染色）

	溶组织内阿米巴	结肠内阿米巴
滋养体	核仁小 中心位	核仁大 偏心位
	染色质粒细 分布均匀	染色质粒粗 分布不均
包囊	核 1~4 个	核 1~8 个
	拟染色体棍棒状	拟染色体草束状或碎片状

（二）鞭毛虫

1. 杜氏利什曼原虫（黑热病原虫）

杜氏利什曼原虫（*Leishmania donovani*）生活史中有两个发育时期，即前鞭毛体和无鞭毛体。无鞭毛体寄生于人体的单核巨噬细胞系统，前鞭毛体为感染时期，通过媒介昆虫白蛉的叮咬而传播。

（1）发育时期

1）无鞭毛体（吉姆萨染色）：油镜下在被染成紫红色的巨噬细胞核周围可见到微小虫体，大小为（2.9~5.7）μm×（1.8~4.0）μm 圆形或椭圆形，细胞质染成淡蓝色，细胞核及动基体均染成紫红色。

注意观察：虫体大小，形状、内部结构及染色性。

2）前鞭毛体（取自培养基，吉姆萨染色）：油镜下可见虫体呈梭形或长纺锤形，短粗或细长。虫体（14.3~20）μm×（1.5~1.8）μm，核位于虫体中部，动基体在前部，基体在动基体之前，并由此发出一根细长鞭毛。染色特点同无鞭毛体。

注意观察：虫体大小、形状及内部构造。

（2）传播媒介：白蛉为杜氏利什曼原虫的传播媒介。为浅灰或淡棕色的小型昆虫。全身披有细毛，一对复眼大而黑，足细而长，翅狭长，背驼，停息时两翅上举呈倒"八"字形。

2. 阴道毛滴虫（阴道滴虫）

阴道毛滴虫（*Trichomonas vaginalis*）是一种腔道内寄生原虫，其生活史中仅有滋养体一个发育时期，既是感染阶段，也是致病阶段。

（1）涂片观察：取阴道分泌物直接涂片或取自培养基的培养材料涂片。油镜下可见滋养体活体虫体呈梨形或圆形，作螺旋式运动。缩小光栅视野变暗时观察，可见摆动的前鞭毛（四根）及呈波浪式运动的波动膜。

注意：勿将阴道上皮细胞和白细胞等误认成虫体。

（2）固定标本（吉姆萨染色）观察：油镜下可见滋养体梨形或椭圆形，体长 7~23 μm，虫体前端有一个椭圆形的泡状核，核上缘有 5 颗排列成环状的毛基体，由此发出 5 根鞭毛，其中有 4 根等长的前鞭毛，第 5 根鞭毛向后沿波动膜外缘呈波浪式延伸，与波动膜外缘等长，无游离缘。波动膜长约占虫体的 1/3~2/3。一根轴柱纵贯虫体从后端伸出。细胞核及鞭毛均染成红色（图 4.1.2）。

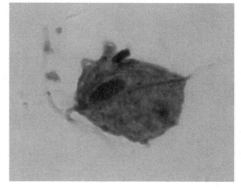

图 4.1.2　阴道毛滴虫

3. 蓝氏贾第鞭毛虫（贾第虫）

蓝氏贾第鞭毛虫（*Giardia lamblia*）是人体消化道中较常见的一种寄生原虫，其易引起蓝氏贾第鞭毛虫病，是旅游者腹泻的病原体。蓝氏贾第鞭毛虫生活史中有两个发育时期，即滋养体和包囊。四核包囊具有感染性。

（1）滋养体（铁苏木素染色）：油镜下可见虫体梨形，两侧对称，体前端有分左右两叶的吸器，吸器区中线两侧各有一卵圆形泡状细胞核，核中央的核仁明显可见。吸器之后为一对大而弯曲、深染的中心体。两细胞核之间的基体发出四对鞭毛即前鞭毛、侧鞭毛、腹鞭毛和后鞭毛。

（2）包囊（铁苏木素染色）：油镜下可见虫体呈长椭圆形，囊壁较厚，囊壁与细胞质之间有明显空隙。细胞质内有四个细胞核、两个中心体。

（三）孢子虫

1. 疟原虫

寄生于人体的疟原虫有五种，即间日疟原虫（*Plasmodium vivax*）、恶性疟原虫（*Plasmodium falciparum*）、三日疟原虫（*Plasmodium malariae*）、卵形疟原虫（*Plasmodium ovale*）和诺氏疟原虫（*Plasmodium knowlesi*）。其中以前两种最为重要，三日疟原虫少见，卵形疟原虫罕见。

疟原虫寄生于人红细胞内，生活史过程需要在两个宿主体内完成，即在蚊体内的有性增殖时期和在人体内的无性增殖时期。虫体的无性增殖又分成两个时期，即红细胞外期和红细胞内期。红细胞内期虫体发育过程包括环状体（早期滋养体）、滋养体、裂殖体及配子体四个时期。人体感染是通过蚊虫叮咬，感染时期子孢子随蚊虫分泌的涎液而进入人体所致。

（1）间日疟原虫（薄血膜涂片吉姆萨染色）：低倍镜下在血涂片上选择红细胞分布均匀散在的部分，转换油镜头，耐心、仔细按顺序观察。查找虫体要在红细胞内，"红核蓝质"并具虫体特征。

注意观察：虫体的大小、形状、颜色、核的数目、疟色素的分布及红细胞有无变化等。

1）环状体（早期滋养体）：细胞质薄，淡蓝色，呈环状，环较大，直径约占红细胞直径的 1/3；核 1 个，红色；所寄生的红细胞无变化。

2）滋养体（晚期滋养体）：细胞质形态不规则，空泡明显；疟色素棕黄色、烟丝状，分散于胞质内；被寄生红细胞已开始胀大，红细胞表面开始出现薛氏小点（红色）（图 4.1.3A）。

3）裂殖体

a. 未成熟裂殖体：核开始分裂（2 个或以上）；细胞质渐圆形，空泡消失；疟色素棕黄色，开始集中；红细胞较正常红细胞大，可见薛氏小点。

b. 成熟裂殖体：虫体大；裂殖子 12～24 个，排列不规则；细胞质蓝色；疟色素棕黄色，集中成堆；红细胞胀大，可见薛氏小点（图 4.1.3B）。

4）配子体

a. 雌配子体：圆形或椭圆形，几乎占满胀大的红细胞；胞质蓝色；核较小、致密、深红色，偏于虫体一侧；疟色素褐色，点状分散分布（图 4.1.3C）。

b. 雄配子体：圆形或椭圆形，占满胀大的红细胞；胞质蓝而略带红；核较大、核质

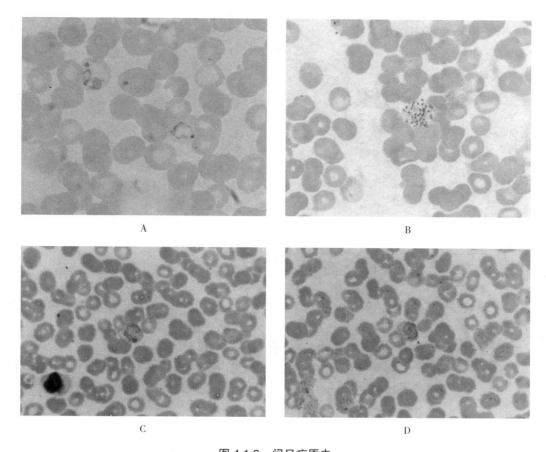

图 4.1.3　间日疟原虫

A. 间日疟滋养体；B. 间日疟原虫裂殖体；C. 间日疟原虫雌配子体；D. 间日疟原虫雄配子体

疏松、淡红色，位于虫体中央；疟色素分散于核周（图 4.1.3D）。

（2）间日疟原体（厚血膜涂片吉姆萨染色）：油镜下可见疟原虫呈"："或"！"状，细胞核紫红色、点状，每个细胞核带有一团蓝色的细胞质。由于细胞被溶解，血膜上看不到成形的血细胞。

（3）恶性疟原虫（薄血膜涂片吉姆萨染色）

1）环状体：油镜下可见细胞核 1 或 2 个，与蓝色的细胞质构成环状；环纤细，直径约为红细胞直径的 1/6 ~ 1/5；虫体常位于红细胞的边缘，一个红细胞内可寄生 1 ~ 2 个虫体（图 4.1.4A）。

2）配子体

a. 雌配子体：新月形，两端稍尖；胞质蓝色；核小，致密、深红色，位于中央；疟色素深褐色，密集于核周围（图 4.1.4B）。

b. 雄配子体：腊肠形，两端稍钝；胞质蓝色略带红；核较大，核质疏松，淡红色，位于中央；疟色素黄棕色，分布于核周围。在虫体的凹陷面有时可见红细胞边缘（图 4.1.4C）。

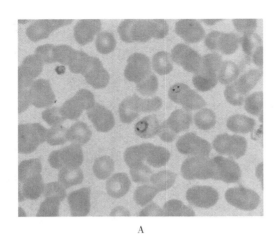 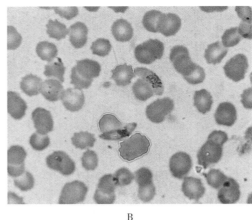

A B

图 4.1.4　恶性疟原虫
A. 恶性疟原虫环状体；B. 恶性疟原虫配子体

（4）三日疟原虫（薄血膜涂片吉姆萨染色）：三日疟原虫与间日疟原虫形态基本相似，最明显的区别在于疟原虫所寄生的红细胞不胀大，红细胞内无薛氏小点。

1）环状体：大小、形状、颜色等特点同间日疟原虫环状体。

2）滋养体：核小；胞质圆形或呈带状，故又称为带状体，空泡小或无；细胞核位于胞质中央；疟色素深褐色，粗大、颗粒状，分布于虫体边缘；被寄生的红细胞不胀大，无薛氏小点。

3）裂殖体

a. 未成熟裂殖体：体小，细胞质圆形或宽带状；核开始分裂（2 个或以上）；疟色素深褐色，分布不匀。

b. 成熟裂殖体：裂殖子 6～12 个，排成一环；细胞质蓝色，虫体占满不胀大的红细胞；疟色素深褐色，常集中在中央。

4）配子体

a. 雌配子体：圆形或椭圆形，如正常红细胞大小；胞质深蓝色；核较小、致密，偏于一侧；褐色的疟色素多而分散。

b. 雄配子体：圆形，略小于正常红细胞；胞质浅蓝色；核较大、疏松、淡红色，位于中央；疟色素分散。

（5）卵囊（囊合子）：镜下可见多个虫体寄生于蚊胃壁上，圆形、边缘规则（内含正在发育的疟原虫子孢子）。

（6）子孢子（吉姆萨染色）：由受染按蚊唾液腺涂片制成。虫体纤细，体积很小，新月形；核位于中央，被染成红色，细胞质纤细，淡蓝色。

（7）按蚊（针插标本）

1）中华按蚊：蚊体呈灰色，翅前缘脉具两个白斑。

2）微小按蚊：体较小，深灰色，翅前缘脉具四个白斑。

2. 刚地弓形虫

刚地弓形虫（*Toxoplasma gondii*）简称弓形虫，是一种组织内寄生原虫，寄生于人及中间宿主的有核细胞内，猫为终宿主。

弓形虫发育全过程包括五个阶段，但在人体内的发育主要经历两个发育时期，即滋养体和包囊。细胞内的滋养体称为速殖子，细胞连同其内的速殖子称为假包囊；包囊内的滋养体称为缓殖子。

滋养体在吉姆萨染色时虫体呈半月形，一端较尖，一端钝圆；一边扁平，另一边隆起。长 4~7 μm。染色后细胞质染成蓝色，细胞核红色，位于虫体中央。虫体一端有时可见一较小的副核。

（刘　利）

二、蠕虫

蠕虫是多细胞无脊椎动物，虫体依赖肌肉收缩进行蠕动。包括吸虫、绦虫、线虫和棘头虫四类，以下仅对前三者作简要介绍。

（一）吸虫

吸虫属扁形动物门的吸虫纲。成虫形态大多背腹扁平，呈叶片形或舌形，少数呈圆柱形或扁锥形；大小因种而异；具有口吸盘、腹吸盘；多为雌雄同体；消化系统不完整。

吸虫生活史复杂，不但具有世代交替，而且需要宿主转换。生活史主要发育阶段包括虫卵、毛蚴、胞蚴、雷蚴、尾蚴、囊蚴及成虫。

1. 华支睾吸虫（肝吸虫）

华支睾吸虫（*Clonorchis sinensis*）又称肝吸虫，成虫寄生于人及多种哺乳动物的肝胆管内，其形态最突出的特点是睾丸呈高度分支。肝吸虫的生活史包括在中间宿主体内的无性世代和在终宿主体内的有性世代。第一中间宿主为淡水螺类，第二中间宿主为淡水鱼、虾，保虫宿主是肉食哺乳动物。人由于食用含有囊蚴的淡水鱼或虾而感染。

（1）成虫：虫体大小为（10~25）mm×（3~5）mm，体型狭长，扁平，形似葵花籽状，前端略窄，后端钝圆，体表无棘。口吸盘位于顶端，腹吸盘位于虫体前端 1/5 处，口吸盘略大于腹吸盘。消化道包括前部的口，球形的咽及短的食道，然后分叉为两肠支，延伸至虫体后端。雄性生殖器官有睾丸 1 对，呈分支状，前后排列于虫体后 1/3 处；两睾丸各发出一条输出管，约在虫体的中部汇合为输精管，向前逐渐膨大形成储精囊，经射精管开口于腹吸盘前缘的生殖腔；无阴茎袋、前列腺和阴茎。雌性生殖器官有卵巢 1 个，细小，边缘分叶，位于睾丸之前；输卵管自卵巢开始，其远端是卵模，卵模周围为梅氏腺；受精囊呈椭圆形，位于睾丸和卵巢之间；劳氏管细长、弯曲，一端接受精囊和输卵管，另一端开口于虫体背面；卵黄腺为颗粒状，分布在虫体两侧，由受精囊向上伸展至腹吸盘水平；左右卵黄管在中间汇合成卵黄囊，由总卵黄管通入输卵管；子宫从卵模开始盘绕而上，开口于腹吸盘前缘的生殖腔。

注意观察：吸盘、消化道、睾丸、卵巢、受精囊、子宫、卵黄腺的形态及位置关系。

（2）虫卵：黄褐色，略似芝麻状，甚小，大小平均 29 μm×17 μm。前端较窄，且有一小盖，小盖周围的卵壳增厚形成肩峰，后端钝圆有小疣状突起。卵内含一成熟毛蚴（图 4.1.5）。

（3）尾蚴：由圆筒形的体部和长的尾部构成。体部具有棕色色素和一对眼点；尾部具有尾鳍。

（4）囊蚴：椭圆形，大小平均 138 μm×115 μm。囊壁有两层，幼虫迂曲在囊内，可见口吸盘和腹吸盘及一个大的排泄囊，囊内含黑色钙质颗粒。

（5）中间宿主

1）第一中间宿主：淡水螺。我国有 3 科 9 种，其中纹沼螺（*Parafossarulus striatulus*）、长角涵螺（*Alocinma longicornis*）和傅氏豆螺（赤豆螺 *Bithynia fuchsiana*）三种螺适应环境能力强，分布广泛，流行病学角度最为重要。

2）第二中间宿主：淡水鱼和淡水虾。国内已证实有 12 科 47 属 84 种淡水鱼可作为本虫的第二中间宿主，其中一些小体型野生鱼如麦穗鱼（*Pseudorasbora parva*）、棒花鱼（*Abbotina rivularis*）等分布广、数量多、感染

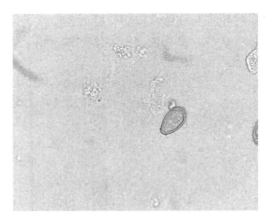

图 4.1.5　肝吸虫卵

率高，感染度也较重。养殖的一些体形较大的鱼类如白鲩（*Ctenopharyngdon idellus*）和鲤鱼（*Cyprinus carpio*）等，由于居民普遍食用，在流行病学上的意义不容忽视。除淡水鱼外，细足米虾（*Caridina nilotica gracilipes*）和中华小长臂虾（*Palemonetes sinensis*）等也可作为肝吸虫第二中间宿主。

2. 布氏姜片吸虫（姜片虫）

布氏姜片吸虫（*Fasciolopsis buski*）体形硕大，因其成虫形似姜片而得名。成虫寄生于人的小肠，中间宿主是扁卷螺，水生植物菱角、茭白等为其传播媒介，猪是重要的保虫宿主。人由于食用附有囊蚴的水生植物而感染。

（1）成虫：硕大且肥厚，活时呈肉红色，死亡固定后呈灰白色。虫体椭圆形，大小为（20 ~ 75）mm ×（8 ~ 20）mm ×（0.5 ~ 3）mm，背腹扁平，似姜片状，前窄后宽，体表有皮棘。口吸盘较小（直径 0.5 mm）位于亚顶位，腹吸盘紧靠口吸盘后方，呈漏斗状，肌肉发达，较口吸盘大 4 ~ 5 倍，肉眼明显可见。消化道由口、咽、短的食管及两根弯曲的肠支组成；睾丸两个，高度分枝呈珊瑚状，前后排列于虫体后半部；卵巢呈分枝状，位于虫体中部稍前方，子宫盘曲于腹吸盘与卵巢之间，缺受精囊，有劳氏管，卵黄腺发达，分布于整个虫体的两侧。

注意观察：成虫虫体大小、吸盘、睾丸、子宫、卵黄腺等结构特征及位置关系。

（2）虫卵：是人体寄生虫虫卵中最大的一种，大小为（135 ~ 140）μm ×（80 ~ 85）μm，椭圆形，淡黄色，卵壳薄而均匀，一端有一不明显的卵盖，内含一个卵细胞和 20 ~ 40 个卵黄细胞（图 4.1.6）。

（3）中间宿主和媒介植物

1）中间宿主：扁卷螺科的小型扁螺，已报道有 10 余种。螺体偏小，贝壳呈圆盘状，螺层在一个平面上旋转，表面光滑或有龙骨。我国主要有大脐圆扁螺、尖口圆扁螺等。

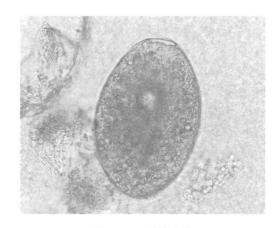

图 4.1.6　姜片虫卵

2）媒介植物：菱角、荸荠、茭白、水浮莲等。

3. 卫氏并殖吸虫（肺吸虫）

卫氏并殖吸虫（*Paragonimus westermani*）又称肺吸虫，成虫寄生于人和多种哺乳动物的肺脏，其成虫形态以生殖器官（两个睾丸、卵巢与子宫）并列为特点。第一中间宿主为川卷螺类，第二中间宿主为甲壳纲的淡水蟹或蝲蛄。保虫宿主包括猫、犬、虎等多种肉食哺乳动物，野猪是其转续宿主。人由于食入含有囊蚴的第二中间宿主或转续宿主而感染。

（1）成虫：成虫虫体肥厚，活时暗红色，半透明，可见伸缩运动。固定标本呈短或长椭圆形，腹面扁平，背面隆起，状如半个黄豆粒；体长 7.5 ~ 12 mm，宽 4 ~ 6 mm，厚 3.5 ~ 5.0 mm；宽长之比约 1 : 2。除口吸盘、腹吸盘、生殖孔、排泄孔及其附近的体壁外，体表密布细小的体棘。口吸盘在虫体前顶端，腹吸盘位于体中横线之前，口、腹吸盘大小略同。卵巢分 5 ~ 6 叶，形如指状；子宫盘曲成团，与卵巢左右并列于腹吸盘之后。睾丸两个，呈分叶状，左右并列于体后端 1/3 处。卵黄腺由许多密集的卵黄滤泡组成，分布于虫体两侧。肠管分支，弯曲；排泄孔位于虫体末端腹面。

注意观察成虫吸盘、睾丸、卵巢、子宫、卵黄腺结构特征及其位置关系。

（2）虫卵：肺吸虫卵呈金黄色，椭圆形，大小为（80 ~ 118）μm ×（48 ~ 60）μm，最宽处近卵盖端。卵盖大而明显，常稍倾斜。卵壳厚薄不均，无盖端卵壳较厚。卵内含一个卵细胞及十余个卵黄细胞；虫卵排出时，卵细胞尚未分裂（图 4.1.7）。

（3）尾蚴：微尾型尾蚴，体部长椭圆形，尾极短小。

（4）囊蚴：较大，圆形，囊壁厚，囊内虫体可见明显的肠管和排泄囊。

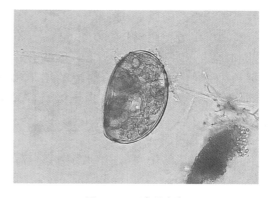

图 4.1.7 肺吸虫卵

（5）中间宿主

1）第一中间宿主：川卷螺类。生活于淡水中，主要有放逸短沟蜷（*Semisulcospira libertina*）、短沟蜷（*Semisulcospira amurensis*）、瘤拟黑螺（*Melanoides tuberculata*）、斜粒粒蜷（*Tarebia granifera*）等。

2）第二中间宿主：蝲蛄（*Cambaroides dauricus*）及淡水蟹。淡水蟹主要有溪蟹（*Potamon* spp.）、华溪蟹（*Sinopotamon* spp.）、拟溪蟹（*Parapotamon* spp.）、石蟹（*Isolapotamon* spp.）等。

4. 裂体吸虫

裂体吸虫（*Schistosome*）成虫寄生于人或哺乳动物的静脉内，又称血吸虫。裂体吸虫与其他吸虫最大的生物学差异为成虫雌雄异体，因雌雄合抱，虫体看似"裂开"。寄生人体的血吸虫有 6 种，我国流行的是日本血吸虫（*Schistosoma japonicum*），终宿主为人和多种哺乳动物，中间宿主是钉螺，人由于尾蚴经皮肤钻入而感染。

（1）成虫：雌雄异体，通常呈雌雄合抱状态。虫体细长，圆柱状，口、腹吸盘位于虫体前端，相距较近；成虫的消化道开口于口吸盘，由口、食道、肠管组成；肠管在腹吸盘前背侧分为 2 支，向后延伸至中部之后汇合成单一肠管，末端以盲端终止于虫体后部。雄虫较粗短，长 12～20 mm；虫体自腹吸盘以下向两侧延展，并向腹面弯曲，形成圆筒状的抱雌沟（gynecophoral canal）；雄虫有睾丸 7 个，呈单行排列，位于腹吸盘背侧；生殖孔开口于腹吸盘下方。雌虫常居于抱雌沟内，与雄虫呈合抱状态。雌虫前细后粗，形似线虫，体长 20～25 mm；口吸盘不及雄虫明显。由于肠管内含有较多消化或半消化的血液，故虫体呈黑褐色。雌虫生殖系统由卵巢、卵黄腺、卵模、梅氏腺、子宫等组成。卵巢位于虫体中部，长椭圆形；卵黄腺分布于卵巢之后、肠管两侧，直至尾端；子宫内含卵 50～300 个，开口于腹吸盘下方的生殖孔。

注意观察：雄虫的口吸盘、腹吸盘、睾丸、抱雌沟及肠支的位置关系；雌虫的口吸盘、腹吸盘、卵巢、子宫、卵黄腺及肠支的位置关系。

（2）虫卵：成熟虫卵平均大小为 89 μm×67 μm，淡黄色，椭圆形；卵壳较薄而均匀，无卵盖，卵壳的一侧有一小刺，卵壳表面常附有宿主组织残留物。成熟的虫卵内含一个毛蚴，毛蚴与卵壳之间常有大小不等圆形或长圆形油滴状的头腺分泌物（图 4.1.8）。

（3）毛蚴：椭圆形或梨形，约 99 μm，前端具嘴状突起，周身具有纤毛。

（4）尾蚴：尾蚴长 280～360 μm，包括体部和尾部。体部前端为头器，腹吸盘位于体部后 1/3 处；尾部又分为前端的尾干和后部的尾叉，尾叉较短，血吸虫尾蚴也称叉尾型尾蚴。

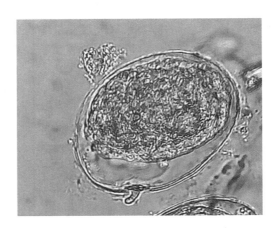

图 4.1.8　血吸虫卵

（5）中间宿主

裂体吸虫的中间宿主为觿螺科钉螺，属软体动物，是水陆两栖螺类。其体型较小，成体高 7～10 mm，尖圆锥形，有 6～9 个螺层，状似螺丝钉。壳质厚，较坚硬，壳面光滑或有粗/细弱的纵肋，底螺层较膨大；壳面淡灰色，壳口卵圆形，具有黑色框边，外唇背侧有 1 条粗隆起的唇嵴。钉螺的分布决定了血吸虫的流行地区，消灭钉螺是控制血吸虫病的关键。

（二）绦虫

绦虫也称带虫，属扁形动物门的绦虫纲。寄生于人体的绦虫有 30 余种，分属于多节绦虫亚纲的假叶目及圆叶目。绦虫成虫白色或乳白色，背腹扁平，左右对称，带状，分节。虫体由节片前后相连而成，节片少则 3～4 节，多则可达数千节；虫体长度因虫种不同而从数毫米至数米不等，自前向后由头节、颈部及链体构成。圆叶目与假叶目虫体的形态有明显区别（见表 4.1.2）。

1. 链状带绦虫（猪肉绦虫、有钩绦虫、猪带绦虫）

链状带绦虫（*Tarnia solium*）属圆叶目绦虫，成虫寄生于人体肠道引起猪带绦虫病，人由于食入猪肉中含有的囊尾蚴而感染；幼虫囊尾蚴除寄生在猪体外，也寄生人体组织器官中，引起囊尾蚴病（也称囊虫病），人常由于误食虫卵而感染。

（1）成虫：猪肉绦虫成虫乳白色，虫体较薄而透明，扁长如带，长约 2～4 m，前端细小，向后渐扁阔。头节近似球形，直径约 1 mm；颈部纤细，后为链体（strobilus），由

表 4.1.2　圆叶目绦虫与假叶目绦虫形态主要区别

	圆叶目绦虫	假叶目绦虫
头节	圆形或方形	梭形或指状
	固着器官是吸盘	固着器官是吸槽
成节	卵黄腺坚实成块	卵黄腺呈滤泡状
	子宫囊状，无子宫口	子宫螺旋状，有子宫口
虫卵	无卵盖，内含六钩蚴	有卵盖，内含卵细胞和卵黄细胞

700～1 000 节片组成；近颈部的幼节短而宽，中部的成节近方形，末端的孕节则为长方形。每一节片的侧面有一生殖孔，略突出，不规则地分布于链体两侧。

1）头节：近球形，直径 0.6～1.0 mm，具 4 个吸盘及顶突，顶突上有两圈小钩，25～50 个。

2）成节：近方形，节片内主要为雌雄性生殖器官。卵巢分三叶，位于节片后 1/3 的中央处，中央叶较小；卵黄腺呈团块状，位于卵巢后方；卵黄腺与卵巢之间有一向上延伸的直管状子宫，无子宫口。睾丸 150～200 个，滤泡状，分布于节片的背面两侧；输精管由节片中部横行，经阴茎囊开口于侧面的生殖孔。

3）孕节：长方形，其他器官均萎缩退化，仅见纵贯节片中央的直管状子宫，子宫向两侧延伸出树枝状的侧枝（子宫侧枝），每侧有 7～13 支（鉴别虫种的依据），子宫内充满虫卵。

注意：子宫侧枝数目计数时，应从分枝的基部数起，且只计算单侧。

（2）虫卵：高倍镜下，虫卵呈圆形或近似球形，直径 31～43 μm，棕黄色或褐色，卵壳很薄，虫卵自孕节散出后，卵壳多已脱落，成为不完整虫卵（标本中少见完整虫卵）。卵壳内为胚膜，胚膜较厚，棕黄色，可见放射状条纹，内含一个球形的六钩蚴（oncosphere），其六个小钩常不易观察到。猪肉绦虫卵形态与牛肉绦虫卵、细粒棘球绦虫卵光镜下不易区分，统称为带绦虫卵（图 4.1.9）。

（3）囊尾蚴：椭圆形，黄豆大小，乳白色，略透明，囊内充满液体，囊内可见一小白点即未翻出的头节。

注意观察：头节的形状、吸盘、顶突、小钩等形态特征。

2. 肥胖带绦虫（牛带绦虫、牛肉绦虫、无钩绦虫）

肥胖带绦虫（*Taenia saginata*）中间宿主是牛，人是其唯一的终末宿主，牛囊尾蚴不寄生人体。

（1）成虫：形态与猪肉绦虫相似，但虫体较长，4～8 m，节片较厚，不透明，1 000～2 000 节。

1）头节：头节略呈方形，其上有四个吸盘，无顶突和小钩。

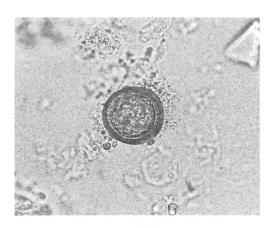

图 4.1.9　带绦虫卵

2）成节：近方形，卵巢分左右二叶，子宫前端常可见短小的分支。

3）孕节：较长，子宫侧枝较对称，每侧约有分支 15～30 支。

（2）囊尾蚴：肉眼观察与猪囊尾蚴不易区别，仅较后者略大。注意其头节与猪带绦虫头节区别。

（3）虫卵：光镜下与猪肉绦虫卵不易区别，形态见猪肉绦虫卵。

猪肉绦虫与牛肉绦虫的形态区别见表 4.1.3。

表 4.1.3 猪肉绦虫与牛肉绦虫的形态区别

比较项	猪肉绦虫	牛肉绦虫
体长	2～4 m	4～8 m
节片	较薄，略透明，700～1 000 节	较厚，1 000～2 000 节
头节	近圆形，四个吸盘	近方形，四个吸盘
	有顶突及 2 圈小钩	无顶突、小钩
成节	卵巢分 3 叶	卵巢分 2 叶
孕节	子宫侧支 7～13	子宫侧支 15～30

3. 细粒棘球绦虫（包生绦虫）

细粒棘球绦虫（*Echinococcus granulosus*）是一种小型绦虫，终宿主是犬科食肉类动物，其幼虫棘球蚴寄生于人体组织器官内，棘球蚴在人体内可不断生长。中间宿主除人外，还包括羊、牛等多种偶蹄类动物。

（1）成虫：虫体较小，仅 2～7 mm，乳白色，头节、颈节、幼节、成节及孕节各一节。头节略呈梨形，上有四个吸盘及顶突，顶突上有两圈大小相间呈放射状排列的小钩（28～48 个）；成节的结构与猪肉绦虫相似，生殖孔位于一侧的中部偏后。睾丸 45～65 个，均匀分布于生殖孔的前后方。孕节最大，子宫有不规则的分支和侧突，内含虫卵 200～1 500 个。

注意：虫卵形态在光镜下与猪带绦虫卵相似，不易区分。

（2）棘球蚴（hydatid cyst）：棘球蚴呈球形，囊内充满棘球蚴液（hydatid fluid）。切开后，切面可见角皮层和胚层，在胚层的内侧生有很多小的生发囊。

显微镜下（切片标本）：由于棘球蚴在切片中破裂，棘球蚴液流出，故在宿主组织的"边缘"可见到棘球蚴。棘球蚴囊壁由两层组成，外层为角皮层（laminated layer），淡紫色，无细胞核；内层为胚层（germinal layer），极薄，具有许多细胞核和微粒物质；由胚层向囊内长出许多生发囊（brood capsule）和头节样的原头蚴（protoscolex，亦称原头节）；原头蚴呈椭圆形，被染成紫红色，高倍镜下，其吸盘及小钩清晰可见，由于吸盘重叠，常仅见二个吸盘。生发囊的胚层可向囊内长出生发囊或原头蚴，也可在外层长出角皮层而成为子囊（daughter cyst），子囊可由母囊的生发层直接长出，也可由原头蚴进一步发育而成。这些悬浮于棘球蚴液中的原头蚴、生发囊、子囊等，统称为棘球蚴砂（hydatid sand）。

4. 微小膜壳绦虫

微小膜壳绦虫（*Hymenolepis nana*）成虫寄生于人或鼠类的小肠，人可因误食虫卵而感染，也可因误吞昆虫（鼠蚤或面粉甲虫）等中间宿主而感染。生活史最突出的特点是虫体可以在宿主自体内完成整个发育和增殖过程。

（1）成虫：虫体乳白色，大小为（5～80）mm×（0.5～1）mm。头节呈球形，有 4 个吸盘和一个可伸缩的顶突，上有一圈小钩；颈节细长，链体 100～200 个节片，最多可达 1 000 节。所有节片均宽大于长，并由前向后逐渐增大，各节片生殖孔都位于虫体同一侧。成节有 3 个椭圆形睾丸，横行排列。卵巢呈分叶状，位于节片中部；卵黄腺球形，位于后方的腹面。孕节子宫呈袋状，占据整个节片，子宫内充满虫卵。

（2）虫卵：椭圆形或圆形，无色透明，大小为（48～60）μm×（36～48）μm，卵壳很薄，胚膜较厚，胚膜两端略凸起，并由此发出 4～8 根丝状物，胚膜内含有一个六钩蚴。

5. 曼氏迭宫绦虫

曼氏迭宫绦虫（*Spirometra mansoni*）属假叶目绦虫，其成虫偶然寄生人体，中绦期裂头蚴寄生人体引起裂头蚴病。

曼氏迭宫绦虫生活史比较复杂，需要 2 个中间宿主。第一中间宿主为剑水蚤，第二中间宿主为蝌蚪和青蛙，蛇、鸟、猪等是其转续宿主。人体感染裂头蚴的方式：①误吞含有原尾蚴的剑水蚤；②食入含有裂头蚴的蝌蚪、蛙、蛇等动物肉类；③皮肤贴敷含有裂头蚴的蛙肉。

思考：这三种感染方式中，人分别作为什么宿主？

（1）成虫：长 60～100 cm，宽 0.5～0.6 cm。头节细小，呈指状，其背腹面各有一条纵行的吸槽。颈部细长，链体节片约 1 000 个，节片一般宽度大于长度，但后端的节片长宽略相等。成节和孕节结构基本相似，均具有发育成熟的雌、雄性生殖器官各一套。睾丸呈小球形，320～540 个，散布在整个节片的深层实质组织中；圆形的雄性生殖孔开口于节片前部中央腹面。卵巢分 2 叶，位于节片后部；阴道为纵行的小管，其月牙形的外口位于雄性生殖孔之后；卵黄腺小滤泡状，散布于节片实质组织的表层；肉眼即可见到节片中部凸起的子宫，螺旋状盘曲，呈发髻状，在孕节中更为明显；子宫口开口于阴道口的下方，因此，在节片腹面正中线上依次有三个开口。

（2）虫卵：椭圆形，两端稍尖，浅灰褐色，（52～76）μm×（31～44）μm，卵壳较薄，一端有盖，内有一个卵细胞和若干个卵黄细胞。

（3）裂头蚴：乳白色，长带状，大小（0.5～30）cm×（0.3～1.0）cm。头部略膨大，无吸槽；最前端中央有一明显凹陷，与成虫相似的头节。虫体不分节，但具明显横皱褶，末端钝圆。

（三）线虫

线虫属线形动物门，虫体呈线形或圆柱形为其最显著特征。线虫大小相差悬殊，长者可达 1 m 以上，小者需借助显微镜才能看到。

线虫成虫呈圆柱形，前端钝圆，后端渐细；雌、雄异体，一般雌虫较雄虫大。线虫具有完整消化系统；生殖系统发达（雌性生殖器官多为双管型）。

线虫虫卵呈卵圆形或不规则形，无卵盖，线虫卵在排出体外时，有的卵内含有卵细胞，有的卵细胞正在分裂中，有的则已发育成胚胎。

线虫的基本发育过程分为虫卵、幼虫和成虫三个阶段。

1. 似蚓蛔线虫（蛔虫）

似蚓蛔线虫（*Ascaris lumbricoides*）是人体最常见的寄生虫。成虫常寄生于人体小肠内，是由于人误食感染期虫卵而感染。

（1）成虫：虫体圆柱状，两端较细，体表光滑而有横纹；活时略带粉红或淡黄色，经福尔马林固定后呈灰白色；体表可见有细横纹，两侧各有一条白色明显的侧线；虫体前端有口孔，口孔周围有三片唇瓣，呈"品"字形排列，唇的内缘有细齿。

1）雌虫：20～35 cm，尾部尖直。体腔内除一条直的肠管外，几乎全部为生殖器官。生殖器官呈双管型，盘绕在虫体后 2/3 部分，据此理解蛔虫繁殖力强，产卵量大。

2）雄虫：15～31 cm，生殖系统为一细长单管，分为睾丸、输精管、贮精囊及射精管，最后通入体后端的泄殖腔。尾部向腹面卷曲，末端有一对镰刀状的交合刺。

（2）虫卵

1）受精蛔虫卵：椭圆形，棕黄色，大小为（45～75）μm×（35～50）μm，卵壳较厚，外被有一层被胆汁染成棕黄色、凸凹不平的蛋白质膜，新鲜虫卵内含一个球形的卵细胞，在卵细胞两端与卵壳之间形成半月形空隙（图 4.1.10A）。

2）未受精蛔虫：较受精蛔虫卵稍长，长椭圆形，棕黄色，大小为（88～94）μm×（39～44）μm，蛋白质膜及卵壳均较受精蛔虫卵薄，卵内充满大小不等的屈光颗粒/折光颗粒（图 4.1.10B）。

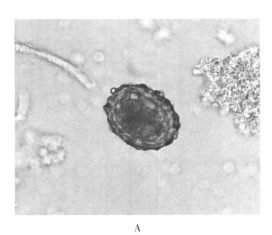
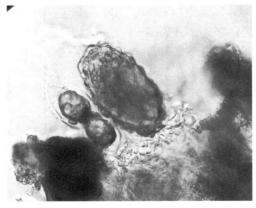

A　　　　　　　　　　　　　　　　　B

图 4.1.10　受精蛔虫卵与未受精蛔虫卵

A. 受精蛔虫卵；B. 未受精蛔虫卵

3）脱蛋白膜蛔虫卵：椭圆形，中等大小，无色透明，卵壳较厚，其内容物为卵细胞或屈光颗粒，偶见一幼虫。此虫卵应注意与钩虫卵及植物细胞相区别。

4）感染期蛔虫卵：卵壳内的卵细胞已分裂发育成卷曲、能活动的幼虫，此种虫卵具有感染性。

2. 毛首鞭形线虫（鞭虫）

毛首鞭形线虫（*Trichuris trichiura*）是常见的肠道寄生线虫之一，成虫外形似马鞭而得名。人是唯一终末宿主，由于误食感染期虫卵而感染。

（1）成虫：虫体灰白色，形似马鞭，前端细长，约占体长的 3/5，虫体后 2/5 较粗。雌虫 3.5 ~ 5 cm，尾端钝圆；雄虫较小，3 ~ 4.5 cm，尾端向腹面卷曲呈螺旋状，有一根交合刺。雌雄性生殖器官均为单管型。

（2）虫卵：纺锤形，大小为（50 ~ 54）μm×（22 ~ 23）μm，棕黄色，卵壳较厚，两端较狭窄，各有一透明塞状物，卵内含一未分裂的卵细胞（图 4.1.11）。

3. 蠕形住肠线虫（蛲虫）

蠕形住肠线虫（*Enterobius vermicularis*）因虫体细小线状，也称线头虫。成虫寄生于人体回盲部，以儿童感染较为常见。蛲虫生活史简单，可经肛门—手—口途径自体反复感染或经手—口途径传播，也可经空气吸入而感染。

（1）成虫：虫体细小，乳白色，似线头；虫体角皮具横纹，体前端及体侧面的角皮膨大形成头翼及侧翼；食道下段膨大呈球形（称食道球／咽管球）。雌虫 8 ~ 13 mm，中部膨大，尾部直而尖细；雄虫较雌虫小，2 ~ 5 mm，尾端向腹面卷曲，有一根交合刺。

（2）虫卵：大小为（50 ~ 60）μm×（20 ~ 30）μm，无色透明，形状为不对称的椭圆形，一侧较平，另一侧稍突，卵壳较厚，卵内含一卷曲的成熟幼虫（有的内容物是卵细胞）（图 4.1.12）。

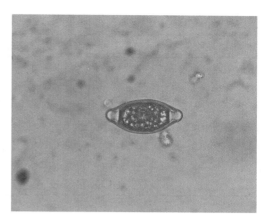

图 4.1.11　鞭虫卵

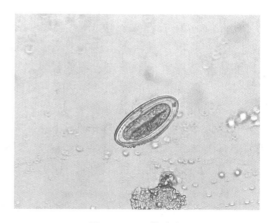

图 4.1.12　蛲虫卵

思考：观察虫卵时光线不宜过强，为什么？

4. 钩虫

钩虫（Hookworm）是钩口科线虫的总称，其中寄生人体的钩虫主要包括十二指肠钩口线虫（*Ancylostoma duodenale*，十二指肠钩虫）和美洲板口线虫（*Necator americanus*，美洲钩虫）。两种钩虫形态最突出的特点是具有发达的角质口囊（buccal capsule），口囊内具有钩齿或板齿。成虫寄生在人体小肠，主要通过皮肤钻入而感染。

（1）成虫：虫体细小，约 1 cm，圆柱状，活时半透明，肉红色，固定后呈灰白色；虫体前端较细，向背侧仰曲，顶端有一发达的角质口囊，内有钩齿或板齿；雌虫略大于雄虫。雌虫尾端呈圆锥状；雄虫尾端膨大成交合伞（copulatory bursa）。十二指肠钩虫与美洲钩虫成虫的形态区别见表 4.1.4。

（2）虫卵：两种钩虫卵形态基本一致，在光镜下不易区别。钩虫卵比蛔虫卵稍小，（56 ~ 76）μm×（36 ~ 40）μm，椭圆形，无色透明，卵壳极薄，刚排出的虫卵内含 4 ~ 8 个细胞（如果粪便搁置数日，卵内细胞则已分裂为多细胞或已发育为幼虫期），卵壳与细胞间有明显的空隙（图 4.1.13）。

注意：观察时光线不宜过强。

表 4.1.4　十二指肠钩虫与美洲钩虫成虫形态的鉴别

比较项	十二指肠钩虫成虫	美洲钩虫成虫
体态	呈 "C" 形	呈 "S" 形
口囊	腹侧前缘有两对钩齿	腹侧前缘有一对板齿
交合伞	略呈圆形	略呈扁形
背辐肋	自远端分两支，每支分三小支	基部分两支，每支分两小支
交合刺	两刺长棕状，末端分开	合并成一刺，末端倒钩状包裹于另一刺的凹槽内
尾刺	有	无

5. 丝虫

丝虫（filaria）是由节肢动物传播的生物源性线虫，因虫体细长如丝线而得名。我国流行的丝虫包括班氏吴策线虫（*Wuchereria bancrofti*，班氏丝虫）和马来布鲁线虫（*Brugia malayi*，马来丝虫）

（1）成虫：乳白色，细长如丝，体表光滑，雌虫大于雄虫。雌虫尾部钝圆，略向腹面弯曲，生殖器官为双管型，子宫膨大，近卵巢段含大量虫卵，近阴门处已发育成幼虫；雄虫较小，尾部向腹面卷曲 2 ~ 3 圈。两种丝虫成虫的形态结构基本相似。

（2）微丝蚴（瑞特染色）：厚血膜涂片标本。虫体细长，前端钝圆，后端尖细；体外被有一层淡色鞘膜，体内有许多圆形的体核，头部无核的部位为头隙；虫体前部 1/5 处有神经环，其后为排泄孔。观察时注意：体态、体核形态及分布、头间隙长与宽比例以及尾核的有无，以鉴别虫种（图 4.1.14）。

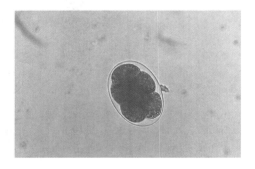

图 4.1.13　钩虫卵

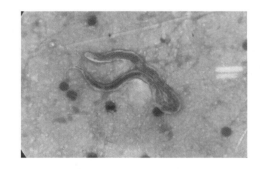

图 4.1.14　马来布鲁线虫微丝蚴

班氏吴策线虫微丝蚴与马来布鲁线虫微丝蚴的形态鉴别见表 4.1.5。

表 4.1.5　班氏吴策线虫微丝蚴与马来布鲁线虫微丝蚴的形态鉴别

比较项	班氏吴策线虫微丝蚴	马来布鲁线虫微丝蚴
体长	（244 ~ 296）μm × 5.3 μm × 7.0 μm	（177 ~ 230）μm ×（5 ~ 6）μm
体态	体态柔和，弯曲自然	体态硬直，大弯上有小弯
头隙	长宽相等 / 长小于宽	长大于宽
体核	大小相等，排列整齐，清晰可数	大小及排列不均匀，密不可数
尾核	无	2 个

（3）腊肠期幼虫：受感染蚊虫的胸肌内可见丝虫幼虫，虫体短粗，形如腊肠。

（4）感染期幼虫：在蚊口器内可见细长虫体，即感染期幼虫，为丝虫的感染时期。

（5）传播媒介（中间宿主）

1）中华按蚊：中型蚊种，体色较深，灰褐色，翅前缘脉上有 2 个白斑。

2）致倦库蚊：体色较淡，翅无黑白斑。（详见本章蚊虫部分）

6. 旋毛形线虫（旋毛虫）

旋毛形线虫（*Trichinella spiralis*）最突出的特点是其成虫和幼虫分别寄生于同一宿主的小肠和骨骼肌细胞内，人和多种动物可作为该虫的宿主，是重要的食源性人畜共患寄生虫。

（1）成虫：虫体细小，乳白色，染色后呈粉红色，咽管长，占虫体长的 1/3 ~ 1/2。雌虫 3 ~ 4 mm，子宫较长，中段含有虫卵，后段近阴门处充满幼虫，尾端钝圆；雄虫 1.4 ~ 1.6 mm，末端有两片叶状交配附器。

（2）幼虫囊包：肌肉压片染色标本。肌肉和虫体染成粉红色或蓝色。幼虫长而细，长约 1 mm，卷曲于横纹肌形成的梭形囊包中；囊包大小约（0.25 ~ 0.5）mm ×（0.21 ~ 0.42）mm，一个囊内通常含 1 ~ 2 条幼虫。

（刘　利）

三、医学节肢动物

节肢动物是动物界种类最多的一个门。节肢动物的共同特征是：①躯体分节，两侧对称；②体表骨骼化；③开放式循环系统；④发育史大多经历蜕皮和变态。

节肢动物通常分为 13 个纲，与医学有关的节肢动物涉及 5 个纲，其中最重要的是昆虫纲和蛛形纲。以下对这两者作简要介绍。

（一）昆虫纲

昆虫纲的主要特征是虫体分为头、胸、腹 3 部分，头部有触角 1 对，胸部有足 3 对。头部有触角 1 对，复眼 1 对，口器分为咀嚼式口器、刺吸式口器及舐吸式口器。胸部分为前胸、中胸、后胸三节，每节腹面各有一对足。腹部一般由 11 节组成，最后 2 ~ 4 节变为尾器，是昆虫分类的重要依据。

1. 蚊（Mosquito）

蚊属于双翅目、蚊科，是最重要的医学昆虫之一。其中以按蚊属（*Anopheles*）、库蚊属（*Culex*）和伊蚊属（*Aedes*）蚊虫与医学关系最为密切，可以传播疟疾、丝虫病以及流行性乙型脑炎、登革热等多种疾病。

蚊与其他双翅目昆虫的主要区别：①喙细长；② 翅脉特殊，被有鳞片；③足细长，足及身体其他部分均覆有鳞片。

（1）成蚊：小型昆虫，成蚊体长 1.6 ~ 12.6 mm，呈灰褐、棕褐或黑色，分头部、胸部、腹部三部分。

1）头部：半球形，有复眼、触角、触须各 1 对；触角分 15 节，自第三节后各节具有轮毛（可借此鉴别雌雄虫）；刺吸式口器。

2）胸部：分前、中、后胸，每胸节 1 对足；中胸有翅 1 对，翅窄长，膜质。

3）腹部：10 节，末 3 节为外生殖器。

（2）蚊卵：蚊卵小，长不足 1 mm，多为灰黑色，不同种类蚊卵形态不同。

1）按蚊卵：船形，两侧有浮囊。

2）库蚊卵：圆锥形，产出的蚊卵竖立粘连在一起形成卵筏。

3）伊蚊卵：颜色较深，呈黑色，纺锤形 / 橄榄形，单个散在。

（3）幼虫：分为头部、胸部、腹部三部分，头部有触角、复眼、单眼各 1 对，咀嚼式口器，两侧有细长密集的口刷；胸部略呈方形，不分节；腹部细长，可见 9 节。

鉴别这三属蚊幼虫的依据：①是否具有呼吸管或气门；②呼吸管长宽比例；③呼吸管毛的数量（表 4.1.6）。

表 4.1.6　按蚊属、库蚊属、伊蚊属蚊卵和幼虫区别

比较项	按蚊属	库蚊属	伊蚊属
蚊卵	船形，两侧有浮囊，分散，浮于水面	圆锥形，形成卵筏	纺锤形，单个散在
幼虫	有气门和掌状毛，无呼吸管	呼吸管细长，呼吸管毛大于 1 对	呼吸管短粗，呼吸管毛 1 对

（4）蚊蛹：侧面观呈逗点状，胸背两侧有 1 对呼吸管。

常见蚊种为中华按蚊、三带喙库蚊、白纹伊蚊。

1）中华按蚊（Anopheles sinensis）：灰褐色，中型蚊种。雌蚊触须有 4 个白环；翅前缘具 2 个白斑；腹侧膜上有 "T" 形暗斑；后足 1 ~ 4 跗节具窄端白环。

2）三带喙库蚊（Culex tritaeniorhynchus）：棕褐色，小型蚊种。喙中段有一宽白环，触角尖端白色；各足跗节基部具一细窄白环；2 ~ 7 腹节背面具基部淡色带。

3）白纹伊蚊（Aedes albopictus）中小型黑色蚊种，虫体具银白色斑纹。中胸盾片正中有一白色纵纹；后跗 1 ~ 4 节有基白环，末节全白；2 ~ 6 节腹部背面有基白带。

2. 白蛉（sand fly）

白蛉属双翅目，白蛉科；生活史完全变态。通过叮咬吸血传播杜氏利什曼原虫引起的黑热病，该病主要传病媒介有中华白蛉及长管白蛉等。

（1）成虫：体小，1.5 ~ 4.0 mm，灰褐色，全身和翅上布满竖立细毛，分头部、胸部、腹部三部分。复眼大而黑，触角细长，刺吸式口器；翅狭长纺锤形，被有细毛，3 对足；腹部 10 节。

（2）常见蛉种：中华白蛉最为常见，其体长 3.0 ~ 3.5 mm，淡黄色，口甲不发达，无色板。受精囊纺锤形。

3. 蝇（flies）

蝇属双翅目，与人类疾病有关的蝇类多属蝇科、丽蝇科、麻蝇科、厕蝇科、狂蝇科及皮蝇科等。除机械性和生物性传播病原体外，本身可作为病原体寄生人体，引起蝇蛆病。

（1）成虫：大小因种而异，体色较暗，有的蝇种具有不同颜色的金属光泽。头呈球形或半球形，一对复眼大，触角基部前外侧有一根触角芒，多为舐吸式口器；中胸发达；腹部末端数节为外生殖器。

（2）常见蝇种

1）家蝇：中小型蝇，中胸盾片有 4 条黑色纵条，翅第 4 纵脉末端弯曲成折角。

2）夏厕蝇：中小型蝇，灰色，腹部背板具倒丁字形暗斑，翅第 4 纵脉直行。

3）丝光绿蝇：小型蝇，呈绿色金属光泽，颊部银白色，胸背部鬃毛发达。

4）巨尾阿丽蝇：大型蝇，颊部黑色，腹部背面有深蓝色金属光泽。

5）黑尾黑麻蝇：大型蝇，中胸背面具 3 条黑色纵条，腹部背面有黑白相间棋盘状斑。

4. 蚤（fleas）

蚤属蚤目，生活史属完全变态。除传播鼠疫、地方性斑疹伤寒等疾病外，潜蚤可寄生皮下，引起潜蚤病。

（1）成虫：扁平，棕黄至黄棕色；3 mm 左右，体表具有向后伸延的鬃、刺、栉等。

（2）头部：略呈三角，触角分 3 节，位于触角窝内，眼位于触角窝前，刺吸式口器。

（3）胸部：由背板、腹板各 1 块及 2 块侧板构成；无翅，足长而发达。

（4）腹部：一般前 7 节为正常腹节，后数节（雌虫 7 ~ 9 节，雄虫 8 ~ 9 节）为外生殖器。雌虫的受精囊和雄虫上、下抱器的形状是重要的分类特征。

（5）常见蚤种：人蚤，其眼下方有眼鬃 1 根。雄蚤上抱器突起宽大呈半圆形，围绕 2 个钳状突起。雌蚤受精囊的头部圆形，尾部细长弯曲。

5. 虱（louse）

寄生人体的虱包括人虱和耻阴虱。人虱的播散是通过人与人之间直接或间接接触；耻阴虱的传播主要通过性接触传播。

（1）人虱：又分为头虱和体虱，生活史属于不完全变态。人头虱和体虱形态区别甚微，仅在于头虱略小，体色稍深，触角较短粗。

1）成虫：灰白色，背腹扁平，体狭长，雌虫 2.5 ~ 4.2 mm，雄虫略小。

a. 头部：小，略呈菱形；触角分 5 节；单眼，刺吸式口器。

b. 胸部：三节融合；中胸背面两侧有 1 对气门；足粗壮，3 对，末端爪与胫节突起形成攫握器。

c. 腹部：1、2 节融合。雌虱腹部末端有 2 片瓣状尾叶；雄虱腹部末端钝圆。

2）虫卵：长椭圆形，灰白色，卵壳透明具卵盖。雌虫产卵时分泌胶液，故卵常黏附于毛发或衣服纤维上。

（2）耻阴虱：灰白色，体型宽短似蟹。雌虱 1.5 ~ 2.0 mm，雄虫略小。胸部宽而短，中、后足和爪颇强壮。腹部前宽后渐窄，第 3 ~ 5 节融合，5 ~ 8 腹节侧缘具锥形突起；气门 6 对，前 3 对排成斜列。

6. 蜚蠊（cockroach）

蜚蠊俗称蟑螂，网翅目，室内常见的有姬蠊科、蜚蠊科及光蠊科。

（1）成虫：背腹扁平，椭圆形，淡灰色、棕褐色或黑褐色。体表具油亮光泽，体长 20 ~ 90 mm。

1）头部：小而向下倾斜，复眼发达（有的退化或消失）；触角细长丝状；咀嚼式口器。

2）胸部：前胸背板宽扁，覆盖头的大部；翅 2 对，翅脉分支甚多（有的种类翅退化或消失）；足基节扁宽，几乎覆盖腹板全部。

3）腹部：扁宽，末节背板上有 1 对尾须。雄虫末腹板后缘两侧有 1 对腹刺。雌虫第 7 腹板分叶状结构，具有夹持卵荚作用。

4）卵荚：长方形，囊状，角质，一侧具锯齿状缘，棕黄至暗褐色。

（2）常见蜚蠊

1）德国小蠊：体长 12 ~ 14 mm，棕黄色，体扁平，油亮。头小，大部被前胸覆盖。前胸背板具两条黑色纵条，足 3 对，前翅革质，后翅膜质。

2）美洲大蠊：体长可达 30 ~ 40 mm，红褐色，体扁平，油亮。前胸背板边缘有黄色带纹，中央具褐色蝶形斑。

（二）蛛形纲

蛛形纲虫体分为头胸部和腹部或头胸腹愈合为一体（躯体）；成虫 4 对足，无触角、无翅，仅具单眼。蛛形纲虫体以蜱螨亚纲最为重要。蜱螨类的生活史分为虫卵、幼虫、若虫和成虫。

1. 蜱（ticks）

蜱是许多种脊椎动物体表的暂时性寄生虫，也是一些人畜共患病的传播媒介和贮存宿主。根据躯体背面有无盾板分为硬蜱（hard tick）和软蜱（soft tick）。

（1）硬蜱：椭圆形，由颚体（假头）和躯体组成，未吸血时 2 ~ 10 mm，饱食后可达 30 mm。颚体位于躯体前端，从背侧可见；颚体由颚基、螯枝、口下板及须肢构成。躯体呈袋状，背面有盾板覆盖。第 1 对足跗节具哈氏器。

常见蜱种为全沟硬蜱，其虫体卵圆形，褐色。颚基宽短，须肢细长。雌虫盾板椭圆形，肛沟于肛前绕过。

（2）软蜱：颚体在躯体的腹面，从背面看不到。雌雄外形相似，不易分清。

硬蜱和软蜱的主要区别见表 4.1.7。

表 4.1.7　硬蜱与软蜱的主要区别

比较项	硬蜱	软蜱
颚体位置	前端，背侧可见	腹面，背侧不见
躯体盾板	有	无

2. 螨（mites）

与医学关系密切的螨类包括革螨、恙螨、蠕形螨、疥螨及尘螨等，以下重点观察蠕形螨和疥螨。

（1）蠕形螨：分为毛囊蠕形螨和皮脂蠕形螨。

1）成虫：虫体细长，乳白色，半透明，长 0.1 ~ 0.4 mm，雌虫较雄虫略大。颚体宽短呈梯形；螯枝呈针状，须肢 1 对。躯体分为足体和末体两部分，足体腹面具 4 对足，末体细长如指状，有环状横纹。毛囊蠕形螨和皮脂蠕形螨形态相似，前者略长。

2）虫卵：无色半透明。毛囊蠕形螨虫卵 40 μm × 100 μm，呈蘑菇状或蝌蚪状。皮脂蠕形螨虫卵呈椭圆形，大小 30 μm × 60 μm。

（2）疥螨：扁圆形，0.2 ~ 0.5 mm，较透明，体表具波状横纹、刚毛和皮刺。4 对足，前两对足末

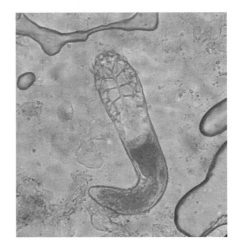

图 4.1.15　蠕形螨

端具带长柄的吸垫，后两对足末端雌雄不同（雌性末端均为长鬃；雄性第 3 对足为长鬃，第 4 对足末端为带柄的吸垫）。

（刘　利）

第二节　寄生虫的实验室检查

一、标本的采集与保存

（一）标本的采集

根据寄生虫种类、寄生部位、生活史发育过程的不同，标本采集的来源也不相同。

寄生于肠道、腔道内的寄生虫，可由排泄物或分泌物中采集。寄生于阴道或尿道内的寄生虫，可从阴道分泌物或尿液中采集。寄生于血液（淋巴液）及骨髓内的寄生虫，可通过抽取外周血液或骨髓穿刺而采集。寄生于肝、肺和肌肉等组织内的寄生虫，常需通过穿刺活体组织来采集虫体。有些难以采到的寄生虫则需通过动物接种或人工培养增殖后加以采集。体外寄生虫，主要根据它们的生活习性、出现季节，到滋生地或栖息场所采集。标本采集后要做详细地记录，记录内容包括采集日期、地点、标本来源、宿主种类、采集部位及采集人姓名等。

标本采集应注意：① 标本采集后处理要及时；② 保持采集标本的完整性；③ 加强自身防护，防止感染。

（二）标本的保存

寄生虫标本的保存要按照虫体的种类、大小、性质和鉴定要求进行，保存方法有标本保存、低温冻存、人工培养保存或动物接种传代保存等。

（1）标本保存：寄生虫标本常须固定保存。固定是将虫体杀死，使其在短时间内迅速死亡，保持虫体原有的形态、构造，所以获得标本后应尽快固定，然后选择适当的保存方法，才能长期保存。标本保存须写清标本的采集地点、宿主、寄生部位、采集日期及采集人、固定液等。

（2）低温冻存：是保存原虫常用的方法。最常采用液氮保存，具有保持原虫的生物学特性且保存时间较长的优点，如弓形虫、疟原虫。

（3）人工培养保存：是选择适宜的培养基或相应的组织细胞进行培养（可分为有菌培养和无菌培养）。如阴道毛滴虫在肝胰糖培养基的培养。

（4）动物接种传代保存：也是经常采取的寄生虫保存方法，如弓形虫，通过腹腔接种小鼠传代保存。

（刘　利）

二、寄生虫的病原学检查

寄生虫的病原学检查，是确定寄生虫感染或寄生虫病的最重要依据。

（一）粪便检查

粪便检查是检查寄生虫感染最常用的病原学检测方法，尤其适用于肠道寄生虫。此外，某些组织内寄生虫，也可通过粪便检查检获病原体，如日本血吸虫。

粪便检查一般要求：①粪便送检要及时（送检时间一般不宜超过 24 h，尤其检查肠内原虫滋养体，最好立即检查，或暂时保存在 35 ~ 37℃条件下待查）；②盛装粪便的容器须洁净、干燥，防止污染；③粪便不可混入尿液等，以免影响检查结果。

（1）粪便检查方法：包括直接涂片法、厚涂片透明法（改良加藤法）、浓聚法、尼龙袋集卵法、毛蚴孵化法、钩蚴培养法、绦虫检查法等。其中以直接涂片法最为常用，此法操作简便，容易掌握，连续做 3 次涂片，检出率可达 95%。

（2）粪便检查适用范围：适用于检查溶组织内阿米巴（滋养体 / 包囊）、结肠内阿米巴（滋养体 / 包囊）、蓝氏贾第鞭毛虫（滋养体 / 包囊）；似蚓蛔线虫（虫卵）、毛首鞭形线虫（虫卵）、钩虫（虫卵 / 幼虫）、华支睾吸虫（虫卵）、布氏姜片虫（虫卵）、日本裂体吸虫（虫卵）、链状带绦虫（孕节 / 虫卵）、肥胖带绦虫（孕节 / 虫卵）、曼氏迭宫绦虫（虫卵）。此外，卫氏并殖吸虫的虫卵、蠕形住肠线虫的成虫和虫卵有时也可从粪便中检获。

（二）血液检查

血液检查用于检查寄生于血液或淋巴系统的寄生虫，如疟原虫、丝虫。通常采用的检查方法包括新鲜血滴法、薄血膜涂片和厚血膜涂片。新鲜血滴法和厚血膜涂片适用于检查丝虫微丝蚴；厚血膜涂片也可检查红内期疟原虫，但由于红细胞被破坏，虫体辨认比较困难。薄血膜涂片常用于检查红内期疟原虫。弓形虫滋养体和杜氏利什曼原虫无鞭毛体也可出现于血液中，但检出机会甚微。

（三）排泄物与分泌物检查

排泄物和分泌物包括痰液、十二指肠液和胆汁、尿液、鞘膜积液、阴道分泌物等。

（1）痰液检查：主要用于检查寄生于肺脏（或在体内移行时经过肺脏）并能够从痰液排出的寄生虫。痰液检查可查见肺吸虫卵、溶组织内阿米巴滋养体、棘球蚴的原头蚴、粪类圆线虫幼虫、蛔虫幼虫、钩虫幼虫、尘螨等；卡氏肺孢子虫的包囊也可出现于痰中，但检出率很低。

（2）十二指肠液和胆汁检查：可以直接涂片法镜检，也可以经离心浓集后，取沉渣镜检。用于检查蓝氏贾第鞭毛虫滋养体、华支睾吸虫卵、肝片形吸虫卵和布氏姜片虫卵等；在急性阿米巴肝脓肿患者胆汁中偶可发现大量滋养体。

（3）尿液检查：尿液离心后取沉渣镜检（乳糜尿则需加等量乙醚，使脂肪溶于乙醚，吸去脂肪层后离心取沉渣镜检）。可查见阴道毛滴虫、丝虫微丝蚴、埃及血吸虫卵等。

（4）鞘膜积液检查：主要用于检查班氏微丝蚴。

（5）阴道分泌物检查：检查阴道毛滴虫。

（四）其他组织器官检查

（1）骨髓穿刺物检查：常作髂骨穿刺，主要用于检查杜氏利什曼原虫无鞭毛体。

（2）淋巴结穿刺物检查：用于检查利什曼原虫无鞭毛体和丝虫成虫。杜氏利什曼原虫无鞭毛体检出率低于骨髓穿刺，但方法简便、安全。对于以往治疗的患者，因其淋巴结内原虫消失较慢，故仍有一定价值。

（3）肌肉活组织检查：常取腓肠肌（肱二头肌）或患处肌肉内可触及的结节，可以直接用组织压片法进行检查，也可经组织固定后作切片染色检查。适用于检查旋毛形线虫囊包、并殖吸虫童虫、曼氏迭宫绦虫裂头蚴及猪肉绦虫囊尾蚴等。

（4）皮肤及皮下组织检查：适用于检查囊尾蚴、裂头蚴及并殖吸虫童虫、皮肤利什曼原虫、蠕形螨及疥螨。

（5）直肠黏膜组织活检：用于检查日本血吸虫卵（虫卵肉芽肿）及溶组织内阿米巴滋养体。

（6）肺组织活检：检查卡氏肺孢子虫包囊。

（五）寄生虫的人工培养

人工培养是运用人工的方法使寄生虫在体外生长繁殖的技术。根据寄生虫种类、发育阶段、寄生宿主及生存所需条件的不同选用不同的培养方式。常见寄生虫的培养方式见表 4.1.8。

表 4.1.8　常见寄生虫的培养方式

寄生虫	培养方式
溶组织内阿米巴	Robinson's 培养基 /BIS–33 培养基
阴道毛滴虫	肝胰糖培养基
蓝氏贾第鞭毛虫	患者粪便 / 十二指肠液 / 胆汁
弓形虫	有核细胞
利什曼原虫 无鞭毛体	巨噬细胞 / 巨噬细胞培养株 J774G8
前鞭毛体	NNN（3N）培养基 /USMARU 培养基
疟原虫（恶性疟原虫红内期）	"O" 型人红细胞
隐孢子虫	牛输卵管上皮细胞 / 猴肾上皮细胞（MDBK）

另外对猪肉绦虫、猪囊尾蚴、牛肉绦虫、钩虫、蛔虫、丝虫等的成虫或幼虫均可以在含血清的培养基中培养。

（六）寄生虫的动物接种

寄生虫除可寄生人体，还可寄生于其他脊椎动物体内。动物接种就是利用寄生虫多宿主的特性，将其于感染期接种实验动物，使虫体在实验动物体内存活、繁殖，以利于寄生虫与寄生虫病的研究、诊断以及虫体的保存等。

根据寄生虫种类选择适宜的实验动物，常用的实验动物有鼠、犬、猫等。

依据寄生虫的感染方式选择接种方法和途径，如通过喂饲、肛门灌注、体表贴覆、腹腔注射等。旋毛形线虫接种常选择喂饲小鼠或大鼠感染期幼虫，日本血吸虫接种选择小鼠体表贴覆尾蚴，卫氏并殖吸虫选择腹腔注射囊蚴。

（刘　利）

三、免疫学检查

（一）一般免疫学检查

随着免疫学理论及实验方法的发展，免疫学技术在寄生虫病诊断中的应用愈来愈广泛。新技术和新方法的不断涌现，使寄生虫病免疫诊断方法的准确性、敏感性和特异性不断提高。目前，一些免疫学方法不但能用于辅助诊断寄生虫病，亦可作为寄生虫病患者治疗过程中疗效考核的依据。

寄生虫的免疫学检查是运用免疫学技术检测寄生虫感染的一种手段。所用的抗原包括同种抗原、生活史某期特异性抗原或基因工程抗原；检测物质包括特异性抗体、循环抗原、免疫复合物等。根据免疫反应原理分为皮内反应和血清学试验（沉淀反应、凝集反应和补体结合反应等）。

1. 皮内试验

皮内试验（intradermal test，IDT）是以速发型超敏反应为基础的免疫学诊断方法。用于辅助诊断棘球蚴病、囊虫病、血吸虫病、肺吸虫病、肝吸虫病和丝虫病。具有快速简便、无须特殊仪器等优点。

2. 免疫荧光法

免疫荧光法（immunofluorescent method，IF）是将荧光素标记到抗体上，制成荧光抗体，与抗原特异性结合后形成免疫荧光复合物，在荧光显微镜下免疫荧光复合物中的荧光素发出荧光，以检查某种抗原存在的诊断方法。本法为定性试验，具有较高的敏感性、特异性和重复性，而且国内已有商品试剂盒供应，国内外已广泛应用于诊断疟疾、丝虫病、血吸虫病、肺吸虫病、棘球蚴病和弓形虫病。

3. 酶标抗原对流免疫电泳

酶标抗原对流免疫电泳（enzyme-linked antigen counter-immunoelectrophoresis，ELACIE）是酶标记技术与对流免疫电泳技术相结合，以提高检测抗体敏感性的一种方法。国内在血吸虫病和肺吸虫病的免疫诊断中已取得良好效果，国外已应用于阿米巴病、锥虫病、棘球蚴病、旋毛虫病和血吸虫病的诊断。

4. 间接血凝试验

间接血凝试验（indirect hemagglutination assay，IHA）是以可溶性抗原或抗体吸附在红细胞的表面，然后与相应的抗体或抗原作用，形成肉眼可见的凝集反应。此法具有简便、快速、敏感性高、重复性好、抗原及被检血清用量少等优点，已在寄生虫病的辅助诊断和流行病学调查中广为应用。

5. 酶联免疫吸附试验

酶联免疫吸附试验（ELISA）是以酶标记的抗原或抗体与相应的抗体或抗原反应，经酶与底物的显色反应而定性或定量测定被检样品中抗体或抗原。酶标法敏感性好、稳定性强，试验操作方法易于掌握，无须复杂设备，既可以检测抗体和抗原，又可以检测特异性免疫复合物，因而被广泛地应用于寄生虫病的诊断及血清流行病学的调查。当今国内外已有多种酶标试剂盒供应，用以检测血吸虫病、弓形虫病、阿米巴病、丝虫病、蛔虫病、旋毛虫病和囊虫病。

6. 免疫酶染色试验

免疫酶染色试验（immunoenzymic staining test，IEST）是将含有寄生虫某个时期的组织进行切片、印片或培养物涂片后，滴加寄生虫感染者的血清，其中的特异性抗体与寄生虫抗原特异性结合，形成抗原–抗体复合物，再经酶标记的第二抗体和底物的显色作用后，在光镜下，根据标本片上颜色变化检测特异性抗体的方法。该法具有简便易行、无须特殊仪器等优点，适于现场应用。目前，多应用于血吸虫病、丝虫病、囊虫病、肝吸虫病、棘球蚴病和弓形虫病的免疫诊断、疗效考核及血清流行病学调查。

7. 酶免疫转印技术

酶免疫转印技术（enzyme immuno-transfer blotting，EITB）又可称为酶免疫转移印渍试验，用以鉴定寄生虫抗原蛋白的特定组分及诊断寄生虫病。

（二）特殊免疫学检查

特殊免疫学检查是指利用免疫学检测技术，针对特定寄生虫设定的检查方法，较常用的方法包括环卵沉淀实验、尾蚴膜反应等。

（1）环卵沉淀试验（circum-oval precipitating test，COPT）：是以血吸虫卵为抗原诊断血吸虫病的特异免疫学方法，其性质是抗原抗体的沉淀反应。

（2）尾蚴膜反应（cercarien hüllen reaction，CHR）：是以血吸虫尾蚴的分泌排泄抗原物质能与血吸虫病患者血清中的特异性抗体结合，在尾蚴周围形成胶状膜或套膜诊断血吸虫病的免疫实验方法。

（3）单克隆抗体–抗原斑点试验（McAb–AST）：检测血清循环抗原，诊断内脏利什曼病的阳性率可达97.03%（假阳性仅占0.2%），敏感性特异性重复性均好，且具有简单易行、仅需微量血清、既可确定现行感染，也可用于疗效考核的优点。

（4）免疫层析技术（immunochromatographictechnolegy，IGT）试纸条：快速检测班氏丝虫抗原诊断淋巴丝虫病，操作简捷快速，15 min即可观察结果。

（刘　利）

四、分子生物学检查

分子生物学技术的发展，为寄生虫学的研究提供了更多的途径，改变了寄生虫学传统研究方法的局限，其中应用较多的是DNA探针（probe）技术和聚合酶链反应（PCR）。

DNA探针技术又称核酸分子杂交（molecular hybridization）技术。在寄生虫病的诊断、现场调查、寄生虫虫种的鉴定及分类等方面均已广泛应用。如对疟原虫、锥虫、利什曼原虫、丝虫、旋毛虫、血吸虫和昆虫的鉴定及所致疾病的诊断。DNA探针检测技术具有特异性和敏感性高，重复性好，且能直接检测寄生虫的基因，故比其他方法更为可靠。如在一只昆虫样本上，通过不同的检测系统既可鉴定昆虫，又可检查昆虫体内所携带的病原体。

聚合酶链反应又称体外基因扩增技术，已被广泛应用于多种寄生虫病（锥虫病、利什曼病、肺孢子虫病、肠球虫病、贾第虫病、弓形虫病和恶性疟疾等）的诊断。在一些原虫所致的疾病中，有时原虫数量极少，用一般手段无法进行检测，而PCR扩增则为其提供了确切检测的途径，尤其对组织内的寄生虫解决了病原学检查的难题，从而提高了检出率。如在检测锥虫时，通过PCR扩增纯化DNA可使探针检测到血样中一个虫体。PCR诊断方法具有高度特异、敏感且快速的特点。在寄生虫病的诊断方法中，PCR是最具发展前途的分子生物学技术。

（刘　利）

第二章　人体寄生虫学实验技术

第一节　常用实验技术

一、生理盐水直接涂片法

生理盐水直接涂片法是以生理盐水作为粪便稀释剂直接涂片的方法。该法具有操作简便、不改变涂片渗透压的特点，可使病原体形态保持完好，有利于观察虫体的运动及估计患者的虫负荷，常用以检查各类蠕虫卵、原虫包囊和滋养体。由于该方法取材较少，容易漏检，故实际操作中需连续涂片 3 张，以提高检出率。

【实验用品】

（1）实验材料：粪便样本。

（2）试剂：生理盐水。

（3）仪器与器材：载玻片、盖玻片、棉签、普通光学显微镜。

【方法】

（1）涂片：滴 1 滴生理盐水于洁净的载玻片上，用棉签挑取绿豆大小的粪便块，在生理盐水中涂抹均匀形成薄粪膜。涂片的厚度以透过玻片隐约可辨认书上的字迹为宜，覆以盖玻片。

（2）观察：先在低倍镜下检查，如发现可疑虫卵，则换用高倍镜观察。

【结果判定】

依据虫卵、包囊和滋养体的大小、形态等特征观察并判定结果。

【注意事项】

（1）滴加生理盐水的量视粪便样本的稀稠而定。

（2）镜检要从盖玻片一侧边缘开始，顺序检查，不要遗漏视野。

（3）镜检时光线过强会影响观察效果，因此，光线强度要适宜。

（4）应注意虫卵与粪便中异物的鉴别。虫卵具有一定的形状和大小，卵壳表面光滑整齐，具固有颜色，卵内含细胞或幼虫。

（5）检查完毕的涂片应投入消毒缸内，粪便样本及棉签放入污物桶内，统一进行无害化处理。

（刘　水）

二、改良加藤厚涂片法

改良加藤厚涂片法（modified kato's thick-smear technique）又称定量透明法，适用于蠕虫卵检查。涂于载玻片上的粪膜经浸透甘油 – 孔雀绿溶液的亲水性玻璃纸片透明处理后，虫卵与粪渣的对比更为鲜明，易于观察。甘油使粪渣透明以便光线通过，有利于镜检。孔雀绿使光线柔和，减轻眼疲劳。

【实验用品】

（1）实验材料：粪便样本。

（2）试剂：甘油－孔雀绿溶液、甘油、蒸馏水等。

（3）仪器与器材：玻璃纸、载玻片、金属筛（100目）、恒温培养箱、普通光学显微镜。

【方法】

（1）取约50 mg（已用100目金属筛除去粪渣）粪便样本，置于载玻片上，覆以浸透甘油－孔雀绿溶液的玻璃纸片，轻压，使粪便样本铺开（20 mm × 25 mm）。

（2）置于30～36℃恒温培养箱中约0.5 h（或25℃约1 h），待粪膜稍干，即可镜检。

【结果判定】

依据虫卵的大小、形态等生物学特征观察并判定结果。

【注意事项】

（1）粪膜要均匀铺开，不宜过薄或过厚。

（2）透明时间要适度，如粪膜厚、透明时间短，虫卵难以发现；如透明时间过长，则虫卵易变形，也较难辨认。例如检查钩虫卵时，透明时间宜在30 min以内。

（3）注意样本及实验材料的无害化处理。

附：试剂配制及材料制备

（1）甘油－孔雀绿溶液的配制：取纯甘油100 mL，蒸馏水100 mL，3%孔雀绿水溶液1 mL，混匀，即得。

（2）浸透甘油－孔雀绿溶液的亲水性玻璃纸片的制备：将玻璃纸裁剪成22 mm×30 mm大小的纸片，浸于甘油－孔雀绿溶液中24 h以上，至玻璃纸呈现绿色即可。

（刘　水）

三、饱和盐水浮聚法

饱和盐水浮聚法（brine flotation）是利用某些原虫包囊（或蠕虫卵）相对密度小于饱和盐水而实现分离目的方法。原虫包囊或蠕虫卵可浮聚于盐水表面，由此可将病原体从粪便杂质中分离出来并浓聚病原体、提高诊断率。此法用于检查钩虫卵效果最好，也可用于检查其他线虫卵和微小膜壳绦虫卵，但不适于检查吸虫卵和原虫包囊。常见蠕虫卵、包囊的相对密度见表4.2.1。

表 4.2.1　蠕虫卵、包囊的相对密度

虫卵（或包囊）	相对密度
华支睾吸虫卵	1.170～1.190
姜片吸虫卵	1.190
肝片形吸虫卵	1.200
日本血吸虫卵	1.200
带绦虫卵	1.140

续表

虫卵（或包囊）	相对密度
微小膜壳绦虫卵	1.050
钩虫卵	1.055～1.080
鞭虫卵	1.150
蛲虫卵	1.105～1.115
受精蛔虫卵	1.110～1.130
未受精蛔虫卵	1.210～1.230
毛圆线虫卵	1.115～1.130
溶组织内阿米巴包囊	1.060～1.070
结肠内阿米巴包囊	1.070
微小内蜓阿米巴包囊	1.065～1.070
蓝氏贾第鞭毛虫包囊	1.040～1.060

【实验用品】

（1）实验材料：粪便样本。

（2）试剂：饱和盐水。

（3）仪器与器材：载玻片、盖玻片、棉签、漂浮管、滴管、普通光学显微镜。

【方法】

（1）用棉签取黄豆粒大小的粪便置于漂浮管（高 3.5 cm、直径约 2 cm 的圆形直筒瓶）中，加入少量饱和盐水搅匀至糊状，再缓慢加入饱和盐水至将满。

（2）将满时，改用滴管加至饱和盐水液面略高于瓶口，至不溢出为止。

（3）在瓶口覆盖载玻片，静置 15 min 后，将载玻片提起并迅速翻转，镜检（图 4.2.1）。

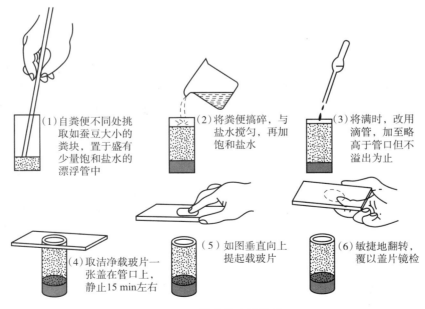

图 4.2.1　饱和盐水浮聚法

【结果判定】

依据虫卵与包囊的大小、形态等生物学特征观察并判定结果。

【注意事项】

（1）配制的盐水一定要饱和。

（2）加饱和盐水时要适量，以盖上载玻片后没有气泡又不溢出为宜。

（3）翻转载玻片时要轻巧，勿使液体流失而影响检查效果。

（4）载玻片要清洁，防止载玻片与液面间有气泡或漂浮的粪渣。

（5）粪便样本要适量。

（6）注意样本及实验材料的无害化处理。

附：试剂配制

饱和盐水的配制：将食盐徐徐加入盛有沸水的容器内，不断搅动，直至食盐不再溶解为止。溶液冷却后即为饱和盐水。

（刘　水）

四、沉淀法

沉淀法（sedimentation method）是利用原虫包囊和蠕虫卵的相对密度大，可沉积于水底的特点，使大量粪便样本中的病原体浓集。且经过水洗后，视野清晰，有助于提高检出率。但此法对相对密度较小的钩虫卵和某些原虫包囊检测效果较差。常用的沉淀法有自然沉淀法（nature sedimentation method）、离心沉淀法（centrifugal sedimentation method）、汞碘醛离心沉淀法（merthiolate-iodine-formaldehyde centrifugation sedimentation method，MIFC）和醛醚沉淀法（formalin-ether sedimentation）。

【实验用品】

（1）实验材料：粪便样本。

（2）试剂：汞碘醛液、甲醛、乙醚等。

（3）仪器与器材：载玻片、盖玻片、锥形量杯（500 mL）、金属筛（40～60 目）、脱脂纱布、吸管、金属筛（100 目）、烧杯、离心机、普通光学显微镜。

【方法】

（1）自然沉淀法：即重力沉淀法，本法缺点为费时，操作繁琐。具体方法如下。

1）取粪便 20～30 g，加水制成混悬液，用金属筛（40～60 目）或 2、3 层湿脱脂纱布过滤，再加清水冲洗残渣。

2）过滤粪液在容器中静置 25 min，倒去上液，重新加满清水，以后每隔 15～20 min 换水 1 次（共 3～4 次），直至上层液澄清为止。

3）倒去上清液，用吸管吸取沉渣作涂片镜检。

（2）离心沉淀法：本法省时、省力，适用于临床检验。具体方法：将上述滤去粗渣的粪液离心 1～2 min（1 500～2 000 r/min），倒去上清液，注入清水，再离心沉淀，如此反复 3～4 次，直至上清液澄清为止。倒去上清液，取沉渣镜检。

（3）汞碘醛离心沉淀法：既可浓集，又可固定和染色，适用于原虫包囊、滋养体及蠕虫卵和幼虫的检查。如准确称取 1 g 粪便，即可作蠕虫卵的定量检查。具体方法：取粪便 1 g，加适量（约 10 mL）汞碘醛液，充分调匀，用 2 层脱脂纱布过滤，再加入乙醚 4 mL，摇 2 min，离心（2 000 r/min）1 ~ 2 min，即分成乙醚、粪渣、汞碘醛及沉淀物 4 层。吸弃上面 3 层，取沉渣镜检。

（4）醛醚沉淀法：本法不仅浓集效果好，而且不损伤包囊和虫卵的形态，易于观察和鉴定。对于含脂肪较多的粪便，本法效果较优，但对布氏嗜碘阿米巴包囊、贾第鞭毛虫包囊及微小膜壳绦虫卵等的检查效果较差。具体操作步骤如下。

1）取粪便 1 ~ 2 g 置于烧杯内，加水 10 ~ 20 mL 调匀，将粪便混悬液经 2 层脱脂纱布（或 100 目金属筛）过滤，离心（2 000 r/min）2 min。

2）倒去上层粪液，保留沉渣，加水 10 mL 混匀，离心 2 min。

3）倒去上液，加 10% 甲醛 7 mL。

4）5 min 后加乙醚 3 mL，塞紧管口并充分摇匀。

5）取下管口塞，离心 2 min，即可见管内自上而下分为 4 层，取管底沉渣涂片镜检。

【结果判定】

依据虫卵、包囊的大小、形态、颜色等生物学特征观察并判定结果。

【注意事项】

（1）尽量将粪便样本搅匀后再过滤。

（2）注意换水时间。检查血吸虫卵时，换水间隔时间不宜过长，尤在室温高于 15℃ 时，卵内毛蚴易孵化，可用 1.2% NaCl 溶液代替清水，以避免毛蚴孵化。检查包囊时，换水间隔时间宜延长至约 6 h。

（3）换水时应避免沉渣浮起，使虫卵随上清液流失。

（4）由于粪便样本用量较大，应做好无害化处理，避免污染环境。

附：试剂配制

汞碘醛液的配制

首先配制汞醛（MF）液，其配方为：1/1 000 硫柳汞酊 200 mL，甲醛（40%）25 mL，甘油 50 mL，蒸馏水 200 mL；再配置 5% 卢戈氏碘液，其配方为：碘 5 g，碘化钾 10 g，蒸馏水 100 mL。

检查时取汞醛液 2.35 mL 及 5% 卢戈氏碘液 0.15 mL 混合备用。注意混合液保存 8 h 后即变质，不宜再用。碘液配制 1 周后不宜再用。

（刘　水）

五、毛蚴孵化法

毛蚴孵化法（miracidium hatching method）是依据血吸虫卵内的毛蚴在适宜温度的清水中短时间内可孵出的特性而设计的方法，适用于早期血吸虫病患者的粪便检查。

【实验用品】

（1）实验材料：粪便样本。

（2）试剂：清水或去氯水。

（3）仪器与器材：载玻片、盖玻片、竹棒（或棉签）、锥形量杯（500 mL）、金属筛（40 ~ 60 目）、脱脂纱布、吸管、三角烧瓶、放大镜。

【方法】

（1）取粪便约 30 g，先经自然沉淀法浓集处理至上层液澄清。

（2）弃去上清液，将粪便沉渣倒入三角烧瓶内，加清水（城市中须用去氯水）至瓶颈处，在 25～30℃的条件下，经 2～6 h 后毛蚴可孵出。

（3）用肉眼或放大镜观察结果。如无毛蚴，每隔 4～6 h（24 h 内）观察 1 次（图 4.2.2）。

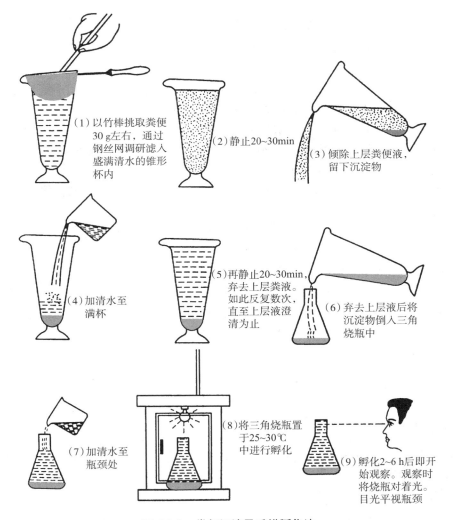

（1）以竹棒挑取粪便 30 g 左右，通过钢丝网调研滤入盛满清水的锥形杯内

（2）静止 20～30 min

（3）倾除上层粪便液，留下沉淀物

（4）加清水至满杯

（5）再静止 20～30 min，弃去上层粪液。如此反复数次，直至上层液澄清为止

（6）弃去上层液后将沉淀物倒入三角烧瓶中

（7）加清水至瓶颈处

（8）将三角烧瓶置于 25～30℃中进行孵化

（9）孵化 2～6 h 后即开始观察。观察时将烧瓶对着光。目光平视瓶颈

图 4.2.2　粪便沉淀及毛蚴孵化法

【结果判定】

如见水面下有白色点状物作直线来往游动，即是毛蚴。必要时也可以用吸管将毛蚴吸出镜检。

【注意事项】

（1）气温高时，毛蚴可在短时间内孵出，因此在夏季要用 1.2% NaCl 溶液或冰水冲洗粪便，最后一次才改为室温下清水冲洗。

（2）注意样本及实验材料的无害化处理。

（刘　水）

六、肛门拭子法

肛门拭子法（anal swab）主要用于检获蛲虫卵、猪带绦虫卵或牛带绦虫卵。蛲虫雌性成虫会在肛周及会阴部皮肤上产卵；带绦虫孕节从肛门排出或主动爬出时，节片破裂，虫卵黏附于患者肛周皮肤。故而可用棉签拭子检获虫卵。

【实验用品】

（1）试剂：生理盐水、饱和盐水。

（2）仪器与器材：试管、载玻片、盖玻片、棉签、普通光学显微镜、离心机。

【方法】

（1）先将棉签浸泡在生理盐水中，取出时挤去过多的盐水，在肛门周围擦拭。

（2）将棉签放入盛有饱和盐水的试管中，用力搅动。

（3）迅速提起棉签，在试管内壁挤干盐水后弃去，再向试管中加饱和盐水至管口处，覆盖一载玻片，务必使其接触液面，操作方法同浮聚法，5 min 后取下载玻片镜检。

（4）也可将擦拭肛门的棉签放在盛清水的试管中，经充分浸泡，在试管内壁挤去水分后取出，弃去。将试管静置 10 min，或经离心后，倒去上清液，取沉渣镜检。

【结果判定】

依据蛲虫卵或带绦虫卵的大小、形态、颜色等生物学特征观察并判定结果。

【注意事项】

（1）检查通常在清晨起床后，排便、洗澡前进行。

（2）若为阴性，应连续检查 2 ~ 3 日；连续检查 4 ~ 6 张载玻片均为阴性，方可确诊无虫体感染。

（3）对绦虫卵的检查用浮聚法的效果不及用沉淀法好。

（4）注意样本及实验材料的无害化处理。

（刘　水）

七、透明胶纸法

透明胶纸法（cellophane tape）同样可用于检获蛲虫卵、猪带绦虫卵或牛带绦虫卵，检测原理同肛门拭子法。

【实验用品】

（1）试剂：生理盐水。

（2）仪器与器材：载玻片、宽 2 cm 透明胶带纸、普通光学显微镜。

【方法】

用长约 6 cm、宽约 2 cm 的透明胶纸的有胶面，粘贴肛门周围的皮肤，取下后将有胶面平贴在载玻片上，镜检。

【结果判定】

结果判定方法同肛门拭子法。

【注意事项】

（1）检查通常在清晨起床后，排便、洗澡前进行。

（2）若为阴性，应连续检查 2 ~ 3 日，连续检查 4 ~ 6 张载玻片均为阴性，方可确诊无虫体感染。

（3）胶纸与载玻片之间气泡过多影响观察时，可在镜检前揭起胶纸，滴少量生理盐水后将胶纸平铺后再镜检。

（4）注意样本及实验材料的无害化处理。

（刘　水）

八、薄厚血膜涂片染色法

疟原虫、杜氏利什曼原虫、弓形虫、丝虫微丝蚴等病原体可寄生于血液中，采血后经制片、染色后，可在显微镜下检测虫体。通常应用薄、厚两种血膜染色法。前者取血量少，涂面大，视野中虫体数量相对较少，但虫体结构清晰，易于进行虫种鉴定。后者取血量多，制作涂片时血细胞堆积挤压，虫体变形，较难辨认虫种，但正因采血量大，因而更易发现病原体。故而在同一张载玻片上应同时制作两种血膜，以便观察比较。

【实验用品】

（1）实验材料：血液样本。

（2）试剂：甲醇（或无水乙醇）、甘油、磷酸氢二钠液、磷酸二氢钾液、吉姆萨染液、瑞特染液、蒸馏水等。

（3）仪器与器材：酒精棉球、采血针、载玻片、玻璃棒、蜡笔、普通光学显微镜。

【方法】

（1）采血与涂片：用酒精棉球消毒耳垂，待干后用左手拇指与示指捏着耳垂下方，并使耳垂下侧方皮肤绷紧，右手持采血针，刺破皮肤，挤出血滴。薄、厚血膜可涂制在同一张载玻片上（图4.2.3）。间日疟原虫宜在发作后数小时采血；恶性疟在发作初期采血可见大量环状体，1周后可见配子体。

1）薄血膜涂片：在载玻片1/3与2/3交界处蘸血一小滴，以一端缘光滑的载玻片为推片，将推片的一端置于血滴之前，与血液接触，待血液沿推片端缘扩散后，自右向左推成薄血膜。操作时两载玻片间的角度为30°～45°，推动速度适宜。理想的薄血膜，应是一层均匀分布的血细胞，无裂痕，且血膜末端呈扫帚状。

2）厚血膜涂片：于载玻片的另一端（右）1/3处蘸血一大滴（约10 mL），以推片的一角，将血滴自内向外作螺旋形摊开，使之成为直径0.8～1 cm、厚薄均匀的厚血膜。厚血膜为多层血细胞的重叠，约等于20倍薄血膜的厚度。

（2）固定：血片必须充分晾干，否则染色时容易脱落。厚血膜固定之前必须进行溶血，用滴管滴水于厚血膜上，待血膜呈灰白色时，将水倒去，晾干。固定时用玻璃棒蘸取甲醇或无水乙醇在薄血膜上轻轻抹过，以使血细胞固定。如薄、厚血膜在同一载玻片上，切勿将固定液带到厚血膜上产生影响，可用蜡笔在薄血膜染色区两端划线，在厚血膜周边画圈，可避免溶血和固定过程中互相影响。

（3）染色：常用吉姆萨染色法、快速吉姆萨染色法和瑞特染色法。

1）吉姆萨染色法：此法染色效果良好，血膜褪色较慢，保存时间较久，但染色时间较长。染色时，用pH 7.0～7.2的缓冲液，将吉姆萨染液稀释，比例为15～20份缓冲液加1份吉姆萨染液。用蜡笔划出染色范围，将稀释的吉姆萨染液滴于已固定的薄、厚血膜上，室温染色30 min，再用上述缓冲液冲洗，待血片晾干后镜检。

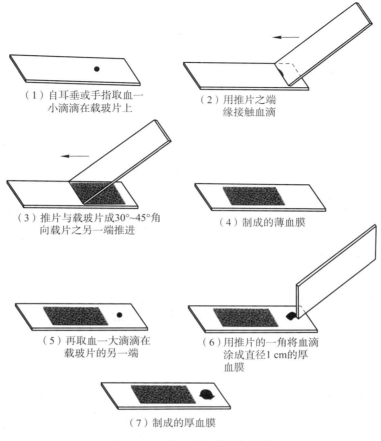

（1）自耳垂或手指取血一
小滴滴在载玻片上

（2）用推片之端
缘接触血滴

（3）推片与载玻片成30°~45°角
向载片之另一端推进

（4）制成的薄血膜

（5）再取血一大滴滴在
载玻片的另一端

（6）用推片的一角将血滴
涂成直径1 cm的厚
血膜

（7）制成的厚血膜

图 4.2.3　薄、厚血膜制作步骤

2）快速吉姆萨染色法：吉姆萨染液 1 mL，加缓冲液 5 mL，如前法染色 5 min 后用缓冲液冲洗，晾干后镜检。

3）瑞特染色法：此法操作简便，适用于临床诊断，但甲醇蒸发甚快，掌握不当易在血片上发生染液沉淀，并较易褪色，保存时间不长。多用于临时性检验。染色时，瑞特染剂含甲醇，薄血膜不需先固定；而厚血膜则需先经溶血，待血膜干后才能染色。染色前先将溶血之后的厚血膜和薄血膜一起用蜡笔划好染色范围，以防滴加染液时外溢。滴染液使覆盖全部厚、薄血膜上，30 s ~ 1 min 后用滴管加等量的蒸馏水，轻轻摇动载玻片，使蒸馏水和染液混合均匀，此时出现一层灿铜色浮膜（染色），3 ~ 5 min 后用水缓慢从玻片一端冲洗，注意勿先倒去染液或直对血膜冲洗，晾干后镜检。

【结果判定】

依据疟原虫、杜氏利什曼原虫、弓形虫、丝虫微丝蚴等病原体各自的大小、形态等生物学特征观察并判定结果。

【注意事项】

（1）制备血膜时要求使用绝对干净的脱脂载玻片，使用前用洗涤液处理，自来水、蒸馏水反复冲洗，在 95% 乙醇中浸泡，擦干或烘干后使用。

（2）推片时用力要均匀，不能中途停顿或重复推片，以免造成血膜断裂或薄厚不均。

（3）血片必须充分晾干后再固定，以免染色时脱落。

（4）染液放置时间越久染色效果越好，因而应提前配制染液。

（5）注意样本及实验材料的无害化处理。

附：试剂配制

（1）缓冲液的配制

1）磷酸氢二钠液的配制：无水磷酸氢二钠（Na_2HPO_4）9.64 g 或 $Na_2HPO_4 \cdot 2H_2O$ 11.867 g 或 $Na_2HPO_4 \cdot 7H_2O$ 17.872 g 或 $Na_2HPO_4 \cdot 12H_2O$ 23.877 g，溶解于 800 mL 蒸馏水中，定容至 1 000 mL。

2）磷酸二氢钾液的配制：磷酸二氢钾（KH_2PO_4）9.073 g，溶解于 800 mL 蒸馏水中，定容至 1 000 mL。

使用时将上述原液按下表（表 4.2.2）配制成不同 pH 的缓冲液。

表 4.2.2　缓冲液配方

pH	KH_2PO_4（mL）	Na_2HPO_4（mL）	蒸馏水（mL）
6.8	4.9	5.1	90
7.0	6.3	3.7	90
7.2	7.3	2.7	90

染色时临时配制成 pH7.0 或 pH7.2 的缓冲液。

（2）吉姆萨染液的配制：见第 1 篇第二章第一节实验十一附录。

（3）瑞特染液的配制：瑞特染剂粉 0.1～0.5 g，甲醇 97 mL，甘油 3 mL。将瑞特染剂粉加入甘油中充分研磨，然后加少量甲醇，研磨后倒入瓶内，再分几次用甲醇冲洗钵中的甘油溶液，倒入瓶内，直至用完为止。摇匀，24 h 后或 1、2 周后过滤，备用。

（刘　水）

九、环卵沉淀试验

环卵沉淀试验（circum-oval precipitating test，COPT）是诊断血吸虫病的特异免疫学方法，其性质是抗原抗体的沉淀反应。成熟的血吸虫卵内毛蚴经卵壳微孔释放出抗原物质与血吸虫病患者血清中的相应抗体结合后，在虫卵周围形成镜下可见的沉淀物，即为阳性反应。阳性反应虫卵的百分率称环沉率。

【实验用品】

（1）实验材料：患者血清、冻干虫卵。

（2）试剂：石蜡。

（3）仪器与器材：凹玻片、盖玻片、解剖针、恒温培养箱等。

【方法】

（1）滴加患者的血清 2 滴在凹玻片中央的凹陷处。

（2）用解剖针针尖挑取适量冻干虫卵 100～150 个加至血清中，混匀，覆盖盖玻片。

（3）用石蜡将盖玻片周围密封，放入 37℃恒温培养箱中保温 48 h 后取出，低倍镜下观察结果。

【结果判定】

"–"：折光淡，与虫卵似连非连；"影状"物（外形不甚规则，低倍镜下有折光，高倍镜下为颗粒状）及出现直径小于 10 μm 的泡状沉淀物者，皆为阴性。

"+"：虫卵外周出现泡状沉淀物（ > 10 μm），累计面积小于虫卵面积的 1/2；或呈指状的细长卷曲样沉淀物，不超过虫卵的长径。

"++"：虫卵外周出现泡状沉淀物的面积大于虫卵面积的 1/2；或细长蜷曲样沉淀物相当或超过虫卵的长径。

"+++"：虫卵外周出现泡状沉淀物的面积大于虫卵本身面积；或细长蜷曲样沉淀物相当或超过虫卵长径的 2 倍。

【注意事项】

（1）虫卵不能过多，且必须充分混匀于血清中，避免成团块。

（2）蜡封盖片一定要严密。

（刘　水）

第二节　拓展实验技术

随着免疫学理论及实验方法的建立和发展，免疫学技术在寄生虫病诊断中的应用越来越广泛。同时，由于新技术和新方法的不断涌现，使寄生虫病免疫诊断方法的准确性、敏感性和特异性不断提高。目前，一些免疫学方法不但能用于辅助诊断寄生虫病，亦可作为寄生虫病患者治疗过程中疗效考核的依据。

一、免疫酶染色试验

免疫酶染色试验（IEST）是将含有寄生虫某个时期的组织进行切片、印片或培养物涂片后，滴加寄生虫感染者的血清。其中的特异性抗体与寄生虫抗原特异性结合，形成抗原 – 抗体复合物，再经酶标记的第二抗体和底物的显色作用后，在光镜下，根据标本片上颜色变化检测特异性抗体的方法。该法具有简便易行、无须特殊仪器等优点，适于现场应用。目前多应用于血吸虫病、丝虫病、囊尾蚴病、肝吸虫病、棘球蚴病和弓形虫病的免疫诊断、疗效考核及血清流行病学调查。

【实验用品】

（1）实验材料：含有寄生虫的组织切片、待检血清。

（2）试剂：丙酮、酶结合物、磷酸盐缓冲液（PBS）、底物溶液等。

（3）仪器与器材：湿盒、恒温培养箱、普通光学显微镜等。

【方法】

（1）寄生虫抗原组织切片的制备

含有各期寄生虫的组织以冷冻切片或石蜡包埋连续切片。冷冻切片的厚度 5 ~ 10 μm，石蜡切片 4 ~ 8 μm。每张载玻片上排列 3 块切片，经冷丙酮固定后，置 –20 ℃保存备用。纯培养的原虫可制成分隔涂片，经充分干燥后，低温保存。

（2）将切片在 4% 过氧化氢溶液中湿润 15 min，以除去可能存在于组织中的内源性过氧化物酶。然后蒸馏水漂洗，吹干。

（3）在切片上加经 PBS 稀释的待检血清 50 μL，置湿盒中 37℃ 30 min，PBS 洗 3 次，每次 5 min。

（4）加（1∶150）~（1∶200）倍稀释的酶结合物 50 μL，置湿盒中 37℃ 30 min，PBS 洗 3 次，每次 5 min，吹干。

（5）将抗原切片置于联苯胺底物溶液中，37℃恒温培养箱中温育 20 ~ 30 min，流水漂洗，吹干。在普通光学显微镜下观察结果。

【结果判定】

"−"：抗原切片无色或呈淡黄色。

"＋"：抗原切片呈现较淡的棕红色。

"＋＋"：切片中抗原局部呈现清晰的棕红色。

"＋＋＋"：局部呈现深棕红色。

【注意事项】

（1）组织切片应置 −40℃冰箱保存，避免反复冻融。

（2）已显色的标本片在高温季节会降低显色度，因此应当天观察完毕。

（刘　水）

二、皮内试验

皮内试验（IDT）是以速发型超敏反应为基础的免疫学诊断方法。如果给感染了某种寄生虫的患者皮内注入少量同种寄生虫的抗原后，抗原与患者皮内肥大细胞表面的 IgE 结合，肥大细胞发生脱颗粒反应，释放出组织胺等生物活性物质，从而使受试者的皮肤出现毛细血管扩张、通透性增强及细胞浸润等变化，呈现局部皮肤的红肿。本法可用于辅助诊断棘球蚴病、囊虫病、血吸虫病、肺吸虫病、肝吸虫病和丝虫病。具有快速简便、无须特殊仪器等优点。

【实验用品】

（1）实验材料：抗原（以无菌方式抽取猪囊虫的囊液，3 000 r/min 离心 20 min，取上清用 1/10 000 的硫柳汞生理盐水按 1∶100 倍稀释后即可使用）。

（2）仪器与器材：卡介苗注射器。

【方法】

用卡介苗注射器将稀释抗原 0.03 mL 注入受试者已消毒的前臂屈侧皮内，15 min 后测量皮丘的直径。

【结果判定】

皮丘直径大于 0.8 cm 以上者为阳性反应。囊虫病患者皮内试验的阳性率为 87.8%，假阳性率为 2.1% ~ 3.5%。

【注意事项】

由于所用抗原多为粗制抗原，常有一定的假阳性或假阴性反应，因此该法不适于疗效评估。

（刘　水）

三、尾蚴膜反应

尾蚴膜反应（CHR）是以血吸虫尾蚴的分泌排泄抗原物质能与血吸虫病患者血清中的特异性抗体结合，在尾蚴周围形成胶状膜或套膜诊断血吸虫病的免疫实验方法。与 CHR 相似用于诊断肺吸虫病的免疫学方法称之为后尾蚴膜反应。

【实验用品】

（1）实验材料：患者血清、阳性钉螺。

（2）试剂：清水、石蜡。

（3）仪器与器材：烧杯、网筛、白炽灯、凹玻片、盖玻片、解剖针、湿盒等。

【方法】

（1）将阳性钉螺置盛有清水的小烧杯中，水面下放一网筛防止钉螺爬出。将烧杯置于灯光下，于 20～25℃保持 4 h，逸出尾蚴。

（2）在洁净凹玻片上滴加患者血清 0.1 mL，用解剖针挑取尾蚴 5～10 条置于血清中，加盖玻片密封四周。

（3）将玻片放入湿盒内 25～28℃中温育 24 h 后取出，低倍镜下观察尾蚴表面是否形成折光性膜状免疫复合物。

【结果判定】

"–"：尾蚴体表无反应，或口部、体表可见泡状、颗粒状或絮状沉淀。

"＋"：尾蚴体表全部或局部形成一层不明显的、平滑的折光性胶状膜。

"＋＋"：尾蚴体表形成明显的稍有褶皱的胶膜或套膜，低倍镜下清晰可见。

"＋＋＋"：尾蚴体表形成一层厚的、明显褶皱的胶状膜或套膜。

【注意事项】

（1）尾蚴溢出后不宜放置过久，应在 10 h 内做实验。

（2）由于尾蚴的活动，有时可见空套膜，要注意分辨。

（刘　水）

四、免疫斑点试验

免疫斑点试验（dot immunobinding assay，DIBA）是利用硝酸纤维素膜（NC）作为固相支持物，进行抗原抗体反应的免疫学检测方法。硝酸纤维素膜具有很强的静电吸附力，可有效吸附蛋白质等生物大分子。实验中将待检抗原吸附于纤维素膜，之后再加入带有标记物（如辣根过氧化物酶）的抗体，抗原抗体以纤维素膜为固相支撑物，发生结合。加入标记物相应的底物后，标记物即可与底物作用形成不溶性产物呈现斑点状着色，从而判定结果。该法具有微量、快速、经济、方便等特点，可用于检测虫体抗原，近年来已较多地应用于医学基础研究和疾病的诊断。现以辣根过氧化物酶免疫斑点试验为例进行介绍。

【实验用品】

（1）实验材料：抗原样本。

（2）试剂：磷酸盐缓冲液（PBS）、洗涤液、封闭液、辣根过氧化物酶底物反应液。

（3）仪器与器材：硝酸纤维素膜、湿盒、恒温培养箱等。

【方法】

（1）将 0.01 mol/L PBS（pH 7.4）稀释的待检抗原样本液 2 μL 滴加于硝酸纤维素膜上，置于 37℃恒温培养箱中干燥 20～30 min。

（2）滴加封闭液，湿盒中 37℃封闭 10 min。

（3）用洗涤液振荡洗涤 1～2 次，滤纸吸干膜上的洗涤液。

（4）加辣根过氧化物酶标记的抗体，湿盒中室温 30 min，振荡洗涤 1 次，滤纸吸干膜上的洗涤液。

（5）加显色底物反应 5～10 min，水洗终止反应，立即观察结果。

【结果判定】

以出现明显棕色斑点者为阳性。

【注意事项】

（1）显色时间一般以 5～10 min 为宜，显色时间过长常导致本底着色加深，降低试验的特异性。

（2）待检样品加样量不宜过多，加样过多可能导致相邻的样品因流淌而相互影响。

附：试剂配制

洗涤液的配制：PBS 中加入 Tween-20，使得 Tween-20 的终浓度为 0.5%，备用。

（刘　水）

五、间接血凝试验

间接血凝试验（IHA）是以红细胞为载体，将可溶性抗原或抗体吸附在红细胞的表面，然后与相应的抗体或抗原作用，形成肉眼可见的凝集反应。该法由于红细胞载体增加了抗原或抗体的体积，使原本不可见的反应成为肉眼可观察的反应，本法可分为正向、反向、间接凝集抑制试验。最常用的红细胞为绵羊或"O"型血型的人红细胞。在寄生虫病的辅助诊断中，常以抗原致敏的红细胞检测受检血清中的特异性抗体。IHA 具有方法简便、快速、敏感性高、重复性好、抗原及被检血清用量少等优点，已在寄生虫病的辅助诊断和流行病学调查中广为应用。

【实验用品】

（1）实验材料：致敏红细胞、待测血清。

（2）试剂：戊二醛、磷酸盐缓冲液（PBS）、鞣酸溶液、牛血清白蛋白、叠氮化钠。

（3）仪器与器材：微量血凝板、移液器、微量振荡器等。

【方法】

（1）红细胞的醛化：将红细胞用 0.15 mol/L pH7.2 的 PBS 离心，洗涤 5 次，用 1% 戊二醛配制成 2% 红细胞悬液。4℃醛化 30 min。用 PBS 洗涤 5 次，置于 4℃保存，备用。

（2）红细胞的鞣化

1）取上述醛化红细胞用 0.15 mol/L，pH7.2，PBS 洗 2 次，配制成 2.5% 的红细胞悬液。

2）加等量 1∶20 000 鞣酸溶液，37℃温育 10 min，不时摇动。

3）PBS 洗 2 次，再用 pH6.4 的 PBS 配成 10% 的红细胞悬液。

（3）致敏

1）加等量适当浓度的抗原后，室温中致敏 15 min。

2）离心弃上清，PBS 洗 1 次，用含 1% 牛血清白蛋白（BSA）的 PBS 配制 2% 红细胞悬液。

3）加 0.1% 叠氮化钠防腐，4℃保存备用，或制成冻干制剂。

（4）检测

1）用移液器向 V 形血凝板孔中各加入 25 μL 生理盐水。

2）用移液器取被检血清 25 μL，置于第 1 孔中，往复转动 20 次，取出置于第 2 孔中，以此类推至第 12 孔。

3）每孔加致敏红细胞悬液 10 μL，于微量振荡器振荡 1 min。

4）将血凝板置 37℃ 1 h 或室温 2 h 后，观察结果。

【结果判定】

根据红细胞在孔底的沉淀型而定。

"−"：红细胞全部沉于孔底，集中为一点呈针簇状。

"±"：红细胞沉于孔底略有铺开，周围不光滑。

"+"：红细胞铺开范围很小，中心有小环形圈。

"++"：红细胞沉积范围较小，中心有一明显的环形圈。

"+++"：红细胞布满孔底呈毛玻璃状。

"++++"：红细胞呈片状凝集或周边卷曲。阳性反应的最大稀释度为该受检血清的效价。

【注意事项】

（1）试验时，应同时设对照以排除非特异性凝集。

（2）IHA 所用抗原以纯化抗原为宜，以提高敏感性、特异性及重复性。

附：试剂配制

红细胞的选择：常用绵羊红细胞（SRBC）或人 "O" 型红细胞。SRBC 较易大量获取，血凝图谱清楚，但待检血清中如有嗜异性抗体，可出现非特异性凝集，需事先以 SRBC 吸收被检血清。人 "O" 型红细胞很少出现非特异凝集。以无菌程序采血后，可立即进行醛化，或以 4 份血加 1 份 Alsever's 液混合后，置 4℃中保存，1 周内使用。

（刘　水）

六、日本血吸虫感染动物模型

血吸虫病是一种危害严重的人畜共患性疾病，其传播过程涉及自然因素、社会因素等方面。我国流行的血吸虫种类为日本血吸虫。研究血吸虫病的发生、发展以及防治均离不开合适的动物模型。目前，常用的日本血吸虫感染实验动物主要有家兔、小鼠等。实验中的主要感染方式是通过将尾蚴经皮肤接种于实验动物以建立感染动物模型。

【实验用品】

（1）实验材料：实验用家兔或小鼠、日本血吸虫阳性钉螺。

（2）仪器与器材：保定架、剪刀、试管、载玻片、普通光学显微镜。

【方法】

（1）尾蚴的逸出：将去氯的自来水加入试管中，至离管口 0.5 cm 处，放入活的日本血吸虫阳性钉螺，置于 22 ~ 25℃及光照条件下，待尾蚴逸出。取尾蚴，滴于载玻片上，在显微镜下计数，以备接种。

（2）感染动物：将家兔或小鼠固定在保定架上，腹部向上，用剪刀剃去 5 cm × 5 cm 的毛（若实验动物为小鼠，应适当减小剃毛面积），用水清洗腹部皮肤，将从阳性钉螺逸出的尾蚴 500 ~ 800 条（家兔）或 40 条（小鼠）置于盖玻片上，而后翻转覆盖于剪去腹毛浸湿的家兔或小鼠腹部，保持湿润，使尾蚴尽快钻入皮肤，放置 20 min 后取下载玻片。

【结果判定】

实验动物感染后，继续饲养，以 4 ~ 6 周后粪便检测到虫卵为感染动物模型建立成功。

【注意事项】

（1）抓取及固定实验动物时要注意安全，避免被抓伤或咬伤。

（2）剪毛要干净，但注意不要剪破皮肤。

（3）感染前尾蚴计数要准确。

（4）感染时要注意保持载玻片湿润，防止脱落。

（5）注意对接触过尾蚴的器械、耗材及周围环境进行消毒。

（刘　水）

七、弓形虫感染动物模型

弓形虫是一种可在人和多种动物之间广泛传播的细胞内寄生原虫，可引起人畜共患弓形虫病。弓形虫呈世界性分布，人体感染相当普遍。通常，人类可通过食用未煮熟的含弓形虫的食物，经损伤的皮肤及黏膜，接触被弓形虫污染的土壤及水源，抚摸玩耍携带弓形虫的宠物，以及经输血传播、胎盘传播、携带弓形虫的节肢动物传播等多种方式感染。弓形虫感染动物模型的建立有助于研究弓形虫病的发生、发展特点，增加人类对弓形虫病防治的认知。常用的弓形虫感染动物为小鼠。

【实验用品】

（1）实验材料：实验用小鼠、弓形虫虫株。

（2）仪器与器材：注射器、载玻片、普通光学显微镜。

【方法】

（1）弓形虫虫株的计数。取弓形虫虫株，滴于载玻片上，经染色后在显微镜下计数，以备接种。

（2）将弓形虫虫株用注射器注入健康小鼠腹腔内，继续饲养，观察并记录实验动物的发病情况。

【结果判定】

小鼠感染 2 ~ 3 周后，取小鼠腹腔液进行涂片检查，以可见弓形虫滋养体为感染动物模型建立成功。

【注意事项】

（1）抓取及固定实验动物时要注意安全，避免被小鼠咬伤。

（2）感染前弓形虫计数要准确。

（3）取小鼠腹腔液需严格执行无菌操作。

（4）注意对试验器械、耗材及周围环境进行消毒。

（刘　水）

八、疟原虫感染动物模型

疟原虫是脊椎动物的细胞内寄生虫，感染后引起疟疾。已报到的疟原虫种类至少有150多种，多数虫种寄生于人类与哺乳动物宿主，少数寄生于鸟类和爬行动物。目前已知的寄生于人体的疟原虫有五种，即间日疟原虫、恶性疟原虫、三日疟原虫、卵形疟原虫和诺氏疟原虫。研究疟疾的发生、发展以及防治均离不开合适的动物模型。然而，疟原虫具有严格的宿主选择性，因而目前感染人体的疟原虫的动物模型均为灵长类动物，十分昂贵，难以应用于常规教学活动之中。科学家正在不断尝试使用非灵长类动物、免疫缺陷小鼠等动物模型，并通过转基因技术等手段探究疟原虫感染动物模型的建立，为疟疾的研究提供更为理想的体内感染动物模型。

（刘　水）

第三节　虚拟实验技术

一、黑龙江省华支睾吸虫感染、诊断和综合防治

（一）实验简介

华支睾吸虫，简称肝吸虫，其引起的肝吸虫病在黑龙江省高发，已成为严重的公共卫生问题。传统的实验教学，由于实验场地、仪器和教学时间的限制，仅通过显微镜及肉眼观察虫体标本，学生大多只能掌握其形态特征，而对于该虫的传播规律、流行特征、生活史、诊断方法等由于难以直观展现，学生学习效果欠佳。本实验以华支睾吸虫感染、诊断和综合防治为中心，通过现代信息技术手段模拟感染实验场景，采用人机交互、虚拟案例、自测考核、数据库和直观演示等混合式教学法，开展线上线下结合式教学。

本实验有助于学生了解黑龙江省高发的感染性寄生虫—华支睾吸虫的传播规律和流行特征；掌握华支睾吸虫成虫及虫卵的形态特征、生活史和致病机制；熟悉华支睾吸虫病的临床表现、实验室诊断方法和综合防治措施。

项目内容包括：①数字人解剖系统：复习消化道和肝脏的位置、形态和功能；②虚拟感染场景：观察华支睾吸虫的传染源、传播途径和易感人群；③虫体标本数据库：观察虫体特征和生活史；④虚拟案例分析：观察患者症状、体征，进行病原学、免疫学、影像学检查；⑤实验室对比观察虫体大体标本和镜下标本；⑥治疗方法和综合防治措施。

本项目作为病原生物学华支睾吸虫实体试验的补充和延伸，有助于提高实验教学质量，培养学生运用所学知识解决临床问题的综合思维能力。同时，有助于促进学生建立地方流行性疾病的预防战略和公共卫生意识。

（二）制作单位

佳木斯大学基础医学院病原生物学系。

（三）实验平台

国家虚拟仿真实验教学课程共享平台。

（张　戎）

二、日本血吸虫感染

（一）实验简介

日本血吸虫感染动物模型的构建与观察，是学生学习和掌握血吸虫生活史，致病机制和防治方法的重要途径。但日本血吸虫属于我国法定乙类传染病，传统感染实验存在在非流行区传播扩散和实验操作者自身感染的潜在风险。

本项目利用现代先进虚拟仿真技术，让学生在沉浸式体验环境中模拟日本血吸虫感染的实验流程，以第一视角的交互体验模式进行具体的实验操作、判断、选择和答题，学习和巩固日本血吸虫感染的专业知识和操作技能。有效地突破传统实验在师资、教学资源、设备及生物安全风险等方面上的瓶颈。

项目内容包括自主学习和实验过程。①自主学习：学生自主学习实验器材、实验步骤、注意事项等，了解实验目的、实验方法、操作技术。②实验过程：在操作流程中不断通过提示面板、提示框来指导参与者选择合适的器材、设备。在操作过程中还对相应知识点进行考核进行问答考核。

主要操作内容包括：①实验前防护措施的准备。②尾蚴逸出钉螺所需液体、温度、时间设定。③如何规范抓取、固定、麻醉小鼠。④尾蚴感染小鼠的部位、数量、时间选取。⑤感染小鼠的解剖和肝、脾、直肠等脏器观察。⑥血吸虫成虫的采集。⑦实验器械与动物尸体的处理等。

（二）制作单位

中山大学医学院寄生虫学教研室。

（三）实验平台

国家虚拟仿真实验教学课程共享平台。

（张　戎）

三、公共卫生援外之血吸虫病防控

（一）实验简介

由于流行区域的限制以及潜在的感染风险，在传统实验教学中一直未能开展寄生虫病流行现场调查和防治的实践训练。本项目基于血吸虫病的流行与防治的基础知识，依托南京医科大学基础医学实验教学中心形态教学平台的支撑，联合江苏省寄生虫病防治研究所，开发和建立"血吸虫病防控"虚拟仿真实训系统。

本项目采集自我国重要的公共卫生援助非洲项目——埃及血吸虫病防控。采用虚拟实验技术，线上模拟感染场景，引导学生开展流行病学现场调查和防治工作。本项目采用情景对话模式，学生通过角色扮演完成自主学习，学生需要综合运用所学知识和技能进行样本采集和镜下检查，并根据检查结果选择相应防治措施。该项目的实施有助于学生强化理解血吸虫病流行要素、防治措施等相关基础知识，培养寄生虫病防治思维，提高综合运用所学知识解决实践问题的能力。

项目内容有：①学习引导：了解实验目的，回顾新中国血防史、国家政策、援非项目组出征情况；②学习模式：根据自身情况选择相应训练内容，训练结束可查看训练结果，并进行复习、巩固和操作；③考核模块：考查学生对于本项目的掌握情况，考核结束后查看考核结果。

（二）制作单位

南京医科大学基础医学院病原生物学系。

（三）实验平台

南京医科大学虚拟仿真共享平台。

（张　戎）

四、认识棘球蚴病

（一）实验简介

棘球蚴病又名包虫病，是由细粒棘球绦虫的幼虫（棘球蚴）引起的通常为单个的囊性病变，又称囊型包虫病。细粒棘球绦虫的终宿主是犬、狼、豺等犬科食肉动物，中间宿主是羊、牛、骆驼、鹿等食草类家畜，人亦可因误食虫卵成为中间宿主而患包虫病。包虫病是人兽共患寄生虫病，分布地域广泛，我国是该病流行最严重的国家之一，主要流行区在我国西部和北部的广大农牧区，严重危害人类健康和畜牧业生产，已成为重要的公共卫生问题。

包虫病分布有明显的地域性，非牧区学生很难有机会见到包虫病患者。本实验设计者利用地域特点，在附属医院采集临床患者的真实资料，通过虚拟实验技术，全方位展示包虫病感染、诊断及防治的全部过程。通过直观的学习，辅以实践操作，使学生身临其境地感受实验，有效促进了理论与实验，基础与临床的结合。使学生能够以疾病为中心，将实验技能运用于解决理论问题，并通过模拟临床诊断思路，培养学生的临床思维能力。本虚拟实验还增加了人文思政教育，培养医学生勇于创新的精神。

项目内容包括：①实验目的：掌握包虫病感染的原因，包虫的基本结构，包虫病的临床表现、诊断、治疗及流行；②背景资料：介绍包虫相关的历史文献，包虫的形态结构、生活史，以及包虫病的临床表现；③实验模拟：模拟实验室中病原学的镜下观察，如虫卵鉴别、结构识别，病理组织切片观察，然后从包虫感染的常见区域、流行环节、生活史、传播方式、感染途径等，用图片形式串联理论知识，结合临床资料，引导学生学习临床症状、诊断方法和影像学鉴定；④思考题：巩固复习相关知识。

（二）制作单位

石河子大学基础医学系。

（三）实验平台

国家虚拟仿真实验教学课程共享平台。

（张　戎）

五、旋毛虫肌幼虫染色标本制作

（一）实验简介

旋毛形线虫简称旋毛虫，其成虫和幼虫分别寄生于同一宿主的小肠和肌细胞内。人和多种哺乳动物可作为该虫的宿主，该虫导致的疾病称为旋毛虫病，是危害严重的一种人畜共患病。

旋毛虫病的临床表现复杂，临床上难以做出及时正确诊断，患者或病畜肌肉活检查获幼虫囊包是确诊方法。旋毛虫肌幼虫染色标本制作技术，既是标本制作方法，又是病原学检查方法，对感染早期未成囊幼虫及成囊幼虫检出效果均非常好。但实体实验时间跨度长，传统实验教学模式无法开展，因此设计开发了该虚拟仿真实验项目。

本实验有助于学生掌握旋毛虫肌幼虫染色标本的制作方法；观察标本，了解旋毛虫肌幼虫在不同发育阶段的形态特点。

项目内容包括：①实验视频：完整地展示实体实验过程；②虚拟实验：采用 3D 动画技术进行场景和动物绘制，通过标本采集、固定、染色、分色、脱水、透明等交互性操作步骤实现人机互动；③标本观察：观察小鼠感染旋毛虫后 10～400 日不同时期的标本，了解新生幼虫侵入横纹肌细胞及形成幼虫囊包所经历的各个发育阶段及形态特点，全面充分地认识旋毛虫的生活史。

（二）制作单位

河南大学医学基础医学院虚拟仿真实验教学中心。

（三）实验平台

国家虚拟仿真实验教学课程共享平台。

（张 戎）

🅔 数字资源

📝 自测题　　　🔲 自测题解答　　　🖥 教学 PPT

第三章　人体寄生虫学实验应用案例

第一节　疟原虫感染的实验室诊断

【案例】

患者，男，51 岁，高热伴寒战 1 周。患者半年前曾去非洲务工，回国 1 周后出现发热，自测体温最高时可达 39.5℃，伴全身关节、肌肉酸痛，寒战，隔两日发作 1 次，发作后出汗热退。至当地医院就诊，予抗生素治疗，症状无缓解，遂转入本院。查体：T 39.1℃，P 92 次/min，R 19 次/min，BP 115/80 mmHg。腹平软，肋下触及脾。血常规：RBC 2.2×10^{12}/L，Hb 86 g/L，WBC 6.4×10^9/L，NE% 64.7%，LY% 21%，EO% 1.2%，PLT 128×10^9/L；尿常规、大便常规、肝肾功能等指标均正常。

问题：

（1）对该病例的初步诊断是什么？诊断依据是什么？

（2）该病例需要做什么实验室检查？确诊依据是什么？

【分析】

该病例的初步诊断是疟疾，患者可能感染间日疟原虫。诊断依据如下。

（1）病史：发病前曾去非洲务工半年。

（2）症状：高热伴寒战 1 周，隔两日发作 1 次，发作后出汗热退。

（3）体征：T 39.1℃，肋骨下触及脾，提示患者有高热和脾大。

（4）实验室检查：血常规中红细胞和血红蛋白下降，提示贫血。

疟疾通常是经按蚊叮咬或输入疟疾感染者的血液所引起的一类寄生虫病。主要临床表现为周期性规律发作的寒战、高热和出汗热退，多次发作后可引起贫血和脾大。寄生于人体的疟原虫多为四种，即间日疟原虫、三日疟原虫、恶性疟原虫和卵形疟原虫。在我国曾流行的虫种主要是间日疟原虫和恶性疟原虫，但是国外输入的疟疾病例中四种皆有。疟原虫在红细胞内生长、发育、繁殖，形态变化很大，一般分为三个主要发育期：滋养体（环状体和晚期滋养体）、裂殖体（未成熟和成熟裂殖体）和配子体（雌、雄配子体）。间日疟原虫感染者外周血中这三种发育期均可见到，而在恶性疟原虫感染者外周血中仅可见到环状体和配子体。

【方法】

疟疾的实验室诊断方法有病原学诊断、免疫学诊断和分子生物学诊断。

（1）病原学诊断：在红细胞内发现疟原虫是确诊疟疾和鉴别虫种的重要依据，常用方法有厚、薄血膜涂片染色镜检（图 4.3.1）。取外周血制作厚、薄血膜涂片，经吉姆萨或瑞特染液染色后镜检，查找疟原虫。注意事项如下。

1）厚、薄血膜的不同特点：厚血膜涂片中原虫比较集中，易检出，但红细胞溶解，原虫变形，虫种鉴别有困难。薄血膜涂片中原虫形态结构完整，清晰，易于识别和鉴定虫种和发育阶段，但原虫密度低时易漏检。因此临床诊断时，通常在一张玻片上同时制作厚、薄两种血膜，如在厚血膜中查到原虫而鉴别有困难时，可再检查薄血膜（图 4.3.1）。

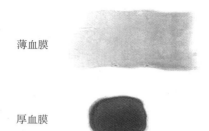

薄血膜

厚血膜

图 4.3.1　薄血膜和厚血膜涂片

2）采血时间：恶性疟应在发作开始时采血，查环状体和配子体，发作数小时后因晚期滋养体寄生的红细胞滞留于皮下脂肪及内脏微血管中，不易查见。间日疟应在发作后数小时至 10 h 内采血，发作过久后原虫数量会下降，导致检出率下降。

（2）免疫学诊断

1）循环抗体检测：常用方法有间接荧光抗体试验、间接血凝试验和酶联免疫吸附试验，在临床仅用于辅助诊断，主要用于疟疾的流行病学调查、防治效果评估及输血对象筛选。

2）循环抗原检测：常用方法有放射免疫试验、抑制法酶联免疫吸附试验、夹心法酶联免疫吸附试验和快速诊断试验（rapid diagnostic test，RDT）等。用于诊断现症病人和带虫者。RDT 应用单克隆技术、层析技术和胶体金技术相结合，通过检测疟原虫的特定抗原如富组氨酸蛋白 II（HRP II）、乳酸脱氢酶（LDH）等，能够诊断四种疟原虫（恶性疟原虫、间日疟原虫、卵形疟原虫和三日疟原虫）的感染，试剂检出量为 50~200 个原虫 /μL 血。该方法只需要采集患者的 1 滴外周血，加入反应卡的检测孔内，再滴入适量的检测缓冲液，等待 15~30 min 即可观察反应结果。操作简单、检测快速、结果直观可靠易于判定。

（3）分子生物学诊断：常用方法有 PCR 和核酸探针，分子生物学检测的灵敏度高，特异性强，对低原虫血症的检出率较高。

（季旻珺）

第二节　鱼肉中华支睾吸虫感染的检查

【案例】

据某地疾控中心报告，近年来当地华支睾吸虫感染率显著上升。为进一步明确发病原因，现对当地菜市场和鱼塘中淡水鱼类华支睾吸虫的感染水平进行调查。

问题：

（1）华支睾吸虫的感染阶段是什么？中间宿主是什么？

（2）为什么当地华支睾吸虫感染率有上升的趋势？

（3）需采用什么实验方法来调查当地菜市场中淡水鱼类华支睾吸虫的感染水平？

【分析】

华支睾吸虫又称肝吸虫。其成虫主要寄生在终宿主的肝胆管内，可引起华支睾吸虫病，也称为肝吸虫病。临床表现主要为胆管炎、胆囊炎、胆石症等，可引起多种并发症，是当前我国最严重的食源性寄生虫病之一。

华支睾吸虫生活史为典型的复殖吸虫生活史，包括成虫、虫卵、毛蚴、胞蚴、雷蚴、尾蚴、囊蚴及后尾蚴等阶段。终宿主为人和肉食哺乳动物（狗、猫等），第一中间宿主为淡水螺类，如豆螺、沼螺、涵螺等，第二中间宿主为淡水鱼和淡水虾。

华支睾吸虫感染主要是由生食或半生食淡水鱼虾引起，近年来，随着人们生活水平的大幅度提高，当地华支睾吸虫感染率也呈上升的趋势，这与当地人群近年来形成生吃或半生吃淡水鱼虾的饮食习惯有关。因此，淡水鱼类华支睾吸虫感染水平是反映一个地区华支睾吸虫流行程度的重要指标。

对华支睾吸虫感染起传播作用的主要是常见的经济鱼类和野生鱼类，如草鱼、青鱼、鲢鱼、鳙鱼、鲮鱼、鲤鱼、鳊鱼、鲫鱼等，以及野生小型鱼类，如麦穗鱼、克氏鲦鱼等。囊蚴可分布在鱼体的各部位，如肌肉、皮、头、鳃、鳍及鳞等，一般以鱼肌肉最多。囊蚴呈椭球形，大小平均为 0.138 mm × 0.15 mm，囊壁分两层。囊内幼虫运动活跃，可见口、腹吸盘，排泄囊内含黑色颗粒（图 4.3.2）。

淡水鱼类华支睾吸虫感染的检测方法有鱼肉压片法和人工消化法。本实验以压片法检测淡水鱼华支睾吸虫囊蚴感染率，以人工消化法评估淡水鱼体内华支睾吸虫囊蚴感染度。

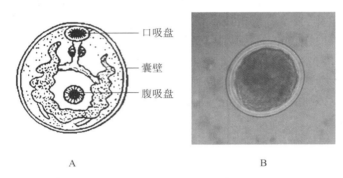

A　　　　　　　　　　　　　　B

图 4.3.2　华支睾吸虫囊蚴

A. 囊蚴模式图；B. 显微镜下的囊蚴（×400 倍）

【方法】

（1）淡水鱼的采集：在当地菜市场和鱼塘中采集常见的经济鱼类和野生鱼类，如草鱼、青鱼、鲢鱼、鳙鱼、鲤鱼、鳊鱼、鲫鱼、麦穗鱼等，当日送至实验室，立即进行检查。

（2）检查鱼肉

1）鱼肉压片法：将鱼洗净，分别取鱼鳃、鱼背（靠头部分）、鱼鳍基部和尾鳍基部约豌豆大小的肌肉组织，放在两张载片中，用力将鱼肉压成薄片，在低倍镜下观察有无囊蚴。囊蚴为椭圆形，两层囊壁，囊内后尾蚴具口、腹吸盘及充满暗黑色折光颗粒的排泄囊。以任一部位鱼肉检出囊蚴即定为阳性，统计不同鱼种的感染率及囊蚴在鱼体不同部位的寄生情况。

2）人工消化法

a. 清洗：将鱼去除头、骨、鳞、鳍、内脏，用清水冲洗干净。

b. 剁碎：取鱼肉用剪刀小心剪碎，置于研钵中，反复研磨至胶泥状。

c. 消化：将鱼肉移入大烧杯中，加入约 10 倍体积的人工消化液（盐酸 67.4 mL、胃蛋白酶 50 g，加蒸馏水至 10 L），置 37℃培养箱中消化 12 h，消化过程中不定时搅拌。

d. 过滤和沉淀：消化物用 60 目铜筛过滤，除去粗渣，滤液冲洗到 500 mL 量杯中，补充自来水至 500 mL，静置 15～20 min，倒去上层液体再加水至 500 mL 静置 15～20 min，再倒去上层液体，如此重复数次，直至上层液体澄清为止。

e. 观察和计数：弃去上清液，把留取的沉淀倒入培养皿中，手持培养皿作回旋动作，使沉渣集中于培养皿中央，置低倍显微镜下检查囊蚴并计数。计算每份鱼肉样本感染的囊蚴数量，评估华支睾吸虫的感染度。

（季旻珺）

第三节 日本血吸虫感染的实验室诊断

【案例】

患者，男，19 岁，畏寒、发热 1 周，伴腹痛、脓血便 1 周。脓血便每日 2～4 次，食欲减退，自行服用头孢拉定、小檗碱，症状无缓解。2 个月前患者曾下水（长江流域）游泳，随后足、手臂等处皮肤出现有小米粒状的红色丘疹，发痒，数日消退。查体：T 39℃，消瘦病容，神志清楚，心、肺未见异常，腹部平软，肝剑突下 3 cm，压痛、叩击痛明显，脾肋下 1 cm。血常规：RBC 4.2×10^{12}/L，Hb 121 g/L，WBC 14.6×10^9/L，NE% 62%，LY% 20%，EO% 12%；大便常规：黏液血便，白细胞 1 个/HP，红细胞 2 个/HP；尿常规正常。肝功能：ALT 198 U/L，AST 220 U/L，TBIL 43.4 μmol/L。

问题：

（1）对该病例的初步诊断是什么？诊断依据是什么？

（2）为明确诊断还需要做哪些检查？确诊依据是什么？

【分析】

该病例的初步诊断是急性血吸虫病，患者可能感染日本血吸虫。诊断依据如下。

（1）病史：患者可能有接触疫水史，长江流域为日本血吸虫病流行区。

（2）症状：游泳后足、手臂等处皮肤出现有小米粒状的红色丘疹，发痒，数日消退，为尾蚴性皮炎的临床表现。畏寒、发热，伴腹痛、脓血便 1 周，食欲减退，为急性血吸虫病的临床表现。

（3）体征：有发热，肝脾大。

（4）实验室检查：血常规中白细胞数量增多，嗜酸性粒细胞比例增高，提示寄生虫感染；大便常规：黏液血便，有白细胞和红细胞，提示肠黏膜受损；肝功能中谷丙转氨酶、谷草转氨酶、总胆红素均升高，提示肝功能受损。符合急性血吸虫病的症状和体征。

血吸虫学名是裂体吸虫，其成虫寄生于人或哺乳动物的静脉内，吞食宿主的红细胞，故称为血吸虫。其生活史包括卵、毛蚴、母胞蚴、子胞蚴、尾蚴、童虫和成虫等阶段，中间宿主为淡水螺类，终宿主为人或其他哺乳动物。人体一般经皮肤接触含尾蚴的疫水而感染。血吸虫在终宿主体内的各个发育阶段均可致病。尾蚴可导致尾蚴性皮炎，童虫和成虫移行可引起血管炎和静脉内膜炎，虫卵是最主要的致病阶段，主要沉积于肝、肠等，导致肉芽肿形成和继发纤维化。

根据临床表现的不同，血吸虫病可分为急性血吸虫病、慢性血吸虫病、晚期血吸虫病和异位血吸虫病。急性血吸虫病常见于初次感染或者慢性患者大量感染尾蚴后 5~8 周，出现发热、畏寒、腹痛、腹泻、肝脾大、嗜酸性粒细胞升高等，粪检大量血吸虫虫卵。急性症状消失而未经病原治疗或反复感染者可表现为慢性血吸虫病，患者无症状或慢性腹泻，伴贫血、消瘦、乏力，轻度肝脾大等。危害严重的是晚期血吸虫病，患者反复大量感染血吸虫，且未经彻底治疗，经过 2~10 年病程，最终可能出现肝脾大、腹水、门脉高压、生长发育障碍等多种临床表现。血吸虫成虫也可寄生于在门脉系统以外的组织或器官，其虫卵沉积造成异位损害，常见于肺和脑。

【方法】

血吸虫病的诊断除根据病史和体征外，还需进行实验室检查，包括病原学检查、免疫学检查和分子生物学检查等。

（1）病原学检查：从患者粪便或者组织中检获血吸虫虫卵或毛蚴是血吸虫病的确诊依据。常用方法有以下几种。

1）改良加藤法：经甘油和孔雀绿处理，使粪膜透明，并使粪渣与虫卵产生鲜明的对比，以便发现虫卵。此法可做虫卵计数，用于测定人群感染度和考核防治效果，是目前我国血吸虫病病原学检查的基本方法之一。但由于该方法所取粪便量较少，且受粪便的新鲜度、干湿度、制片数量、制片操作规范程度等因素的影响，在应用中存在一定的漏检率。日本血吸虫虫卵大小为 89 μm × 67 μm，椭圆形，淡黄色，卵壳厚薄均匀，无卵盖，卵壳的一侧有一个短小的侧棘。卵内含有一个梨形的毛蚴，毛蚴和卵壳间常可见到大小不等的圆形或椭圆形的油滴状毛蚴分泌物（图 4.3.3）。

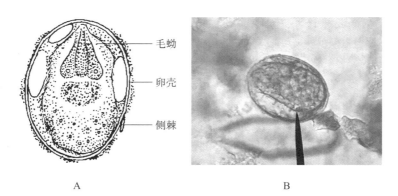

毛蚴
卵壳
侧棘

A　　　　　　　　　　　　B

图 4.3.3　日本血吸虫虫卵

A. 虫卵模式图；B. 显微镜下的日本血吸虫虫卵（×400 倍）

2）尼龙袋集卵法：用于大规模普查，但应防止尼龙袋处理不当而造成交叉污染。

3）毛蚴孵化法：利用虫卵中的毛蚴在适宜条件下可破壳而出，以及毛蚴在水中运动的特点而设计。由于采用全部粪便沉渣，故发现虫卵的机会较直接涂片法大，检出率提高。

4）直肠镜活组织检查：适用于慢性特别是晚期血吸虫病患者，但是直肠镜活检发现虫卵只能证明曾感染过血吸虫，体内有无活虫，可根据虫卵的死活判断。

（2）免疫学检查

1）检测抗体：常用方法有间接红细胞凝集试验（IHA）、酶联免疫吸附试验

（ELISA）、胶体染料试纸条试验（DDIA）等，操作简单，检测快速，适用于现场查病。环卵沉淀试验（COPT）目前不常用。

2）检测循环抗原：患者体内的循环抗原由活虫产生，感染一旦终止，循环抗原也很快消失。因此循环抗原检测适用于活动性感染的诊断和疗效考核，但因循环抗原含量较低，难以检出，目前应用不多。

3）分子生物学检查：应用 PCR 检测患者血中血吸虫特异性 DNA 片段，也具有确诊价值。

（季旻珺）

第四节　粪便标本的寄生虫检查

【案例】

患者，男，43 岁，黑便 7 日。患者 1 个月前光脚下菜地劳动后，自觉脚趾、足背部刺痒，并出现红疹、水疱和脓疱，数日后消退。之后出现阵发性咳嗽，伴发热。至当地医院就诊，诊断为"急性支气管炎"，予抗菌治疗后好转。近 7 日，每日排黑色稀便数次，伴头晕、乏力，转入我院治疗。查体：T 36.8℃，P 84 次 /min，R 16 次 /min，BP 100/65 mmHg。神志清，贫血貌；无皮疹，巩膜无黄染，浅表淋巴结不肿大；心肺听诊未闻及异常。腹平软，无压痛，肝脾未触及，肠鸣音活跃。血常规：RBC 2.1×10^{12}/L，Hb 71 g/L，WBC 11.5×10^{9}/L，NE% 51%，LY% 22%，EO% 10%，PLT 110×10^{9}/L。大便常规：黑褐色，RBC 5 个 /HP（高倍镜视野），潜血 +++。尿常规、肝肾功能电解质、凝血功能等检查均正常。

问题：

（1）对该病例的初步诊断是什么？诊断依据是什么？

（2）可引起肠道感染的寄生虫有哪些？肠道寄生虫感染的粪便检查有哪些常用方法？

（3）该病例需要做什么病原学检查以确诊？

【分析】

对该病例的初步诊断是钩虫病，诊断依据如下。

（1）病史：患者 1 个月前曾光脚下菜地劳动，有接触土壤史。

（2）临床表现：自觉脚趾、足背部刺痒，并出现红疹、水疱和脓疱，数日后消退，此为"钩蚴性皮炎"的临床表现；之后又出现阵发性咳嗽，伴发热，此为钩虫幼虫移行到肺部引起的呼吸道病变；近 7 日，每日排黑色稀便数次，伴头晕、乏力。此为钩虫成虫寄生小肠引起的下消化道出血和贫血症状。

（3）查体：贫血貌。

（4）实验室检查：血常规中红细胞和血红蛋白下降，提示贫血；白细胞数量和嗜酸性粒细胞比例增加，提示寄生虫感染；大便常规中黑褐色，稀水便，有红细胞，潜血阳性，提示下消化道出血。符合钩虫感染引起的消化道出血和贫血的症状和体征。

钩虫是钩口科线虫的统称，寄生人体的钩虫主要有十二指肠钩口线虫（十二指肠钩虫）和美洲板口线虫（美洲钩虫）。钩虫生活史包括虫卵、幼虫、成虫三个阶段。丝状蚴是其感染阶段，当丝状蚴与人体皮肤接触时，可通过毛囊、汗腺口或破损处皮肤钻入人体。钩虫幼虫入侵皮肤时会引起钩蚴性皮炎，在体内移行时可诱发呼吸系统病变。钩虫成虫寄生在人体小肠，用口囊内的钩齿或者板齿咬附和损伤肠黏膜，以宿主血液、淋巴液、脱落肠上皮细胞为营养，导致患者长期慢性失血，重度感染者会产生严重贫血。

可引起肠道感染的寄生虫有原虫和蠕虫，原虫包括溶组织内阿米巴、蓝氏贾第鞭毛虫、隐孢子虫等，蠕虫包括蛔虫、钩虫、鞭虫、蛲虫、姜片虫、绦虫等。为诊断肠道寄生虫感染，从粪便中检出原虫包囊或蠕虫虫卵是我们常用的确诊方法，有生理盐水直接涂片法、厚涂片透明法（改良加藤法）、饱和盐水浮聚法、沉淀法、毛蚴孵化法、肛门拭子法、钩蚴培养法、淘虫检查法、带绦虫孕节检查法等。送检标本要新鲜，保存时间不宜超过24 h。所用容器必须干净，粪便中不得混入其他污染物，以免影响检查结果。

粪便检查虫卵或经培养检出幼虫（钩蚴）是确诊钩虫病的依据，其中饱和盐水浮聚法是诊断钩虫病的首选方法。

【方法】

诊断钩虫病常用的实验室检查方法有以下几种。

（1）饱和盐水浮聚法：操作简便，检出率高，是诊断钩虫病的首选方法。饱和盐水密度约为 1.180 4 g/mL。钩虫卵的密度为 1.055~1.080 g/mL，钩虫卵可悬浮于液体表面，利于检测。镜下可见钩虫卵呈椭圆形，大小为（57~76）μm×（36~40）μm，两端钝圆。卵壳较薄，无色透明，卵内常含有 2~4 个卵细胞，卵壳与卵细胞之间有明显空隙（图4.3.4）。如粪便放置过久，卵内细胞可继续分裂成桑葚状。

（2）直接涂片法：简便易行，适用于感染率较高地区，但对于轻度感染易漏诊。

（3）改良加藤法：采用定量板 - 甘油孔雀绿玻璃纸透明计数虫卵，简单易行，且能定量检测，可用于实验室诊断、疗效考核以及流行病学调查。

（4）钩蚴培养法：此法可在显微镜下观察幼虫形态并鉴别虫种，检出率与饱和盐水浮聚法相似，但需时较长（5~6 日），可用于流行病学调查。

（5）痰中查钩蚴：流行区患者如有咳嗽、哮喘等症状，可取痰液，查找钩蚴。

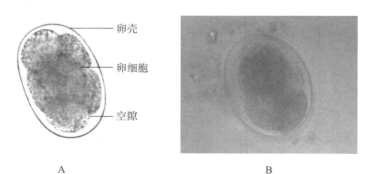

卵壳

卵细胞

空隙

A　　　　　　　　　　　　B

图 4.3.4　钩虫卵

A. 钩虫卵模式图；B. 显微镜下的钩虫卵（×400 倍）

（季旻珺）

第五节　面部皮肤的蠕形螨检查

【案例】

患者，男，35 岁，鼻面部红疹、瘙痒 2 年。自行涂抹"皮炎平"等药物治疗，时有好转，但不能根治。查体：患者额头、双侧面颊、鼻部潮红，有丘疹和脓疱，伴毛细血管扩张。

问题：

（1）该患者的初步诊断是什么？

（2）诊断依据是什么？

（3）还需要做什么实验室检查以确诊？

【分析】

本病例初步诊断是蠕形螨病，诊断依据如下。

（1）病史：发现鼻面部红疹、瘙痒2年。

（2）症状和体征：患者额头、双侧面颊、鼻部潮红，有丘疹和脓疱，伴毛细血管扩张。符合蠕形螨感染引起的痤疮和酒渣鼻的临床表现。

蠕形螨，俗称毛囊虫，是一类小型永久性寄生螨，可寄生在人和多种哺乳动物的毛囊、皮脂腺、睑板腺、耵聍腺、表皮凹陷、腔道或内脏等部位。寄生于人体的蠕形螨主要有毛囊蠕形螨和皮脂蠕形螨，这两种蠕形螨形态基本相似。螨体细长，呈蠕虫状，乳白色，半透明。体长0.1~0.4 mm，雌虫略大于雄虫。颚体宽短呈梯形，位于虫体前端。躯体分足体和末体两部分，足体腹面有足4对，粗短呈芽突状。毛囊蠕形螨较长，末体约占躯体长度的2/3~3/4，末端较钝圆；皮脂蠕形螨略短，末体约占躯体长度的1/2，末端略尖，呈锥状（图4.3.5）。

蠕形螨具低度致病性。其危害程度取决于感染度和人体的免疫力等因素，并发细菌感染可加重症状。绝大多数感染者无自觉症状，或仅有轻微痒感或烧灼感。虫体的机械刺激和其分泌物、排泄物的化学刺激可引起皮肤组织的炎症反应。蠕形螨破坏上皮细胞和腺细胞，引起毛囊扩张，上皮变性。临床表现为局部皮肤弥漫性潮红、充血，皮脂异常渗出，毛囊显著扩大，表面粗糙，继发红斑湿疹或散在的大小不等的丘疹、脓疱、结痂或脱屑。毛囊炎、脂溢性皮炎、痤疮、酒渣鼻、眼睑缘炎和外耳道瘙痒等疾病可能与蠕形螨的感染有关。

蠕形螨病的诊断除根据患者的症状和皮肤损伤情况，还需要病灶组织经显微镜检出蠕形螨方可确诊。

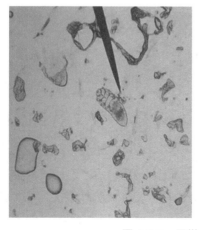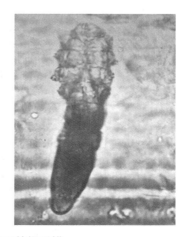

图4.3.5　显微镜下的蠕形螨

（左：×100倍，右：×400倍）

【方法】

常用的蠕形螨检查方法有以下四种。

（1）透明胶纸法：睡前进行面部清洁后，用透明胶纸粘贴于面部的鼻、鼻沟、额、颧及颏部等处，至次晨取下，贴于载玻片上镜检。检出率与胶纸的黏性，粘贴的部位、面积和时间有关。此法方便无损伤，但需过夜，常用于人群流行病学调查。

（2）挤压刮拭法：双手拇指相距 1 cm 左右，先挤后压，用盖玻片刮取皮脂，置于载玻片上，滴加 1 滴甘油后涂开，加盖玻片镜检。此法方便快捷，但检出率较低，适用于临床门诊检查。

（3）挤黏结合法：在检查部位粘贴透明胶纸后，再用拇指挤压胶纸粘贴部位，取下胶带镜检。此法检出率较高。

（4）直接刮拭法：用痤疮压迫器或沾水笔尖后端等器材，直接刮取受检部位皮脂腺和毛囊内容物，将刮出物置于载玻片上，滴加 1 滴甘油，加盖玻片镜检。

（季旻珺）

【参考文献】

1. 李凡，刘永茂，肖纯凌.基础医学实验教程.2 版.北京：高等教育出版社，2011.

2. 诸欣平，苏川.人体寄生虫学.9 版.北京：人民卫生出版社，2018.

3. 王光西，王红.医学寄生虫学.2 版.北京：高等教育出版社，2019.

4. 常正山.寄生虫标本的采集和保存 [J].中国寄生虫学与寄生虫病杂志，2006，（S1），76–81.

5. 王敬军.疟疾快速免疫诊断技术的应用研究进展 [J].黑龙江医学，2021，45（6）：669–670.

6. 赵亚娥.人蠕形螨病：一种新现的螨源性皮肤病 [J].中国寄生虫学与寄生虫病杂志，2016，34（5）：456–462+472.

第 5 篇

医学遗传学实验

第一章 医学遗传学实验总论

第一节 细胞遗传学实验

一、染色质技术

X 染色质呈现于女性体细胞间期细胞核内，在口腔黏膜细胞、羊水脱落细胞、皮肤结缔组织等细胞中均可检出。用苯酚品红改良染液染色后，便可观察到染色较浓，多位于核膜内侧缘，呈凸平形、卵圆形、扁平或三角形，直径 1~1.5 μm 大小的小体。数量为 X 染色体数减 1。女性细胞核中出现率为 40%~60%。

1949 年，Barr 在猫神经元核仁附近发现一种染色很深的小体。仔细研究发现这种小体出现在多数雌猫神经元中，而在雄猫的神经元中则极少出现。他以更多的动物组织做了深入的研究，结果发现食肉类、偶蹄类、灵长类（包括人类）等动物的不同组织的体细胞中，同样显示这种性别差异。Barr 称这种小体为核仁随体（现在我们通常称之为巴氏小体或 X 染色质）。1971 年第四届国际人类细胞遗传学会议把雌性细胞中的性染色质正式定名为 X 染色质。X 染色质的存在是由于在雌性哺乳动物细胞中存在两条 X 染色体，其中一条 X 染色体处于失活状态。雄性个体只有一条 X 染色体。因此原则上男性不应有性染色质。但如果一个男性有 XXY 染色体，那就会有一个 X 染色质。同样，XXX 的三体应当有两个巴氏小体。因此，X 染色质实质上是那条失活的 X 染色体。

在实验中通常用口腔黏膜、头发根鞘、外周血细胞等制备 X 染色质。由于取材方便，方法简单，X 染色质检测广泛应用于性别畸形的诊断中。检查羊水细胞的 X 染色质，还可用于产前诊断中胎儿性别的鉴定。

（吴辉文）

二、染色体非显带技术

染色体研究是联系细胞与分子的桥梁，在医学研究特别是遗传学研究中被广泛重视和重点研究。染色体是细胞分裂过程中出现的一种可见结构，是基因的载体。为了研究人类染色体组成，所选用的组织细胞必须处于增殖状态才能获得适于观察和分析的染色体标本。人类除少数组织（骨髓和睾丸组织）始终处于不断分裂之中外（但取材较困难，且不易为人们所接受），其余各种组织都需经过体外培养才能使细胞大量增殖。因而外周血体外培养法运用最广泛，细胞遗传学领域中 90% 以上的研究取材于外周血。

人体外周血的组成包括红细胞、白细胞、血小板，其中红细胞和血小板不能离体培养。正常情况下血细胞中的小淋巴细胞几乎处于间期的 G_0 和 G_1 期，一般情况下是不分裂的。用人工离体培养的方法，在培养基中加入植物血凝素（PHA）能刺激小淋巴细胞转化为淋巴母细胞重新进入细胞周期进行有丝分裂。经过 60～72 h 的培养，随后加入秋水仙碱，秋水仙碱可阻断纺锤体的形成，使细胞分裂停止在中期，这时染色体个体大，结构清晰，缩短适度，细胞质黏度降低。再经低渗和固定处理（0.075 mL KCl）使红细胞、白细胞胀大，染色体伸展空间变大，便于观察。最后经空气干燥法制片，便可得到质量较好的染色体标本。

核型是一个体细胞中全部染色体所构成的图像。核型分析是将待测细胞的染色体按照该生物固有的染色体形态特征和规定，进行配对、编号和分组的分析过程。人类染色体核型分析标准是建立于丹佛（Denver）体制。该体制规定每一条染色体可通过相对长度、臂率和着丝粒指数三个参数予以识别；常染色体按长度递减的次序以 1～22 号编号，性染色体包括 X 和 Y。另外，人类的 46 条染色体根据长度递减顺序和着丝粒位置划分为 7 个易区分的组，即以字母 A～G 表示 7 组染色体，并将副缢痕和随体作为识别染色体的辅助指标。非显带的染色体核型分析可以明确将染色体分组并对 A 组、E 组、F 组的染色体进行识别，但对其他各号染色体还难以识别。因此，非显带的染色体核型分析是初步的分析，要准确识别各号染色体必须依靠显带染色体核型分析。

人体外周血淋巴细胞染色体标本的制备在临床医学、病毒学、药物学、遗传毒理学等研究领域中被广泛应用。

（吴辉文）

三、染色体显带技术

（一）人类染色体 G 显带标本的制备与核型分析

染色体显带技术是在非显带染色体的基础上发展起来的，它能显示染色体更细微的结构。显带染色体是指染色体标本经过一定处理后，运用特殊染料染色，使染色体两臂显现出明暗或深浅相间的带纹，称之为显带染色体，这种技术称之为显带技术。通过显带技术，可以使各号染色体显现出独特的带纹，便构成了染色体的带型。每对同源染色体的带型基本相同而且稳定，而不同对同源染色体的带型不同，据此可以识别 23 对不同的染色体，并能识别同一号染色体上的不同区带，从而提高了染色体核型分析的准确度。

人染色体标本经胰蛋白酶、NaOH、柠檬酸盐或尿素等试剂处理后，再用吉姆萨染液染色，可使每条染色体上显示出深浅交替的横纹，此即染色体的 G 带。由于是用吉姆萨染液染色后而显带，故称之为 G 显带技术。因其方法简便，带纹清晰，染色体标本可以长期保存，而被广泛用于染色体病的诊断和研究。一套单倍体染色体带纹数有 320 条带。

关于 G 带的形成原理有以下几种观点：①在胰蛋白酶的作用下，蛋白质不均匀丢失是 G 带产生的原因。在染色体上的蛋白质经处理而丢失后，这些区域呈现出浅染（浅带）。染色体上蛋白质和 DNA 结合牢固的区域，由于蛋白质丢失少而呈现深染（深带）。②染色体经蛋白酶消化后，染色体的核蛋白破坏，这些区域裸露的 DNA 分子的磷酸基团能与吉姆萨染液中的天青和甲基蓝等噻嗪分子结合而使染色体着色。③染色体显带现象是染色体本身存在带的结构。比如用相差显微镜观察未染色的染色体时，就能直接观察到带的存在。用特殊方法处理后，再用染液染色，则带更加清楚，随显带方法不同、显出来的带特点也不一样，说明带的出现又与染液特异结合有关。一般认为，易着色的阳性带为含有 AT 较多的染色体节段；相反，含 GC 较多的染色体节段则不易着色。总之，显带是由于：① DNA 的作用；②蛋白质的作用；③ DNA、染料和蛋白质三者之间相互作用的结果。

（二）K562 细胞系 G 显带标本制备与核型分析

K562 细胞是人慢性髓系白血病细胞。该细胞是由 Lozzio 从一位 53 岁的慢性髓细胞性白血病急变期女性患者的胸腔积液中分离建立的。该细胞属红白血病细胞系，是对自然杀伤细胞高度敏感的体外靶标。K562 的原始细胞是一种具有多向分化潜能的造血系统的恶性肿瘤细胞，能自发分化为红系、粒系和单核系的可辨识的祖细胞。

利用 K562 细胞制备 G 显带染色体标本，具有取材方便、易于操作等特点。

（三）人类染色体 R 显带技术

由于该法显示的带型与其他带型（Q、G）正好相反，故称反带（reverse banding），简称 R 带或逆转吉姆萨法。

R 显带的原理：高温（80～90℃）处理下，与 DNA 结合的蛋白质发生变性。1978 年，Comings 认为在高温下 G 带的中 AT 丰富区变性而显出特别亲染，但在 R 带中正好相反，AT 丰富区并不显出亲染作用，故而显出浅染带区，电镜的观察进一步表明了这些带和间带区域的差异主要在于电子密度的不同，R 带所显示深浅带纹区域正好同 G 带相反，即 G 带深染区，R 带为浅染区。反之亦然。

由于 G 显带显示的各染色体两臂末端均为浅带，如果在染色体两臂末端发生缺失等异常时，一般难以检出。而 R 带所显示深浅带纹与 G 带正好相反，可以将各染色体末端显示出易于识别的深带，故 R 显带技术常用于分析、研究染色体末端缺失或者结构重排等。目前所用的 R 显带方法是 RBG 法（R-band by BrdU using Giemsa），即经 BrdU 处理后用吉姆萨染色。

（四）人类染色体 Q 显带技术

Q 显带技术的原理是：先使用荧光素使染色体着色，并在紫外线激发下显示荧光，这种荧光沿着染色体的臂均匀分布。由于在荧光素中加入了烷化剂（常用的荧光烷化剂有氮芥喹吖因 QM 和二盐酸喹吖因 QD），其可以与 DNA 中的鸟嘌呤反应，同时喹吖因基团插入 DNA 双螺旋，使染色体不同区段呈现亮度不等的荧光。即染色体中 DNA 的 AT 丰富区对喹吖因荧光有增强作用，故显示为亮带；反之，DNA 分子的 CG 丰富区对喹吖因荧光有减弱作用，故而出现暗带。

另有学者认为，沿染色体臂所构成的 DNA 链中碱基组成分的变化，以及染色体内蛋白质–DNA 间相互作用对于染色体上荧光染料的反应不同，使染色体臂呈现出明暗相间的带纹。这些带纹的出现是由于荧光染料所致，故称为 Q 带。同源染色体上的带纹相同，而非同源染色上的带纹不一致，故这一技术可用于鉴定和识别不同的染色体以及染色体的变异。目前常用的 Q 显带技术是喹吖因荧光染料染色，故又称为 QFQ 法（Q-band by fluorescence using quinacrine）。Q 带条纹与 G 带相同，即 Q 带亮区为 G 带的深染区；反之，Q 带暗区为 G 带浅染区。

Q 带受制片过程和热处理的影响较小，制片效果较好，分类简便，可显示独特的带型，带型鲜明。但是由于荧光持续存在的时间很短，必须用荧光显微镜尽快进行观察、拍照，且不能做成永久性标本。

（五）人类染色体 T 显带技术

真核生物染色体的末端称为端粒（telomere）。端粒是短的重复序列（TTAGGG）及一些蛋白质组成的特殊结构，其作用是保持染色体的完整性和控制细胞分裂。具体来说，端粒在染色体定位、复制，保护和控制细胞生长，以及细胞寿命方面具有重要作用，并与细胞凋亡、细胞转化和永生化密切相关。细胞每分裂一次，染色体的端粒就会逐次缩短一些。将染色体标本加热处理后，再用吉姆萨染色可使染色体末端区段特异性深染，该技术专门用于显示染色体端粒区。

（六）人类高分辨显带染色体标本的制备技术

一般说来，染色体愈长则带纹愈丰富，分辨率越高。所以，染色体的分辨率除与标本的质量及显带处理是否恰当有关外，染色体的长度是一个非常重要的因素。获得长染色体的方法有两种：一种是同步拦截法，即先将细胞同步化，然后再在适当的时间拦截分裂早期的细胞以获得较多的长染色体；另一种为阻止收缩法，即在收获细胞前向培养液中加入某些药物以阻止染色体的收缩、变短。由于培养细胞进入分裂期的步调并不一致，它们分别处于细胞周期的不同阶段，同时又由于有丝分裂前期持续时间很短，为时不过数分钟，因而常规制片获得的前期染色体很少。

为了获得较多的前期染色体，可以让细胞同时分裂（即同步化），然后在适当的时机拦截住较多的处于分裂前期的细胞，并制成染色体标本。目前，使细胞同步化的方法有以下几种。

1. 低温休克

短暂的低温孵育可使细胞同步分裂。这是因为处于低温状态的细胞不再进行分裂，但在回到较高温度（37℃）后能恢复其分裂活动，从而导致同步化。据此，有作者于收获外周血培养细胞前，以 4℃低温及低浓度秋水仙酰胺处理细胞，以获得较多的早期染色体。

2. 有丝分裂抑制剂处理

秋水仙酰胺、长春花碱等药物能抑制纺锤丝的形成，将有丝分裂停止在中期，故已广泛应用于细胞遗传实验以获得较多的中期染色体。在收获细胞前，如降低这些药物的浓度和缩短处理的时间可以获得较高百分数的长染色体。然而，至今尚未发现分裂前期的抑制剂，即能将有丝分裂阻止于前期的药物。

3. DNA 合成的暂时阻断

细胞分裂之前必须进行 DNA 复制（合成）。DNA 合成在细胞周期的 S 期进行。许多因素可以影响这一过程。例如，5- 氟脱氧尿苷、大剂量的胸腺嘧啶核苷即胸苷（thymidine，TdR）、抗叶酸代谢物如氨甲蝶呤（MTX）等均可阻断细胞内 DNA 的合成。如果剂量选择恰当，这种阻断是可逆的，即在解除阻断后细胞可恢复 DNA 合成，同时形成细胞的同步分裂。氨甲蝶呤能封闭二氢叶酸还原酶，使胸苷的合成受阻，而胸苷是合成 DNA 的原料之一。因此，用氨甲蝶呤处理可使细胞暂时丧失 DNA 复制能力，但在加入外源性胸苷后，细胞经过一段时间进入同步分裂。据此，Yunis 等设计了一套使外周血培养淋巴细胞同步化以获得高分辨染色体的程序，其主要原理为：在培养 3 日后加入氨甲蝶呤使淋巴细胞不能进入合成期而聚集于 G_1 期和 S 期之间，从而达到同步化。然后洗涤细胞去除氨甲蝶呤，并将其移入含胸苷的新鲜营养液中进行培养。此时细胞得以恢复和完成其 DNA 复制并继续其细胞周期过程。细胞于收获前再以低浓度的秋水仙酰胺短暂处理，以抑制纺锤体的形成，但不引起染色体的明显收缩，然后收获细胞。

4. 阻止染色体收缩法

染色体在细胞分裂过程中逐步收缩（螺旋化）变短，一些药物能干扰这一过程。如在细胞收获前加入这些药物，就可获得较长的染色体。由于并非所有药物都产生均匀的延长效果，在临床使用时应根据需要和研究的目的加以选择。

（吴辉文）

四、荧光原位杂交技术

荧光原位杂交（fluorescence in situ hybridization，FISH）是用荧光标记的探针（单链核酸），根据核酸碱基互补配对原理，与待检材料中未知的单链核酸进行特异性结合，形成杂交双链核酸。最后利用荧光显微镜直接观察目标序列在细胞核、染色体或切片组织中的分布情况。由于 DNA 分子在染色体上是沿着染色体纵轴呈线性排列，因此可以使用探针直接与染色体进行杂交从而在染色体上定位特定的基因。

目前这项技术广泛应用于动植物基因组结构研究、染色体精细结构变异分析、病毒感染分析、人类产前诊断、肿瘤遗传学研究等多个领域。

（吴辉文）

第二节　生化遗传学实验

一、显色反应

（一）三氯化铁显色反应

先天性氨基酸代谢病患者，由于氨基酸中间代谢缺陷，导致血液中某种氨基酸及其中间代谢物的水平升高，超过肾小管重吸收的能力而从尿液中排出，因此患者尿液中相应的氨基酸及其代谢产物浓度增高。患者尿液中过量的酮酸，与铁形成绿色复合物，可用于筛查苯丙酮尿症（苯丙酮酸）、枫糖尿病（分枝链酮酸）、酪氨酸血症（对羟苯丙酮酸）、组氨酸血症（咪唑丙酮酸）、尿黑酸尿症（尿黑酸）。在酸性条件下，$FeCl_3$ 中的 Fe^{3+} 与烯醇式苯丙酮酸反应，生成 Fe^{3+} 与苯丙酮酸烯醇基的蓝绿色螯合物。

苯丙酮尿症（phenylketonuria，PKU）是一种常见的氨基酸代谢病，是由于苯丙氨酸代谢途径中的酶缺陷，使得苯丙氨酸不能转变成为酪氨酸，导致苯丙氨酸及其酮酸蓄积并从尿中大量排出。患者临床主要表现为智力低下、惊厥发作和色素减少。由于其血液中苯丙氨酸浓度上升是在哺乳后才出现，故出生时无临床表现。患儿随着喂食时间的延长，血中苯丙氨酸及其代谢产物逐渐升高，临床症状将渐渐表现出来。虽然在苯丙酮尿症症状出现后，临床诊断并不困难，但已失去最好的治疗时机，故强调症状前诊断，即新生儿期的早期诊断。

因血清苯丙氨酸浓度低于 900 μmol/L，尿中可无苯丙酮酸排泄，故新生儿期患者尿三氯化铁试验可呈阴性。尿三氯化铁试验用于可疑的较大儿童的初筛，但特异性较差，并有假阴性的可能。将三氯化铁滴入新鲜尿液中，尿中如含苯丙酮酸则三氯化铁试验呈绿色，放置后褪色。疑为苯丙酮尿症患者时，必须作血清苯丙氨酸及酪氨酸测定确诊。

（二）尿甲苯胺蓝斑点实验

黏多糖贮积症（mucopolysaccharidosis，MPS）是由于降解黏多糖（glycosaminoglycans，

GAGs）所需的溶酶体酶缺陷，从而致使患者体内大量 GAG 蓄积的一种先天性代谢疾病。根据酶缺陷类型及累积物质的不同，MPS 分为七大类型，每一型又分为 2～4 个亚型。虽然各型黏多糖增多症的病程进展与病情严重程度差异较大，但患儿在临床表现方面具有某些共同的特征，如身材矮小、特殊面容及骨骼系统异常等。多数患儿都有关节改变和活动受限，多器官受累见于所有的患儿，部分患儿有角膜混浊，并可因此而导致视力障碍甚至失明。肝脾肿大以及心血管受累较为常见。部分患儿可有智力发育进行性迟缓、脐疝和腹股沟疝，生长缓慢，脑积水，皮肤增厚，毛发增多，慢性流涕，耳部反复感染，并可致听力损害等。

黏多糖即氨基葡聚糖，属直链多糖，多由氨基己糖与糖醛酸组成二糖单位，重复连接形成长链。GAG 主要有五种，分别是硫酸皮肤素（DS）、硫酸软骨素（CS）、硫酸类肝素（HS）、硫酸角质素（KS）和透明质酸（HA）。正常情况下，GAG 与蛋白质牢固结合，是结缔组织中的非纤维成分，广泛地分布于软骨、角膜、血管壁和皮下组织。可维持人皮肤及结缔组织的弹性，因此也较易衰老，需要较快地代谢更新。

黏多糖链的降解是以特定方式进行的，即去除或处理非还原性末端的糖基。至少有 11 种酶参与催化溶酶体降解黏多糖，包含多种糖苷酶、硫酸酯酶、乙酰转移酶等。因此，每一种酶缺乏均可导致降解受阻，致使大量黏多糖不能被分解而在各种组织器官内贮积，造成多种损伤和临床症状。分解不完全的 GAG 积聚体内并自尿中排出。正常人每日尿中排出的黏多糖为 3～25 mg。黏多糖增多症患者尿中的黏多糖常超过 100 mg/24 h。由于各类型黏多糖增多症所缺乏的酶不同，其尿中排出的黏多糖成分及数量均有所差异。MPS Ⅰ、MPS Ⅱ 及 MPS Ⅶ 型患者尿中的黏多糖为硫酸软骨素和硫酸类肝素，其中以 Hurler 综合征最为显著。MPS Ⅲ 型患者尿中只有硫酸类肝素。MPS Ⅳ 型尿中为硫酸角质素，随年龄增大有逐渐减少的趋势。MPS Ⅵ 型主要为硫酸软骨素。

由于溶酶体酶缺乏活性而导致的 GAG 累积是 MPS 主要的病理原因，MPS 患者尿中排出大量 GAG，因此可利用甲苯胺蓝与尿液中 GAG 结合而发生显色反应可实现检测。由于 GAG 中的羧基与染料中的碱基产生化学反应，而出现结果呈紫色，但该方法仅用于初筛实验，黏多糖贮积症的确诊还需基因诊断。

（祁柏宇）

二、常用酶分析方法

酶活力（enzyme activity）也称酶活性，是指酶催化一定化学反应的能力。通常以在一定条件下催化特定化学反应的速度表示。反应速度愈快，酶活力愈高；反之则低。反应的一定条件，指能充分发挥酶催化能力的最适宜条件，如最适酸碱度（包括合适的离子强度）、最适温度（国际生化联合会规定 25℃ 或 30℃）、足够的底物浓度以及为稳定酶所添加的一些保护剂等。酶活力的测定通常采用两种方式：①测定一定时间内底物消失量或产物生成量；②测定一定量底物完全转化为产物所需的时间。由于酶具有高度的专一催化活性，故可通过测定其相应的底物或产物浓度变化，或用某一反应产物或反应物浓度变化来确定其酶的活性。一般采用电化学和光物理的方法，即利用反应物或产物的吸光性，用紫外分光光度法或荧光法测定。若酶反应过程中产物或反应物有气体，则可用测压仪（瓦氏呼吸仪）测定。若反应过程中生成酸，则可用电化学法。用同位素标记的底物则可用放射化学法测定底物浓度变化，计算酶活性。一些性质稳定的酶，也可用高效液相色谱法检测。实际应用中，进行性假肥大性肌营养不良（DMD）是 X 连锁隐性遗传病。患者在发病早期就可出现肌酸激酶（creatine kinase, CK）水平增高，因此，CK 的活性可作为 DMD 的诊断指标。血清 CK 可用分光光度法测定。

（祁柏宇）

三、常用蛋白质分析方法

蛋白质由 C（碳）、H（氢）、O（氧）、N（氮）元素组成，一般蛋白质可能还会含有 P（磷）、S（硫）、Fe（铁）、Zn（锌）、Cu（铜）、B（硼）、Mn（锰）、I（碘）、Mo（钼）等。这些元素在蛋白质中的组成百分比约为：碳 50%，氢 7%，氧 23%，氮 16%，硫 0 ~ 3% 及其他微量元素。一切蛋白质都含 N 元素，且各种蛋白质的含氮量很接近，平均为 16%。因此任何生物样品中每 1 g N 的存在，就表示大约有 100/16 = 6.25 g 蛋白质的存在，"6.25" 常称为蛋白质常数。蛋白质含量测定就是检测 N 元素的含量，国家标准检测蛋白质含量的方法凯氏定氮法就是利用这个原理。该法是在有催化剂的条件下，用浓硫酸消化样品将有机氮都转变成无机铵盐，然后在碱性条件下将铵盐转化为氨，氨随水蒸气蒸馏出来并被过量的硼酸液吸收，以标准盐酸滴定，就可计算出样品中的氮量，再由氮量反推即可计算出蛋白质含量。除此之外，蛋白质含量测定的其他方法有以下几种。

（1）紫外分光光度法：蛋白质分子中所含的酪氨酸、色氨酸以及苯丙氨酸残基的芳香族结构对紫外线有吸收作用。其最大吸收峰在 280 nm 附近。当蛋白质的质量浓度在 0.1 ~ 1.0 g/L 之间时，其紫外吸收值与浓度成正比，可用作蛋白质定量测定。

（2）双缩脲法：蛋白质含有多个肽键，可发生双缩脲反应，在碱性溶液中，蛋白质与铜离子形成紫红色络合物，可在 540 nm 比色测定。当蛋白质的质量浓度在 1.0 ~ 10.0 g/L 之间时，其颜色深浅与蛋白质浓度成正比，而与蛋白质相对分子质量及氨基酸组成无关。

（3）Folin– 酚试剂法：这种方法是对双缩脲法的发展。蛋白质与碱性铜溶液中的二价铜离子络合使得肽键伸展，从而使暴露出的酪氨酸和色氨酸残基在碱性铜条件下还原磷钼酸 – 磷钨酸试剂（Folin 试剂）产生深蓝色，当蛋白质的质量浓度在 0.02 ~ 0.5 g/L 之间时，其颜色的深浅与蛋白质中酪氨酸和色氨酸的含量成正比。

（4）考马斯亮蓝法：考马斯亮蓝 G-250 具有红色和青色两种色调，在酸性溶液中游离状态下为棕红色。当它通过疏水作用与蛋白质结合后变成蓝色，染料主要是与蛋白质中的碱性氨基酸（特别是精氨酸）和芳香族氨基酸的残基相结合。当蛋白质的质量浓度在 0.05 ~ 0.5 g/L 之间时，在 595 nm 下测定的吸光度与蛋白质浓度成正比。

（祁柏宇）

四、常用糖类分析方法

食物中的半乳糖主要来自奶类所含的乳糖。哺乳婴儿所需能量的 20% 由乳类中的乳糖提供。正常情况下，乳糖进入肠道后即被水解成半乳糖和葡萄糖经肠黏膜吸收。半乳糖被吸收后在肝细胞内先后经半乳糖激酶（GALK）、半乳糖 –1- 磷酸尿苷酰转移酶（GALT）和尿苷二磷酸半乳糖表异构酶（EPIM）的作用，最终生成 1- 磷酸葡萄糖进入葡萄糖代谢途径。先天性半乳糖血症是一种常染色体隐性遗传性疾病。由于缺乏半乳糖 –1– 磷酸尿苷转化酶或半乳糖激酶，不能将食物内半乳糖转化为葡萄糖所致，患儿可出现肝大、肝功损害、生长发育停滞、智力减退、哺乳后不安、拒食、呕吐、腹泻、肾小管功能障碍等。此外，还可查出半乳糖尿、氨基酸尿（精氨酸、丝氨酸、甘氨酸等），由半乳糖激酶缺乏所致白内障患者也可出现半乳糖尿。总之，当半乳糖代谢的酶发生遗传性缺陷时，导致患者半乳糖转变为葡萄糖缺陷，血液中半乳糖水平升高，可出现半乳糖尿，并逐渐出现氨基酸尿，特别是小分子的氨基酸（如精氨酸、丝氨酸、甘氨酸）。尿中半乳糖可用黏液酸实验法来测定，即半乳糖在与浓硝酸一起加热时，可被氧化成黏液酸，待冷却后，黏液酸即成白色沉淀析出。

（祁柏宇）

第三节　分子遗传学实验

一、常用 DNA 分析方法

（一）真核生物基因组 DNA 的提取

真核生物的基因组 DNA 与组蛋白、非组蛋白以染色质或染色体的形式存在于细胞核中（实际上除核 DNA 外，还有线粒体 DNA）。真核生物基因组 DNA 提取实验的原理为：①用含有蛋白酶 K、SDS 和 EDTA 的蛋白酶消化液处理细胞。此过程中 SDS 是离子型表面活性剂，它能够溶解膜蛋白，从而破坏细胞膜和核膜；此外，SDS 还可使与 DNA 结合的蛋白质相分离，在不产生机械剪切力的前提下尽可能保持 DNA 的完整性；SDS 和 EDTA 可以抑制 DNase 的活性，防止大分子的 DNA 降解；蛋白酶 K 可以将蛋白质水解成小肽或氨基酸，蛋白酶 K 在 SDS 和 EDTA 存在的情况下仍可保持较高的酶活性。②如需要，可以用 RNase 以去除 RNA。③用苯酚 – 氯仿抽提法反复抽提，使 DNA 进入水相，从而与蛋白质组分分开。此过程中酚是很强的蛋白质变性剂，氯仿能加速有机相与水相的分离。④收集上清液后用乙醇沉淀 DNA，最后用 TE 缓冲液溶解 DNA。

抽提 DNA 的质量判断标准：①完整性，没有发生降解；②纯度，没有蛋白质和 RNA 的污染。因此，提取的 DNA 一般通过琼脂糖凝胶电泳鉴定其完整性，通过紫外分光光度法测定其纯度（OD260/280 在 1.6 ~ 1.8 之间）和浓度。

提取的基因组 DNA 大小通常为 100 ~ 150 kb，适用于 Southern blot 分析、基因组 DNA 文库构建、PCR 及基因诊断等。

（二）DNA 限制性内切酶酶解技术

真核生物的 DNA 分子是线状、双链分子。人的体细胞核中含有 46 条染色体，即含有 46 个 DNA 分子。为了便于操作，比如 Southern blot 实验，需要将基因组 DNA 分子酶切成小片段，再通过琼脂糖凝胶电泳进行分离；对于分子克隆实验，需要将纯化的 PCR 产物及载体（质粒）进行双（单）酶切，纯化后再将二者进行连接。以上实验中都要用到酶切技术。限制性核酸内切酶（restriction endonuclease）是一类能识别并水解双链 DNA 中特定碱基顺序的核酸水解酶。一般能识别 4 ~ 6 个碱基对，并在特定位点切割。它们主要从原核生物中分离纯化获得，可分为三种类型：即 I 型、II 型和III型，其中 II 型最为常用。

绝大多数 II 型限制酶识别长度为 4~6 个核苷酸的反向对称核苷酸序列（如 *Eco*R I 识别 6 个核苷酸序列：5′-G↓AATTC-3′），少数酶识别更长的或简并序列。II 型酶切割位点在识别序列中，有的在对称轴处切割，产生平末端的 DNA 片段（如 *Sma* I：5′-CCC↓GGG-3′），有的切割位点在对称轴一侧，产生带有单链突出末端的 DNA 片段称黏性末端，如 *Eco*R I 切割后产生两个互补的黏性末端。

$$\textit{Eco}\text{R I: } 5'\text{-G}\downarrow\text{AATTC-}3'$$
$$3'\text{-CTTAA}\uparrow\text{G-}5'$$

临床上一些由于碱基的缺失、插入或突变所导致的遗传病，可造成限制性核酸内切酶酶切位点的改变，故当用特定的限制性核酸内切酶切割相应基因片段（通常为纯化的 PCR 产物）时，切开的片段大小与正常人存在差异，即 DNA 限制性酶切图谱发生改变此即限制性片段长度多态性（restriction fragment length polymorphism，RFLP），据此可进行遗传病的基因诊断。此外，限制性内切酶酶解技术还常用于重组质粒构建及重组质粒酶切鉴定等。

（三）DNA 酶切片段的琼脂糖凝胶电泳

琼脂糖是一种良好的凝胶剂，一方面它带有亲水基团且不含有带电荷的基团，不会引起 DNA 变性，另一方面它不吸附被分离的物质。琼脂糖凝胶具有网络结构，物质分子通过时会受到阻力，大分子物质在通过时受到的阻力大。另外，DNA 分子携带负电荷，在一定电解质缓冲液条件下，它可以在琼脂糖凝胶中由电源负极向正极移动。因此，琼脂糖凝胶电泳兼有分子筛和电泳的双重作用。在琼脂糖凝胶电泳中带电分子的分离不仅取决于其净电荷的性质和数量，还取决于其相对分子质量大小。

琼脂糖凝胶的分离范围较广，用各种浓度的琼脂糖凝胶可以分离长度为 200 bp ~ 50 kb 的 DNA。直接用低浓度的荧光嵌入染料溴化乙啶（EB）进行染色，可确定 DNA 在凝胶中的位置。常用 0.6% ~ 2% 的琼脂糖凝胶进行电泳，DNA 片段越小，所用琼脂糖凝胶的浓度越高；反之，DNA 片段越大，所用琼脂糖凝胶浓度越低。琼脂糖凝胶浓度越高，其分辨率越大。少至 1 ~ 10 ng 的 DNA 条带即可在紫外灯下检出。电泳缓冲液的 pH 通常在 6~9 之间，离子强度在 0.02~0.05 之间较为合适。

DNA 酶切片段的琼脂糖凝胶电泳常用于酶切产物大小的鉴定、酶切产物的纯化（用于连接反应）、分子杂交（Southern blot）等。

（马长艳）

二、分子杂交技术

DNA 分子杂交技术又称 Southern blot，是依据碱基配对原则，将放射性同位素或生物素标记的 DNA 探针（已知序列）与固着在膜上的变性的 DNA 进行杂交，如果两者具有互补的碱基序列，经复性和放射自显影或显色反应即可检测到与探针同源的序列。DNA 探针根据其来源分为 3 种：其一是来源于基因组中的基因本身，称为基因组探针（genomic probe），可以是基因的全序列，或者基因上的一段序列；其二是从 mRNA 通过逆转录得到的探针，称为 cDNA 探针（cDNA probe）；其三是在体外人工合成 20 ~ 50 个碱基的与基因序列互补的 DNA 片段，称为寡核苷酸探针。

DNA 分子杂交技术可以对目的 DNA 进行定性和定量分析，是基因诊断中最常用的方法之一，可用于检测目的基因的突变、缺失、插入、拷贝数等。此外，DNA 分子杂交技术还用于转基因动物研究中基因组 DNA 中插入或缺失基因（片段）的鉴定。

（马长艳）

三、PCR 技术

聚合酶链反应（PCR）的基本原理：①通过加热，使模板 DNA 双链解开即变性；②通过降温，将引物与其互补的模板 DNA 结合，即复性或退火；③通过 DNA 聚合酶将引物进行延伸，反复循环扩增出大量目的 DNA 片段。

人类的性别是由 Y 染色体决定，具体地说是由 Y 染色体上睾丸决定因子（testis-determining factor，TDF）基因所决定，TDF 决定着睾丸的发育，即决定男性性别。*TDF* 基因位于 Y 染色体短臂与拟常染色体（X 和 Y 染色体上与常染色体同源的区域）相接的 35 kb 区域内，该区域又称为 Y 染色体性别决定区（sex determining region of the Y，SRY）。根据 SRY 区域的 DNA 序列设计特异性引物，如果通过 PCR 能够扩增出 SRY 区的片段，即可判断为男性，否则为女性。利用 PCR 技术扩增 SRY 片段检测性别具有广泛的应用价值，如结合细胞遗传学的核型分析，通过确认 SRY 所在区域的缺失或易位，诊断（46，XY 女性）或（46，XX 男性）性反转综合征患者；通过检测胎儿的性别，预防甲型血友病、杜氏肌营养不良等 X 连锁隐性遗传病患儿的出生；通过骨髓移植后 Y 染色体特异的 *SRY* 基因片段的 DNA 分析是由阳性转为阴性或相反，判断异性别的骨髓移植程度；多年尸块的 DNA 常有降解，而 PCR 只分析 DNA 的一小部分，不受降解的影响，因此该技术常用于法医学上尸块或血斑的性别确定；此外，该技术还可用于需要快速、准确、同时需检查大量标本的运动员体检。

精子生成因子（azoospermia factor，AZF）基因是 Y 染色体上与精子生成有关的基因，其存在互不重叠的 3 个区域，即 *AZFa*、*AZFb* 和 *AZFc*。Y 染色体微缺失主要发生在 Y 染色体的 AZF 基因上，且是除了克氏综合征导致男性特发性不育的第二大遗传因素。因此，根据 *AZFa*、*AZFb* 和 *AZFc* 的 DNA 序列，设计特异性 PCR 引物，以男性基因组 DNA 为模板进行多重 PCR 扩增和琼脂糖凝胶电泳或实时荧光定量 PCR，即可对 Y 染色体是否存在 *AZF* 基因微缺失进行检测。该方法可以用于临床上男性不育症的分子诊断。

（马长艳）

四、生物芯片技术

生物芯片是指采用光导原位合成或微量点样等方法，将生物样品如核酸片段、多肽、组织切片等有序地固化于支持物（如玻片、硅片、聚丙烯酰胺凝胶、尼龙膜等载体）表面，利用生物分子间的特异性亲和反应，实现对基因、配体、抗原等的检测分析。由于常用玻片（或硅片）作为固相支持物，且在制备过程模拟了计算机芯片的制备技术，所以称之为生物芯片技术。生物芯片可同时并行分析成千上万个生物分子，具有高通量、高灵敏度和并行检测的特点。该技术将大量的探针同时固定于支持物上，可以对大量的生物分子同时进行检测分析，解决了传统印迹杂交技术（Southern blot、Northern blot、Western blot）操作复杂、自动化程度低、检测目的分子数量少、低通量等不足。

生物芯片包括基因芯片（DNA 芯片、转录组芯片）、蛋白芯片、组织芯片等。该技术广泛应用于基因突变检测、表达谱检测、多态性分析、基因组文库作图及杂交测序（sequencing by hybridization，SBH）等。临床上可用于基因诊断、药物筛选、个性化治疗等。

（马长艳）

五、免疫沉淀技术

染色质免疫沉淀测序（chromatin immunoprecipitation followed by sequencing，ChIP-Seq）是将深度测序技术与染色质免疫共沉淀实验相结合，分析 DNA 结合蛋白在基因组 DNA 上的结合位点（转录因子与调控元件的结合）、组蛋白修饰、核小体定位或 DNA 甲基化修饰的高通量方法。其基本原理是首先通过 ChIP 获得和目标蛋白结合的 DNA 区域，然后再对获得的 DNA 区域进行高通量测序。实验的基本过程为：利用甲醛处理细胞，使 DNA-protein 复合物交联固定；然后裂解细胞，释放染色质并进行超声打断；之后与 DNA 结合蛋白的特异性抗体进行孵育，抗体结合到交联的 DNA-protein 复合物上；再利用结合抗体的磁珠将 DNA-protein 复合物沉淀富集；随后进行 DNA-protein 解交联，并将纯化获得的 DNA 片段进行高通量测序。

该实验技术可用于蛋白质在 DNA 分子上新的结合位点的鉴定或对已知结合位点进行体内验证。此外，该技术还常用于组蛋白修饰、核小体定位或 DNA 甲基化修饰等领域的研究。

（马长艳）

第四节 遗传毒理学实验

一、遗传毒理学染色体分析技术

姐妹染色单体互换实验（sister-chromatid exchange，SCE）是指一条染色体中的两条姐妹染色单体之间同源片段的互换。这种互换是完全的、对称的互换。用放射自显影或特异的染色方法可将其检出。这种互换并不导致染色体整个形态上发生改变。

5- 溴脱氧尿嘧啶核苷（BrdU）是一种与胸腺嘧啶核苷（TdR）相类似的化合物，在细胞培养过程中它可取代 TdR 掺入新复制的 DNA 核苷酸链中。在分裂的细胞中，每条染色体由两条染色单体组成，每条染色单体由双链 DNA 组成。当 5- 溴脱氧尿嘧啶核苷（BrdU）作为核苷酸前体取代胸腺嘧啶核苷，经两个细胞周期（即两次复制后），两条姐妹染色单体的 DNA 双链在化学组成上就有了差别，即一条姐妹染色单体的 DNA，其双链全为 BrdU 取代，另一条的 DNA 中仅有一条链中有 BrdU 取代。两者可用分化染色区分。由于双链都含有 BrdU 的 DNA 链具有螺旋化程度较低的特性，降低了与某些染料的亲和力。当用吉姆萨染液染色时，双链都含有 BrdU 的 DNA 链所组成的染色单体着色浅，而单链含 BrdU 的 DNA 链所组成的单体着色深。因此，在普通光学显微镜下可见到两条姐妹染色单体具有深浅不同的颜色。正常情况下，每条染色体的两条单体为一条深、一条浅，色差对比明显。当发生姐妹染色单体互换时，可在同一染色单体上看到深浅不同的颜色。如果环境中含有对染色体或 DNA 损伤的物质，则可见到这两条深浅的染色单体间有片段互换。这种交换的次数即为互换频率。如果有毒物质毒性越大，则交换频率越高。利用此与正常的对照组对比可估计有毒因素的作用。

目前对 SCE 形成的机制尚无定论，但大多数学者认为 SCE 的形成可能与 DNA 的断裂和复合（reunion）有关。SCE 发生频率的不同，反映了 DNA 损伤和机体重组修复系统的差异。SCE 主要在 DNA 合成期形成。虽然其特性和 SCE 形成的分子基础尚不清楚，但 SCE 分析已作为一个灵敏的指标用于检出 DNA 损伤。SCE 技术在毒理、临床、环境监测等领域内广泛应用。

（刘忠平）

二、常用细胞毒理学实验技术

（一）小鼠骨髓嗜多染红细胞微核实验

微核试验（micronucleus test）是 20 世纪 70 年代初发展起来的快速、简便检测环境致癌物的方法。微核是在间期细胞时能观察到的染色体畸变后遗留物，在癌症患者末梢血淋巴细胞浆中，表现有一定的规律性。也存在于受环境污染的鱼类、两栖类和鸟类末梢血有核红细胞胞浆内，并能用药物诱发，使实验动物或胚胎，在出现恶性体征之前，在血细胞或其他细胞中出现微核。因此微核试验是筛选致癌物、致突变物的重要手段之一，也是预报致癌危险及其他遗传危害的短期测试方法。

遗传毒物或致突变因子作用于间期细胞染色质、有丝分裂染色体和纺锤体时，能导致染色体断裂成断片或整条染色体从纺锤体脱落和染色体子星群脱离，形成落后的孤立染色体，继而在分裂末期及以后的间期细胞中形成与主核脱离的微核。在间期细胞中常常见到比普通细胞核小得多的一个或几个圆形结构（直径为细胞直径 1/20 ~ 1/5），故称微核。微核实质上是孤立畸变染色体在间期的存在形式。微核检测既可直接检测体内细胞，亦可利用培养细胞进行检测。

凡具分裂能力且易于获得的培养细胞以及很多其他细胞，都可用于显示微核。在骨髓和外周血液的有核细胞中均可见到。但是，在这类只有少量胞质的有核细胞中，微核常难以与正常核叶及核的突出物相鉴别，而在无核的嗜多染红细胞（PCE）的胞质中，微核却十分易于辨认，PCE 是分裂后期的红细胞由幼年发展为成熟红细胞中的一个阶段，此时红细胞的主核已排出，因胞质内含有核糖体，染色后易与成熟红细胞鉴别。骨髓中 PCE 数量充足、微核容易辨认，而且微核自发率低。由于这些优点，骨髓的 PCE 细胞成为骨髓微核试验的首选细胞群。故一般检查嗜多染红细胞中微核的多少来鉴别是否异常。

（二）精子畸形实验

精子畸形（sperm aberration）是指精子形态的异常改变。有报道男人精子数目减少或畸形精子数量增多与妻子自发流产有关。人类精子畸形与遗传有关，孪生兄弟有同样的精子形态。

虽然精子形态检查的结果并不能用来直接衡量精子的遗传学损伤，但是对评价化学物的危害度（risk）是有价值的，其理由是：①一个化学物能诱导精子形态变化，表明它能干扰精子正常生成与成熟；②有些能引起遗传性精子损伤的化学物亦能引起精子头部畸形；③化学物引起小鼠精子头部损伤与其引起生殖细胞突变的能力高度相关。这些情况表明，小鼠精子形态试验结果阳性的化学物，应该被认为是哺乳类动物生殖细胞的潜在诱变剂。

小鼠精子畸形实验是一种检测环境理化因素对雄性生殖细胞遗传损伤的遗传毒理学方法。精子畸形是环境理化因素对精原细胞遗传物质损伤的结果。迄今，已有数百种化学物质进行过该项实验检测。资料表明小鼠精子畸形实验对生殖细胞诱变剂具有相当高的敏感性，对化学致癌剂也有极高的特异性，并可检测化学物质对不同时期生殖细胞的诱变性，而且快速、简便、终点明确。已证明不同哺乳动物之间的精子畸形实验结果有很大的相似性，这就可能用小鼠实验结果来预测化学物质对人类的遗传危害，从而使此方法更具有实用价值。因此，小鼠精子畸形实验已被用于评价环境化学物质对哺乳类雄性生殖细胞的遗传损伤。

化学物引起精子畸形的机制尚未完全清楚，可能是化学诱变剂使与精子形成有关的基因发生突变所致。参与控制精子生成与成熟的基因很多。一般认为，常染色体上的基因控制精子的畸形，Y 染色体上的基因控制畸形精子的表现。因此，当化学物质使生殖细胞中与精子生成有关的基因发生突变，或干扰了其表达过程，就会导致精子畸形率增高。某些特异的染色体重排，如性染色体 – 常染色体易位，也可使精子发生畸形。

各种诱变剂作用于精子的不同发育阶段，可在接触该种诱变剂后不同时间出现精子畸形。精原细胞后期或初级精母细胞早期对化学诱变剂较为敏感，故一般在接触诱变剂后第 4 周或第 5 周最易出现精子畸形或精子畸形率增高。各种诱变剂引起精子畸形的机制不同，因而所致畸形的类型也不同。精子不同部位的畸形对精子活动能力以及使卵子受孕的能力有不同的影响。

（刘忠平）

三、常用分子毒理学技术

期外 DNA 合成又称非程序 DNA 合成（unscheduled DNA synthesis，UDS）。在一般情况下细胞内 DNA 合成只见于 S 期，但当处于非 S 期细胞 DNA 受损伤时，随着 DNA 损伤的修复也将发生 DNA 合成现象，即 UDS。在化学致突变物、致癌物作用诱发细胞 DNA 损伤时，也诱导 DNA 出现 UDS 现象。因此，UDS 是检测环境致突变物、致癌物的短期测试方法之一。如被检物具有致突或致癌性，当把同位素标记的 DNA 前体物加入培养环境中，受损 DNA 仍能在 DNA 合成期外，以半保留复制的方式把 DNA 前体掺入 DNA 链中，遂可应用同位素技术检测出来。UDS 实验需用适宜细胞，能表达 UDS 指示的理想细胞应该具有：①修复 DNA 损伤能力；②能代谢活化致癌物；③间期细胞比例大，以及取材方便等性质。但是，并非每种细胞都具备上述要求条件。实际上随细胞的不同各有利弊。常用以下几类细胞。

（1）原代培养大鼠肝细胞：具有代谢活化致癌物及修复 DNA 损伤能力，但 S 期细胞比例大，适合用放射自显影法显示 UDS，不宜作液闪计数。

（2）人外周血淋巴细胞：处于静止期细胞多，为显示 UDS 的有利条件，但做致癌物筛选时，存在个体之间的差异问题。

（3）人二倍体成纤维细胞：可用 WI–38 细胞（ATCC CCL No75），能快速大量增殖，在细胞汇合成单层后，发生接触抑制、细胞停止生长、DNA 合成停止；用放射自显影或液闪计数都能获满意的 UDS 效果，是比较理想的细胞，不足的是不能代谢活化致癌物。

（刘忠平）

第五节　群体遗传学实验

一、皮肤纹理分析

皮肤纹理是指人体的手指、手掌、脚趾和脚掌上具有特定的纹理图形，简称皮纹。人类的皮肤由表皮和真皮构成。真皮乳头向表皮突起，形成许多排列整齐、平行的乳头线，此线又称嵴纹。嵴纹上有许多汗腺的开口，突起的嵴纹相互又形成凹陷的沟。这些凹凸的纹理就构成了人体的指（趾）纹和掌纹。目前，皮纹学的知识和技术，广泛应用于人类学、遗传学、法医学及临床某些疾病的辅助诊断。

皮纹在胚胎发育第 10 周开始形成，第 24 周左右完成，之后随着人体发育成熟，皮肤花纹会不断扩大，但其纹型终生不变。人体的皮纹既有个体的特异性，又有高度的稳定性。全世界几乎无法找到皮纹完全相同的两个个体，所以皮纹是最好的个体识别标记。双生子具有极其相似的皮纹。人体皮纹属于多基因遗传，环境因素对皮肤纹理的形成也有一定的作用。在临床上，Cummins 首先注意到异常皮纹变化可作为先天愚型的诊断指标。随后，有关某些染色体病和其他遗传病患者皮肤纹理存在特异性变异的资料日益增多。因此，皮纹既可以用来描述人群的遗传多样性，也可作为诊断某些遗传病的依据之一。

（刘忠平）

二、苯硫脲尝味能力的分析

苯硫脲（phenylthiourea，PTC）是硫脲的苯基衍生物，苯硫脲为白色结晶状粉末，由于分子中含有（N–C=S）基团，故有苦涩味。不同个体对 PTC 的味觉敏感度不同。有的人能尝出其苦味，称为 PTC 尝味者，这决定于显性基因 T 的存在，有的人几乎不能尝出其苦味，称为味盲，这决定于纯合的隐性基因 tt 的存在。这对基因位于人类的第 7 号染色体上（7q35–7q36）。人类对苯硫脲的尝味能力属于常染色体不完全显性遗传，即杂合子 Tt 的表现型介于显性纯合子 TT 与隐性纯合子 tt 之间。在 PTC 尝味者中，TT 的个体尝味的能力较强，能尝出 1/750 000 ～ 1/6 000 000 mol/L 的 PTC 溶液的苦味，杂合型 Tt 的个体尝味能力较弱，能尝出 1/48 000 ～ 1/380 000 mol/L 的 PTC 溶液的苦味，味盲 tt 的个体尝味能力极低，只有在 PTC 的浓度大于 1/24 000 mol/L 时，才能尝出其苦味，有的甚至连 PTC 粉末结晶也尝不出苦涩味。PTC 味盲在人群中的出现频率有民族和种族差异，我国汉族人群中，PTC 味盲者约占 9%。已知纯合体味盲容易患结节性甲状腺肿，因此可以把 PTC 的尝味能力作为一种辅助性诊断指标。

（刘忠平）

三、人类常见性状的分析

人类的各种性状都是由特定的基因控制的。每个人不同的遗传基础，使某一特殊的性状在不同的人体中会出现不同的表现。通过对特定人群某一性状的调查、分析，可以初步了解某性状的遗传方式、性状控制基因性质，计算出该基因型频率和基因频率，并判断这个群体是否是一个遗传平衡的群体。

（刘忠平）

第六节　表观遗传学实验

表观遗传学是指在 DNA 序列不发生改变的情况下，基因的表达发生了可遗传的变化，进而引起个体表型的改变，甚至疾病的发生。表观遗传学的研究内容包括 DNA 甲基化、RNA 甲基化、组蛋白修饰以及非编码 RNA 调控等。

哺乳动物基因组 DNA 的某些区域，CpG 含量很高，该区域被称为 CpG 岛。CpG 岛通常位于基因的启动子区或第一外显子区。DNA 甲基化是在 DNA 甲基转移酶的催化作用下，利用 S- 腺苷甲硫氨酸提供甲基，在 CpG 二核苷酸中胞嘧啶的嘧啶环五号碳原子上加上甲基的共价修饰过程。DNA 甲基化是可逆的修饰过程，DNA 甲基化导致基因沉默，即关闭基因的表达，而去甲基化则可重新激活基因的表达。DNA 甲基化是表观遗传学的重要组成部分，在细胞功能维持、遗传印记、胚胎发育以及肿瘤等疾病的发生发展中起重要作用。

一、限制性内切酶分析法

甲基化敏感的限制性内切酶法是一种经典的 DNA 甲基化分析方法。其主要原理是利用某些甲基化敏感的限制性内切酶不能切割发生甲基化修饰的 DNA 片段的特点，将 DNA 消化为大小不同的片段，再通过琼脂糖凝胶电泳进行分析。常用的甲基化敏感的限制性内切酶包括 *Hpa* II 和 *Msp* I，这两个酶可以识别 CCGG 位点，但对甲基化的敏感程度不同。*Hpa* II 对内、外侧胞嘧啶甲基化敏感，而 *Msp* I 只对外侧胞嘧啶甲基化敏感。绝大多数基因组 DNA 的甲基化发生在胞嘧啶内侧，因此可以用 *Msp* I 识别 CCGG 位点，用 *Hpa* II 鉴别这些序列是否发生甲基化。当胞嘧啶发生甲基化时，*Hpa* II 不能将其切开，随后进行 Southern blot 或 PCR 扩增分离产物，从而明确甲基化状态。

（马长艳）

二、甲基化分析方法

重亚硫酸盐可将非甲基化的胞嘧啶转化为尿嘧啶，后者经 PCR 扩增变成胸腺嘧啶，但甲基化的胞嘧啶则能抵抗重亚硫酸盐的修饰，保持不变。从而将 DNA 包含的甲基化信息转化为序列的差异。由此发展了多种 CpG 岛甲基化检测方法，如直接测序法、甲基化特异性 PCR 法、结合重亚硫酸盐的限制性内切酶法、荧光定量法、质谱法、焦磷酸测序法等。

（一）亚硫酸盐测序法（bisulfite sequencing PCR，BSP）

基因组 DNA 经重亚硫酸盐处理后，未发生甲基化的胞嘧啶脱氨基转变成尿嘧啶，而发生甲基化的胞嘧啶则保持不变，从而将 DNA 的甲基化差异转变为序列差异，设计引物对目的片段进行扩增，并对 PCR 产物进行测序。与未经处理的序列比较后即可判断 CpG 位点是否发生甲基化。

（二）甲基化特异性 PCR 法（methylation specific PCR，MSP）

将基因组 DNA 用重亚硫酸盐处理，使未甲基化的胞嘧啶和甲基化的胞嘧啶产生序列差异。在可能的 DNA 甲基化区域设计甲基化特异性的引物（M primer）和非甲基化特异性的引物（U primer）。使用这两种引物对重亚硫酸盐处理后的 DNA 进行 PCR 扩增及琼脂糖凝胶电泳检测。如果使用 M primer 能扩增出片段，说明被检测的位点存在甲基化修饰，如果用 U primer 扩增出片段，说明被检测的位点不存在甲基化修饰，从而确定待测序列中的 CpG 位点是否存在甲基化修饰。

MSP 是目前应用最为广泛的 CpG 岛甲基化检测方法。该方法灵敏度高，适用范围广，可用于石蜡包埋样本的检测。但该方法只能用作定性研究，即只能明确是否存在甲基化，不能作定量检测。此外，重亚硫酸盐处理不完全容易导致假阳性的结果，且引物设计需要两个已知的、包含多个甲基化或非甲基化 CpG 位点的区域，但具有上述 CpG 岛的区域不多，限制了 MSP 的使用。

（三）结合亚硫酸氢盐的限制性内切酶法（combined bisulfite restriction analysis，COBRA）

样本 DNA 经重亚硫酸盐处理和 PCR 扩增目的片段后，用识别序列包含 CG 的内切酶消化，如 BstU I（识别 CGCG）。若其识别序列中的 C 发生完全甲基化，则 PCR 扩增后保留为 CGCG，BstU I 能够识别并进行切割；若 C 未发生甲基化，则 PCR 扩增后转变为 TGTG，BstU I 的识别位点丢失，不能进行切割。酶切产物在经过电泳分离、探针杂交、扫描定量后即可得出甲基化的比例。

（四）荧光定量法（methylight）

methylight 是一种基于 Taqman 探针的甲基化特异性定量 PCR 技术。样本 DNA 经重亚硫酸盐处理后进行实时荧光定量 PCR。设计 MSP 引物及一个能与待测位点区互补的探针。探针的 5′ 端标记一个荧光报告基团，3′ 端标记一个荧光淬灭基团。如果探针能够与 DNA 杂交，则在 PCR 引物延伸至探针时，Taq DNA 聚合酶的 5′ 至 3′ 外切酶活性会将探针序列 5′ 端的荧光报告基团切下，报告基团与淬灭基团分离，荧光信号释放，可被检测。测定每个循环报告基因荧光的强度即可得到该位点的甲基化水平情况。也可对引物进行荧光标记，并通过不同标记的组合，检测多个位点的甲基化水平。

methylight 技术具有灵敏度高、假阳性低及高通量等特点。

（五）massarray 甲基化检测（质谱法）

经过重亚硫酸盐处理的样品 DNA 中的未甲基化的胞嘧啶转变为尿嘧啶，从而在 DNA 模板中产生甲基化特异的序列变化。利用 5′ 末端带有 T7- 启动子的引物进行 PCR 扩增，产物经碱性磷酸酶处理后，进行转录酶切反应。酶切后 DNA 片段的大小和相对分子质量取决于重亚硫酸盐处理后的碱基变化，质谱能测出每个片段的相对分子质量，配套的 Epi TYPER 软件则能自动报告每个片段的甲基化程度。

massarray 甲基化检测具有高性能、高灵敏度、高性价比和操作简便等优点。检测能够分析覆盖长达 500 bp 的多个 CpG 位点，能检测石蜡包埋组织，可检测低至 5% 的甲基化水平，无须设计 CpG 位点特异性引物，无须进行 PCR 产物纯化。该法常用于全基因组甲基化芯片或启动子区甲基化芯片初步筛选后，对差异甲基化基因位点的技术验证，或只对某些特定 DNA 甲基化区段感兴趣的检测。

（六）焦磷酸测序法（pyrosequencing）

首先使用重亚硫酸盐处理基因组 DNA，PCR 扩增的目的片段作为待测序模板。焦磷酸测序反应是由 DNA 聚合酶、三磷酸腺苷硫酸化酶、荧光素酶和双磷酸酶 4 种酶催化的同一反应体系中的酶级联化学发光反应。每一轮测序反应中，加入一种 dNTP。若该 dNTP 与模板配对，聚合酶就可以将其掺入引物链中并释放出等物质的量的焦磷酸基团（PPi）。硫酸化酶催化 5' 磷酰硫酸（APS）和 PPi 形成 ATP，ATP 驱动荧光素酶介导的荧光素反应，发出与 ATP 量成正比的可见光信号。通过检测 CpG 对应位点上 C/T 渗入的比例可以对目标位点的甲基化程度进行定量分析。

焦磷酸测序可检测 50 bp 左右片段内多个 CpG 位点的甲基化，且可定量每个 CpG 位点甲基化的程度。

（马长艳）

第二章　医学遗传学实验技术

第一节　常用实验技术

一、人类染色体 G 显带标本的制备与核型分析

人体外周血淋巴细胞在体外培养时因受细胞丝裂剂植物血凝素（PHA）的刺激，细胞从 G_0 期进入 G_1 期，促使血中淋巴细胞转化为淋巴母细胞，恢复增殖能力。在分裂高峰时加入秋水仙碱使分裂的淋巴细胞停止在分裂中期，即可制备处于有丝分裂中期的染色体标本。

染色体显带技术是在非显带技术的基础上发展起来的，它能显示染色体本身更细微的结构，有助于准确识别每一条染色体及诊断染色体异常疾病。染色体显带技术是染色体标本经过一定处理，并用特定染料染色，使染色体显现明暗或深浅相间的横行带纹。G 显带技术最为常用，其是将染色体标本用碱、胰蛋白酶或其他盐溶液处理，使染色体上的蛋白质变性，再用吉姆萨染液染色，普通显微镜下可观察到深浅相间的带纹。易着色的阳性带（positive band）为富含 A–T 的染色体节段；相反，G–C 含量多的节段则不易着色，为阴性带（negative band）。G 显带技术因其方法简便，重复性好，带纹清晰且可长期保存而应用最为广泛。

核型（karyotype）是一个物种稳定的染色体组成，包括染色体的数目和形态特征，对这些特征进行定量和定性的描述称为核型分析（karyotype analysis）。使用 G 显带技术进行染色体核型分析是细胞遗传学的重要研究手段，在临床多种疾病如染色体病、白血病、肿瘤等的诊断及研究中具有重要意义。

【实验用品】

（1）实验材料：人外周血。

（2）试剂：RPML 1640 培养基、小牛血清、肝素、生理盐水、5% NaHCO₃、秋水仙碱（0.000 1 g/mL）、PHA、双抗、2% 碘酒、0.075 mol/L KCl 溶液、甲醇、冰乙酸、吉姆萨原液、磷酸缓冲液（pH 6.8）、0.02% 胰蛋白酶液。

（3）仪器与器材：超净工作台、恒温培养箱、精密试纸、恒温水浴锅、离心机、烤箱、染色体自动分析系统、20 mL 培养瓶、5 mL 移液管、毛细滴管、吸管、刻度吸管、注射器、烧杯、量筒、棉签、无菌隔离衣、试管、酒精灯、载玻片、酒精温度计、60 mL 染色缸。

【方法】

（1）人体外周血淋巴细胞的培养

1）配制培养液：在超净工作台上，取已消毒好的培养瓶，依次加入 RPMI l640 4 mL，小牛血清 1 mL，PHA（1%）0.2～0.3 mL，封好，备用。

2）采血：用无菌注射器抽取肝素 0.2 mL，将消毒纸套套上针头后，抽动针筒使肝

素润湿针筒 3 mL 处，然后将剩余的肝素推出。按常规消毒后，抽取受试者静脉血 2 mL，转动注射器，使血液与肝素混匀。立即在超净工作台中向已分装好的培养瓶中每瓶滴入 15～20 滴血，封好。水平晃动混匀。瓶上贴好标签，注明受试者姓名、性别日期，转入 37℃培养箱中静置培养 72 h（培养 24 h 后，水平晃动培养瓶，使瓶中血液均匀悬浮后，再继续培养）。

3）终止培养前 2～3 h，加入秋水仙碱，垂直滴 2 滴使秋水仙碱终浓度达到 0.1 μg/mL。轻轻晃动培养瓶，使秋水仙碱混匀，再静置培养直至 72 h。一般认为外周血的培养，细胞分裂的高峰在 68～72 h，所以不要错过这个时期。

（2）常规染色体标本的制备

1）收获细胞：从 37℃培养箱中取出培养瓶，去掉瓶塞，用乳头吸管吸取培养液，充分冲洗瓶壁，使贴壁细胞脱离下来，再将全部培养液吸入刻度离心管中。重量平衡后，以 1 500 r/min 离心 8 min。

2）低渗：弃上清液（剩余 1.5 mL 左右），加入 37℃预热的 0.075 mol/L KCl 溶液至 9 mL，用吸管轻轻吹打细胞团，混匀后置于 37℃恒温水浴箱中低渗处理 10～15 min。经低渗处理后的细胞已膨胀，容易破裂，故以后操作应特别注意，吹打时不要用力，离心速度不能太快。

3）预固定：向离心管中加入 1 mL 固定剂（新配制），吸管轻轻打匀，平衡重量后，以 1 000 r/min 离心 10 min。

4）固定：弃上清液，沿管壁加入固定剂至 5 mL，用吸管轻轻打匀，制成均匀细胞悬液，室温下固定 30 min。

5）离心：重量平衡后，以 1 000 r/min 离心 10 min。

6）重复固定一次。

7）制细胞悬液：弃上清液，加 2～3 滴新配固定剂，吹打成细胞悬液。

8）制片：用吸管吸取少量细胞悬液，从 15～30 cm 高处，滴 2～3 滴于冰镇的载玻片上，液滴迅速散开，自然干燥。

（3）G 显带（0.02％胰蛋白酶处理法）

1）用气干法制得的标本置 60℃烘烤 8～10 h（烤箱顶端的出气孔应开着）或 65℃烘烤 3 h。然后取出放在 37℃温箱备用。一般在 3～7 日进行显带。

2）将 0.02％胰蛋白酶液倒入染色缸，置 37℃水浴箱中，向内加入 0.1％酚红 2 滴，再用 3％ Tris 液调节 pH6.4～6.6（每毫升 60 滴的吸管加 1 滴 Tris 液即可）。此时溶液为橙色。

3）将玻片投入胰蛋白酶液中，轻轻摇动，处理 0.5～1 min。（胰酶处理时间需摸索）

4）取出玻片以自来水冲洗，吉姆萨液染色 8～10 min。

5）自来水冲洗，空气干燥。

6）首先低倍镜观察，选取中期分裂象，滴油换油镜观察。

7）染色体自动分析系统进行染色体的识别与配对。

附：人类染色体各号 G 带染色体带型特点（图 5.2.1）

1 号 p：近着丝粒处有 2 条中等的带，远端着色渐浅。

q：紧靠着丝粒处为深染的次缢痕，另有 4～5 条分布均匀的中等着色带，中间一个着色最深。

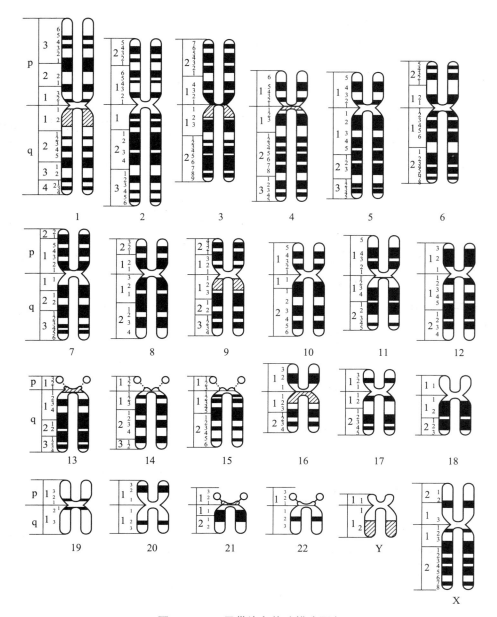

图 5.2.1　G 显带染色体（模式图）

2 号　　p：4 个中等着色带，中央两个常融合为一个带。

　　　　q：中央 2 个中等着色带，有时可见 3~5 条额外的带。

3 号　　带型分布对称，p、q 中部各有一浅染带，着丝粒及两侧着色深。p 远端两条深
　　　　带较靠近末端，q 末端深带较宽。

4 号　　p：中央 1 条中等着色带。

　　　　q：4~5 条分布均匀的中等着色带。

5 号　　p：中央 1 条中等着色带，比 4 号更容易深染。

　　　　q：有 4~5 条深染带，中部分的 3 条较靠近，有时融合在一起，远端的 1 条带

较深，近端的 1 条带较浅。

6 号 p：中央有 1 条宽的浅染带，远端 2 条深染带常融合成 1 条。

q：4 条分布均匀的中等着色带。

7 号 p：末端有 1 条深染带，近端有 1 条中等着色带。

q：中央有 2 条均匀的深染带，远端有 1 条中等着色带。

8 号 p：2 条分布均匀的中等着色带。

q：常见 3 条深染带，远端 1 条较深。

9 号 p：中央 1 条中等着色带。

q：2 条分布均匀中等着色带，远端浅染，次缢痕区浅染。

10 号 p：2 条浅染的着色带。

q：3 条分布均匀的着色带，近端 1 条较深。

11 号 p：较长，中部有 1 条中等着色带。

q：中部 2 条深染带，常融合成 1 条，与着丝粒之间是 1 条宽的阴性带。

12 号 p：较短，有 1 条中等着色带。

q：中部由中间宽，两边窄的 3 条深染带组成，常融合成 1 条较宽的深染带，与着丝粒之间是一浅染部分，与 11 号相比较窄。

13 号 q：远端着色较深，常可见 4 条中等着色带，中部 2 条宽而深。

14 号 q：有 4 条深染带，近端 1 条窄的和 1 条宽的深染带常融合在一起，中部深染带很窄，远端深染带较宽。

15 号 q：中部为 1 条较宽深染带，近端有 1 条较窄深染带，远端的深染带接近末端。

16 号 p：有 1 条较浅的中等着色带。

q：近端次缢痕处中等着色，远端 1~2 条中等着色带。

17 号 p：为浅染，有 1 条较窄的深染带。

q：近端有 1 条阴性节段，远端为 1 条中等着色带。

18 号 p 浅染，q 近端和远端各有 1 条深染带。

19 号 着丝粒深染，p、q 均为浅染。

20 号 p 上为中等着色带，q 全部为浅染带。

21 号 q 近端为深染带，常和着丝粒融合在一起。

22 号 中部有 1 条较小的浅染带。

X 染色体 p：中央 1 条中等着色带，近端和远端为浅染节段。

q：3 条匀称的中等着色带，近端 1 条着色深，远端 2 条着色浅。

Y 染色体 近端着色浅，远端常深染。

【结果判定】

显微镜下挑选分散良好、染色体长度适中的中期分裂象，按分区计数法计数分裂象中染色体数目。仔细观察人染色体（二分体）的形态，着丝点的位置，根据结果进行核型分析。

染色体核型分析是临床诊断遗传病的一种重要手段，通常包括两个方面的内容：①确定染色体的数目。②辨析每条染色体的特征，判断核型。不能根据几个细胞的观察结果确定染色体的数目，必须观察、分析多个染色体标本、多个细胞。临床上对人类染色体的核型分析至少要统计 30 个以上的分散良好、染色体形态清晰的有丝分裂中期细胞，如果数目恒定一致，即可确定染色体的数目。选择几个典型的细胞，根据每条染色体 G 显带的特征、染色体的相对长度、着丝粒的位置进行分组、匹配，进行核型分析。

【注意事项】

（1）人体外周血淋巴细胞的培养：培养温度应严格控制在（37±0.5）℃，培养液最适合 pH 为 7.2～7.4。秋水仙碱的浓度及时间要准确掌握。秋水仙碱处理时间过长，分裂细胞多，染色体短小；处理时间短，分裂细胞少而细长。两者都不宜观察形态及计数。

（2）染色体标本的制备：低渗步骤极为重要，关系到染色体分散的好坏，因此低渗液浓度与时间需掌控好。另外，充分固定是制备分散良好的染色体标本的重要步骤。如果染色体分散不好，可在余下的细胞悬液中加入少许用 1 份甲醇及 1 份冰乙酸配成的固定剂，片刻后滴片，甚至用 1 份甲醇及 3 份冰乙酸，有时可改善由于低渗处理不够或固定不充分所造成的缺陷。因为固定剂能促进染色体伸展，冰乙酸能溶解胞浆中蛋白质。但如冰乙酸量加大，固定时间久了，会出现染色体起"毛"缺点。固定液应在使用前配制。

（3）标本的片龄：标本保存的时间越长，细胞对胰蛋白酶的抵抗性越大。片龄超过 20 d 以上的标本染色后染色体呈斑点状，而不是带纹。

（4）胰蛋白酶液的温度：温度较高，其反应速度就较快。胰蛋白酶液的温度在进行显带之前应当在室温至少稳定 30 min。

（5）胰蛋白酶处理的时间：一般推荐处理的时间不宜少于 30 s。在摸索胰蛋白酶的处理时间时，可用同一样本的标本摸索 2～3 个时间，经染色后在镜下观察。

附：试剂配制

（1）RPMI 1640 培养液的配制：称 1640 粉末 10.4 g 溶于 1 000 mL 双蒸水内（可据使用量按需配制），待充分溶解后加入 Na₂CO₃ 1.5 g，调 pH 到 7.2～7.3，然后用 0.22 μm 滤器过滤灭菌，加入双抗混合液（100 U/mL）后分装小培养瓶冰冻保存（只可存放 1～2 个月）。

（2）肝素溶液的配制：按 500 U/mL 生理盐水配制，高压灭菌（68.9 kPa、20 min）分装小瓶、冰冻保存待用。

（3）抗生素的配制：用灭菌的双蒸水，将青、链霉素配成每毫升溶液中含青、链霉素各 100 000 U 的混合液，分装小瓶在 -20℃。可保存 3 个月。应用时每 1 000 mL 培养液中加入双抗混合液 1 mL，使培养液内有青霉素、链霉素浓度各为 100 U/mL。

（4）PHA（1%）溶液的配制：称取市售 PHA 粉 10 mg，加入 1 mL 灭菌生理盐水中溶解，即配成 1% 的 PHA 溶液。

（5）0.02% 胰蛋白酶液的配制：取胰蛋白酶 2.5 g 溶于 100 mL 0.85% 生理盐水中，即为 2.5% 液，充分搅拌后分装小瓶冻存备用。临用前取上液 0.5 mL 溶于 60 mL 0.85% 生理盐水，即为 0.02% 胰蛋白酶工作液。

（6）10% 吉姆萨染色液的配制：取吉姆萨液原液 5 mL 和磷酸缓冲液（45 mL，pH7.4）相混合。

（杨剑丽）

二、K562 细胞系 G 显带标本制备与核型分析

慢性粒细胞白血病（CML）是一种起源于多潜能造血干细胞异常的恶性克隆性疾病，90%～95% CML 患者具有费城染色体（Philadelphia，Ph），其分子基础是 9 号染色体长臂

3 区 4 带上的 *c-abl* 基因易位到 22 号染色体长臂 1 区 1 带上的 *bcr* 基因上形成新的基因 *bcr/abl* 融合基因，即 t（9；22）（q34；q11）。该基因表达 p210/bcr/abl 融合蛋白有持续增强的酪氨酸激酶活性，机体对其失去了调控。它自发地通过多种途径进行信号转导，干扰了正常的细胞程序，如增殖、黏附和凋亡等，最终导致细胞恶变。

K562 细胞系自 1975 年建立后，在体外反复传代培养，其细胞的染色体众数逐渐增加，在 84 代分离的两个亚系，在第 110 代染色体众数分别为近三倍体和近四倍体，其后分布于各实验室的 K562 细胞都来自近三倍体亚系。多个研究报道 K562 细胞常规染色体显带结果显示细胞株为复杂染色体核型异常，细胞染色体数目变异范围较大，干系为亚三倍体，染色体众数为 62 ± 2。

【实验用品】

（1）实验材料：K562 细胞系。

（2）试剂：RPMI 1640 培养基、小牛血清、生理盐水、5 % NaHCO₃、秋水仙碱（0.000 1 g/mL）、双抗、0.075 mol/L KCl 溶液、甲醇、冰乙酸、吉姆萨原液、磷酸缓冲液（pH6.8）、0.02%胰蛋白酶液。

（3）仪器与器材：超净工作台、CO₂ 培养箱、精密试纸、恒温水浴锅、离心机、烤箱、染色体自动分析系统、20 mL 培养瓶、5 mL 移液管、毛细滴管、吸管、刻度吸管、注射器、烧杯、量筒、棉签、无菌隔离衣、试管、酒精灯、载玻片、酒精温度计、60 mL 染色缸。

【方法】

（1）人白血病细胞系 K562 细胞培养

1）配制培养液：在超净工作台内，取已消毒好的培养瓶，加入 RPMI 1640 4.5 mL，小牛血清 0.5 mL。

2）复苏 K562 细胞，细胞密度为 1×10⁵/mL，传代两次。

3）第二次传代后的细胞，终止培养前 3 h，加入秋水仙碱，终浓度为 0.3 μg/mL，晃动培养瓶，使之混匀，再继续培养 3 h。

（2）常规方法制备染色体玻片标本

1）收集细胞：将细胞培养瓶中全部培养液转移至刻度离心管中，以 1 000 r/min 离心 8 min，弃上清液。

2）低渗处理：向刻度离心管加入预温 37℃的低渗液 8 mL，混匀，置 37℃恒温水浴中低渗 30 min。

3）预固定：低渗后加入 0.5 mL 固定液，轻轻混匀后 1 000 r/min 离心 8 min。

4）一固定：弃上清液，加入 5 mL 固定液，轻轻混匀，室温下静置 20 min。1 000 r/min 离心，弃上清液。

5）二固定、三固定：同一固定。

6）制悬液：弃上清液后，视细胞数量多少加入适量固定液制成细胞悬液。

7）滴片：吸取细胞悬液自 10～20 cm 高处滴在一张洁净的冰冻载玻片上，空气干燥。

（3）G 显带

1）染色体标本置 60℃烘烤 8～10 h（烤箱顶端的出气孔应打开）或 65℃烘烤 3 h。然后取出放在 37℃温箱备用。一般在 3～7 日进行显带。

2）将配好的胰蛋白酶工作液放入 37℃水浴箱中预热。

3）将玻片标本浸入胰蛋白酶中，不断轻轻晃动标本使胰蛋白酶的作用均匀，处理 0.5～1 min（精确的时间自行摸索）。

4）立即取出玻片，放入生理盐水中漂洗两次。

5）将标本浸入吉姆萨染液中染色 10 min 左右。

6）自来水冲洗、自然晾干或吹干。

7）首先低倍镜观察，选取中期分裂象，滴油换油镜观察。

【结果判定】

　　显微镜下挑选分散良好、染色体长度适中的中期分裂象，按分区计数法计数分裂象中染色体数目。仔细观察 K562 细胞系（二分体）的形态，着丝点的位置，根据结果（图 5.2.2）进行核型分析。

　　K562 细胞常规染色体显带结果显示细胞株为复杂染色体核型异常，超二倍体结构，且核型多变。有学者检测了三个不同实验室保存的 K562 细胞系，发现其染色体众数稍有不同，但都在 67～71 之间，大部分细胞都含有一个拷贝的 Ph 染色体及一长无着丝粒染色体，但有一个细胞系的大部分细胞都失去了 Ph 染色体。另也有 3～4 个 Ph 染色体拷贝的 K562 细胞变异体。

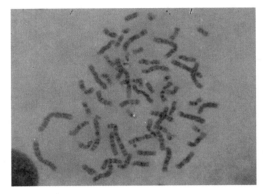

图 5.2.2　K562 细胞系染色体 G 显带

【注意事项】

　　K562 细胞系染色体较多，因此低渗步骤极为重要，关系到染色体分散的好坏，因此低渗液浓度与低渗的时间需掌控适宜。改善措施可参见本篇第二章第一节实验一人类染色体 G 显带标本的制备与核型分析。

（杨剑丽）

三、三氯化铁显色反应

　　先天性氨基酸代谢病，由于氨基酸中间代谢缺陷，导致血液中某种氨基酸及其中间代谢物的水平升高，超过肾小管重吸收的能力而从尿液中排出，因此患者尿液中有相应的氨基酸及其代谢产物浓度增高。氨基酸代谢病大部分无特异性状，故需进行筛查。筛查方法基本原理是检测患者血液、尿液中是否有过量氨基酸存在。具体筛查方法有尿化学定性、尿氨基酸代谢分析、尿氨基酸高压电泳、血游离氨基酸薄层层析、细菌抑制法（Guthrie 法）、测血苯丙氨酸，以及荧光法测血苯丙氨酸等。对尿液进行检测是检测氨基酸代谢病的有效手段。Fe^{3+} 可以与尿中的氨基酸代谢物（如苯丙酮酸、对羟基苯丙氨酸、支链酮酸、咪唑丙酮酸等）形成绿色的络合物。在酸性条件下，$FeCl_3$ 中的 Fe^{3+} 与烯醇式苯丙酮酸反应，生成 Fe^{3+} 与苯丙酮酸烯醇基的蓝绿色螯合物。但一般烯醇式酮酸不太稳定，所以颜色褪色较快。磷酸盐对本实验有干扰，应先将其变成磷酸铵镁沉淀后除去。

　　其他化合物如乙酰乙酸、水杨酸、对氨基水杨酸、苄噻嗪、氨基比林、异烟肼、黑色素、胆红素、儿茶酚胺等也能产生颜色反应。

【实验用品】

（1）实验材料：新鲜尿液。

（2）试剂：100 g/L 的 $FeCl_3$ 溶液 100 mL、磷酸盐沉淀剂 100 mL、浓盐酸。

（3）仪器与器材：试管、移液管、离心机、滤纸、吸管。

【方法】

（1）取试管 2 支，分别吸取 4 mL 健康人尿和受检者尿，加入试管中，向两试管各加入磷酸盐沉淀剂 1 mL，混匀，静置 3 min，如出现沉淀，可用滤纸过滤或离心除去。

（2）滤液中加入浓盐酸 2 ~ 3 滴使其酸化，再加 $FeCl_3$ 溶液 2 ~ 3 滴，混匀，每加 1 滴立即观察颜色变化。

【结果判定】

如尿液显蓝绿色并持续 2 ~ 4 min 不褪色，即为阳性；如不显色或绿色很快消失或出现其他颜色均可报告苯丙酮酸阴性。本实验灵敏度约为 100 mg/L，尿液作系列稀释后再测定，可粗略定量。

$FeCl_3$ 可以和不同的酮酸反应，其呈现的颜色不同，稳定性也不同。并且尿中有些药物成分亦可与其反应，产生有一定颜色的复合物，在分析时应予以注意。表 5.2.1 列举了 $FeCl_3$ 与几种酮酸及与一些药物试剂的反应颜色。

表 5.2.1　尿三氯化铁实验

疾病	起反应代谢物	颜色及其变化
苯丙酮尿症	苯丙酮酸、对羟基苯丙氨酸	绿色或蓝绿色，反应 1 min 时颜色达最深，后慢慢褪去，变为灰绿色或黄绿色
酪氨酸血症	对羟基苯丙氨酸	绿色，迅速褪色
枫糖尿病	支链酮酸	绿色（稳定）
组氨酸血症	咪唑丙酮酸	缓慢呈现绿色或蓝绿色，不褪色
尿黑酸尿症	尿黑酸	暂时性蓝色或绿色，高浓度时呈棕色
甲硫氨酸吸收不良症	β- 酮丁酸	深紫红色，在 1 ~ 2 s 内褪成红棕色
直接胆红素增高（肝炎）	胆红素	蓝绿色（稳定）
其他	3- 羟邻氨基苯甲酸、香草酸	立即呈深棕色
药物或毒素	普鲁吗嗪	红色或紫红色

【注意事项】

（1）尿液要保持 pH2 ~ 3，尿液一定要新鲜，收到标本立即检测。

（2）本实验干扰因素较多，如服用含酚类药物（如水杨酸制剂）及氯丙嗪等可致假阳性，故检测前应停用此类药物。

（3）胆红素也可造成假阳性。

（4）出生 6 周内的婴儿不易查出，应在出生 6 周后检查。

附：试剂配制

（1）100 g/L $FeCl_3$ 溶液的配制：称取 $FeCl_3$ 10 g，加蒸馏水至 100 mL。

（2）磷酸盐沉淀剂的配制：称取 MgCl$_2$ 2.2 g，NH$_4$Cl 1.4 g，浓氨水 2.0 mL，加蒸馏水至 100 mL。

（杨剑丽）

四、尿甲苯胺蓝斑点实验

人体溶酶体内多种酶（包括多种糖苷酶、硫酸酯酶、乙酰转移酶等）通过去除或处理非还原性末端的糖基而降解黏多糖（GAG）。每种酶缺乏均可导致黏多糖降解受阻，致使大量黏多糖不能被分解而在各种组织器官内贮积，造成多种损害并伴有氨基聚糖尿，导致黏多糖贮积症（MPS）。黏多糖贮积症患者尿中排出大量 GAG，尿液中 GAG 的羧基与甲苯胺蓝中的碱基产生化学反应而呈紫色，可用于初筛实验。

【实验用品】

（1）实验材料：阳性及健康人尿液标本各 1 份。

（2）试剂：0.2% 甲苯胺蓝、10% 冰乙酸、蒸馏水。

（3）仪器与器材：滤纸、铅笔、移液器。

【方法】

（1）在滤纸（大小约 5 cm×2 cm）上，用铅笔点 3 个点，每个点的间距要大于 1 cm，同时在滤纸底边写上标记。

（2）收集晨尿，立即用移液器分别吸取 5 μL 点在 3 个点上。干燥后，再分别吸取 5 μL 尿于第 2 个和第 3 个点，待其干燥后仅在第 3 点上进行每次 5 μL 尿点样 3 次。

（3）自然干燥后用镊子将滤纸条放入甲苯胺蓝染液内，染色 1 min。

（4）立即用镊子将滤纸取出，沥干，放入 10% 乙酸中，振摇漂洗 2 次，自然干燥。

【结果判定】

如 5 μL 尿的点出现紫斑，说明尿中黏多糖升高。

【注意事项】

（1）此实验为筛查实验，不能确诊疾病，若确诊需进一步进行血液检查。

（2）待检者的尿液不能太稀，否则会有假阴性结果。

（3）某些药物可能会干扰此实验。

（4）正常的新生儿可偶尔呈阳性结果。

附：试剂配制

0.2% 甲苯胺蓝染液的配制：取 0.2 g 甲苯胺蓝先溶于少量丙酮中，加蒸馏水至总体积 100 mL。

（杨剑丽）

五、PCR 法检测 SRY 与 AZF

人类个体的表型性别是由 Y 染色体决定的，现已经确认人类 Y 染色体短臂上有一个决定性别的关键基因，为性别决定区域 Y 基因（sex determining region of the Y，*SRY*）。其位于 Yp11.31，全长 7 897 bp，编码的 SRY 蛋白由 204 个氨基酸组成，具有高度的保守性和特异性。*SRY* 基因的表达产物只出现在睾丸分化前的部分生殖嵴体细胞中，即含有 SRY 蛋白的这些细胞最终分化为支持细胞。支持细胞既是睾丸组织中最重要的细胞类型，也是生殖嵴体细胞中最早产生性别分化的细胞，可以诱导性腺细胞其他体细胞分化为睾丸相关组成细胞，从而引导性别分化朝向男性。

原发性无精子症患者中大约有 10%～15% 患者存在无精子因子（*AZF*）基因缺失。*AZF* 基因主要分为 *AZFa*、*AZFb*、*AZFc* 3 个区域，其中以 *AZFc* 区段缺失最常见，*AZFa* 缺失比较罕见。*AZF* 不同区域的微缺失其临床表现多样，即可表现为少精子症、无精子症，也可表现为精子计数正常但伴有精子形态异常。

在 *SRY* 及 *AZF* 基因区域设计特异的引物，如果能够利用 PCR 技术体外扩增基因片段再经检测，即可判断患者是否存在 *SRY* 基因的缺失及 *AZF* 的微缺失，对于男性不育患者可查明病因。

【实验用品】

（1）实验材料：男性不育患者 EDTA 抗凝血 3 mL，阳性对照为已经确定 *AZF* 各区段缺失的男性的抗凝血，阴性对照为正常女性的抗凝血。

（2）试剂：细胞裂解缓冲液、酚 – 氯仿 – 异戊醇（25∶24∶1）、3 mol/L 乙酸钠（pH5.2）、无水乙醇、70% 乙醇、TE 缓冲液、PCR 引物（生物公司合成）、10× PCR 缓冲液、dNTPs 溶液、Taq DNA 聚合酶、琼脂糖、电泳缓冲液、溴化乙啶。

（3）仪器与器材：1.5 mL EP 管、PCR 反应管、移液器、恒温培养箱、离心机、PCR 仪、电泳仪、紫外灯。

【方法】

（1）微量外周血标本制备模板 DNA

1）1.5 mL EP 管中加入细胞裂解液 100 μL。

2）血 5～10 μL 立即悬浮细胞裂解液中，37℃保温 2 h。

3）加入 100 μL 酚 – 氯仿 – 异戊醇（25∶24∶1）混合液，盖紧。轻轻摇混，充分混合，室温 15 000 r/min 离心 5 min。

4）转移上层水相于新的 EP 管，按步骤"3）"重复抽提 1 次。如果水相还混浊，增加一次酚抽提。

5）转移上层水相于新的 EP 管，加入 10 μL 3 mol/L 乙酸钠（pH5.2）轻摇混匀，再加入 250 μL 冷无水乙醇沉淀 DNA。室温放置 10 min。

6）4℃ 15 000 r/min 离心 15 min，使 DNA 沉淀（颗粒化）。

7）弃上清，加冷 70% 乙醇 500 μL 轻振混匀，4℃ 15 000 r/min 离心 5 min。

8）弃上清，将 EP 管倒置在纸巾上，完全除去水分。将 DNA 自然干燥。

9）加 10 μL TE 溶解，制成 DNA 样品（进行 PCR 时，取 1 μL 即可）。

（2）PCR 扩增 *SRY* 与 *AZF*

1）*SRY* 基因引物设计

Y1.5　5′–CTA GAC CGC ACA GGC GCC AT–3′

Y1.6　5′–TAG TAC CCA CGC CTG CTC CGG–3′

扩增 DNA 片段长度 239 bp

Y1.7　5′–CAT CCA GAG CGT CCC TGG CTT–3′

Y1.8　5′–CTT TCC ACA GCC ACA TT GTC–3′

扩增 DNA 片段长度 198 bp

2）*AZF* 引物设计

AZFa 引物设计

A1.1　5′–AGAAGGGTCTGAAAGCAGGT–3′

A1.2　5′–GCCTACTACCTGGAGGCTTC–3′

扩增 DNA 片段长度 320 bp

AZFb 引物设计

B1.1　5′–GGCTCACAAACGAAAAGAAA–3′

B1.2　5′–CTGCAGGCAGTAATAAGGGA–3′

扩增 DNA 片段长度 274 bp

AZFc 引物设计

C1.1　5′–GGGTGTTACCAGAAGGCAAA–3′

C1.2　5′–GACCGTATCTACCAAAGCTGC–3′

扩增 DNA 片段长度 380 bp

3）PCR 反应

a. 在 0.2 mL EP 管中依次加入下表中试剂。

H₂O	60.5 μL
10 × PCR 缓冲液	10 μL
dNTPs 溶液（2.5 mmol/L 原液）	8 μL（0.2 mmol/L）
上游引物（5 μmol/L）	10 μL（0.5 μmol/L）
下游引物（5 μmol/L）	10 μL（0.5 μmol/L）
模板 DNA 溶液（基因组 DNA 溶液）	1 μL
Taq DNA 聚合酶（5 U/μL）	0.5 μL（2.5 U/100 μL）
总量	100 μL

b. 瞬时离心，混匀。

c. PCR 条件

i. *SRY* 基因 PCR 条件

第一轮 Y1.5/Y1.6 PCR 扩增条件：首先变性 95℃ 5 min，然后按变性 94℃ 75 s，复性 55℃ 90 s，延伸 72℃ 150 s，循环 30 次。PCR 结束后取 1 μL 产物，用引物 Y1.7/Y1.8 进行第二轮 PCR 扩增。第二轮 Y1.7/Y1.8 PCR 扩增条件：按变性 94℃ 2 min，复性 55℃ 2 min，延伸 72℃ 3 min，循环 25 次。扩增产物冷却至室温可于 4℃ 保存。

ii. *AZF* 基因 PCR 条件

AZFa 和 *AZFc* 基因片段扩增条件：94℃ 预变性 4 min，然后 94℃ 50 s，61℃ 50 s，72℃ 50 s，30 个循环，最后 72℃ 延伸 5 min。*AZFb* 基因片段扩增条件：94℃ 预变性 4 min，然后 94℃ 50 s，49.8℃ 50 s，72℃ 50 s，30 个循环，最后 72℃ 延伸 5 min。扩增产物冷却至室温可于 4℃ 保存。

（3）扩增产物分析：取 PCR 扩增产物 10 μL 进行琼脂糖凝胶电泳，EB 染色后紫外灯下检查是否有目的片段扩增出来。

1）制胶：根据欲分离片段大小，用电泳缓冲液配制适宜浓度琼脂糖，应准确称量琼脂糖干粉，加到盛有定好量的电泳缓冲液的锥形瓶内，摇匀。微波炉加热到琼脂糖完全熔化。

2）待熔化的凝胶稍冷却后，加入溴化乙啶，终浓度为 0.5 μg/mL，轻轻旋转，使充分混匀。

3）将温热的琼脂糖溶液倒入模具，去除凝胶液中的气泡。

4）室温下放置，待凝胶溶液完全凝固，小心拔出梳子，将凝胶安放在电泳槽中。

5）向电泳槽中加入电泳缓冲液，没过凝胶。

6）将样品产物和上样缓冲液加于点样纸上混合。用加样器吸取样品，小心地加到凝胶的样品孔中，注意不要碰坏孔壁。每次更换头，避免交叉污染。

7）电泳凝胶的样品孔一端接负极，给予直流电压电泳，电压 10～15 V/cm，30～40 min 后停止电泳，紫外线灯下观察。

【结果判定】

SRY 基因扩增产物经琼脂糖凝胶电泳后，通常有 198 bp 区带者为男性，无 198 bp 区带者为女性。

AZF 基因扩增产物经琼脂糖凝胶电泳后，可见条带者为正常，无条带者为该区域缺失。

【注意事项】

（1）基因组（模板）DNA 若含有蛋白酶、核酸酶等杂质，PCR 扩增效果会很差，应该在抽提、纯化之后再进行扩增。

（2）4 种三磷酸脱氧核苷酸的浓度应相同，否则会造成核苷酸的错误掺入。另外，dNTP 的浓度过高也易产生错误掺入。

（3）当出现非特异性目的区带时，应考虑采取以下措施。①将 dNTP 的浓度由 0.5 μmol/L 降为 0.2 μmol/L；②考虑模板 DNA 或聚合酶的量是否过多；③尝试提高复性（退火）温度，缩短延伸时间，减少循环次数；④是否由于 Mg^{2+} 浓度过高使聚合酶的活性显著增高，催化了非特异性扩增。

附：试剂配制

细胞裂解缓冲液

原液浓度	加入量	终浓度
0.5 mol/L EDTA（pH 8.0）	2 mL	10 mmol/L
1 mol/L Tris–HCl（pH 8.0）	1 mL	10 mmol/L
5 mol/L NaCl	300 μL	15 mmol/L
20% SDS	2 mL	0.4%
20 mg/mL 蛋白酶 K	500 μL	100 μg/mL

加三蒸水至 100 mL，分装 2 mL/ 管，−20℃保存。

（杨剑丽）

六、小鼠骨髓嗜多染红细胞微核试验

遗传毒物或致突变因子作用于间期细胞染色质、有丝分裂染色体和纺锤体时，能导致染色体断裂成片断或发生染色体丢失，形成落后的孤立染色体，继而在分裂末期及以后的间期细胞中形成与主核脱离的微核。

嗜多染红细胞（PCE）是分裂后期的红细胞由幼年发展为成熟红细胞中的一个阶段，此时红细胞的主核已排出，如其有微核存在，则易于辨认。PCE 胞质内含有核糖体，吉姆萨染色后呈灰蓝色，而成熟红细胞已无核糖体，故染色后呈淡橘红色，二者可以区别。骨髓中 PCE 数量充足，微核容易辨认，而且微核自发率低。基于这些优点，骨髓的 PCE 细胞是微核实验的首选细胞群。

【实验用品】

（1）实验材料：成年小鼠（体重 18 ~ 22 g）。

（2）试剂：环磷酰胺、小牛血清。

（3）仪器与器材：5 mL 刻度离心管、吸管、1 mL 注射器、培养皿、滤纸、载玻片、离心机、普通光学显微镜。

【方法】

骨髓嗜多染红细胞微核试验要求给药后短期内，能在骨髓内达到有效浓度，常由腹腔和经口给药，给药次数可有三种方式：一次给药、两次给药（间隔 24 h），以及每日一次，连续五次给药。

（1）骨髓液的制备：将小鼠用颈椎离断法处死，剪取双侧股骨，剔净肌肉，用滤纸擦掉附在股骨上的血污和肌肉，剪掉股骨头，露出骨髓腔。用注射器吸取小牛血清 1 mL，将针头插入骨髓腔内少许，将骨髓腔内骨髓冲入离心管中，然后，用毛细吸管轻轻地吸打骨髓，使成均匀的混悬液。

（2）离心：以 1 000 r/min 离心 5 min，用毛细吸管吸去上清液。视沉淀物多少，留下少许血清。最后，用毛细吸管把沉淀物混匀。

（3）涂片：吸取一小滴混悬液滴于玻片的一端，按常规血涂片法涂片，2 ~ 3 cm 长度，在空气中晾干（若立即染色，可在酒精灯上稍加烘烤）。

（4）固定：放置在甲醇液中固定 5 ~ 10 min。如当日不染色，也需固定后保存。

（5）染色：在吉姆萨应用液中染色 10 ~ 15 min，最后用蒸馏水冲洗。

（6）观察计数：选择细胞分散均匀、形态完整、染色良好的区域，在油镜下按一定顺序进行嗜多染红细胞（PCE）及微核计数。

【结果判定】

嗜多染红细胞呈灰蓝色，而成熟红细胞呈橘红色。PCE 中微核的嗜色性与核一致，呈紫红色或蓝紫色。典型的微核呈圆形，边缘光滑，整齐，其直径通常为红细胞的 1/20 ~ 1/5。偶尔也可呈椭圆形、肾形、马蹄形及环形。PCE 中微核多数为一个，也可能有两个或两个以上的微核，此时仍按一个有微核的 PCE 计算。每只实验动物计数 2 000 个 PCE，观察含有微核的 PCE 数，微核率以千分率表示。正常小鼠骨髓嗜多染红细胞微核率为 2.53 ± 0.41。正常小鼠骨髓嗜多染红细胞微核率为千分之五以下，超过千分之五为异常（国内报道）。

【注意事项】

（1）小鼠股骨较短、细，剪股骨头时，应尽量保持股骨中段的完整。

（2）固定应在当日进行，而且当日染色效果较好。

（3）动物性别应雌雄各半，以防药物对微核率的影响有性别差异所致的误差。

（4）小牛血清滤过后，在 56℃ 水浴保温 30 min 进行灭活，冰箱保存。

（5）大鼠、小鼠的年龄对微核试验的敏感性无实际差异，只是成年和老年动物骨髓内含脂肪多，影响制片质量和观察。青春期动物骨髓中 PCE 数量多，故用出生后 7~12 周龄的小鼠较为适宜。

（6）受试物为阳性，只能说明该化学物质在细胞中引起了染色体丢失或断裂，是一种断裂剂，但不一定具有诱变性及致癌性。其主要后果是导致细胞死亡。但是断裂剂也可能会引起可遗传的染色体畸变。虽然已知染色体畸变与癌之间无明确的相关性，但很多致癌剂也是断裂剂，所以微核试验阳性是有可能发生突变、肿瘤或遗传损伤的一个有力的指标。

（7）阴性结果的判断需特别慎重，因为剂量不够高、制片时间不恰当、细胞计数数量不足或微核自发率增高均能导致阴性结果。如剂量过高产生细胞毒性、抑制细胞分裂，或有的化学物质及活化产物寿命短，在骨髓内不能达到引起效应的浓度，也可导致假阴性。此外，一些化学物质具有组织特异性，如 DMN 在哺乳动物体内的活化产物存在于肝脏内，可对肝细胞染色体造成断裂效应，但骨髓微核试验阴性。所以，微核试验阴性，不能认为此受试物不是断裂剂。只有试验设计符合标准，用了尽可能高的剂量（上限为 $50\% \sim 80\%\ LD_{50}$），并证明不是因细胞毒性而造成的阴性，才可认为是阴性，或提高了试验技术，或用其他微核试验方法，如胎盘转移微核试验、肝细胞微核试验等仍为阴性，则更有说服力。

（杨剑丽）

七、精子畸形试验

精子畸形是环境理化因素对精原细胞遗传物质损伤的结果。精子畸形主要是指精子形态改变和畸形精子数量增多。精子畸形改变精子的活动能力及使卵子受孕的能力。小鼠精子畸形实验可检测众多化学物质对不同时期生殖细胞的诱变性，其已被用作评价环境化学物质对哺乳类雄性生殖细胞遗传损伤的一种有效检测方法。

【实验用品】

（1）实验动物：一般采用杂交雄性小鼠，鼠龄宜在 8~10 周，随机分组，每组不少于 5 只。

（2）试剂：生理盐水、甲醇（化学纯）、2% 伊红染色液、环磷酰胺（30 mg/kg）或甲基磺酸甲酯（50 mg/kg）或丝裂霉素 C（1.0 mg/kg）。

（3）仪器与器材：眼科剪、眼科镊、培养皿、擦镜纸、载玻片、离心机、普通光学显微镜。

【方法】

（1）给药方法：按各种受试动物实际侵入途径，选择适当的给药途径，可一次（急性）或连续五次（亚急性）给药。据报道，亚急性给药重复性较好。于给药后第 1、3、

5、10 周各处死 1 批动物，进行制片。也可在给药后每周处死 1 批动物，连续进行动态观察，直到精子形态恢复正常。

（2）颈椎离断法处死小鼠，剪开腹腔，取出睾丸分离出双侧附睾，放入盛有 1 mL 生理盐水的培养皿中，用眼科剪剪碎组织。加入 4 mL 生理盐水。

（3）将悬液通过四层擦镜纸滤入离心管中。

（4）滤液以 1 000 r/min 离心 5 min。

（5）吸去上清液，视沉淀物多少，加入适量的生理盐水，混匀后，涂片。

（6）空气干燥后，甲醇固定 5 min，干后用 2% 伊红染色液染色 1 h，冲洗，吹干后镜检。

（7）镜检：在低倍镜下找到背景清晰、精子重叠较少的视野，用高倍镜按顺序检查精子的形态。每只动物检查完整的精子 1 000 个。

【结果判定】

精子畸形主要表现在头部，畸形的类型可分为无钩、香蕉形、无定形、胖头、双头以及双尾等。无尾精子、头部重叠的或精子整个与另一个重叠的均不计数。分别记录各种类型畸形的精子，进行精子畸形类型构成比分析，并计算每组动物精子畸形百分率。

将每一给药组的结果与阴性对照比较，以非参数等级秩和检验法统计处理。一个给药组结果判断为阳性的尺度是精子头部异常发生率比阴性对照组显著增多（$P<0.01$），最好达到二倍。一个化学物判断为异常精子诱导剂的标准是有两个相邻的给药组在统计学上有显著性，并且实验结果有重现性。判断为阴性的标准是给药剂量达到动物致死时精子畸形未见增加。

【注意事项】

（1）某些因素如缺血、感染、体温变化等都可能诱发精子畸形，应注意实验设计和动物饲养条件，以免发生假阳性。

（2）判断双头、双尾的精子畸形时，要注意与两条精子的部分重叠相区别。

（3）为了减少读片误差，应将标本编号后，进行双盲法分析记录。

（4）遇到下列情况之一，需要重复实验：剂量反应不肯定；只在一个给药组精子畸形增加；阴性结果，但没有动物致死。有些毒性很低的诱变剂，不可能使动物致死，可记录其最大给药量。

（杨剑丽）

八、人体皮肤纹理分析

皮肤纹理简称皮纹，是由表皮和真皮构成的。真皮乳头向表皮突出，形成许多整齐的乳头线叫"嵴纹"，在突起的嵴纹之间形成凹陷的沟叫"沟纹"，这些凹凸的纹理便构成了人体的指（趾）纹和掌纹。人类皮纹是受基因控制的遗传性状，皮肤纹理在胚胎发育的第 14 周时形成，而且终生不变。

Cummins 于 1936 年首先注意到异常皮纹变化可作为先天愚型的诊断指标后，有关某些染色体病和其他遗传病患者皮肤纹理存在的特异性变异资料日益增多。目前，皮纹学的知识和技术广泛应用于人类学、遗传学、法医学以及作为临床某些疾病的辅助诊断。本实验只介绍指、掌纹。

【实验用品】

仪器与器材：放大镜、印台、白纸、铅笔、直尺、量角器、人造棉垫。

【方法】

（1）皮肤的检查方法：成年人的皮肤检查可借助放大镜肉眼检测，有特殊变化的要印取纹理图像留作资料，以便进一步分析研究。印取皮纹的方法是把该处皮肤清洗干净，然后用印泥均匀地涂在需要印取的部位。再慢慢地按在已准备好的白纸上。印指纹时手指应由一侧轻轻滚向对侧，力求完整清晰。

（2）皮肤纹理分析项目

1）指纹：是手指指端的皮纹。指纹的主要类型有三种：弓形纹、箕形纹、斗形纹（图 5.2.3）。

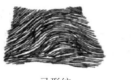

弓形纹　　　　　　　　箕形纹　　　　　　　　斗形纹

图 5.2.3　指纹的类型

2）嵴纹数目的计数：每个指纹嵴线数的计算方法是从箕形纹或斗形纹的中点到三叉点的中心绘一直线，计算直线通过的嵴线数。因为弓形纹没有三叉点，所以计算数为零。斗形纹有两个三叉点，因此可得到两个嵴线数，但在计算总嵴线数时只将较大的数值计入。双箕斗形纹嵴线计数较为复杂，先分别计数两圆心与距其较近的三叉点所通过的嵴纹数，再计数两个圆心所通过的嵴纹数。然后，将这三个数据相加，得数除以 2，计算结果就是双箕斗的嵴线数（图 5.2.4）。指纹嵴数简称 RC，临床应用时常使用嵴线总数，简称 TRC 或 TFRC，即为十个手指的嵴纹数的总和。我国正常人斗形纹出现的比例较高，所以 TRC 值较高。我国男性平均值为 148 条，女性为 138 条。

3）掌纹：通常把手掌分为三大区：大鱼际区、小鱼际区、指间区（$I_1 \sim I_4$）。第二、

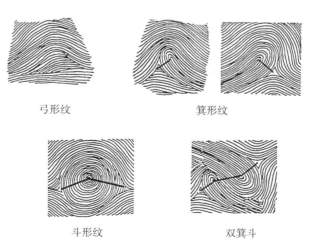

弓形纹　　　　　　　　　　　　箕形纹

斗形纹　　　　　　　　　　　　双箕斗

图 5.2.4　指纹的嵴纹计算

三、四、五指的基部分别称为 a、b、c、d 部，各有一个三叉点，即三叉点 a、b、c 和 d。由各三叉点分别引出 A、B、C、D 线。

三叉点 a：A 线发自第二指基部，相当于掌骨头的位置，通向小鱼际区。

三叉点 b：B 线发自第三指的基部，进入 I_4 区，即包围了第四指基部，I_3 区的区域或进入第五指下方。

三叉点 c：C 线发自第四指的基部，进入 I_4 或 I_3 区。

三叉点 d：D 线发自第五指基部，进入 I_2 区。

三叉点 t：在大小鱼际之间有一个掌轴三角或称掌三叉点叫三叉点 t。正常人的三叉点 t 在大小鱼际的底端，手掌基部正中部位附近。其发出的线纹通向 I_1 区。由于三叉点 t 在掌长轴所处的位置不同，由近及远分别称为三叉点 t，三叉点 t′，三叉点 t″。目前，测量三叉点 t 的方法有以下两种。①根据手掌长度百分比来计算：手掌长度是指从远端腕关节的褶线至中指基部褶线的距离。三叉点 t 的位置计算，是从三叉点 t 到远端腕关节褶线的距离占掌长的百分比。又称 t/掌比值。②根据 $\angle atd$ 的大小计算：从三叉点 a 和三叉点 d 分别向腕侧各引一直线连接三叉点 t，两条直线相交的角叫 $\angle atd$（图 5.2.5）。

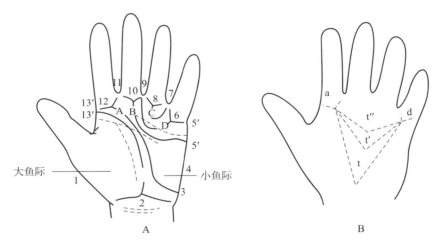

图 5.2.5　掌纹
A. 正常人掌纹；B. $\angle atd$ 角及 t 位置变化

4）指褶纹（指屈纹）：即手指屈伸时产生的褶纹。实际上指褶纹不是皮肤纹理。

5）手掌褶纹

a. 正常型：远侧横褶纹与近侧横褶纹不交叉，近侧横褶纹与大鱼际纵褶在"虎口"处联汇或不联汇。

b. 通贯手（猿线）：远侧横褶纹与近侧横褶纹合成一条。

c. 通贯手过渡（变异）Ⅰ型：又称桥贯手。远侧和近侧横褶纹借一条短的横褶纹相连接。

d. 通贯手过渡（变异）Ⅱ型：又称叉贯手。在猿线上下各出现一短小的褶线分支。

e. 悉尼褶纹：又称中贯手。近侧横褶纹横贯整个手掌，一般超过第五指中线。而远侧横褶纹仍正常走行（图 5.2.6）。

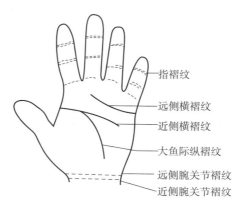

正常型

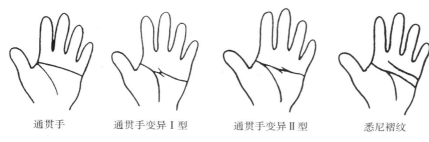

| 通贯手 | 通贯手变异Ⅰ型 | 通贯手变异Ⅱ型 | 悉尼褶纹 |

图 5.2.6　人类手掌褶纹类型

【结果判定】

根据以上的描述观察自己的掌纹，并记录以下几项：①a～b 间嵴纹数：从三叉点 a 到三叉点 b 之间画一直线通过 a～b 间的嵴纹数。②主线 A 和主线 C 走向。③atd 角度。④三叉点 t 百分比（t/掌比值）。⑤分析手掌褶纹的类型。

【注意事项】

手需清洗干净，蘸取适量印油，以免指纹印迹不清。

（杨剑丽）

九、PTC 尝味能力的遗传分析

1931—1932 年 Fox 首先发现某些人对苯硫脲（PTC）有苦味感（尝味者、敏感者），而有些人则无苦味感（味盲者），从而将人类对 PTC 尝味分为两类。研究发现人类对 PTC 的尝味能力，属于不完全显性遗传，由一对等位基因 *T* 和 *t* 控制。不同民族、种族的 PTC 尝味能力不同，同一种族或民族的不同个体对 PTC 的尝味能力也存在着差异。

检测 PTC 味盲有纸片法、结晶法、阈值法等方法，近年来通常采用的是 1949 年 Harris 和 Kalmus 改进的阈值法。将 PTC 配制成各种浓度的溶液，由低浓度到高浓度逐步测试群体的尝味能力，由此可区分出味盲（隐性纯合子）、高度敏感（显性纯合子）和介于两者之间的人（杂合子），据此可对人群进行 PTC 味盲基因频率的测定和分析，为群体遗传学的研究提供基本数据。

【实验用品】

（1）试剂：1/750 mol/L PTC 原液、蒸馏水。

（2）仪器与器材：吸管、试剂瓶。

【方法】

（1）取 100 mL 的 1/750 mol/L PTC 原液，加入 100 mL 蒸馏水进行倍量稀释，将稀释后的溶液再按相同方法再倍量稀释，依次稀释，制成 13 种不同浓度的 PTC 溶液，分别取 30 mL 盛于试剂瓶中。

（2）测试方法

1）方法一：由 1/750 mol/L 的 PTC 溶液起，将盛有不同浓度的 PTC 溶液的试剂瓶从高到低编为 1～13 号，依次摆放于实验台上，让受试者从最低浓度（13 号液）尝起，每个人用吸管滴 2、3 滴于舌根处，进行尝味，以刚能尝到苦涩味的溶液号数对应的 PTC 浓度为对 PTC 味觉的阈值等级。其中，能尝出 11～13 号溶液苦味的受试者为显性纯合子，能尝出 6～10 号溶液苦味者为杂合子，只能尝出 1～5 号溶液苦味的为 PTC 味盲。记录尝味后的结果。

2）方法二：制备浸泡五种浓度 PTC 的纸片（1/3 000 000、1/750 000、1/400 000、1/50 000、1/24 000），受检者自低浓度到高浓度分别尝味。将尝味后的结果记录于表 5.2.2。

表 5.2.2　PTC 尝味能力记录表

PTC 溶液浓度	人数
1/3 000 000	
1/750 000	
1/400 000	
1/50 000	
1/24 000	

（3）统计结果：根据对 PTC 尝味能力的高低，可推测出该性状的基因型。其判断标准：尝味能力在 1/3 000 000～1/750 000 之间的个体基因为显性纯合子（TT），在 1/400 000～1/50 000 之间的个体为杂合子（Tt），在 1/24 000 以上者为隐性纯合子（tt）。按此标准，判断自己的基因型。统计全班几种结果的总人数，计算其结果填于表 5.2.3。计算班级中味盲的频率，试根据数据计算这个小群体中 T、t 的频率。

表 5.2.3　结果统计表

	（1/3 000 000～1/750～000）TT	（1/400 000～1/50 000）Tt	（>1/24 000）tt
总人数			
百分比			

【注意事项】

（1）拿取吸管时注意与试剂瓶对应编号一致，以免将不同浓度溶液混淆。

（2）尝味须按从低浓度到高浓度顺序依次进行，以保证找到正确的阈值等级。

（3）以能明确尝出苦味为准，如尝味不明确（如认为有酸、咸等其他味）则应继续尝稍高浓度的溶液直至尝出苦味为止。

（杨剑丽）

十、人类正常性状的遗传学分析

人类的各种性状都是由基因控制的。由于每个人的遗传基础不同，某一特定的性状在不同的个体会出现不同的表型。人类是随机婚配的群体，其性状的表现反映出群体的遗传组成。对群体中的某一性状进行调查，并将调查材料进行整理分析，可以初步了解此性状的遗传方式、控制该性状基因的性质，并可计算出该群体中相应的基因型频率和基因频率。对群体性状的遗传进行分析，可以了解不同种族（民族）的基因频率和基因型频率以及了解控制不同性状基因的分布情况。

按照孟德尔遗传规律，某一性状由一对等位基因决定，分别标识为 A 和 a。A 基因在群体中出现的频率为 p，a 基因在群体出现的频率为 q，基因型 AA 在群体出现的频率为 D，基因型 Aa 在群体出现的频率为 H，基因型 aa 在群体出现的频率为 R。群体（D，H，R）交配是完全随机的，那么这一群体基因频率和基因型频率的关系是：

$$D = p^2，H = 2pq，R = q^2$$

这说明任何一物种的所有个体，只要能随机交配，基因频率很难发生变化，物种能保持相对稳定性。根据遗传平衡定律，可以对人类群体进行基因频率的分析。

【实验用品】

纸、笔及计算器。

【方法】

下面列举了人体的几种单基因遗传性状，可选择几种性状对班级同学进行调查，统计结果，并根据表型计算出这个小群体中相应的基因频率；或对自己家族中的相关成员进行调查，将结果绘成系谱，分析该性状的遗传方式，验证决定该性状基因的类型。

（1）卷舌性状：在人群中，有的人能够卷舌，即舌的两侧能在口腔中向上卷成筒状（U形），称为卷舌者，受显性基因（T）控制，为显性性状；有的人则不能（图 5.2.7）。

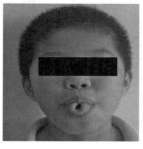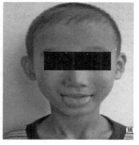

A　　　　　　　　　B

图 5.2.7　卷舌者与不会卷舌者

A. 卷舌者；B. 不会卷舌者

（2）眼睑性状：在人群中有的人眼睑是单重睑（俗称单眼皮），有的人是双重睑（俗称双眼皮）。一般认为双重睑受显性基因控制，为显性性状；单重睑为隐性性状（图 5.2.8）。

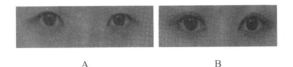

A   B

图 5.2.8　单重睑与双重睑

A. 单重睑；B. 双重睑

（3）耳垂性状：在人群中，不同个体的耳垂可明显区分为有耳垂与无耳垂两种表型（图 5.2.9）。其中，有耳垂为显性性状，无耳垂为隐性性状。

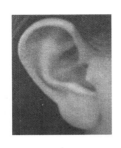 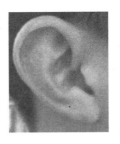

A   B

图 5.2.9　有耳垂与无耳垂

A. 有耳垂 ；B. 无耳垂

（4）前额发际：在人群中，有些人前额发际基本属于平线，有些人前额正中发际向下延伸呈峰形，形成 V 形发际（或称为寡妇尖）（图 5.2.10），后者为显性性状。

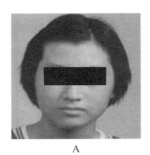 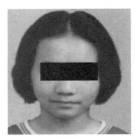

A   B

图 5.2.10　V 形发际与平线发际

A. V 形发际 ；B. 平线发际

（5）发式和发旋：人类的发式有卷发和直发两种。东方人多为直发，为隐性性状，卷发则为显性性状。毛干与皮肤呈一定的倾斜度，其倾斜的方向一致，称毛流。毛流在头顶稍后方的中线处形成一个中心向外的漩涡状排列（有的人可不止一个），称发旋。发旋螺旋的方向受基因控制，顺时针方向者为显性性状，逆时针方向者为隐性性状。

（6）面部酒窝：人群中有的人面部有酒窝，有的人没有酒窝（图 5.2.11），有酒窝受显性基因控制，为显性性状。

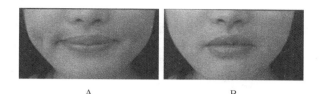

图 5.2.11　面部有酒窝与无酒窝
A. 有酒窝；B. 无酒窝

（7）左右手嵌合：当人双手交叉时，有的人习惯右手拇指在上，有的人恰相反，习惯左手拇指在上（图 5.2.12）。其中，右手拇指在上为显性性状。

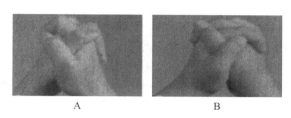

图 5.2.12　右手拇指在上与左手拇指在上
A. 右手拇指在上；B. 左手拇指在上

（8）拇指端关节外展：人群中有的人拇指的最后一节能向挠侧弯曲，与拇指垂直轴线呈 60°（图 5.2.13），此性状呈隐性遗传。而有的人拇指最后一节不能向挠侧弯曲，呈挺直状态。

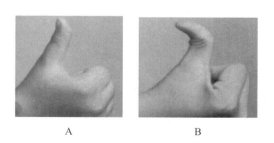

图 5.2.13　拇指挺直与端关节外展
A. 拇指挺直；B. 拇指关节外展

【注意事项】

（1）本次实验仅针对人类常见性状简单地做了统计，目的是了解基因分布，以及基因频率与基因型频率的计算方法。如需要准确地计算各个频率，要扩大样本容量，比如发放调查问卷，统计全校同学的性状，再进行计算。

（2）如果要证实某个性状的遗传方式，可以选择一名同学，调查其家人的性状，画遗传系谱，分析判断该性状的遗传方式。

（杨剑丽）

十一、重亚硫酸盐的甲基化分析方法

DNA 甲基化是一种表观遗传机制，它发生在高等真核生物基因组的 CpG 二核苷酸中，通过 DNA 甲基转移酶来催化添加一个甲基基团去修饰 5-C- 磷酸酯 -G-3（5CpG）核苷酸残基上的胞嘧啶来实现，多发生在富含鸟嘌呤（G）和胞嘧啶（C）的序列即 CpG 岛上。脊椎动物的 CpG 岛是非甲基化的短 DNA 序列，大多数 CpG 岛是位于启动子区域。CpG 岛的序列一般大于 200 个 bp，是 GC 占比 > 50% 的区域。DNA 甲基化参与了一系列重要的生物学过程，包括早期胚胎发育、基因组印记、X 染色体失活、重复序列的沉默以及癌症的发生和转移。通常异常甲基化 CpG 岛在无限增殖和转化细胞中相对频繁发生，启动子区域的高甲基化可以替代编码区域的突变，并与转录相关的肿瘤抑制基因的失活有关，从而抑制肿瘤抑制基因的功能。

甲基化特异性 PCR（MSP）是 DNA 经亚硫酸盐处理后，未甲基化的胞嘧啶（C）被转化成尿嘧啶（U），甲基化的胞嘧啶保持不变。处理后的 DNA 通过测序或使用特异性引物 PCR 得到非常准确的 DNA 序列甲基化位点信息。传统的 MSP 方法中，通常设计两对引物，一对 MSP 引物扩增经亚硫酸盐处理后的 DNA 模板，而另一对扩增未甲基化片段。若第一对引物能扩增出片段，则说明该检测位点存在甲基化，若第二对引物能扩增出片段，则说明该检测位点不存在甲基化。

【实验用品】

（1）实验材料：肺癌及癌旁组织。

（2）试剂：Ezup 柱式基因组 DNA 抽提试剂盒、EZ DNA Methylation-Gold Kit、GC buffer、dNTP（含 Mg^{2+}）、灭菌蒸馏水、琼脂糖、电泳缓冲液、上样缓冲液、溴化乙啶。

（3）仪器与器材：1.5 mL EP 管、眼科剪、恒温水浴锅、离心机、移液器、分光光度计、PCR 仪、电泳仪、凝胶成像系统。

【方法】

（1）组织样本的处理

1）-80℃冰箱中保存的肺癌及癌旁组织，于室温解冻。

2）解冻后，用剪刀剪取约 25 mg 的肿瘤组织，置于 1.5 mL EP 管中。同时加入 200 μL PBS 缓冲液清洗浸润。

（2）组织 DNA 的提取：参照 Ezup 柱式基因组 DNA 抽提试剂盒中说明书步骤。

1）将预处理（浸润在 PBS 缓冲液中）的肿瘤组织剪碎。

2）加 180 μL 的 ACL buffer，同时加 20 μL 的 Proteinase K，充分混匀。

3）将 1.5 mL EP 管置于 56℃水浴 1 h 或更长，直至细胞完全裂解。

4）加 200 μL CL buffer，并充分混匀。如有沉淀，则置于 70℃水浴 10 min。

5）加 200 μL 无水乙醇，并充分混匀。

6）将上述混合溶液转移至吸附柱（已置于收集管上）中，并静置 2 min，然后 10 000 r/min，离心 1 min（25℃），弃滤液。

7）加 500 μL CWl 溶液，10 000 r/min，离心 30 s（25℃），弃滤液。

8）加 500 μL CW2 溶液，10 000 r/min，离心 30 s（25℃），弃滤液。

9）12 000 r/min，离心 2 min（25℃），除去残留缓冲液。

10）开盖，室温下静置几分钟，将吸附柱中的残留缓冲液完全晾干。

11）将吸附柱置于新的 1.5 mL EP 管中。同时加 140 μL 的 CE Buffer 于膜中央，静置 3 min。

12）12 000 r/min，离心 2 min（25℃），洗脱。洗脱好的 DNA 可于 –20℃保存。

（3）DNA 浓度的测定（分光光度法）

1）预热紫外分光光度计 10 ~ 20 min。

2）取所需的比色杯（4 mL），其中一只装入 3 mL H₂O 溶液，作为空白液，用来校正分光光度计零点及调整透光度至 100。

3）取 3 μL 的 DNA 样品加入比色杯，加 H₂O 至 3 mL，混匀。

4）将比色杯置入分光光度计中，调入射光波长，分别用空白溶液调整零点（T 为 100，OD 为 0），测待测样品在 260 nm、280 nm、230 nm 的 OD 值。

5）按下列公式计算 DNA 浓度

$$DNA 浓度（ug/mL）=A260 \times 50\ ug/mL \times 稀释倍数$$

（对于双链 DNA，OD260=1.0 时 DNA 浓度约为 50 ug/mL。）

纯的 DNA 溶液其 OD260/OD280 约为 1.8，OD260/OD 应大于 2.0。OD260/OD280 大于 1.9 时，说明有 RNA 污染，小于 1.6 时表明有蛋白质或酚污染。而 OD260/OD230 小于 2.0 时，表明溶液中有残存的盐和小分子杂质，如核苷酸、氨基酸、酚。如果 DNA 溶液含有杂质，可进行提纯 1 次。

（4）组织 DNA 的亚硫酸盐修饰：参照 EZ DNA Methylation-Gold Kit 说明书步骤。

1）准备 CT 转换试剂，将 900 μL 水、50 μL M- 溶解缓冲液及 300 μL M- 稀释缓冲液加入 1 管 CT 转换试剂中。并于室温下颠倒混匀约 10 min，直至完全溶解。

2）取 500 ng DNA（500 pg ~ 2 μg 均可），稀释至 20 μL。

3）加 130 μL 的 CT 转换试剂及 20 μL 的 DNA 样品于 PCR 管中，并轻弹混匀。

4）将 PCR 管置于 PCR 仪中，按照以下顺序（98℃，10 min；6℃，60 min；64℃，60 min；64℃，30 min；4℃，∞）控温。

5）加 600 μL 的 M- 结合缓冲液到吸附柱中，并将其置于收集管上。

6）将步骤"4）"中 PCR 仪控温后产物加入吸附柱中（含 M- 结合缓冲液），关盖，并上下颠倒混匀一段时间。

7）10 000 r/min，离心 1 min（25℃），倒掉收集管中滤液。

8）加 100 μL M- 漂洗缓冲液于吸附柱中，然后 10 000 r/min，离心 1 min（25℃），倒掉收集管中滤液。

9）加 200 μL 的 M- 除硫缓冲液于柱中，室温下静置 15 ~ 20 min。之后 10 000 r/min，离心 1 min（25℃），弃滤液。

10）加 200 μL 的 M- 漂洗缓冲液于吸附柱中。10 000 r/min，离心 1 min（25℃），弃滤液。然后重复此步骤 1 次。

11）将吸附柱放在新的 1.5 mL EP 管中，并加 10 μL 的 M- 洗脱缓冲液于膜中央。

12）然后 10 000 r/min，离心 1 min（25℃），即得到修饰后的 DNA（产物置于 –20℃保存）。

（5）引物设计和 PCR 扩增：*P16* 和 *APC* 基因启动子区的引物序列由生物工程公司合成（表 5.2.4）。

表 5.2.4　基因启动子区的引物序列

引物名称	引物序列（5′ → 3′）		引物长度
P16–M	上游：T T A T T A G A G G G T G G G G C G G A T C G C		149 bp
	下游：G A C C C G A A C C G C G A C C G T A A		
P16–U	上游：T T A T T A G A G G G T G G G G T G C A T T G T		151 bp
	下游：C A A C C C C A A A C C A C A A C C A T A A		
APC–M	上游：T A T T G C G G A G T G C G G G T C		98 bp
	下游：T C G A C G A A G T C C C G A C G A A		
APC–U	上游：G T G T T T T A T T G T G G A G T G T G G G T T		108 bp
	下游：C C A A T C A A C A A A C T C C C A A C A A		

对甲基化及非甲基化的 *P16* 和 *APC* 基因启动子序列进行 PCR 扩增。PCR 反应体系的构成如下。

Taq 酶	0.5 μL
模板 DNA	2.5 ng
上游引物（20 μmol/L）	1 μL
下游引物（20 μmol/L）	1 μL
GC buffer	25 μL
dNTP（含 Mg^{2+}）	8 μL

灭菌蒸馏水加至 50 μL。

PCR 反应条件如下：95℃热启动 5 min；95℃ 30 s，62℃ 30 s，72℃ 30 s，共 35 个循环；最后 72℃ 8 min。

同时设置去离子水为空白对照，Epi Tect Control DNA（methylated）（购买于德国 Qiagen 公司）为阳性对照。

（6）PCR 产物的琼脂糖凝胶电泳

1）制备 4% 的琼脂糖凝胶。

2）将凝固后的胶板放入电泳槽（已倒入 1×TAE 缓冲液）中浸没。

3）取 2 μL PCR 产物与上样缓冲液混合，然后顺序逐孔点样。

4）通电，电泳（80 V）120 min，停止电泳，取出凝胶，在凝胶成像系统下观察结果。

【结果判定】

亚硫酸盐使 DNA 中没有发生甲基化的胞嘧啶（C）脱氨基转变为尿嘧啶（U），之后 PCR 过程中又转变为胸腺嘧啶（T），而发生甲基化的胞嘧啶（C）则保持不变。

由于组织存在异质性，有些样本甲基化引物和非甲基化引物同时都能扩增出来。因此，将只有单独的甲基化引物（M）扩增成功或者是甲基化引物（M）及非甲基化引物（U）都扩增成功判断为此基因有异常甲基化（即阳性），将只有单独的非甲基化引物（U）扩增成功判断为此基因无异常甲基化（即阴性）。

（杨剑丽）

十二、遗传咨询

遗传咨询又称遗传商谈，它是指应用遗传学和临床医学的基本原理和技术，与遗传病患者、患者亲属及有关社会服务人员讨论遗传病的发病机制、遗传方式、诊断治疗和预后等问题，解答来访者所提出的遗传学方面问题，并在权衡对个人、家庭、社会利弊的基础上，给予婚姻、生育、防治及预防等方面的医学指导。目的是确定遗传病患者和携带者，并对其后代患病的风险进行预测，商谈应采取的预防措施，减少遗传病患儿的出生，降低遗传病的发病率，提高人群遗传素质和人口质量。

遗传咨询一般包括下列几个步骤：①询问病史及婚育史、查体、实验室检查、收集家族史、绘制系谱图；②依据获得的资料及实验室的检查结果，判断某病是否为遗传病；③根据系谱分析判断其传递方式或可能的传递方式；④回答患者及有关人员所提出的各种有关遗传学问题，例如该遗传病的产生机制、诊断、预防、治疗及再发风险的评估等问题；⑤与患者及家属商谈，提供可选择的各种诊疗方案；⑥为了证实咨询者所提供信息的可靠性，观察遗传咨询的效果和总结经验，咨询医生有时需要对来咨询者进行随访。为了降低一个地区遗传病的发病率，咨询医生应主动追溯患者家庭成员的情况，特别是要进一步查明该家系中可能的携带者。

【方法】

（1）教师简要介绍遗传咨询方法和原则。

（2）教师组织学生分组讨论、分析病例。

（3）学生运用遗传规律，对下列病例进行分析讨论，画系谱图并判断其传递方式及其特点，并写出患者及其父母可能出现的基因型。用遗传理论解释系谱中出现的特殊现象，并预测某些个体今后生育遗传病后代的可能性。

（4）试结合以下病例情况展开讨论，并将讨论结果写成实验报告。

病例一　某女曾生育过一21三体综合征患儿，现再次妊娠。因担心会再生同病患儿而前来咨询。请问：该女士是否有生育同病患儿的风险？

病例二　某种遗传病男女发病机会均等，而且患者多出现在父母均正常的家庭中。现有一对表型正常的夫妻（二人为姨表兄妹）。虽然双方父母均正常，但他们的舅表兄患有此病，前来咨询。请问：①此病的遗传方式是哪种类型？②这对姨表兄妹都是携带者的可能性有多大？③他们婚后生出此病患儿的概率是多大？

病例三　某男，38岁，第一任妻子妊娠8次均于妊娠2个月左右流产，离婚。其与第二任妻子婚后，女方曾受孕3次，亦均在3个月内流产。请问：①该男子两任妻子流产的原因是什么？②该如何指导该夫妇生育？

病例四　一对夫妇已生育一个苯丙酮尿症（PKU）的患儿，他们得知此病是遗传病后，前来咨询。请问：①他们两人及家庭各成员中无此病的患者，其为什么会生育患儿？②致病基因来自谁？③能不能治疗？④他们再生一个孩子患PKU的可能性是多大？⑤如何预防患儿的出生？

病例五　一对新婚夫妇，由于女方的弟弟患有白化病，恐会生育白化病患儿前来咨询。请问：①该夫妇是否会生育患儿？②该如何指导其预防？

病例六　一对夫妇，妻子怀孕5次，其中4胎流产，1胎多发畸形。经核型分析丈夫为倒位携带者。请问：①他们能否生出健康孩子？②如果能生育表型正常的孩子，其概率多大？

病例七　一位青年准备与他的姑表妹结婚。他们自认为在他们的家系中没有遗传病的患者，他们结婚对后代不会有影响。请从我国人群中每人平均携带 5 个有害基因的角度说明他们不宜结婚的原因。

病例八　Huntington 舞蹈症为常染色体显性遗传病，25 岁以前发病的占 10%，40 岁以后发病的占 60%。现有一位表型正常的 20 岁男青年，其祖母患有 Huntington 舞蹈病，其 40 岁的叔父也患此病，而其叔父 10 岁的女儿目前表型正常。该男青年的父亲 50 岁，目前表型正常。请问：①该男青年是携带致病基因的可能性是多少？②该青年将来的子女获得致病基因的风险是多少？

病例九　一对夫妇已生育一个软骨发育不全性侏儒患者，前来遗传咨询。请问：该夫妇能否生出健康孩子，概率是多少？

病例十　一对夫妇各有一位患苯丙酮尿症的同胞。这对夫妇已经生育两个表型正常的小孩，现又怀孕，故前来咨询。请问：该夫妇是否有生育患儿的风险？

病例十一　一对青年夫妇第一胎生育一个无脑儿，现前来咨询。请问：该青年夫妇再次妊娠时胎儿患神经管缺损的风险有多大？

病例十二　某女，22 岁，由于本人无月经，外生殖器发育异常，前来求诊咨询。请问：①该女性是否可结婚？②婚后能否生育？③做何种检查可确诊？

病例十三　一对表型正常的夫妇，生育了两个 Duchenne 型肌营养不良（DMD）男性患者和一个表型正常的女儿。该夫妇女儿的血清学检查 CK（血清肌酸激酶）检测结果正常（1/3 的女性携带者的 CK 检测结果可正常）。现该夫妇的女儿前来咨询此病情况。请问：①该病的有关情况是怎样的？②该女将来是否有生育患儿的风险？

（杨剑丽）

第二节　拓展实验技术

一、人类高分辨染色体（HRC）标本的制备和观察

1975 年以来，美国细胞遗传学家 Jorge J Yunis 等建立了染色体高分辨显带技术。用氨甲蝶呤使培养的细胞同步化后，再以秋水仙碱短暂处理可获得大量晚前期和早中期分裂象，该期染色体比典型中期染色体长，显带后带纹更细更多。典型中期细胞一套单倍体染色体带纹数仅有约 320 条带，在高分辨显带标本上则可观察到 550～850 条或更多的带。染色体高分辨显带能为染色体及其所发生的畸变提供更多细节，有助于发现更多、更细微的染色体结构异常，使染色体畸变的定位更加准确。

目前，高分辨显带染色体标本制备方法分为两大类。一类是同步拦截法，即先将细胞同步化，然后再在适当的时间拦截分裂早期的细胞以获得较多的长染色体。另一类可称为阻止收缩法，即在收获细胞前向培养液中加入某些药物以阻止染色体的收缩、变短。

【实验用品】

（1）实验材料：人体外周血淋巴细胞。

（2）试剂：氨甲蝶呤、胸苷、BrdU 溶液、RPML 1640 培养基、小牛血清、肝素、生理盐水、5% NaHCO$_3$、秋水仙碱（0.000 1 g/mL）、PHA、双抗、2% 碘酒、0.075 mol/L KCl

溶液、甲醇、冰乙酸、吉姆萨原液、磷酸缓冲液（pH 6.8）、0.02%胰蛋白酶液。

（3）仪器与器材：超净工作台、普通光学显微镜、擦镜纸、香柏油、37℃培养箱、离心机、离心管、2 mL 注射器、5 mL 注射器、7 号注射针头、毛细滴管、无菌培养瓶、恒温水浴箱、载玻片（冰冻处理）、染色缸、酒精灯。

【方法】

（1）高分辨显带染色体标本的制作程序

1）氨甲蝶呤同步法

a. 向含有 10%胎牛血清（或 22%小牛血清）、0.4 mL PHA 的 10 mL RPMI 1640 培养液接种 0.2~0.4 mL 外周血，每次宜接种数瓶。

b. 置 37℃培养箱中培养 72 h。在有二氧化碳培养箱的条件下也可松开瓶盖在 5%二氧化碳中培养。

c. 72 h 后向每瓶加入 0.1 mL × 1 × 10⁻⁵ mol/L 氨甲蝶呤水溶液，使其在培养液中的最终浓度为 1×10^{-7} mol/L，然后在 37℃继续培养 17 h。

d. 将培养物吸入离心管，离心（1 000 r/min）8 min，去上清液。用手指轻轻击离心管底部使细胞团块散开，然后用预温至 37℃的 RPMI 1640 液 10 mL 悬浮细胞，再离心。重复洗涤 2 次。

e. 第 2 次洗涤、离心去上清液后，轻击离心管底部使细胞团块松开，然后移入装有 10 mL 37℃预温的 RPMI 1640 培养液的瓶中（内含 20%胎牛血清及 1×10^{-5} mol/L 胸苷）。混匀后置 37℃中培养 5 h~5.25 h。

f. 培养结束前 10~15 min 取出培养瓶，向每瓶加入 0.2 mL 浓度为 2.5 µg/mL 的秋水仙酰胺溶液（最终浓度为 0.05 µg/mL 培养液），摇匀后置室温中 10~15 min，然后再离心去上清。

g. 以后的步骤诸如以 0.075 mol/L 氯化钾溶液低渗处理 10 min，甲醇-冰乙酸（3:1）固定，气干法制片等，与常规细胞收获及制片大体相同。但较长的早期染色体不易分散，因而凡可能有助分散的技术细节都可试用。例如：①增加固定次数，或将固定两次后的细胞置 4℃冰箱过夜，次日滴片前再固定两次；②用甲醇-冰乙酸（6:1）制备细胞悬液供滴片用；③由高处滴落细胞液制片；④玻片用洗涤剂、70%乙醇或 95%乙醇预先清洁处理；⑤滴片后立即吹玻片上的细胞悬液或用微火烤干，为了增加染色体的长度，还可以在细胞收获前 5 h 加入最终浓度为 25 µg/mL 的 5-溴脱氧尿苷（BrdU）处理培养细胞，或于收获前 1 h 加入放线菌素 D（终浓度为 5 µg/mL 培养基）。

一些作者采用 56 h 培养后加入氨甲蝶呤，3 日即可以收获细胞。

2）过量胸苷同步法

a. 向已培养 72 h 的外周血淋巴细胞培养物中加入过量的胸苷溶液（终浓度为 0.3 mg/mL 培养液）。

b. 置 37℃再培养 17 h。

c. 移培养物于离心管，用 37℃预温的无血清培养液洗涤细胞两次。在第 2 次洗涤离心后，将培养物悬浮于含 20%的小牛血清的培养液中，并将培养物移于培养瓶内。

d. 加入 BrdU 溶液（终浓度为 10 µg/mL 培养液），然后置 37℃中再培养 5~7 h（用吖啶橙作荧光染色）。也可不加 BrdU 溶液。

e. 细胞收获前 30 min 向培养物加入秋水仙酰胺（终浓度为 0.025 µg/mL 培养液），但也可不加秋水仙酰胺。

　　f. 低渗处理、固定、制片方法同前氨甲蝶呤同步法。

　　（2）人类高分辨 G 显带染色体标本观察与识别

　　1）实验观察：先在低倍镜选择合适的、带纹清晰的高分辨 G 显带分裂象，继而转至油浸镜下观察，根据每号染色体的特征予以区别。

　　2）G 带高分辨染色体的识别：高分辨染色体的每一带及其相应的亚带，如按它的着丝粒末端的长度来说，仍保持着恒定的位置（虽然并不全是如此），在整个细胞分裂象中染色的强度也是相似的。此外，作为鉴别染色体片段的常用标记的某些带仍然是十分显著的。综合地运用染色体浓缩的不同时期中染色体的大小、着丝粒指数和明显的带纹就可逐个识别高分辨显带染色体。每个号数高分辨显带染色体的特征描述如下。

　　第一号染色体：是最大的中着丝粒染色体，具有特征性的带形，最易识别。它的突出特点是短臂的远 1/3 段着色浅，长臂有一个深染的大小可变的着丝粒异染色质区（q12）。长臂的远侧一半是以三条大小相似的深带为特征的（q31，q41，q43），这三条带朝着远端方向逐渐变浅。长臂中部（q31）与短臂近着丝粒区（p21）这两条着色很深的带从晚前期到正中期都很突出。

　　第二号染色体：是最大的亚中着丝粒染色体，短臂上的带纹分布较均匀。在前中期和早中期细胞中，最近侧的深带（p12）很明显。长臂具有一个独特的外形，即近侧区（q1）是这个染色体着色最浅的片段，而染色体的其他部分则着色甚深。在长臂上，q14 带的两个深的亚带（q14.1 和 q14.3），它们在晚前期和前中期是成对出现的，且非常明显。同样，这个臂最远侧部的两个深带（q34 和 q36），在从前中期到中中期的过程中，是一个突出的特征。

　　第三号染色体：它的两条臂给人以带形对称的印象。这条染色体普遍着色很深，在短臂的中部（p21）和长臂的中部稍偏上（q21）各有一个明显的亮区，短臂有一个特征性的圆而深染的末端。

　　第四号染色体：是一个大的着色深的亚中着丝粒染色体，长臂上带的分布较为均匀，短臂上有一个比较大的淡染末端，中部区域有两条突出的深带（p13，p15）。靠近侧的带（p13）着色更深些，在晚前期可再分为亚带。较远端的一条深带（p15）在晚前期和前中期都可再分。长臂近侧是条大的深带（q34）从晚前期到正中期都很明显，可用于 4 号与 5 号染色体的鉴别。

　　第五号染色体：大小和着丝粒位置与 4 号相似，短臂中部有一明显深带（p14），长臂中部 1/3 处有一段深带（q14、q21、q23），长臂远端有两个明显深带（q32 和 q34）。

　　第六号染色体：是中等大小的亚中着丝粒染色体组（6-12 和 X）中最大的一条。短臂容易通过一条大的亮带（p21）进行识别，这条带可在接近中部区域由一条或两条小的浅染的亚带分开。长臂的特点是以深染的带占优势，在中部有一条中等大小的亮带（q21）。

　　第七号染色体：短臂远侧显示一个有特色的宽大的深带（p21），靠近侧挨着这条带还有一个浅色的小带，这条带在正中期和早中期看不清楚。长臂的中部有两条很宽的深带（q21，923），这两条带是晚前期和前中期由小的亮带分开的几条深带融合而成的。长臂的远三分之一含有两条小的中等着色的带（q33，q35）。这条染色体具有特征性的整体外貌，是最容易识别的染色体之一。

第八号染色体：该染色体普遍染色较深，其带型不十分清楚。短臂有两条大的深带，其中上面那一条（p22）在各期均着色较强，可作为一个识别的特点。在正中期和早中期，长臂可依其远三分之一段中一条明显的深带（q23）进行鉴别。

第九号染色体：短臂近侧有一条很宽的亮带（p13），接着是两条清楚的深带（p21，p23），这条大的亮带（p13）以及中部区较明显的深带（p21）显示出与8号染色体短臂显然不同的特点。9号染色体的长臂显示出一个大小可变且着色强的近着丝粒区域（q12），下面是一条宽大的中度着色的暗带（q21）。另外，长臂的中部有一条宽的亮带（q22）可有助于在晚前期和早中期与8号染色体的区分。另一可供鉴别的特点包括更靠近远侧的两条带（q31，q33），它们在有丝分裂早期深染并呈现双带的外貌。

第十号染色体：短臂是以一条接近中部的深带为特征的（p12），下面是一条小的着色不太强的深带（p14）。在正中期，长臂清晰地显示三条距离近乎均等的深带。这三条带在晚前期由于分成细小的亚带而变得不再那么明显。最靠近着丝粒的深带（q21）着色最强，可作为各期中识别的恒定标志。在晚前期，也常在前中期，末端带（q26）呈现出两条深染的亚带，这使得这条染色体表现为一个末端深染的外貌。

第十一号染色体：在6—12和X这组染色体中具有最大的着丝粒指数。这条染色体的短臂比12号染色体的短臂长得多，并有两条明显的深带（p12，p14）可供鉴别，后一条带（p14）更为醒目。短臂端部染色很浅的亚带在各期都不易看清。长臂相当特殊，靠近着丝粒是一条很宽的浅带（q13），长臂中部为两条宽而又非常深的带（q14，q22），形成了一个深色区域。

第十二号染色体：在这组染色体中着丝粒指数最小。一条中央深带（p12）占去了短臂的绝大部分，长臂近侧为一浅带（q13），其位置与11号染色体的近侧浅带相似但较小。这条臂的中部以数条带（q14，q21，q23）构成的宽大深染区占优势，约占长臂的一半。从早中期到正中期，长臂远侧的一条大而浅染的带表现为两条相互分开的细小暗亚带（q24.2，q24.4），这是该染色体的另一特征。

第十三号染色体：是条大近端着丝粒染色体，长臂的远侧部分比近侧部分染色更深，长臂的远三分之二段显示两条较大的深带（q21，q31），接着是一条着色稍浅的带（q33）。13号染色体的短臂其他近端着丝粒染色体（14—15，21—22）一样，具有多态性，异染色质随体区（p13），核仁组织区或副缢痕（p12）以及短臂（p11）的大小都可能发生变异。

第十四号染色体：长臂的近三分之一段中有两条中等着色的暗带（q12，q21），并在远部浅染区域有一条醒目的深带（31），这条深带通常不再分，这是在各期中鉴别14号染色体的主要特征。

第十五号染色体：是染色最浅的大近端着丝粒染色体，它没有浓染带。长臂远侧半部分除有两条小的中度着色带（q25，q26.2）以外普遍着色较浅，近侧半部分可以通过两条中度着色带给以区别，这两条带一条较窄（q14），另一条很宽（q21）。

第十六号染色体：是16—18这组染色体中最大的一条，着丝粒最接近中部，短臂的阳性带及其亚带中度着色，缺乏鉴别意义。长臂的突出特点是着丝粒异染色质区（q11）非常大而且染色深，在不同的个体，这个区的长度可表现变异。除在高度伸长、显示细小亚带的晚前期之外，巴黎会议（1971年）上指定的q12带是不能分辨的。长臂的中部有一条浓染带（q21），在所有各期都很突出。

第十七号染色体：是一条浅染的小亚中着丝粒染色体，接近短臂的中部有一条中度着色的暗带（p12），在长臂的远侧半段有一对很深的带（q22，q24），长臂近侧区一条较宽的亮带（q21）为该染色体的另一特征。

第十八号染色体：是一个小的亚中着丝粒染色体，也是着色最强的染色体之一，其短臂比 17 号的短臂小，有一个 G- 阳性末端。长臂染色深，分带均等，中部有一条清楚的亮带（q21），在早中期和晚前期尤为突出。在正中期和早中期，长臂主要由两对特征性的深染亚带所构成，一对在 q21 带近侧，一对在 q21 带远侧。

第十九号染色体：这条小的中着丝粒染色体的长臂和短臂染色都非常浅，其短臂是整个染色体组中着色最浅的区域，仅仅较大的着丝粒区（p11-12，q11-12）浓染，两条染色体臂呈现缺乏鉴别意义的弱染色暗亚带。

第二十号染色体：是一个小的中着丝粒染色体，短臂中部偏上有一条特征性的深带（p12）很容易和 19 号染色体相区别。着丝粒区着色深，但比 19 号小，长臂显示两条等距离的中等大小的暗带（带和亚带），这也可以作为鉴别特点。

第二十一号染色体：是一条非常小的、容易识别的近端着丝粒染色体，除带 q22 较浅之外，普遍着色较深，带 q22 的末端难以看清，在早中期和前中期，这条带被一条中度着色的亚带（q22.2）分开，这条亚带在晚前期可再分。

第二十二号染色体：是一条小的近端着丝粒染色体，在整个染色体组中，它着色之浅仅次于 19 号染色体，它有一个特征性深染的着丝粒区，长臂中部偏上有一条细小的深带（q12），在早期，这条带可分成亚带，但仍保留同样的外貌特征，使这条染色体很容易识别。

X 染色体：是一条中等大小的亚中着丝粒染色体。短臂较长，其中部有一条显著的深带（p21）长臂近侧区域有一条非常宽的深带（q21），下面为三条中度染色带（q23，q25，q27），这些特点在前中期、早中期与正中期均易识别，而在晚前期，长臂显带比较均等，短臂仍维持其中央的宽阔暗带。X 染色体容易与 10 号染色体混淆，可以如此区分：晚前期的 10 号染色体在长臂近侧区着色较深，长臂中部显带均匀，X 染色体的短臂中部则有一条宽阔的深带。

Y 染色体：是最小的近端着丝粒染色体，染色非常深。长臂的远侧区（q12）染色很深，这是整个染色体组中大小变异最明显的区段，它在前中期和晚前期一般可再分为几条亚带。

【注意事项】

（1）在细胞培养时，一定注意无菌操作。

（2）更换新的培养液时，应将培养液先预温 37℃时再更换。

（3）在同步化培养的后续培养中，如果加 BrdU 的时候，则需进行暗培养，可用黑纸包裹或用暗纸盒盛放于培养箱中培养。

（4）掌握好细胞收获时机，以获得分裂早期的较长的染色体。

（5）收获细胞时需注意 0.075 mol/L 氯化钾溶液处理 15 min；细胞固定前需要摇匀，固定液应沿管壁逐滴加入。

（6）控制好药物作用的浓度和时间，尤其是胰蛋白酶处理的时间需要自行摸索。

（祁柏宇）

二、荧光原位杂交技术

荧光原位杂交是用标记的核酸探针，经非放射检测体系在组织、细胞染色体上对核酸进行定位和相对定量的一种研究手段。其基本过程是先用生物素标记制备的核酸探针，然后使之与间期核内或染色体上变性为单链的靶 DNA 进行原位杂交，再通过荧光标记的生物素亲和蛋白和抗亲和蛋白的抗体作用，使探针杂交区信号放大发出荧光，最后用荧光显微镜检测，通过荧光信号在染色体上的位置和强弱观察判断 DNA、基因或染色体是否有异常。目前该技术已广泛用于动植物基因组结构研究、肿瘤遗传学的研究等多个领域，在临床医学中基因染色体异常的检测和研究方面也有了长足的发展。

（1）FISH 的优点：①直观，是细胞遗传学和分子生物学之间的桥梁；②敏感性和特异性高，能发现一部分 G 显带技术不易检测的异常，对样本要求低，如能检测石蜡固定和 Rights 染色标本；③检测效率高，实验周期短，能在较短的时间内检测大量细胞；④能利用多色 FISH，在同一次实验中同时检测多种核酸序列；⑤既可以在玻片上显示中期染色体数量或结构的变化，也可以在悬液中显示间期染色体 DNA 的结构。

（2）FISH 的局限性：①染色体异常的检测受限于相应探针的获得；②不能达到 100% 杂交，特别是在应用较短的 cDNA 探针时效率明显下降；③需要昂贵的荧光显微镜和图像分析系统；④一次实验只能检测一个至多个异常，不能同时对整个基因组的染色体数目、结构异常进行检测。

【实验用品】

（1）实验材料：人外周血中期染色体细胞标本。

（2）试剂：$10\times$ 缓冲液、$0.1\ mol/L\ \beta$ 巯基乙醇、$10\times$ 核苷酸混合液、探针变性用试剂、标本变性用试剂、检测用试剂。

（3）仪器与器材：荧光显微镜、恒温培养箱、离心机、恒温水浴锅、湿盒、EP 管、移液器、封口膜、染色缸、指甲油、载玻片、盖玻片等。

【方法】

（1）制备染色体标本：染色体标本制备同外周血常规制片法，标本在 70%、90%、100% 的乙醇内各脱水 10 min，空气干燥。

（2）制备探针

1）向 0.5 mL 的 EP 管中加入以下试剂。

探针 DNA	$2\ \mu g$
DNase I 工作液	$10\ \mu L$
$0.1\ mol/L\ \beta$ 巯基乙醇	$10\ \mu L$
$10\times$ 缓冲液	$10\ \mu L$
E.coli DNA 聚合酶	$1\ \mu L$

2）该反应管置于 15℃ 水浴中，2 h 后转入冰浴。

3）取 7 μL 反应液，加适量电泳缓冲液，沸水中变性 3 min，冰浴骤冷后琼脂糖凝胶电泳。用 pBR322/*Msp* I 媒介片段为标准，探针分子应为 100 ~ 500 bp。

4）反应管加入 3 μL 0.5 mol/L EDTA、1 μL 10% SDS 溶液，68℃ 作用 15 min 以终止反应。

5）SephadexG–50 离心柱纯化探针。

（3）探针变性

1）用 5 μL 去离子甲酰胺溶解探针（使探针浓度为 4 μg/mL），充分振荡溶解。

2）加入 5 μL 杂交缓冲液，混匀。

3）将探针在 75℃恒温水浴中变性 5 min，立即置 0℃骤冷 5~10 min。

（4）染色体标本变性

1）显微镜下观察整个标本，找到分裂象最好的区域，标记为杂交区。

2）在此区域内滴加 100~200 μL RNase，盖上盖玻片，湿盒 37℃温育 1 h。

3）2×SSC 洗涤 4 次，依次于 70%、90%、100% 乙醇中脱水。

4）玻片 50~60℃预热，变性液 70℃预热。

5）玻片置于变性液中变性 2~3 min，迅速转入冷 70% 乙醇 1 min 以洗去变性液。

6）依次用 70%、90%、100% 冰乙醇系列脱水，每次 5 min，然后空气干燥。

（5）杂交

1）将已变性的 DNA 探针 10 μL 滴于已变性并脱水的载玻片标本上。

2）盖上盖玻片，用封口膜（或橡皮泥）封片。

3）置于湿盒中 37℃过夜杂交（15~17 h）。

（6）洗片与复染：洗片有助于除去探针的非特异性结合降低背景。复染有助于杂交信号的放大（适用于使用生物素标记的探针）。

1）杂交第 2 日取出标本，置于已预热至 42℃的洗脱液 A 中，晃动洗涤 10~15 min。

2）玻片转入另一洗脱液 A，5 min。

3）重复步骤 1）、2）两次。

4）玻片置 60℃洗脱液 B 中，洗脱 3 次。

5）用滤纸吸干玻片边缘的液体，加 200 μL 封阻液，加盖玻片。

6）37℃湿盒温育 30 min。

7）取出玻片，去掉盖玻片，吸干液体，取 200 μL 检测混合液滴加在玻片标本上，盖上盖玻片，37℃湿盒中温育 30 min。

8）去掉盖玻片，用预温的 42℃洗脱液 C 洗脱 2 次，每次 5 min。

9）置玻片于复染液内，染色 15 min，洗脱液 D 洗脱 1 min。

10）取出玻片，自然干燥，加 30 μL 抗褪色剂，盖上盖玻片。

（7）封片：可采用不同类型的封片液。如果封片液中不含有 Mowiol（可使封片液产生自封闭作用），为防止载玻片与盖玻片之间的溶液挥发，可将盖玻片周围用指甲油封闭。封好的玻片标本可以在 −70~−20℃的冰箱中的暗盒中保持数月之久。

（8）荧光显微镜检测：先在可见光源下找到具有细胞分裂象的视野，然后打开荧光激发光源，根据不同的荧光染料，选择不同的激发光和发射光波长及不同的滤光片。

【注意事项】

（1）实验过程中，对荧光物质都要采取避光措施。

（2）样本与探针不要被污染。

（3）制备探针时最后向 EP 管中加入 *E.coli* 酶。

（4）试剂每次使用前应充分混匀，应尽量减少反复冻融次数。

（5）控制好探针和玻片变性的时间和温度。

（6）洗脱过程中载玻片不能太干燥，否则背景太强影响观察。

（7）荧光显微镜观察实验结果时，需要根据不同的染料选择不同的滤片。

附：试剂配制

（1）10×缓冲液的配制：0.5 mol/L Tris-HCl 溶液（pH 8.0），50 mmol/L $MgCl_2$ 溶液，0.5 mg/mL BSA 溶液。

（2）0.1 mol/L β巯基乙醇的配制：0.1 mL β巯基乙醇溶解于 14.1 mL 双蒸水。

（3）10×核苷酸混合液的配制：0.5 mmol/L dATP 溶液，0.5 mmol/L dGTP 溶液，0.5 mmol/L dCTP 溶液，0.5 mmol/L biotin-11-dUTP 溶液，E.coli DNA 聚合酶。

（4）探针变性用试剂的配制：①去离子甲酰胺；②杂交缓冲液：4×SSC，20% 硫酸葡聚糖溶液（4℃）。

（5）标本变性用试剂的配制：① RNase：100 μg/mL RNase 酶溶解于 2×SSC，沸水灭活 DNase；②变性液：70% 去离子甲酰胺溶液，2×SSC（pH 7.0），70% 乙醇溶液，90% 乙醇溶液，100% 冰乙醇。

（6）检测用试剂的配制：①洗脱液 A：50% 甲酰胺溶液，2×SSC（pH7.0）；②洗脱液 B：1×SSC；③封阻液：3% PBS 溶解于 4×SSC；④检测混合液：5 g/mL avidin-FITC 溶液，4×SSC，1% BSA 溶液，0.1% Tween-20 溶液；⑤洗脱液 C：4×SSC，0.1% Tween-20 溶液；⑥复染液：2×SSC，200 ng/mL PI 溶液或 200 ng/mL DAPI 溶液；⑦洗脱液 D：2×SSC，0.05%Tween-20 溶液；⑧抗褪色液：DABCO 0.233 g，双蒸水 800 μL，1 mol/L Tris-HCl 溶液 pH 8.0 200 μL，甘油 9 mL。

（祁柏宇）

三、酶活力的测定

酶活力也称酶活性，是指酶催化一定化学反应的能力。酶活性的测定主要是通过测定反应物变化速度来进行的，主要有分光光度法和量气法。进行性假肥大性肌营养不良（DMD）是 X 连锁隐性遗传病。患者在发病早期就可出现肌酸激酶（CK）水平增高，因此，CK 的活性可作为 DMD 的诊断指标。血清 CK 可用分光光度法测定。

磷酸肌酸和二磷酸腺苷（ADP）在 CK 的催化下，磷酸肌酸转换成肌酸，伴随一个 ATP 分子产生。ATP 与葡萄糖在己糖激酶（hexokinase，HK）的作用下生成葡萄糖 -6- 磷酸（G-6-P）和 ADP，G-6-P 在 6- 磷酸葡萄糖脱氢酶（G6PD）催化下氧化脱氢并水化生成 6- 磷酸葡萄糖酸，伴随着氧化型辅酶Ⅱ（NADP）被还原成还原型辅酶Ⅱ（NADPH），后者引起 340 nm 吸光度的增高，在 340 nm 处观测 NADP 还原速率可求出 CK 的活力。另一方面，肌酸经肌酸磷酸激酶催化，通过丙酮酸转变为乳酸的反应而磷酸化。该反应与还原型 NADH 的氧化作用相偶联，后者通过在 340 nm 处测定光密度的降低而反应。光密度降低程度反映了酶活性的高低。

【实验用品】

（1）实验材料：人外周血标本。

（2）试剂：2 mol/L 甘氨酸储存缓冲液（pH9.0）、0.1 mol/L 甘氨酸缓冲液（pH 9.0）、标准酶溶液（45～60 Sigma 单位）、辅酶混合溶液、缓冲液 / 基质溶液。

（3）仪器与器材：试管、吸管、比色杯、分光光度计等。

【方法】

（1）在一支 11 mm×75 mm 试管内混合下列试剂制备反应混合液：0.2 mL 血清或血浆标本、1.8 mL 盐水（生理盐水）、1.4 mL 辅酶混合溶液和 0.1 mL 丙酮酸激酶/乳酸脱氢酶悬液。用一根平头塑料棒充分将其混匀，静置于室温下 15 min。

（2）半径为 1 cm 的比色杯内加入 1.0 mL 反应混合液。再各加入 1.0 mL 1 mol/L 甘氨酸缓冲液（空白杯）或缓冲基质（测试杯）。用塑料棒混匀。

（3）将空白杯的 OD340 调至读数 0.300。记录零分钟时测试杯的 OD340 读数（E1）。

（4）整 10 min 时，再将空白杯的 OD340 调至读数 0.300。记录测试杯的 OD340 读数（E2）。

（5）计算

1）从 E1 减去 E2 即得 ΔE10。

2）按 Sigma 技术说明所列公式简化以计算酶活性。

$$酶活性 = \frac{\Delta E10 \times 溶液体积 \times 1\,000 \times 温度校正因子（T.C.）}{消化系统\,340\,nm \times 标本体积 \times 时间（min）}$$

即 $\dfrac{\Delta E10 \times 2 \times 1\,000 \times T.C.}{6.2 \times 0.057 \times 10}$，即 Sigma 单位 $= \Delta E_{10} \times T.C. \times 565$

3）按下表（表 5.2.5）可代入 T.C.。

表 5.2.5　不同温度的校正因子表

比色杯温度（℃）	校正因子	比色杯温度（℃）	校正因子	比色杯温度（℃）	校正因子	比色杯温度（℃）	校正因子
20	1.55	25	1.00	30	0.77	35	0.64
21	1.41	26	0.94	31	0.74	36	0.62
22	1.28	27	0.89	32	0.71	37	0.61
23	1.17	28	0.85	33	0.68		
24	1.07	29	0.81	34	0.66		

【注意事项】

（1）健康人的酶活性一般为 0～12 Sigma 单位。

（2）在早期或症状前的进行性假肥大性肌营养不良症患者有时可达 600 Sigma 单位或以上，携带者仅略高于正常人。

（3）其他肌肉疾病的酶活性可能增高，但增高的幅度小，且经治疗后可降低。其他可通过酶活性检测而诊断的遗传代谢病见表 5.2.6。

表 5.2.6　其他可通过酶活性检测而诊断的遗传代谢病

疾病	缺陷的酶	采样组织	疾病	缺陷的酶	采样组织
白化病	酪氨酸酶	毛囊	精氨酸琥珀酸尿症	精氨酰琥珀酸裂解酶	红细胞
半乳糖血症	半乳糖 -1 磷酸 - 尿苷转移酶	红细胞	胱硫醚尿症	胱硫醚酶	肝、红细胞
黑蒙性痴呆	氨基己糖酶	白细胞	组氨酸血症	组氨酸酶	指甲
戈谢病	葡萄糖苷酶	皮肤成纤维细胞	枫糖尿病	支链酮酸脱羧酶	肝
腺苷脱氨酶缺乏症	β腺苷脱氨酶	红细胞	苯丙酮尿症	苯丙氨酸羟化酶	肝
糖原贮积症 Ⅰ 型	葡萄糖 -6- 磷酸酶	肠黏膜	酪氨酸血症	对羟苯丙酮酸羟化酶	肝
瓜氨酸血症	精氨酸琥珀酸合成酶	皮肤成纤维细胞			

附：试剂配制

（1）2 mol/L 甘氨酸储存缓冲液（pH9.0）的配制：37.5 g 甘氨酸和 13.05 g Na$_2$CO$_3$·H$_2$O 溶解于去离子水内。用 0.1 mol/L NaOH 或 0.1 mol/L HCl 调 pH 至 9.0。用去离子水稀释至 250 mL。分装在 20 mL 试管内。高压消毒 20 min，然后 4℃保存。

（2）0.1 mol/L 甘氨酸缓冲液（pH 9.0）的配制：用去离子水稀释 2.5 mL 2 mol/L 甘氨酸储存缓冲液至 50 mL。

（3）标准酶溶液（45～60 Sigma 单位）的配制：将 3.3 mg 兔肌酸磷酸激酶（CPK）和 1.0 mL 混合人血清混合，振摇混匀。将 0.1 mL 悬液与 99.9 mL 混合人血清混匀。分装 0.2 mL 于试管内，置于 −20℃储存。

（4）辅酶混合溶液的配制：在分装的冷的 2 mol/L 甘氨酸储存缓冲液（pH 9.0）中，加入下列试剂：11.4 mg Sigma NADPNa（一瓶干的 Sigma 试剂用 3.3 mL 去离子水配制，置于 −20℃保存），0.91 mL Sigma ATP 谷胱甘肽试剂，10.0 mg 磷酸丙酮酸和 26.6 mg MgSO$_4$·7H$_2$O。混匀，用缓冲液稀释至 10 mL。

（5）缓冲液 / 基质溶液的配制：43.8 mg 无水肌酸溶解于 5 mL 0.1 mol/L 甘氨酸缓冲液内（pH9.0），在 40～50℃水浴中加热至溶解。

（祁柏宇）

四、蛋白质浓度测定技术

蛋白质的浓度测定，主要是利用蛋白质的物理和化学性质来进行，方法很多，常用的有凯氏定氮法、双缩脲法、Folin- 酚法、考马斯亮蓝法、紫外吸收法和水合茚酮法等。

肝豆状核变性是一种常染色体隐性遗传病，大多数患者血清中运铜血清氧化酶 – 铜蓝蛋白合成障碍。铜蓝蛋白为血清中氧化对苯二胺（p-phenylenediamine，PPD）的主要氧化酶，它能将 PPD 从无色的还原型氧化成淡紫色的半醌（semiquinone）型。在波长 530 nm

可见光下测定所生成的半醌型 PPD 的吸光值。

【实验用品】

（1）实验材料：人外周血标本。

（2）试剂：对苯二胺（PPD）、0.5% PPD 溶液、0.4 mol/L 乙酸缓冲液（pH5.5）、0.5% 叠氮化钠（NaN_3）溶液。

（3）仪器与器材：试管、移液管、pH 试纸、吸管、分光光度计、比色管。

【方法】

1）取具有玻璃塞的 15 mL 试管 2 支，各加入 8 mL 乙酸缓冲液。再各加入 0.1 mL 血清。

2）将试管儿分别标记"空白"和"测试"。

3）在空白管内加入 1 mL 0.5% NaN_3 溶液，混匀。

4）将 2 支试管置于 37℃ 水浴内 5 min，

5）各管加入 1 mL 0.5% PPD 溶液（预热至 37℃）（加液时间相隔 30 s），混匀。将试管置 37℃ 60 min。

6）测试管内加入 1 mL 0.5% NaN_3 溶液，混匀。置于冰浴内 30 min。

7）取出试管。将管内溶液在波长 530 nm 可见光下比色。用去离子水调 OD 读数至零。如果溶液读数过高，可先用乙酸缓冲液稀释。计算结果时将所稀释的倍数计入。

8）计算：$OD_{测试} - OD_{空白} = OD$（单位）。

【结果判断】

正常儿童 OD 值：男 0.47 ± 0.135（0.210 ~ 0.760）；女 0.51 ± 0.155（0.300 ~ 0.750）。

正常成人 OD 值：男 0.409 ± 0.091（0.260 ~ 0.590）；女 0.41 ± 0.087（0.255 ~ 0.647）。

纯合子患者的 OD 值极低，有的甚至测不出，说明血清铜蓝蛋白浓度极低；杂合子携带者的值为正常值的半数或相等。

【注意事项】

实验报告：用分光光度法测定被检样品，按公式计算蛋白含量，将测定和计算结果填写到实验报告上，分析结果，得出结论。

附：试剂配制

（1）对苯二胺（PPD）的配制：用沸水（去离子水）制备二氯化对苯二胺饱和溶液，加入活性炭脱色，趁热过滤，将冷却的无色滤液重结晶，结晶物干燥后置于真空干燥器内避光保存。

（2）0.5% PPD 溶液的配制：在使用前用去离子水制备 0.5% 溶液。

（3）0.4 mol/L 乙酸缓冲液（pH5.5）的配制：溶解 54.436 g $CH_3COONa \cdot 3H_2O$ 于 800 mL 去离子水内，用冰乙酸调 pH 至 5.5（约用 3 mL），用去离子水稀释至 1 000 mL，置于 4℃ 保存。

（4）0.5% 叠氮化钠（NaN_3）溶液的配制：用去离子水制备 0.5% 溶液。

（祁柏宇）

五、尿半乳糖定性实验

当半乳糖代谢的酶发生遗传性缺陷时，导致患者半乳糖转变为葡萄糖缺陷，血液中半乳糖水平升高，可出现半乳糖尿，并逐渐出现氨基酸尿，特别是小分子的氨基酸，如精氨酸、丝氨酸、甘氨酸。尿中半乳糖可用黏液酸实验法来测定，即半乳糖在与浓硝酸一起加热时，可被氧化成黏液酸，待冷却后，黏液酸即成白色沉淀析出。

【实验用品】

（1）实验材料：人尿液标本。

（2）试剂：浓硝酸。

（3）仪器与器材：试管、酒精灯、大烧杯、移液管等。

【方法】

（1）取 3 支干燥洁净的试管，在 1 支试管中加入 5 mL 尿液标本，再加入 2 mL 浓硝酸，在另两支试管中分别用不含糖类的正常尿液做阴性对照，用在正常尿液中加入半乳糖、其含量约为 0.5% 的标本做阳性对照。

（2）将测定管及对照管均放入沸水中加热，至管中液体体积减小至原来的 1/3 为止。此时半乳糖被氧化为黏液酸。

（3）将各管冷却放置过夜，黏液酸成细的白色沉淀析出。

（4）与阳性对照做对比，在显微镜下观察其结晶形态。

【注意事项】

实验报告：观察实验样品有无沉淀出现，判断结果，将测定结果填写到实验报告上，分析结果，得出结论。

（祁柏宇）

六、期外 DNA 合成

一般情况下细胞内 DNA 合成只见于 S 期，但当处于非 S 期的细胞 DNA 受损伤时，随着 DNA 损伤的修复也将发生 DNA 合成现象，即非程序 DNA 合成（unscheduled DNA synthesis，UDS），也称期外 DNA 合成。在化学致突变物、致癌物作用诱发细胞 DNA 损伤时，也诱导 DNA 出现 UDS 现象。因此，UDS 是检测环境致突变物、致癌物的短期测试方法之一。如被检物具有致突变或致癌性，当把同位素标记的 DNA 前体物加入培养环境中，受损 DNA 仍能在 DNA 合成期外，以半保留复制的方式把 DNA 前体掺入 DNA 链中，遂可应用同位素技术检测出来。UDS 实验需用适宜细胞，常用细胞有原代培养大鼠肝细胞、人外周血淋巴细胞、人二倍体成纤维细胞等。

【实验用品】

（1）实验材料：人二倍体成纤维细胞 WI-38。

（2）试剂：Eagle's 液、羟基脲（Hydroxyuruina，能抑制 DNA 合成）、0.25% 胰蛋白酶、MNNG（诱变用量 2×10^{-7} mol/L ~ 2×10^{-5} mol/L）、^{3}H-dTR、RPMI1640 培养基、10% 三氯乙酸、无水乙醇。

（3）仪器与器材：CO_2 培养箱、紫外杀菌灯、多头细胞样品收集器、红外线快速干燥器、液体闪烁计数仪等。

【方法】

（1）实验组合：为证实被检物作用的确切性，应做如下实验组合安排，见表 5.2.7。

表 5.2.7　非程序 DNA 合成实验组合

组别	处理	量
瓶 1（或皿）	对照	空白	–
瓶 2（或皿）	溶剂对照	加溶剂	100 μL
瓶 3（或皿）	阳性对照	加 MNNG	$2 \times 10^{-7} \sim 2 \times 10^{-5}$ mol/L
瓶 4（或皿）	测试	加羟基脲	10 mmol/L

（2）放射自显影法 UDS 的测定

1）细胞培养：WI-38 成纤维细胞，完全培养液支持物盖片培养法，细胞生长至汇合时。

2）抑制 DNA 合成：弃旧培养液，加入不含精氨酸的 EMEM 培养液，继续培养 20 ~ 24 h。

3）加测试物：加入 10 mmol/L 羟基脲（阳性对照加 MNNG），培养 2 h。

4）^{3}H–TdR 处理：在第 2、3、4 皿内加 5 μL ^{3}H–TdR 后，培养 20 ~ 24 h。

5）漂洗：去除培养液，用不含钙、镁 BSS 漂洗。

6）制片：制备放射自显影标本方法（参考原位杂交基因定位法）固定细胞、涂胶、曝光。

7）显影及染色。

8）观察：在油镜下计数，首先要排除 S 期半保留复制细胞（为银粒密集覆盖的细胞核），只计数核上的银粒数目，再扣除本底（每例计数 30 ~ 50 个细胞），结果以（银粒数/核）的均值或含 10 个银粒左右细胞的百分率表示。

（3）液闪计数法

1）细胞培养和处理：人二倍体成纤维细胞接种培养皿中培养。

2）加培养液、MNNG、羟基脲，以及 ^{3}H–TdR 处理等与放射自显影法 UDS 的测定前五项相同。

3）消化：用 0.25% 胰蛋白酶消化，制成悬液。

4）液闪计数标本制备：10% 三氯乙酸处理，将细胞收集在玻璃纤维滤纸片上，无水乙醇脱水烤干，置液闪杯中，加闪烁液，置液闪计数仪上计数；结果以（dpm/10^6 细胞）或（cpm/ 每皿细胞）表示。

【结果判定】

UDS 反映致癌物对细胞的损伤和 DNA 修复，可用于检测和筛选环境致癌物；有人检测化学物的致癌性，结果证明灵敏度为 68%，符合性为 69.1%。因此 UDS 是快速、敏感筛选环境诱变和致癌物方法之一。UDS 水平即 DNA 修复性计算是以每次实验 10^5 细胞中实验组和各对照组掺入 ^{3}H–TdR cpm 之比。

【注意事项】

（1）本底：与 S 期 DNA 合成不同，UDS 的量很低，必须将本底控制在相当水平，才能显示 UDS。控制本底的关键是减少 S 期 DNA 合成；用缺精氨酸的 Eagle 液培养及羟基脲处理可达到此目的。做上述处理后也仍有一定量的本底，其来源包括：①少数 S 期细胞的半保留复制；②轻度的微生物污染；③胞浆线粒体的 DNA 合成；④自然修复；⑤ ^{3}H–TdR 非特异性附着；⑥放射化学杂质；⑦胸腺嘧啶催化物的重新利用。

（2）为控制本底，除减少或消除上述因素的影响外，值得注意的是，羟基脲用量过大时也会抑制 UDS，并有干扰待检物的作用。因此，应根据不同细胞选择羟基脲的浓度和作用时间，至少使已知阳性致癌物作用能在羟基脲抑制本底水平时显示出来。

（3）药物特性：不同致突变物对细胞作用方式不同，诱导 DNA 损伤的类型也不用。因此，不同药物的用量及作用时间也不一样。例如，氮芥在 10^{-4} mol/L 时，作用淋巴细胞 2 h 就能诱发明显的修复合成，而 MNNG 引起 UDS 的高峰却是在作用后的 12 h。检测不同药物，尤其环境致癌物时，应先作剂量反应曲线，选出最佳显示 UDS 时间，还要考虑代谢活化作用，避免出现假阴性结果。

（4）细胞：当检测实验细胞的 DNA 修复能力，用紫外线照射 50 个细胞，结果以（银粒数 / 核）的均值或含 10 个银粒左右细胞的百分率表示。用二倍体细胞进行实验时，应先做核型分析。

（祁柏宇）

七、人类外周血淋巴细胞姐妹染色单体互换技术

姐妹染色单体互换实验（SCE）是指一条染色体中的两条姐妹染色单体之间同源片段的互换。在细胞分裂时，每条染色体均由两条染色单体组成，每条染色单体有一条双链 DNA 组成。5– 溴脱氧尿嘧啶核苷（BrdU）是一种与脱氧胸腺嘧啶核苷相类似的化合物，在细胞培养过程中它可取代脱氧胸腺嘧啶核苷掺入新复制的 DNA 核苷酸链中去。经两个细胞周期（即两次复制后），两条姐妹染色单体的 DNA 双链在化学组成上就有了差别，即一条姐妹染色单体的 DNA，其双链全为 BrdU 取代，另一条的 DNA 中仅有一条链中有 BrdU 取代。两者可用分化染色区分。由于双链都含有 BrdU 的 DNA 链具有螺旋化程度较低的特性，降低了与某些染料的亲和力。当用吉姆萨染液染色时，双链都含有 BrdU 的 DNA 链所组成的染色单体着色浅，而单链含 BrdU 的 DNA 链所组成的单体着色深。因此，在普通光学显微镜下可见到两条姐妹染色单体具有深浅不同的颜色。正常情况下，每条染色体的两条单体为一条深、一条浅，色差对比明显。当发生姐妹染色单体互换时，可在同一染色单体上看到深浅不同的颜色。如果环境中含有对染色体或 DNA 损伤的物质，则可见到这两条深浅的染色单体间有片段互换。这种交换的次数即为互换频率。如果有毒物质毒性越大，则交换频率越高。利用此与正常的对照组对比可估计有毒因素的作用。

【实验用品】

（1）实验动物：人体外周静脉血标本。

（2）试剂：0.012 5% 秋水仙碱、0.075 mol/L KCl 溶液、固定液［甲醇 – 冰乙酸（3：1）］、吉姆萨染液、2×SSC 液、BrdU、阳性对照物（丝裂霉素 C 0.5 mg/kg，或甲基磺酸甲酯 10 mg/mg，或环磷酰胺 40 mg/kg）。

（3）仪器与器材：超净工作台、恒温培养箱、恒温水浴箱、离心机、普通光学显微镜、酒精灯、培养瓶、刻度离心机、胶塞、乳头吸管、试管架、载玻片、托盘天平、干燥烤箱、染色缸、紫外灯。

【方法】

（1）按常规方法接种培养人外周血淋巴细胞，在培养 24 h 时，加入 BrdU，最终浓度为每毫升培养液含 10 μg。加入 BrdU 后用黑纸包上培养瓶，继续培养 48 h。收获前 4 ~ 6 h，加入秋水仙碱（0.2 ~ 0.3 μg/mL 培养液）。按常规方法制作标本（实验过程参见本篇第二章第一节实验一）。

（2）分化染色：SCE 的分化染色方法较多，也在不断改进，现将常用的方法介绍如下。

1）标本于 37℃ 老化 24 h。

2）将标本放于培养皿中，标本下面平行放两根牙签，加入 2×SSC 液，以不超过标本表面为度，然后在标本上盖一张擦镜纸，纸边垂到 2×SSC 液中，以保持标本的湿润。

3）将培养皿置于 56℃ 恒温水浴中，用 30 W 紫外线灯垂直照射 30 min，灯管距离标本约 10 cm。

4）用蒸馏水冲洗标本，晾干。

5）用 1∶9 的吉姆萨液染色 10 min。

此方法容易掌握，效果较稳定。

（3）镜下分析：选择细胞轮廓完整、染色体展开良好、分化染色好、2n=46 的细胞观察计数。每例至少分析 30 个中期分裂象，然后计算出每个中期分裂象中 SCE 平均数。其记录的标准是：凡在染色单体端部出现的交换记为一个 SCE，在染色单体中间出现的交换记为两个 SCE。凡在着丝点部位发生一次交换，判明不是两条染色单体在着丝点部位发生扭转，记为一个 SCE。

【结果判定】

（1）实验组的数据与对照组用双侧 t 检验进行统计分析。符合以下标准时可判为阳性反应：至少有一个剂量超过基线 SCE 的 2 倍，即相当基线的三倍者为强阳性。若未达到此标准，但有三个实验点超过基线 SCE 频率并有剂量效应关系，而且其中至少有一个实验点与对照组有显著性差异达到 $P<0.001$ 者为弱阳性。若结果虽已有统计差异（$P<0.05$），但尚未到达上述阳性判断标准者，可判为暂定阳性物，这类物质或为 SCE 弱诱导剂，或需作进一步实验。

（2）SCE 的基线频率：体内系统测定 SCE，不同的实验室报告了一系列不同的基线突变频率，现将有代表性的归纳于下表。从表 5.2.8 可见动物品种、BrdU 量和给予方法、细胞来源均有不同。但总的来说，体内系统比体外系统的 SCE 基线频率要低些。

表 5.2.8　体内系统姐妹染色单体交换基线频率

动物	细胞来源	植入 BrdU 法	BrdU 量	SCE 平均数 ± 标准误	作者
小鼠	骨髓	尾静脉灌输	119 μg/gwt/h	4.13 ± 0.46	Schneider, 1976
大鼠	骨髓	尾静脉灌输	100 μg/gwt/h	6.83 ± 0.45	Schneider, 1976
小鼠	再生肝	腹腔注射	0.2 mL（$2×10^{-2}$ mol/L）×9	1.65	Conner, 1978
小鼠	骨髓	腹腔注射	0.75 mLBrdU 药用炭吸附液 ×2	1.55	Ramireg, 1980

续表

动物	细胞来源	植入 BrdU 法	BrdU 量	SCE 平均数 ± 标准误	作者
小鼠	唾液腺	腹腔注射	1 mLBrdU 药用炭吸附液 ×2	2.31	Ramireg，1980
中国仓鼠	胎肝	皮下植入	50 mg 片	4.1 ± 0.6	Basle，1979
中国仓鼠	骨髓	皮下植入	50 mg 片	3.3 ± 0.5	Basler，1979
小鼠	骨髓	皮下植入	50 ~ 56 mg 片	3.6 ± 0.2	King，1982
小鼠	骨髓	皮下植入	8 ~ 10 mg 琼脂外衣片	2.8 ± 0.1	King，1982
小鼠	精原细胞	皮下植入	15 ~ 20 mg 琼脂外衣片	1.3 ± 0.1	King，1982
小鼠	骨髓	皮下植入	50 mg 片	6.59	McFee，1983
小鼠	骨髓	皮下植入	50 mg 石蜡外衣片	3.48	McFee，1983

【注意事项】

（1）SCE 的基线在不同的动物品种、不同的细胞类型、不同的 BrdU 剂量和给予方法均有所不同，故每次实验必须设对照组。

（2）SCE 计算的某些方面可导致 SCE 计数上差异，例如 SCE 的位置靠近着丝粒时较难与染色体臂扭转 180° 相区别；SCE 的位置靠近染色体端部时以及多发性非常密集的 SCE 也可能较难完全分辨。遇到上述情况时，计数一定要谨慎。

（3）SCE 虽可作为 DNA 损伤的"信息"，但只能反映损伤的很小一部分。如 SCE 试验对能诱导 DNA 双链断裂的博莱霉素相当不敏感，对需要反复慢性接触的致癌物也不敏感。当化合物抵达靶组织前，活化不充分或物质有反应性都可导致假阴性，许多非诱变致癌物如己烯雌酚呈假阴性，因此 SCE 阳性反应较阴性反应具有更大意义。阳性结果一般表明化合物是诱变性的致癌剂（因有少数假阳性）。

体内 SCE 分析提供了潜在的遗传毒物在体内活化作用和解毒作用的各种代谢途径。体内给药能模拟人的各种接触途径。

（4）活体内 SCE 试验的实验动物可用中国仓鼠、叙利亚地鼠、大鼠和小鼠。靶细胞可用骨髓细胞、睾丸生殖细胞、唾液腺细胞、再生肝细胞及胎鼠肝细胞等。实验动物中以小鼠为最常用。不同鼠龄对 SCE 诱发的敏感性不同，例如对环磷酰胺等药物，在低浓度时 SCE 的频率与年龄无关，而在高浓度时则老年鼠敏感性明显降低。故实验动物以 3 ~ 5 月龄的小鼠最为适宜。一般一个剂量组用实验动物 3 ~ 5 只。

（5）一般要求有 3 个剂量组及阴性、阳性对照组。阴性对照物用溶剂，阳性对照物可用环磷酰胺 40 mg/kg。如急性一次给药，在给 BrdU 后 2 h 给予；5 日的亚急性，则于给 BrdU 前 4 日给予，每日 1 次，连续 4 日，于第 5 日给 BrdU 后 2 h 再给药一次。

附：试剂配制

2×SSC 液的配制：将 17.53 g NaCl 和 8.82 g 柠檬酸三钠加到 1 000 mL 蒸馏水中即制。

（祁柏宇）

八、甲基化敏感的限制性内切酶法

随着表观遗传学研究的广泛开展，研究基因组 DNA 甲基化水平的方法越来越多，如高效液相色谱法（HPLC）、亚硫酸盐测序法、甲基化敏感的限制性内切酶结合 Southern 杂交分析法、甲基化敏感的扩增多态性（Methylation-sensitive amplified polymorphism，MSAP）、甲基化特异性 PCR、DNA 甲基化微阵列技术等。本实验使用的为甲基化敏感的扩增多态性（MSAP）技术。MSAP 技术是在 AFLP 技术的基础上建立起来的一种 DNA 甲基化分析技术。它利用同裂酶对识别序列的甲基化敏感性的不同，从而产生不同的 DNA 切割片段来揭示甲基化位点。最常用的一对同裂酶为 Hpa Ⅱ 和 Msp Ⅰ。Hpa Ⅱ 对于 DNA 两条链上的 CCGG 位点内外侧胞嘧啶均甲基化及任一个胞嘧啶甲基化都不能酶切，即不能酶切含 ^mCCGG，C^mCGG 和 $^mC^mCGG$ 的位点，但它可以识别仅一条链上胞嘧啶甲基化的位点。Msp Ⅰ 可以识别 DNA 单链或双链上该位点内侧甲基化的胞嘧啶，但不识别外侧甲基化胞嘧啶，即不能酶切 ^mCCGG 的位点。再根据需要设计 PCR 引物扩增被消化了的 DNA 片段，进行凝胶电泳分析，从扩增片段的差异来确定甲基化发生与否。

MSAP 技术具有很多优点，如不需被测 DNA 的序列信息，可用于未完成基因组测序的生物，在不同生物上具有通用性；该技术分析范围广泛，它可以在基因组范围内检测 CCGG 位点的胞嘧啶甲基化变化；另外，它操作相对简便，成本低廉；该技术基于 AFLP 技术，分析方法基本相同，几乎无需改进。当然，MSAP 技术也具有一定的局限性，这是两种限制酶的特点所决定的。除了上述位点外，两种酶都无法切割 $^mC^mCGG$ 或 ^mCCGG，对非 CCGG 位点的胞嘧啶甲基化，这两种酶也都不敏感，因此这几种情况 MSAP 技术尚无法分析。

【实验用品】

（1）实验材料：基因组 DNA（人体血液、肿瘤组织等）。

（2）试剂：琼脂糖、1×TAE 缓冲液、上样缓冲液、1× 反应缓冲液、EcoR Ⅰ、Hpa Ⅱ、Msp Ⅰ、T$_4$ DNA 连接酶、ATP、EcoR Ⅰ 接头、Hpa Ⅱ/Msp Ⅰ 接头、TE、PCR 反应液、引物、Taq 酶、甲酰胺染色液、5% 变性聚丙烯酰胺凝胶、0.5×TBE、10% 乙酸、超纯水、染色液、显色液、终止和固定液。

（3）仪器与器材：0.2 mL PCR 管、PCR 管架、移液器、恒温水浴锅、高速冷冻离心机、恒温培养箱、水平电泳槽、垂直电泳槽、电泳仪、PCR 仪、紫外分光光度计、凝胶成像系统、扫描仪。

【方法】

（1）基因组 DNA 的酶切和连接：同时进行两组酶切和连接反应。

1）第一组反应：用移液枪将 5 μL 基因组 DNA（400~500 ng）加入 45 μL 1× 反应缓冲液（用时加入 10 U $EcoR$ Ⅰ、20 U Hpa Ⅱ、2 U T4DNA 连接酶、5 pmol $EcoR$ Ⅰ 接头、50 pmol Hpa Ⅱ/Msp Ⅰ 接头、0.2 mmol/L ATP）中，37℃温育 6 h，之后 65℃ 10 min 以终止反应，用 TE 稀释 10 倍备用。

2）第二组反应：反应混合液和反应条件同上，但用 Msp Ⅰ 取代 Hpa Ⅱ。

（2）预扩增和选择性扩增：该阶段进行前后两组 PCR 反应，即预扩增（第一次 PCR 反应）和选择性扩增（第二次 PCR 反应）。

1）预扩增：取 5 μL 上述稀释过的酶切连接产物用作 PCR 反应的模板，加入 15 μL 的

PCR 反应液（用时加入 40 ng 的 E+1 引物和 HM+1 引物以及 1 U Taq 酶）中，混匀，进行 PCR。PCR 程序为：94℃预变性 60 s，94℃变性 30 s，55℃退火 30 s，72℃延伸 60 s，最后 72℃维持 10 min 以使延伸全部完成，循环数（变性 – 退火 – 延伸）为 25。取 3 μL 预扩增产物进行琼脂糖凝胶电泳检测（凝胶浓度为 1.5%，1 × TAE）。预扩增产物用 TE 稀释 40 倍用于选择性扩增反应。

2）选择性扩增：选择性扩增的反应液与预扩增大体相同，但差别在于：以稀释后的预扩增产物作模板，所用引物为 E+3 引物和 HM+3 引物。由于 E+3 引物和 HM+3 引物共可以组成 12 个引物组合，故对于一个样品的选择性扩增，需进行 12 个 PCR 反应，每个反应应用一个引物组合。PCR 反应程序为：94℃预变性 60 s，94℃变性 30 s，退火 30 s，72℃延伸 60 s，最后 72℃维持 10 min 以使延伸全部完成。其中退火温度为：起始 65℃，之后每个循环降低 0.7℃（共计 12 个循环），56℃（剩余的 23 个循环）。

（3）变性聚丙烯酰胺凝胶电泳：采用 5% 变性聚丙烯酰胺凝胶电泳分离选择性扩增产物，电泳缓冲液为 1 × TBE。选择性扩增产物与 15 μL 凝胶上样缓冲液混合，95℃变性 4 min，取适量混合液加入 5% 变性聚丙烯酰胺凝胶（在上样之前需进行预电泳，即 110 W，30 min，用注射器除去加样槽内析出的尿素）的点样孔中，80 W 电泳约 2.5 h。

（4）银染：上述电泳后的聚丙烯酰胺凝胶置于 10% 乙酸中固定 30 min，之后以大量超纯水清洗凝胶 5 min，之后将凝胶放入显色液中 30 min，然后以超纯水漂洗 5 s。上述步骤需在摇床上振荡进行。将漂洗后的凝胶放入显色液中，轻轻摇动，1 ~ 3 min 后电泳条带将清晰地显现出来。条带清晰后立即向显色液中加入 10% 乙酸，摇动以终止显影并进行固定。2 ~ 3 min 后，将凝胶小心取出，并用超纯水漂洗。用凝胶成像系统或扫描仪采集图像用于进一步的分析。

（5）差异片段的回收和检测：一系列的因素可影响 MSAP 的稳定性，导致假阳性等现象的出现。为保证实验的准确性，可对差异片段进行进一步的检测。用刀片将 PAGE 胶上的特异条带挖下，捣碎，加入 20 ~ 50 μL 灭菌蒸馏水，95℃保温 5 min 室温自然冷却后 12 000 r/min 离心 10 min，上清转移到一个新的小指管中。取 5 μL 回收产物用原来的引物组合和体系重新进行选择性扩增。PCR 程序为：94℃预变性 60 s，94℃变性 30 s，55℃退火 30 s，72℃延伸 60 s，最后 72℃维持 10 min 以使延伸全部完成，循环数（变性 – 退火 – 延伸）为 35。用 1.5% 的琼脂糖凝胶检测。

同样，采用两种限制性内切酶对 PCR 产物进行酶切。酶切体系为：5 μL PCR 产物加入 15 μL 含 1 U *Hpa* Ⅱ 或 *Msp* Ⅰ 的酶切缓冲液（缓冲液配方同前面所述）中。37℃温育 3 h，之后 65℃ 10 min 终止酶切反应。3% 琼脂糖凝胶电泳检测酶切前后的 PCR 产物。

（6）电泳条带的统计分析：运用 Crosschecker2.91 软件和 SPSS10.0 软件统计总扩增位点数、总甲基化位点数、全甲基化位点数和半甲基化位点数，并计算甲基化比率。

【注意事项】

（1）为了保证实验结果的重复和可靠，部分溶液常配制成一定浓度的母液（储存液），如 TBE 缓冲液、丙烯酰胺溶液，使用时根据需要进行稀释。一些较复杂的反应液或缓冲液可从生物公司直接购买使用，如在进行 PCR 时，选用合适的 PCR Mix 可大大简化实验操作，往往只需添加适量的模板、引物和双蒸水即可；在购买限制性内切酶时，也往往同时配有相应的酶切缓冲液。

（2）好的电泳效果源自均匀稳定的凝胶。为保证凝胶电泳的稳定性和制胶的连续性，变性聚丙烯酰胺凝胶的配制中，Acr/Bis 一般配制成 40% 的储存液，使用时再取适量稀释至所需浓度。7 mol/L 尿素在水中完全溶解较困难，应将尿素直接加入稀释的丙烯酰胺溶液中，加入转子后在磁力搅拌器中搅拌至溶解，之后再加入少许超纯水至所需浓度和体积。

（3）银染的背景颜色过强时，不易分辨主带。应考虑的问题是银染十分灵敏，但受影响因素也较多，因此涉及的溶液配制要尽量使用超纯水。要更换手套，以免手套上残留的硝酸银弄花胶面。

表 5.2.9　反应所需引物和接头

引物 / 接头	序列（5′–3′）
*Eco*R Ⅰ 接头	CTCGTAGACTGCGTACC
	AATTGGTACGCAGTCTAC
E+1 引物	GACTGCGTACCAATTC+A
E+3 引物	+AAC（E1）
	+ACG（E2）
	+ACT（E3）
	+AGT（E4）
*Hpa*Ⅱ/*Msp*Ⅰ 接头	GATCATGAGTCCTACT
	CGAGCAGGACTCATGA
HM+1 引物	ATCATGAGTCCTGCTCGG+T
HM+3 引物	+TAA（HM1）
	+TCC（HM2）
	+TTC（HM3）

（祁柏宇）

第三节　虚拟实验技术

一、遗传学与出生缺陷诊断

（一）实验简介

遗传学与出生缺陷诊断虚拟仿真实验主要包括染色体标本制备、G 显带分析、PCR 扩增、染色体微阵列分析、基因测序等实验技术。

（二）制作单位

宁波大学。

（三）实验平台

宁波大学医学遗传学与出生缺陷诊断虚拟仿真实验平台。

二、唐氏综合征的遗传学诊断

（一）实验简介

唐氏综合征又称先天愚型、21 三体，唐氏综合征的遗传学诊断主要采用染色体 G 显带分析方法。

（二）制作单位

宁夏医科大学。

（三）实验平台

梦之路医学魔课 MOEC 云实验平台。

（温得中）

ℯ 数字资源

📝 自测题　　　🔲 自测题解答　　　🖥 教学 PPT

第三章 医学遗传学实验应用案例

第一节 唐氏筛查实验

【案例】

某孕妇，36 岁，孕 16 周，唐氏筛查血清学检测结果显示：AFP 57 U/mL，β-hCG 62.21 ng/mL，唐氏综合征风险值为 1/149。

【分析】

孕妇唐氏筛查风险值 1/149>1/270，为筛查阳性，属于高风险。此外，孕妇年龄大于 35 岁，属于高龄孕妇，发生唐氏综合征等先天性染色体异常的概率增加。结合上述原因，需行羊膜腔穿刺取胎儿细胞做核型分析进行产前诊断。

【方法】

（1）早孕期筛查：一般为孕 $9 \sim 13^{+6}$ 周，联合试验包括超声测定颈项透明层（NT）和鼻骨（NB），外加测定血清生化标志物：母体血清妊娠相关血浆蛋白 -A（PAPP-A）和游离 β 亚基 - 促绒毛膜性腺激素（β-hCG）等，结合孕妇年龄（>35 岁）、疾病史、种族、吸烟史、胎龄等进行计算胎儿罹患唐氏综合征的风险。70% 以上的唐氏综合征胎儿在超声时见有颈项透明层增厚和鼻骨缺如。怀有唐氏综合征胎儿的孕妇，其血清游离 β-hCG 水平升高，平均中位数倍数（MoM 值）为 2.3 ~ 2.4 MoM；AFP 降低，平均 MoM 值为 0.7 ~ 0.8 MoM；游离雌三醇（uE_3）降低，平均 MoM 值为 0.73 MoM。

（2）中孕期筛查：一般为孕 $15 \sim 20^{+6}$ 周，联合试验包括超声检查 NT 和胎儿异常声像图表现（颈部皮褶、肠管强回声、心脏畸形、股/肱骨短小、肾盂扩张和脉络膜囊肿等），外加测定血清生化标志物：甲胎蛋白（AFP）、hCG、uE_3 和抑制素 -A（inhibin-A）等，结合孕妇年龄（>35 岁）、疾病史、种族、吸烟史，胎龄等进行唐氏综合征风险的评估，通常以风险率 1/270 为分界值，≥1/270 者为筛查阳性。

（3）产前诊断：对早期和中孕期唐氏筛查阳性者需进行胎儿染色体核型分析。目前，可以通过绒毛取样术和羊水穿刺术获取胎儿细胞进行染色体核型分析。

（熊　符）

第二节 Gap-PCR 法检测 α 地中海贫血常见缺失型突变

【案例】

患者，男，18 岁，体检血常规结果：HGB 123 g/L，MCV 68.6fL，MCH 21.7pg，MCHC 320.0 g/L，血红蛋白电泳 Hb A 97.0%，Hb A_2 2.4%，Hb F 0.6%。有地中海贫血（简称"地贫"）家族史，拟行地贫基因检测。

【分析】

患者轻度贫血，祖籍中国南方，有地贫家族史，Hb A$_2$ 小于 2.5%，疑为 α 地贫携带者。α- 地贫基因突变主要为 α- 珠蛋白基因簇大片段缺失，也有少数非缺失型点突变。我国南方最常见的缺失类型有 --SEA、-α$^{3.7}$ 和 -α$^{4.2}$ 三种，约占 α- 地贫基因突变 90% 以上。对于基因大片段缺失的分子检测方法通常用 Gap-PCR，其又叫裂口 PCR 或跨越断裂点 PCR，其原理是在缺失序列的两侧设计一对特异性引物，在正常 DNA 序列中，上下游引物间相距很远，扩增片段很长或超出有效扩增范围而不能生成扩增产物；而基因发生大片段缺失突变后，由于缺失的存在使断端连接而两引物之间的距离靠近，因此可以扩增出特定长度的片段。对于缺失型 α- 地贫检测，则根据上述三种缺失突变的缺失范围及断裂点，分别在缺失序列的两侧设计特异引物进行 PCR 扩增就可以检测这三种缺失类型。在检测中，针对这三种缺失片段的共同区域设计一对 PCR 引物，在 PCR 扩增中作为内对照指示当发生任一种缺失纯合子或双重杂合子时该正常对照不扩增。目前，有以一种缺失类型辅以内对照以分别检测各种缺失类型的二重 PCR 方法，也有将 4 种引物混合可同时检测这三种 α- 地贫基因缺失的四重 gap-PCR 检测体系。根据 PCR 特异性扩增片段就可对各种不同的基因型进行判别。

【方法】

（1）抽取患者外周血后提取基因组 DNA，DNA 浓度调至 20~200 ng/μL 备用。

（2）PCR 扩增目的基因片段：针对三种缺失范围设计特异性引物，配制包含引物、dNTP、Taq 酶等的 PCR 反应液，加入待检 DNA 样本 4.0 μL（100~800 ng），总反应体系为 25 μL。同时，在检测中，以一管中加入 4.0 μL 灭菌蒸馏水作为空白对照，另一管中加入无 α- 基因缺失的正常 DNA 样品作为阴性对照，再于另三管中分别加入已知的上述三种缺失的 DNA 样品为阳性对照。然后，按以下条件扩增：96℃预变性 15 min；98℃ 45 s+64℃ 90 s+72℃ 3 min，35 个循环；72℃再延伸 5 min。PCR 参数根据仪器可做适当调整。

（3）PCR 扩增产物电泳分析：取 5~6 μL PCR 产物加 1 μL 6×Loading Buffer，以及使用标准 DNA 相对分子质量 Marker，于 1.0%~1.5% 琼脂糖凝胶，5 V/cm 电压，电泳 60~90 min。

（4）结果分析：电泳结束后将琼脂糖凝胶放入凝胶成像系统或紫外透射分析仪上观察结果。阳性结果：根据引物设计位置预测可能的片段大小，一般 -α$^{3.7}$ 缺失的扩增片段为 2 050 bp 左右，-α$^{4.2}$ 缺失的扩增片段为 1 640 bp 左右，--^{SEA} 缺失的扩增片段为 1 300 bp 左右，正常内参序列的扩增片段为 1 830 bp 左右，根据这些缺失类型的特异性扩增产物判断被检样品的基因型。

（熊　符）

第三节　分子杂交技术检测 β 地中海贫血点突变

【案例】

患者，男，5 岁，贫血貌，肝脾肿大，血常规检测 HGB 53 g/L，MCV 62.3 fL，MCH 22.2 pg，MCHC 315.0 g/L，血红蛋白电泳 Hb A 92.0%，Hb A$_2$ 4.5%，Hb F 3.5%。有地中

海贫血（简称"地贫"）家族史，拟行地贫基因检测。

【分析】

根据临床表型分析、血常规及血红蛋白电泳分析，患者表现为 β- 地中海贫血（简称 β- 地贫）表型指征。β- 地贫主要是由于 β- 珠蛋白基因发生点突变或小的缺失或插入所致引起的。迄今为止，我国已经发现了近百种 β- 地贫基因突变类型，其中 CD41/42、IVS-II-654、TATAbox-28、CD71-72、CD17、CD26、CD31、CD27/28、IVS-I-1、CD43、TATAbox-32、TATAbox-29、TATAbox-30、CD14-15、Cap+40-43、Int 起始密码子突变（ATG-AGG）和 IVS-I-5 等 17 种突变约占我国南方 β- 地贫突变构成比的 99%。根据这 17 种突变的突变位点及 DNA 序列，分别设计野生型（正常）探针和突变探针以同时检测上述 17 种 β- 地贫突变类型。基于 PCR 结合反向点杂交（PCR-reverse dot blot，PCR-RDB）技术建立 β- 地贫 RDB 检测体系，可针对一个标本中上述 17 种点突变在一个杂交反应中同时进行分析，通过观察膜条上斑点显色结果分析 β- 珠蛋白基因该位点是否发生突变并判断其基因型。

PCR-RDB 是将特异的针对突变位点设计合成的特异寡核苷酸探针，固定在硝酸纤维素膜或尼龙膜上，再与 PCR 特异性扩增产生的靶序列进行杂交，寡核苷酸探针中的序列特异性碱基与靶序列 DNA 碱基配对。如有一个碱基不匹配，就不能形成稳定的杂交链，经洗涤去除未结合的 DNA 样本，而在 PCR 引物设计时在 5′ 端预先进行生物素标记，因此扩增产物也带有相应标记的生物素，结合了待测 DNA 的探针点上就带有生物素类的标记物，再通过抗生物素辣根过氧化物酶（POD）催化底物显色就能显出杂交信号，然后通过观察膜条上斑点显色结果就可达到检测基因中有无突变的目的。RDB 技术是在膜上固定 ASO 探针而非靶 DNA，因此可在一个杂交反应中同时分析一个标本中是否存在多种点突变，具有简便快捷、敏感性和特异性高等特点，是目前临床上最常用的 β- 地贫点突变检测分子诊断技术。

【方法】

（1）抽取患者外周血后提取基因组 DNA，DNA 浓度调至 20～200 ng/μL 备用。

（2）设计 β- 珠蛋白基因 PCR 扩增引物，引物 5′ 末端标记生物素，PCR 扩增 β- 珠蛋白基因片段，并用电泳分析 PCR 扩增产物检测是否扩增成功。

（3）反向点杂交检测：杂交过程包括将待测 DNA 沸水蒸煮变性后与膜条固定的 ASO 探针在 42℃ 进行杂交（杂交时间应长于 2 h，最好选择杂交过夜），然后洗膜去除未结合的 DNA 样本，再将膜条浸泡于配置的 POD 溶液中液中，室温轻摇 30 min，最后新鲜配制含四甲基联苯胺（TMB）的显色液，将膜条浸泡于装有显色液的暗盒中，避光显色 15～20 min，即可见蓝兰斑点显现，最后将显色的膜条在 2×SSC（含 0.1% SDS）中快速漂洗几次，沥干后用透明胶带封存，即可观察结果。

（4）结果分析：观察整张膜上出现的蓝色斑点情况，若在固定的突变检测探针与相应的野生型探针处均出现显色强度相近的蓝色斑点，则样本为该种突变的杂合子；若在突变检测探针处出现蓝色斑点，而相应的野生型探针处未出现蓝色斑点，则样本为该突变纯合子；若在两处突变检测探针处与相应的野生型探针均出现显色强度相近的蓝色斑点，则该样本为此两种突变的复合杂合子；若仅在野生型探针处出现蓝色斑点，则待检样品无上述 17 种突变。

（熊　符）

第四节　遗传咨询案例分析

【案例 1】

孕妇，26 岁，孕 1 产 0，妊娠 12^{+6} 周，α- 地中海贫血基因携带者，超声示胎儿 NT：2.8 mm。产前诊断指征：有遗传病家族史；超声提示胎儿软指标异常；夫妻双方为 α- 地中海贫血基因携带者。

【分析】

夫妻双方均为 α- 地中海贫血基因携带者，超声又显示胎儿软指标异常，因此要进行产前诊断。

【方法】

（1）手术：绒毛活检。

（2）检查项目：染色体核型分析，染色体非整倍体检测，地中海贫血基因诊断检测。

（3）检测结果

1）染色体核型分析未见明显异常。

2）染色体（13，18，21，X/Y）非整倍体产前检查未见非整倍体数目异常。

3）α- 地贫产前基因诊断：胎儿母亲：$--^{SEA}/\alpha\alpha$；胎儿父亲：$--^{SEA}/\alpha\alpha$；胎儿绒毛 DNA：$--^{SEA}/--^{SEA}$。胎儿绒毛标本与母亲外周血标本进行 STR 检测未见明显母源性污染。

【结果及咨询意见】

（1）该家系胎儿基因诊断结果提示为：Bart's 水肿胎。Bart's 水肿胎无法存活，建议终止妊娠。

（2）若生育下一胎，需行遗传咨询，必须进行产前诊断。

（熊　符）

【案例 2】

孕妇，28 岁，孕 2 产 1，妊娠 20^{+5} 周，唐氏高风险，无创产前筛查可疑 12 号染色体数目异常，超声提示胎儿发育小于孕周，胎儿心包积液，胎儿下腹部部分肠管回声增强。

产前诊断指征：胎儿发育异常或者胎儿有可疑畸形的；唐氏高风险（临界风险）；无创产前筛查高风险。

【分析】

无创产前筛查显示 12 号染色体数目异常，超声异常，因此对孕妇进行产前诊断。

【方法】

（1）手术：羊膜腔穿刺。

（2）检查项目：染色体核型分析，染色体非整倍体检测，基因芯片。

（3）检测结果如下

1）染色体（13，18，21，X/Y）非整倍体产前检查未见非整倍体数目异常。

2）羊水染色体核型分析：47，XN，+12[7]/46，XN[35]。

3）羊水 Illumina HumanCytoSNP12 Beadchip 芯片检测示：胎儿为嵌合型 12 三体，嵌

合率约为 40%。

【结果及咨询意见】

（1）结合胎儿羊水 SNP 微阵列芯片及染色体核型结果考虑胎儿为 12 三体嵌合体患者，异常核型嵌合率约为 20%～40%。该胎儿出生后可能出现颜面部畸形、智力低下、小头畸形、生长发育迟缓、先天性心脏病、行为异常、多器官发育异常等多种临床表现。但嵌合体患者临床表现变化差异大，与异常细胞和正常细胞的比例、异常细胞存在的部位有关，一般病情比典型患者轻。（注：由于基因作用的多效性和表现度的差异，其临床表现存在一定的异质性。）

（2）本胎儿是否保留，由夫妇双方自行决定，若存留胎儿，需定期产检，动态监测胎儿情况。

（3）若生育下一胎，需行遗传咨询，必须进行产前诊断。

（熊　符）

【案例 3】

患者，女，56 岁，主诉：反复全身乏力二十余年，激酶升高两年余。

【分析】

患者全身乏力 20 余年且激酶异常升高，首先考虑肌肉神经系统是否异常。

【方法】

（1）查体：全身皮肤黄染，巩膜黄染，皮肤多处抓痕，双侧大腿可见散在癣斑。胸 12 椎体旁压痛，双下肢轻度水肿。肌力：劲曲，伸肌 3 级，双侧三角肌 4 级，肱三头肌 5 级，肱二头肌 5 级，髂腰肌 3 级，股四头肌右 5 级，左 4 级，股后肌群右 5 级，左 5 级，远端肌力正常，肌病步态。

（2）辅助检查：①生化检测：CK 2 320 U/L，MYO 582 ng/mL，ALT 123 U/L，AST 106 U/L，ALP 71 U/L，GGT 15 U/L；②胸片：主动脉硬化，心影增大；③肌肉活检：符合肌病病理改变；④肌电图：提示肌源性损害；⑤肌肉磁共振：双侧大腿肌肉广泛异常信号影，符合皮肌炎表现，左侧膝关节腔积液较前吸收。

（3）家族史：其父母均已去世，一个哥哥患肾炎已去世，一个姐姐患卒中已去世，还有一兄一姐一妹均无类似症状。其一子一女也无类似症状。

（4）基因检测（外显子测序）：检出 CAPN3（NM_000070.2）基因有两个复合杂合突变 c.309G>A 和 c.2243G>A），均为已报道的致病性突变。家系验证患者哥哥和姐姐分别携带一个杂合突变，妹妹基因检测正常。其子女也分别为其中一个突变携带者。

【结果及咨询意见】

CAPN3 基因为常染色体隐性遗传病肢带型肌营养不良 2A 型致病基因，该基因复合杂合突变可引起肢带型肌营养不良 2A 型发生。该病临床表现为对称性近端肢体肌肉萎缩（骨盆，肩胛骨，躯干肌肉，其中臀大肌和大腿内收肌受影响最大），行走困难，运动笨拙等。结合患者的临床表现、基因检测及家系验证结果，患者可诊断为 CAPN3 基因导致的肢带型肌营养不良 2A 型。其子女均为该基因变异的杂合携带者，子女婚育时应做遗传咨询。

（熊　符）

【 参考文献 】

1. 左伋 . 医学遗传学 . 7 版 . 北京：人民卫生出版社，2018.

2. 李凡 . 基础医学实验教程 . 2 版 . 北京：高等教育出版社，2011.

3. 王修海，单长民，杨康娟，等 . 医学遗传学实验指导 . 4 版 . 北京：科学出版社，2016.

4. 肖福英，蒋彬彬 . 医学细胞生物学与医学遗传学实验 . 上海：复旦大学出版社，2007.

5. 王洪波 . 医学生物学与医学遗传学实验指导 . 北京：人民军医出版社，2003.

6. 伍超群 . 多基因甲基化联合检测在云南地区肺癌早期诊断中的应用研究 [D]. 昆明理工大学，2016.

7. 封江彬，陆雪，刘青杰 . 301 例男性不育患者的 Y 染色体相关基因和染色体核型分析 [J]. 中国优生与遗传杂志 . 2013，21（1）：9-11.

郑重声明

高等教育出版社依法对本书享有专有出版权。任何未经许可的复制、销售行为均违反《中华人民共和国著作权法》，其行为人将承担相应的民事责任和行政责任；构成犯罪的，将被依法追究刑事责任。为了维护市场秩序，保护读者的合法权益，避免读者误用盗版书造成不良后果，我社将配合行政执法部门和司法机关对违法犯罪的单位和个人进行严厉打击。社会各界人士如发现上述侵权行为，希望及时举报，本社将奖励举报有功人员。

反盗版举报电话　　（010）58581999　58582371　58582488
反盗版举报传真　　（010）82086060
反盗版举报邮箱　　dd@hep.com.cn
通信地址　北京市西城区德外大街4号　高等教育出版社法律事务与版权管理部
邮政编码　100120

防伪查询说明

用户购书后刮开封底防伪涂层，利用手机微信等软件扫描二维码，会跳转至防伪查询网页，获得所购图书详细信息。也可将防伪二维码下的20位密码按从左到右、从上到下的顺序发送短信至106695881280，免费查询所购图书真伪。

反盗版短信举报

编辑短信"JB，图书名称，出版社，购买地点"发送至10669588128

防伪客服电话

（010）58582300

普通高等教育"十一五"国家级规划教材

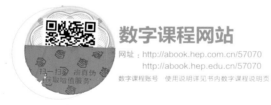

数字课程网站

网址：http://abook.hep.com.cn/57070
http://abook.hep.edu.cn/57070

数字课程账号　使用说明详见书内数字课程说明页

ISBN 978-7-04-057070-0

9 787040 570700 >

定价 49.80元